中文翻译版

Atlas of Pelvic Anatomy and Gynecologic Surgery

盆腔解剖与妇产科手术图谱

原书第 **5** 版

上卷：妇产科应用解剖与基本术式

主编　〔美〕迈克尔·S. 巴吉士（Michael S. Baggish）
　　　〔美〕米基·M. 卡拉姆（Mickey M. Karram）
主译　魏丽惠

科 学 出 版 社

北 京

图字：01-2022-4668 号

内 容 简 介

《盆腔解剖与妇产科手术图谱》是美国著名的妇产科专家 Michael S. Baggish、Mickey M. Karram 的著作，历经多次再版重修，并被译成多种文字，本书为第 5 版（中文版）。书中将盆腔解剖学与妇产科手术学结合，妇科手术学与相关的外科手术学结合，从局部解剖到手术步骤，以图片显示，辅以文字注释及讲解，由浅入深，内容广泛。全书分上、中、下三卷，内容几乎涵盖了妇产科所有的手术及所涉及的各个相关领域，是一部难得的、与妇产科手术相关的综合性国际精品专著。

第 5 版的章节内容遵循上一版的逻辑解剖关系，层层深入和递进，便于阅读。高质量的插图是这套独特书籍的核心支柱，彩色图逐步取代了黑白格式，并随着每一个后续版本的增加而增加，从而改变了当代插图的标准，在第 5 版达到其最高数量。本卷为上卷，分为两篇。第一篇阐述盆腔解剖与妇科手术主要内容，包括盆腔解剖、妇科手术基础；第二篇阐述腹部手术，包括前腹壁、子宫（增加了腹腔镜检查基础）、妊娠期腹部手术、附件、耻骨后间隙（增加了耻骨后尿道固定术治疗压力性尿失禁）、后腹膜腔和骶前间隙、肠疝及穹窿脱垂的经腹手术（增加了自体组织修补在阴道穹窿脱垂的应用：腹腔镜、机器人及经腹术式）。

本书适合妇产科临床医师、普通外科医师、泌尿外科医师和乳腺外科医师、医学生等参考阅读。

图书在版编目（CIP）数据

盆腔解剖与妇产科手术图谱: 原书第5版. 上卷 / (美) 迈克尔·S. 巴吉士 (Michael S. Baggish), (美) 米基·M. 卡拉姆 (Mickey M. Karram) 主编; 魏丽惠主译. —北京: 科学出版社, 2023.3
书名原文: Atlas of Pelvic Anatomy and Gynecologic Surgery
ISBN 978-7-03-073746-5

Ⅰ. ①盆… Ⅱ. ①迈… ②米… ③魏… Ⅲ. ①女性—骨盆—人体解剖学—图谱②妇科外科手术—图谱③产科外科手术—图谱 Ⅳ. ①R323.5-64②R713-64③R719-64

中国版本图书馆 CIP 数据核字 (2022) 第 212815 号

责任编辑：王海燕 / 责任校对：张　娟
责任印制：赵　博 / 封面设计：吴朝洪

ELSEVIER

Elsevier(Singapore) Pte Ltd.
3 Killiney Road, #08-01 Winsland House I, Singapore 239519
Tel: (65) 6349-0200; Fax: (65) 6733-1817

ATLAS OF PELVIC ANATOMY AND GYNECOLOGIC SURGERY, FIFTH EDITION
Copyright © 2021 by Elsevier, Inc. All rights reserved.
Previous editions copyrighted 2016, 2011, 2006, and 2001.
Geoffrey W. Cundiff retains copyright for figures/images in Chapter 120.
ISBN: 978-0-323-65400-5

This translation of ATLAS OF PELVIC ANATOMY AND GYNECOLOGIC SURGERY, FIFTH EDITION by Michael S. Baggish and Mickey M. Karram was undertaken by China Science Publishing & Media Ltd. (Science Press) and is published by arrangement with Elsevier (Singapore) Pte Ltd.
ATLAS OF PELVIC ANATOMY AND GYNECOLOGIC SURGERY, FIFTH EDITION by Michael S. Baggish and Mickey M. Karram 由科学出版社进行翻译，并根据科学出版社与爱思唯尔（新加坡）私人有限公司的协议约定出版。

《盆腔解剖与妇产科手术图谱》上卷（中文翻译版，原书第 5 版）（魏丽惠　主译）
ISBN: 978-7-03-073746-5

Copyright © 2022 by Elsevier (Singapore) Pte Ltd. and China Science Publishing & Media Ltd. (Science Press). All rights reserved. No part of this publication may be reproduced or transmitted in any form or by any means, electronic or mechanical, including photocopying, recording, or any information storage and retrieval system, without permission in writing from Elsevier (Singapore) Pte Ltd and China Science Publishing & Media Ltd. (Science Press).

科学出版社 出版
北京东黄城根北街 16 号
邮政编码：100717
http://www.sciencep.com

北京汇瑞嘉合文化发展有限公司印刷
科学出版社发行　各地新华书店经销
＊

2023 年 3 月第一版　　开本：889×1194　1/16
2023 年 3 月第一次印刷　印张：29 1/2
字数：447 000

定价：368.00 元
（如有印装质量问题，我社负责调换）

译者名单

主　译　魏丽惠

副主译　王　杉　王建六　王晓峰　刘继红

译　者（以姓氏笔画为序）

马金成　王　辰　王　悦　王山米　王建六

王益勤　左立莹　冯琦慧　朱　毅　刘　昱

刘国莉　许　琦　孙蓬明　李　艺　李小平

李明珠　李星辰　杨　欣　陈　哲　赵　旸

姚远洋　徐　涛　黄子雄　崔　恒　梁斯晨

薛凤霞　魏丽惠

秘　书　李明珠

主编简介

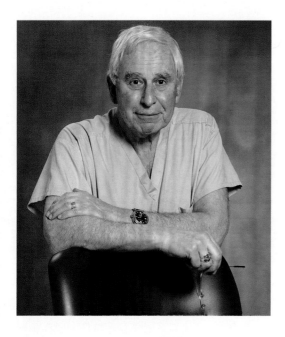

Michael S. Baggish, 医学博士

加利福尼亚大学妇产科教授

加利福尼亚，旧金山

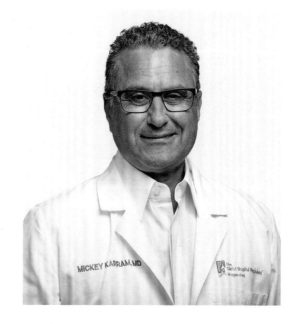

Mickey M. Karram, 医学博士

基督医院泌尿妇科主任

辛辛那提大学妇产科临床教授

辛辛那提，俄亥俄州

（李明珠 译 魏丽惠 校）

编者名单

Brian J. Albers, MD, FACS
Margaret Mary Community Hospital
Batesville, Indiana

Michael S. Baggish, MD, FACOG
Professor of Obstetrics and Gynecology
University of California, San Francisco
San Francisco, California

Alfred E. Bent, MD
Professor and Head
Division of Gynecology
IWK Health Center
Dalhousie University
Halifax, Nova Scotia, Canada

Lesley L. Breech, MD
Associate Professor
Division of Pediatric and Adolescent Gynecology
University of Cincinnati Department of Obstetrics and
    Gynecology
Division Director
Pediatric and Adolescent Gynecology
Cincinnati Children's Hospital Medical Center
Cincinnati, Ohio

Karen S. Columbus, MD
Cincinnati Breast Surgeons, Inc.
Cincinnati, Ohio

Geoffrey W. Cundiff, MD, FACOG, FACS, FRCSC
Head, Department of Obstetrics and Gynecology
University of British Columbia
Vancouver, British Columbia, Canada

Bradley R. Davis, MD, FACS, FASCRS
Associate Professor of Clinical Surgery
Director
Division of Education
Director
Residency Program in General Surgery
University of Cincinnati
Cincinnati, Ohio

Roger Dmochowski, MD, FACS
Professor of Urology
Director, Pelvic Medicine and Reconstruction Fellowship
Executive Physician for Safety
Vanderbilt University Medical Center
Nashville, Tennessee

Ashley M. Eskew, MD, MSCI
Assistant Professor
Obstetrics and Gynecology
Reproductive Endocrinology and Infertility
Atrium Health
Charlotte, North Carolina

Tommaso Falcone, MD, FRCSC, FACOG
Professor and Chair Obstetrics
Cleveland Clinic
Cleveland, Ohio

Cecile A. Ferrando, MD, MPH
Assistant Professor of Surgery
Obstetrics, Gynecology, and Women's Health Institute
Cleveland Clinic
Cleveland, Ohio

John B. Gebhart, MD, MS
Professor
Departments of Obstetrics/Gynecology and Surgery
Fellowship Director—Female Pelvic Medicine and
    Reconstructive Surgery
Mayo Clinic
Rochester, Minnesota

Audra J. Hill, MD
Fellow in Female Pelvic Medicine and Reconstructive
    Surgery
Cleveland Clinic
Cleveland, Ohio

Bradley S. Hurst, MD
Director of Reproductive Endocrinology and Infertility
Obstetrics and Gynecology
Atrium Health Carolinas HealthCare System
Charlotte, North Carolina

Mickey M. Karram, MD
Director of Urogynecology
The Christ Hospital
Clinical Professor of Obstetrics and Gynecology
University of Cincinnati
Cincinnati, Ohio

David J. Lamon, MD, FACS
Naples Surgical Associates
Naples, Florida

Michael Maggio, MD, FACS
Good Samaritan Hospital
Cincinnati, Ohio
Dearborn County Hospital
Lawrenceburg, Indiana

Javier F. Magrina, MD
Professor of Obstetrics and Gynecology
Barbara Woodward Lipps Professor
Mayo Clinic Arizona
Phoenix, Arizona

Ayman Mahdy, MD, PhD
Associate Professor of Urology
Director of Voiding Dysfunction and Female Urology
University of Cincinnati College of Medicine
Cincinnati, Ohio

Chad M. Michener, MD
Assistant Professor of Surgery
Cleveland Clinic
Obstetrics, Gynecology and Women's Health
Institute
Cleveland, Ohio

Robert Neff, MD
Division of Gynecologic Oncology
TriHealth
Cincinnati, Ohio

James Pavelka, MD
Director, Division of Gynecologic
Oncology
TriHealth
Cincinnati, Ohio

W. Stuart Reynolds, MD
Instructor in Urology
Vanderbilt University Medical Center
Nashville, Tennessee

Helmut F. Schellhas, MD
Senior Gynecologic Oncologist
Good Samaritan Hospital
Adjunct Professor
Department of Obstetrics and Gynecology
University of Cincinnati Medical Center
Cincinnati, Ohio

Kevin Schuler, MD
Division of Gynecologic Oncology
TriHealth
Cincinnati, Ohio

Enrique Soto, MD, MSc
Associate Professor
Florida International University
Miami, Florida

Donna L. Stahl, MD
Breast Surgeon
Private Practice
Cincinnati, Ohio

Emanuel C. Trabuco, MD, MS
Assistant Professor of Obstetrics and Gynecology
Department of Obstetrics and Gynecology
Mayo Clinic
Rochester, Minnesota

Mark D. Walters, MD
Professor and Vice Chair, Gynecology
Obstetrics, Gynecology, and Women's Health Institute
Cleveland Clinic
Cleveland, Ohio

James L. Whiteside, MD, MA, FACOG, FACS
Associate Professor
Obstetrics and Gynecology
Residency Program Director
Department of Obstetrics and Gynecology
Division of Female Pelvic Medicine and Reconstructive
  Surgery
University of Cincinnati College of Medicine
Cincinnati, Ohio

第 5 版译者序

《盆腔解剖与妇产科手术图谱》第 5 版问世了，我们高兴地祝贺它、迎接它！

正如原著者描述的心情一样，把这本书的撰写和出版，比喻为一个孩子的孕育和诞生。我们有同样的感觉，期盼与振奋心有灵犀。

读了第 5 版，生发出更多的感触和感慨！

解剖学之理解：作为医生，尤其是外科医师，解剖是基础，解剖是行车路线。对于解剖的学习，不仅仅是记住骨骼、肌肉、血管、神经等，而是从解剖的机制深入理解，对解剖的功能和相关问题的领会为引导。这也是我个人学习解剖的一个体会，有时你死记硬背（诚然，解剖是需要强化记忆的），却怎么也记不住；但是领会了、理解了，你就记住了。因此，当我们读这部解剖书时会深切地感觉到笔者的良苦用心。亦即，学习解剖也有一个思想方法和思维训练的过程，就是从理解 - 记忆 - 应用，再反转为应用 - 记忆 - 理解。也是从形象思维到逻辑思维，再从逻辑思维到形象思维的转化过程。

解剖学之发展：解剖学作为一个学科并不是固定不变的"结构"，而是不断变化和发展的，乃是由于对解剖认识的加深和学科的发展。解剖学从系统解剖学、局部解剖学，到比较解剖学、发生解剖学、临床解剖学、断层解剖学，再到数字化和虚拟人的形成。它与临床紧密结合，又有了静止解剖学、动力解剖学和功能解剖学，更深入的解剖当属组织解剖学，甚至是病理解剖学。

从展示、阐述和表达的方式上也多种多样，从二维、三维到可动，从计算机、电视到电影，而作为纸质版的书籍，该书的特点是发展了妇产科相关解剖学，而且与临床紧密结合。从器官到组织，从软组织到骨骼，又特别注意到膜解剖、间隙解剖，这些对于妇产科医师的临床应用是非常有意义的。对盆底结构和功能的解剖，该书展示了其特点，正如我们研究盆底学的两个基本特点：一是"吊床假说"；二是从解剖恢复到功能恢复，在临床上应包括解剖恢复、症状解除与功能恢复。完成"3R"，即修补（repair）、替代（replacement）、重建（reconstruction）。

解剖书之翘楚：近些年国内外出版了一些妇产科学的手术书籍，都各有特色。该书位列前茅，其特点是基础解剖与临床应用紧密结合，以临床为主；妇产科全面手术与盆腔解剖相结合，以盆腔解剖为重点。因此，该书很有学术性、实用性和聚焦性。

在该书中，著者把各种手术方式，如开腹手术、阴道手术与内镜手术都详细阐述，并突出各种手术方式的特点；对于盆底手术，包括韧带、间隙的解剖都十分到位，而且有其特点，令人耳目一新。在手术过程中，尤其强调实践的价值。

我认为一名外科医师身边应有几部解剖书，随时随地可得，不时不辍阅读。把手术、看书与实践、思考结合起来，把解剖从书本的图谱中、从手术的操作中提取并凝练成自己头脑中的解剖，那才是真正刻画在我们心中的深刻解剖学。这时，我们动起手来得心应手。当然，在外科实施过程中，患者第一，生命至上；关爱融于心，负责集于身。"心近佛，术似仙"。注重决策，擅于技巧。而无论对于决策或技巧，解剖都是基础和重要的组成部分。

以上就是我初读这本书的一些感想，权作为序。

特别感谢原著者和以魏丽惠教授为首的翻译团队的辛勤劳动！

中国工程院院士

中国医学科学院北京协和医学院

北京协和医院妇产科名誉主任、教授

中华医学会妇产科学分会主任委员

《中华妇产科杂志》总编辑

中国医师协会妇产科医师分会会长

郎景和

谨以此书献给我的妻子 Leslie Baggish；我的孩子们 Mindy Baggish、Cindy Baggish、Julia Baggish 和 Stuart Baggish；我的儿媳 Pamela Baggish；我的孙子 Owen Baggish 和 Reagan Baggish；为了纪念我已故的儿子 Jeffrey Baggish；为了纪念我的姐妹 Rita Baggish Mayers 和 Francis Baggish Katzman，她们都死于冠状病毒感染。

Michael S. Baggish, 医学博士

这本图谱献给我的妻子 Mona；我的孩子们 Tamara、Lena 和 Summer；也纪念我的父母 Mike 和 Mary Karram。我非常感谢他们所有的爱、支持和指导。

Mickey M. Karram, 医学博士

第5版译者前言

《盆腔解剖与妇产科手术图谱》第5版在第4版的基础上再编，该版遵循上一版的逻辑解剖关系，层层深入，本书继续将盆腔解剖学和妇产科手术学结合，妇科手术学及相关的外科手术学结合，从局部解剖到手术步骤，以图谱、文字注释并加以讲解，由浅入深，内容广泛。书中内容几乎涵盖了妇产科所有手术及所涉及的各个相关领域，包括妇科手术的经腹和经阴道路径，以及在宫腔镜、腹腔镜、机器人和膀胱镜下进行的手术路径；妇科手术、产科手术、肿瘤手术、开腹手术及腔镜手术，以及与盆腔部位相关的肠管手术、膀胱手术及乳腺手术，而变性手术更是被列为独立章节。

在本版中编者做了部分更新。在第四部分增加了"腹腔镜检查基础"。在第七部分耻骨后间隙手术中将"耻骨后压力性尿失禁的膀胱、尿道悬吊术，耻骨后阴道旁修补术和耻骨后膀胱尿道松解术"合并为"耻骨后尿道固定术治疗压力性尿失禁及耻骨后阴道旁修复术"。在第九部分保留了"自体组织修补在阴道穹窿脱垂的应用"，还增加了"经腹腔镜及机器人"做该手术的图解。在第十部分子宫颈手术中，将"子宫颈活检、子宫颈管搔刮术、妊娠期的子宫颈活检"统称为"子宫颈阴道镜检查"。在第十四部分"直肠阴道瘘修补术"中增加了"原发性及复发性直肠阴道瘘修补术"不同治疗方法。第十五部分改为"美容和变性手术"，在会阴重建阴道成形术后，将"阴道壁和外阴皮肤能量设备的使用"也列入该章；本部分还增加了"性别重置与临床再造手术（阴道成形术）"，使得本书内容更系统、更清晰、更完整。该版几乎涵盖了女性盆腔，包括下生殖道、直肠、膀胱及盆底的解剖、手术等全部内容。

本书中高质量精美的解剖图谱，清晰的手术操作步骤图是本书另一大特色。在本版中，插图数量达到最高峰。并对近200幅原有插图进一步进行了彩色化处理，加强了黑白图谱彩色化，使其更加逼真。可以说是有史以来最完整的盆腔解剖学和妇产科手术图谱。

全书的结构与第4版相同，共分上、中、下三卷，共分为六篇，二十部分，121章。上卷包括第一篇和第二篇，第一篇阐述盆腔解剖与妇科手术主要内容，包括盆腔解剖、妇科手术基础；第二篇阐述腹部手术，包括前腹壁、子宫、妊娠期腹部手术、附件、耻骨后间隙、后腹膜腔和骶前间隙、肠疝及穹窿脱垂的经腹手术。中卷为第三篇，阐述子宫颈、阴道、外阴及会阴部手术，包括子宫颈手术、阴道手术、外阴及会阴部手术。下卷包括第四篇、第五篇及第六篇，第四篇阐述其他相关妇科手术，包括下尿路手术操作、肠道手术、美容和变性手术、乳腺手术；第五篇阐述内镜检查与内镜手术，包括宫腔镜、腹腔镜和膀胱尿道镜检查；第六篇阐述变性手术。

本书前后经过5版，不断更新，是一部难得的、与妇产科手术相关的综合性精品专著，对于妇产科临床医师、医学生均为一部有价值的参考书，对其他相关专业，如普通外科、泌尿外科、乳腺外科的临床医师也有参考价值。在翻译第5版的过程中，也能感受到编者在第4版的基础上精益求精的工匠精神，特别是对图谱进行的彩色化处理，目的就是为了继续保持本书的卓越品质。本书已被译成多种不同的语言文字在国外出版，在引进第3版和第4版译成中文版后，这次再将最新的第5版译成中文版引进国内，对我国临床医师而言会有很高的参考价值。

在翻译过程中，我们组织了以妇产科医师为主的多学科医师联合，共同完成。在此对所有参加翻译的译者，以及未列入译者名单的、在第 5 版校对中辛勤付出的贾元元、王青、宋佼洋、洪凡凌、郑诗雯、曹婷婷、孙小惠、王靖元表示感谢。特别感谢在翻译工作中做了大量工作的李明珠秘书。由于时间仓促，难免有不妥之处，敬请读者谅解。

最后感谢郎景和院士在为第 3 版和第 4 版中文版作序后，继续为本版作序。

中国医师协会妇产科医师分会副会长

中国优生科学协会阴道镜和宫颈病理学分会（CSCCP）主任委员

北京大学妇产科学系名誉主任

第5版原著前言

20年前《盆腔解剖与妇产科手术图谱》第1版问世。这部书是按约5年为一周期修订。随着第5版的出版，笔者遵循以往的惯例，对全书的几个章节进行了有重点的、及时的修改。此外，还增加了新的章节，以加强本书的整体性。我们继续将枯燥的文字描述与精美的彩色图片相结合。同样，我们继续采用混合的艺术手法，对真实照片进行精细数字化处理。这本图谱的笔者重视本书存在的意义：①解剖关系是所有外科手术的基础。②外科手术需要依赖精确的局部解剖关系知识。③与彩色插图和实际照片相比，冗长的外科手术文字描述往往是枯燥乏味的。④大多数妇科医师在医学院毕业后不会再有机会进行尸体解剖。要记住，解剖练习必须结合临床实际应用。⑤成功的教科书被大量的住院医师、研究员、护士、从业人员和教员使用，作为参考书，并作为即将进行的外科手术术前的工具书。

第5版的章节内容遵循上一版的逻辑解剖关系，层层深入并递进，便于阅读。妇科手术分为经腹部和经阴道路径，以及在宫腔镜、腹腔镜、机器人和膀胱镜下进行的手术路径。无论手术路径如何，子宫切除术都有着相似的模式和手术技巧。腹腔镜手术也是开腹手术的模拟化操作。在与上述内容相关的关键基础上，高质量的插图是这套书籍独特的核心支柱。我们在第1版中展示了主干图，这使以非竞争性教科书为特色的相当简单的线条图黯然失色。正如在第1版中展示的20年前，我们艺术家的半色调插图，使得市面上一些相似教材里面的简单线条图黯然失色。在其后的每一版中，彩色图逐步取代了黑白格式，从而改变了当代插图的标准。每版都有尸体解剖、手术操作的展示，并随着每一个后续版本的增加而增加，在第5版达到其最高数量。

本书的笔者实际上是真正的作者，而不是由编辑完成，后者为主导是其他大多数大型教科书的特点。第5版的大部分章节都是笔者亲自撰写，通过精心挑选，只有掌握较好知识和技术的外科医师才会被邀请参与，因为他们的想法决定了本书的整体质量。

这部书第4版一经出版在全球引起了广泛关注。我们对第5版的期待是增加国内和国际读者的兴趣。一个经常被问到的与成本有关的问题——为什么这部教科书比其他一些教科书要贵得多。本书最大的成本集中在书籍制作和艺术费用上，前者包括编辑、校样制作、封面设计和内页布局。最关键的决定因素是选择高质量的印刷纸张。通过使用高质量的光面纸，使我们的照片和彩色插图非常清晰。后一部分艺术费用，用于支付医学艺术家的费用，因为解剖图的创作、构思和绘制是无价的。总而言之，制作是一个复杂和昂贵的过程。

最后，制作一本1500页的书，就像是生命孕育的过程。经过长时间的酝酿，这本书的手稿终于得以完成。每个贡献者都按时完成了他们各自负责的章节，而本书每个独特模板的搭建将揭示未来此书的意义。这本书最终出版时，两位笔者的创作精神展露无遗。看，我们的宝贝诞生了。

Michael S. Baggish，医学博士

Mickey M. Karram，医学博士

（李明珠　刘　昱　魏丽惠　译）

第 4 版译者序

　　魏丽惠教授主译的第 4 版《盆腔解剖与妇产科手术图谱》得以顺利出版。

　　这是一部以妇产科手术为主的综合性精准解剖及手术图谱的国际经典著作，目前已被译成各种语言文字在多国出版。由美国教授 Michael S. Baggish（加利福尼亚大学妇产科教授）所著。全书将盆腔解剖学与妇产科手术学结合，详尽诠释了各种解剖学，包括系统解剖、局部解剖、比较解剖和临床解剖等，以及数字医学引入的三维、可动和虚拟成像。从盆腔局部解剖到手术步骤，由浅入深，内容几乎涵盖了妇科与产科所有的手术，同时还包括与盆腔相关的各个领域的手术，如盆腔部位相关的肠管手术、膀胱手术、美容手术及乳腺手术等。而有些手术是在一般妇产科手术学中所或缺的，乃为独到之处，或呈互补作用。乃为有史以来最完整的骨盆解剖学和妇科手术的图集。

　　第 4 版是在第 3 版的基础上进行补充、修改、编撰而成，共对 15 章的内容进行了修改，同时新增加了 4 章，可见编著者之用心良苦！如第一部分新增加了独创的 Max Brödel 盆腔解剖，Max Brödel 是世界著名的医学艺术家，最早于 1898 年就为美国霍普金斯医院妇产科主任 Howard Kelly 的《妇科手术学》绘制了翔实、精细的医学插图，闻名遐迩；第九部分的肠疝及穹隆脱垂的经腹手术；第十一部分的使用生物和合成网片加强阴道脱垂修补术，尿失禁和盆腔器官脱垂手术后合成网片并发症的规避和处理；第十八部分的机器人妇科手术等操作技巧，都颇具特色。第 4 版还增加了 100 多幅新插图，对近 200 幅原有插图进行彩色化，使其更加逼真。第 4 版（中文翻译版）依然分为上、中、下三卷，共分为六篇，123 章。

　　这是一部难得的既蕴含学术理论价值又具有临床实用意义的妇产科医师必读、必藏之书。对于妇产科临床医师、医学生都是极有价值的身边读物。对其他相关专业，如普通外科、泌尿外科、乳腺外科的临床医师也有参考价值。我们有理由相信，这部著作会极大地促进国内临床的诊断、治疗及手术技术的发展。

　　我很荣幸能为这部国际经典之作的第 4 版再次写序，并对魏丽惠教授及她的团队为此书所付出的努力和辛劳致以敬意。

中国工程院院士

中国医学科学院北京协和医学院

北京协和医院妇产科主任、教授

中华医学会妇产科学分会主任委员

《中华妇产科杂志》总编辑

中国医师协会妇产科医师分会会长

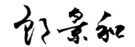

第 4 版译者前言

　　《盆腔解剖与妇产科手术图谱》第 4 版在第 3 版的基础上再编，共对 15 章的内容进行了修改，同时新增加了 4 章。本版增加了 100 多幅新插图，对近 200 幅原有插图进行了彩色化处理，继续由资深艺术家 Joe Chovan 对文中大量照片和细节图进行高质量的修饰和完善，加强了黑白图谱彩色化，使其更加逼真，预计在下一版将达到 100% 的彩图。正如原著前言所说，是有史以来最完整的盆腔解剖学和妇产科手术图谱。

　　本书继续将盆腔解剖学和妇产科手术学结合，妇科手术学及相关的外科手术学结合，从局部解剖到手术步骤，以图谱、文字注释并加以讲解，由浅入深，内容广泛。书中内容几乎涵盖了妇产科所有手术及所涉及的各个相关领域，如妇科手术、产科手术、肿瘤手术、开腹手术及腔镜手术，以及与盆腔部位相关的肠管手术、膀胱手术及乳腺手术，而变性手术更是被列为独立章节。

　　全书的结构与上一版相同，共分上、中、下三卷。上卷包括第一篇和第二篇，第一篇阐述盆腔解剖与妇科手术的主要内容，包括盆腔解剖（增加了 Max Brödel 盆腔解剖）、妇科手术基本操作；第二篇阐述腹部手术，包括前腹壁、子宫、妊娠期腹部手术、附件、耻骨后间隙、后腹膜腔和骶前间隙、肠疝及穹隆脱垂的经腹手术。中卷包括第三篇，阐述子宫颈、阴道、外阴及会阴部手术，此部分新增加了 3 章，第 57 章（使用生物和合成网片加强阴道脱垂修补术）、第 59 章（尿失禁和盆腔器官脱垂手术后合成网片并发症的规避和处理），以及第 66 章（外阴疾病）。下卷包括第四篇、第五篇及第六篇，第四篇阐述其他相关妇科手术，包括下尿路手术操作、肠道手术、美容手术和乳腺手术；第五篇阐述内镜检查与内镜手术，包括宫腔镜、腹腔镜和膀胱尿道镜检查；第六篇阐述变性手术。此部分新增了第 120 章（机器人妇科手术），重点介绍机器人手术操作技巧。

　　本书是一部难得的、与妇产科手术相关的综合性精品专著，对于妇产科临床医师、医学生均为一部有价值的参考书，对其他相关专业，如普通外科、泌尿外科、乳腺外科的临床医师也有参考价值。在翻译第 4 版的过程中，也能感受到编者在第 3 版基础上的精益求精的工匠精神，目的就是为了继续保持本书的卓越品质。本书已被译成多种不同语言文字在国外出版，这次再将最新版译成中文版引进国内，尽管有些内容与我国医疗常规略有差别，但译者仍然相信，对我国临床医师而言会有很高的参考价值。

　　在翻译过程中，我们组织了以妇产科医师为主的多学科医师联合，共同完成。在此对所有参加翻译的译者，以及未列入译者名单的黄熙祺、俞畅、李星辰、左立莹、冯琦慧、曹婷婷、洪凡凌、张琪、王青、王靖元表示感谢。特别感谢在翻译工作中做了大量工作的李明珠秘书。由于时间仓促，难免有不妥之处，敬请读者谅解。

　　最后感谢郎景和院士继续为本版作序。

中国医师协会妇产科医师分会副会长

中国女医师协会副会长

中国优生科学协会阴道镜和宫颈病理学分会（CSCCP）主任委员

北京大学妇产科学系名誉主任

第 4 版原著前言

《盆腔解剖与妇产科手术图谱》第 4 版继续保持并拓展了两位笔者的原始思维模式。如同第 3 版，"一幅好图胜过千言万语"。当照片和插图可以更好地反映解剖学和手术技巧时，临床工作繁忙的妇产科实习医师、住院医师、研究员及学生阅读时就不需要费力阅读冗长的描述。视觉图像不仅产生的印象更迅速，而且更有可能永久地保留在大脑的前额叶和边缘部分的记忆中心。

本书新增加一些重要章节，如第一部分第 3 章新增加了独创的"Max Brödel 盆腔解剖"结构，Max Brödel 是世界著名医学艺术家，最早于 1898 年为 Howard Kelly 的《妇科手术学》做了详细精美的医学插图，闻名遐迩。Howard Kelly 为约翰·霍普金斯大学的 4 位创始人之一，其他 3 位分别为 Welch（病理学）、Osler（内科学）和 Halstead（外科学）。Joe Chovan 在 Brödel 原先黑白图谱的基础上，创作了彩色图谱，使得 Kelly 的百年原创作品其中的两卷精美再现。

其他修改的部分包括第 5 章、第 6 章、第 9 章、第 10 章、第 13 章、第 14 章、第 19 章、第 20 章、第 29 章、第 42 章、第 54 章、第 55 章、第 56 章、第 58 章和第 60 章。本书自第 1 版再版以来，一直进行黑白图谱逐步彩色化，预计下一版将达到 100% 彩图。第 12 章（经腹全子宫切除术）有大的改动，并且加入了经腹和经腹腔镜的"一步一步式"比较。

在第 32 章及第 37 章采用新颖的插图技术，即一幅真实的照片通过艺术家电脑图像合成为单一的、高分辨率的图片。

本版还新增加了 4 章：第 57 章（使用生物和合成网片加强阴道脱垂修补术）提供了准确、详尽的关于补片在盆底重建中的正确的应用方法；第 59 章（尿失禁和盆腔器官脱垂手术后合成网片并发症的规避和处理）聚焦于 FDA 发布的最新警告及目前商业用补片的现状，此部分大量图片显示各种并发症的发生及处理方式；第 66 章（外阴疾病）显示大量常见及不常见的外阴疾病案例，通过大量图片使读者对诊断及合适的治疗方案有较清晰的认识；第 120 章新增加机器人妇科手术，介绍机器人手术操作技巧。

在疾病的处理中也新增加一些照片，如外阴肥大的治疗，应用循序渐进的外科处理方式进行解析。对部分章节腹腔镜手术进行修正，包括单孔腹腔镜手术技术。第 121 章（腹腔镜手术相关的常见并发症）通过照片和插图显示腹腔镜手术过程中可能出现的严重损伤。

《盆腔解剖与妇产科手术图谱》第 4 版是有史以来最完善的盆腔解剖学和妇产科手术图谱，书中包括大量高质量的照片和细节图。本版增加了 100 多幅新插图，并对近 200 幅原有插图进行彩色化处理。总的目标是继续保持全书的卓越品质。

Michael S. Baggish

Mickey M. Karram

（李明珠 译 魏丽惠 校）

致　谢

首先，笔者感谢我们的美术家 Joe Chovan，感谢他对第 5 版《盆腔解剖与妇产科手术图谱》所做的重要贡献。事实上，Joe Chovan 为我们之前的 4 个版本已做了出色的插图。他创作的美术作品建立了一种自 Frank Netter 和 Max Brödel 时代以来从未见过的技能标准。

Baggish 和 Karram 感谢 Elsevier 的 Laura Schmidt 和 Claire Kramer，感谢她们为开发和生产第 5 版所做的宝贵而不懈的工作。

我们感谢由 Elsevier 的高级内容策划师 Nancy Anastasi Duffy 监督完成了"图谱"。最后，笔者感谢 Sarah Barth，她代表 Elsevier 发起了这个项目。

（刘　昱　译　魏丽惠　校）

目　录

上卷：妇产科应用解剖与基本术式

中卷：子宫颈、阴道、外阴及会阴部手术

第三篇

子宫颈、阴道、外阴及会阴部手术

下卷：其他相关妇科手术，内镜检查与内镜手术，变性手术

第六篇

变性手术

盆腔解剖与妇科手术主要内容

第一部分

盆腔解剖

第 1 章

基础盆腔解剖

Michael S. Baggish

本书的解剖教学是基于真实的人体解剖。这一章节完全由解剖模型（尸体）彩图组成。本章旨在帮助读者熟悉人体下腹部、骨盆、乳房和四肢的全部组成部分的解剖位置。在某些图片中，我们的绘图师用计算机将真实的骨盆照片与绘制的肌肉、韧带相结合。

在本部分用于表示方位关系的术语表示如下：①颅侧＝朝向头的方向；②尾侧＝朝向足的方向；③上＝在上面；④下＝在下面；⑤深＝靠近体内；⑥浅＝靠近体表；⑦内侧＝靠近体中线；⑧外侧＝靠近体外侧；⑨底下＝在下方；⑩前＝近腹侧；⑪后＝近背侧。

外科医师需要熟悉盆腔骨性标志。骨盆是由骶骨、尾骨、髂骨、耻骨和坐骨组成（图 1-1）。骶骨前缘第一个突起称为**骶岬**，骶骨两侧横突形成**骶骨翼**（图 1-2）。在其前后表面有骶前、后孔，有神经根通过。与骶椎相连接的最后一块是尾骨（图 1-3）。当从骨盆上方观察（图 1-2），髂窝、髂嵴和髂前上棘是向前突出的。**骶髂关节**和耻骨联合关节分别标记为主要的后方关节和前方关节。在它们之间是髂耻线和界线。从骨盆前方观察，**髂前上棘**和**耻骨联合**标志着腹股沟韧带的两端。两块**耻骨**形成耻骨联合下方的耻骨弓。在坐骨和耻骨之间的菱形间隙是**闭孔**（图 1-1）。坐骨的最低部分

形成一个阔而圆的结节就是**坐骨结节**。在坐骨结节上方有个半球形陷窝（**髋臼**），是股骨起始的部分（图 1-1）。

从后面看骨盆，可以看到**骶骨**和**骶管**。还可分辨出**坐骨结节**、**坐骨棘**和**坐骨大切迹**、**坐骨小切迹**（图 1-4）。从侧面可以看见髂嵴、坐骨结节、坐骨棘和坐骨大切迹、坐骨小切迹及闭孔（图 1-5）。

可以观察到以下韧带组织：Cooper 韧带、骶髂韧带、耻骨间纤维软骨板、骶棘韧带和骶结节韧带、腹股沟韧带、腔隙韧带和闭孔膜（图 1-6～图 1-8）。骶棘韧带、Cooper 韧带和耻骨联合及前纵韧带（位于骶骨前表面，未画出）被用来做骨盆的重建手术。大血管和神经通过闭孔，从腹部贯穿到大腿根部的腹股沟韧带。腔隙韧带形成腹股沟韧带的内侧界，有时称作腹股沟韧带耻骨部或腹股沟韧带的延续部分。

构成"骨盆侧壁"或"卵巢窝"的骨盆肌肉群也很重要，包括**闭孔内肌**、**尾骨肌**、**梨状肌**和**肛提肌**（图 1-9）。

闭孔筋膜是一个易辨认的坚韧的结构。闭孔筋膜里最厚的部分是**腱弓**或**白线**（图 1-10）。这条线从坐骨棘内侧开始延伸，穿过腹部的闭孔内肌，最终止于耻骨后方的下缘（图 1-11）。

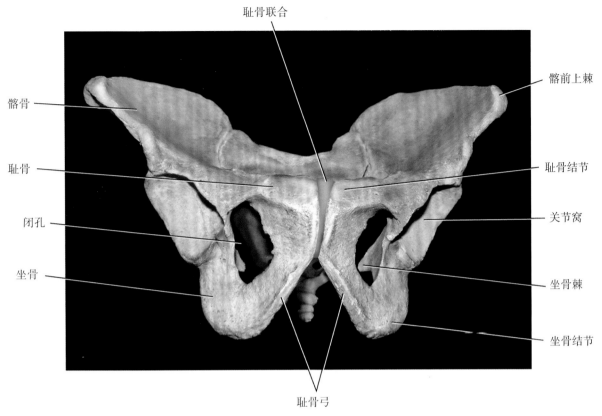

图 1-1　骨盆是由骶骨、尾骨、髂骨、坐骨和耻骨组成。髂骨与骶骨构成骶髂关节。正视图骨盆前方有耻骨弓、耻骨联合及闭孔

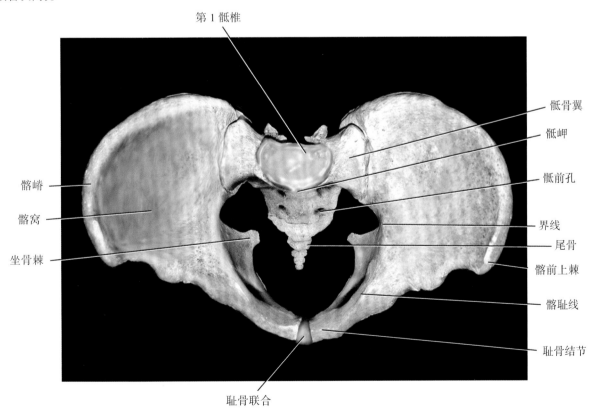

图 1-2　俯视图可见骨盆入口前缘由耻骨联合及耻骨结节构成，两缘由髂耻线和界线构成；后方由骶骨翼和第 1 骶椎构成。该俯视图能很好地展示坐骨棘

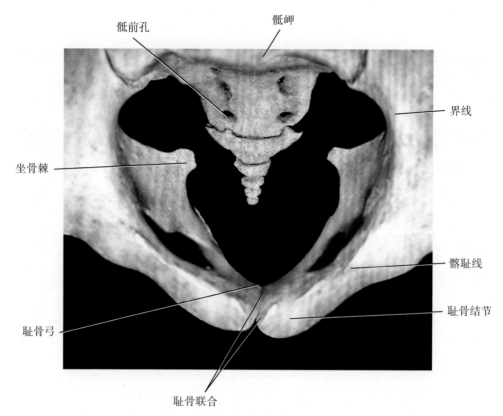

图 1-3 从骨盆入口可以看到骶骨、尾骨、骶前孔、坐骨棘、耻骨弓

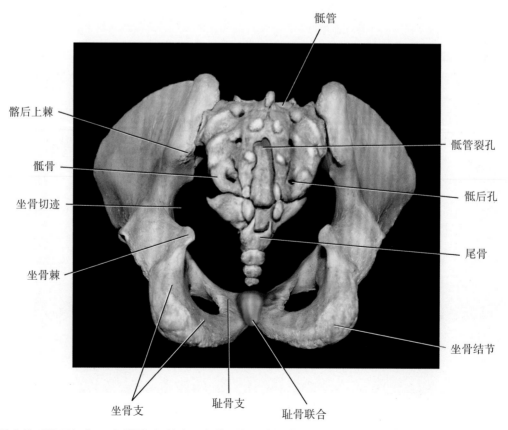

图 1-4 骨盆的后视图与出口"透视"相结合。由外向内可清楚地观察到坐骨结节、坐骨棘，坐骨大切迹、坐骨小切迹。骶骨后面的重要结构包括骶管裂孔、骶管和骶后孔

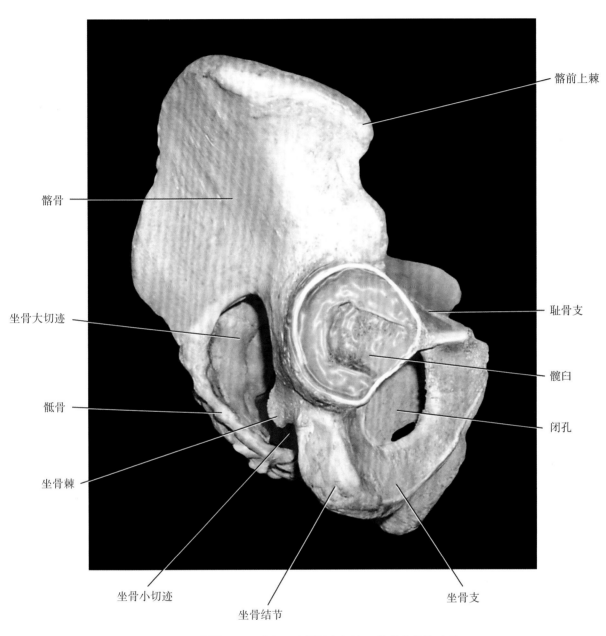

髂前上棘

髂骨

坐骨大切迹

骶骨

坐骨棘

耻骨支

髋臼

闭孔

坐骨小切迹

坐骨结节

坐骨支

图 1-5　右视图显示髋臼、坐骨神经切迹、髂前上棘和坐骨

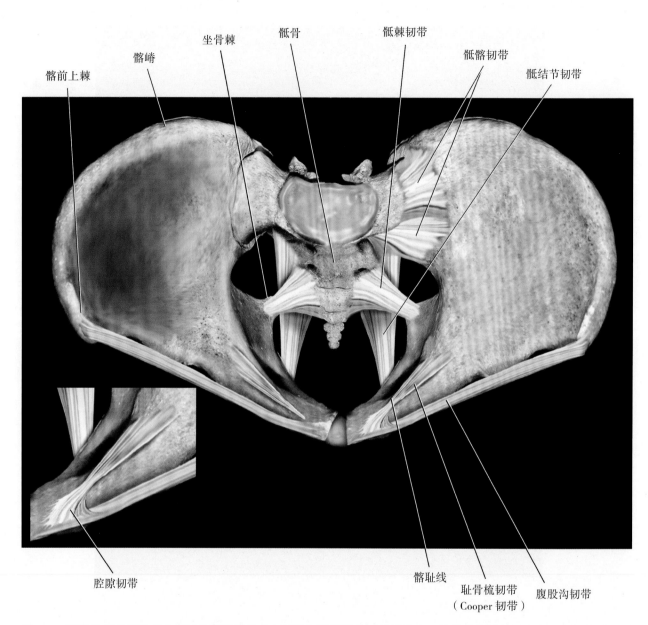

髂前上棘　髂嵴　坐骨棘　骶骨　骶棘韧带　骶髂韧带　骶结节韧带

腔隙韧带　髂耻线　耻骨梳韧带（Cooper 韧带）　腹股沟韧带

图 1-6　腹股沟韧带从髂前上棘延伸至耻骨结节。腔隙韧带附着在耻骨结节上，并构成股管的内侧界。耻骨梳韧带较坚韧，附着于髂耻线上（小图）。坐骨棘和骶骨侧面之间是骶棘韧带。骶棘韧带均参与坐骨大孔和坐骨小孔的构成

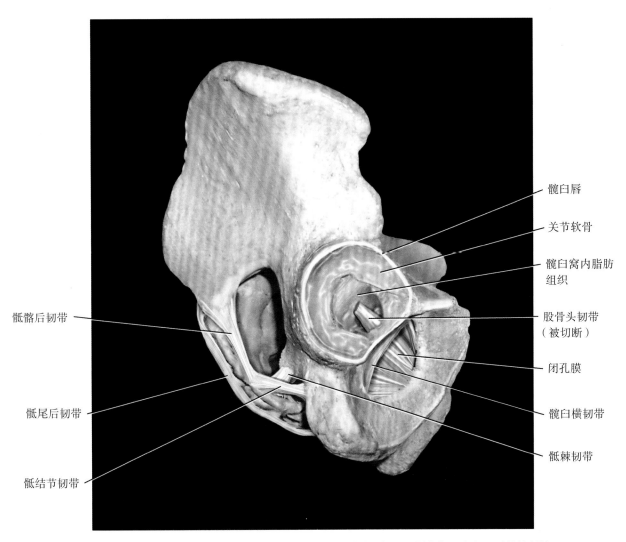

髋臼唇

关节软骨

髋臼窝内脂肪组织

股骨头韧带（被切断）

闭孔膜

髋臼横韧带

骶棘韧带

骶髂后韧带

骶尾后韧带

骶结节韧带

图 1-7　闭孔膜和骶结节韧带（侧面观）。骶结节韧带起始于坐骨结节，终止于骶骨外侧缘

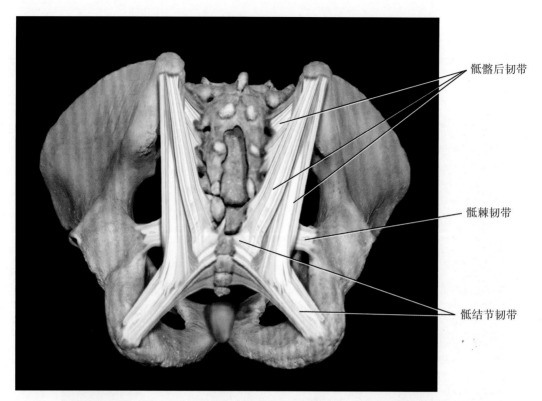

　　骶髂后韧带

　　骶棘韧带

　　骶结节韧带

图 1-8　骶结节韧带和骶棘韧带相交叉（后面观）

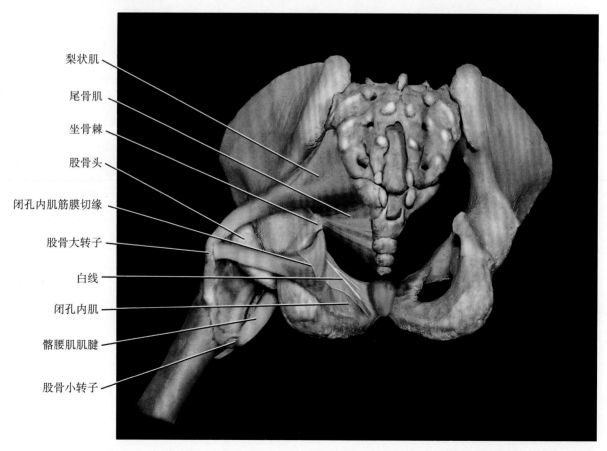

梨状肌

尾骨肌

坐骨棘

股骨头

闭孔内肌筋膜切缘

股骨大转子

白线

闭孔内肌

髂腰肌肌腱

股骨小转子

图 1-9　切除韧带，由骨盆外向内可以清楚地观察到闭孔内肌、梨状肌和尾骨肌

肛提肌起源于耻骨后与坐骨棘之间的肛提肌腱弓。有些解剖教科书将肛提肌分成了前部和后部。然而，这种分法是人为的，且无实用价值（图 1-12）。从功能上来说，妇科医师可通过直肠、阴道检查来感受肛提肌收缩，通常他们会要求患者就像在憋住便意一样收紧该肌肉。在阴道口内侧 2 cm，可在阴道侧壁和后壁感觉到一块 U 形的肌肉。当肛门括约肌收缩时，在直肠也会感受到类似的收缩。直肠指检时，可在直肠后壁触诊肛提肌。肛提肌协同肛门外括约肌挤压直肠，使肠管缩小，同时提升肛门直肠。

肌肉和韧带将裂孔分成各个小孔（椎间孔）。尾骨被骶棘韧带所覆盖。梨状肌在骨盆中穿过坐骨大孔，并被骶结节韧带部分覆盖（深部）（图 1-7~图 1-9）。在内部，髂窝由髂肌覆盖。在髂肌的内侧缘近表面处是腰大肌。腰大肌经腹股沟韧带深面与髂肌一起连接在股骨（小转子）表面。偶尔可以看到腰小肌肌腱附着于腰大肌的表面（图 1-13）。

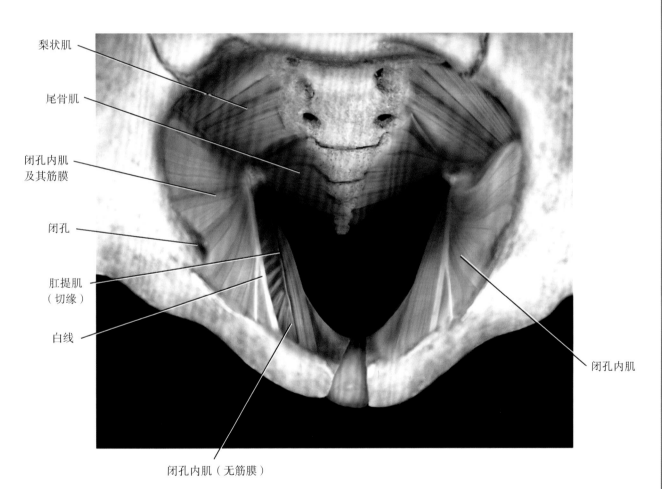

梨状肌

尾骨肌

闭孔内肌及其筋膜

闭孔

肛提肌（切缘）

白线

闭孔内肌

闭孔内肌（无筋膜）

图 1-10　坚韧的闭孔内肌筋膜覆盖于闭孔内肌，后者构成骨盆的侧壁。腱弓（或白线）由闭孔筋膜的增厚区形成。肛提肌始于腱弓（白线）。该图右侧的骨盆显示肛提肌的切缘。左侧的肛提肌已切除。梨状肌和尾骨肌围成了骨盆

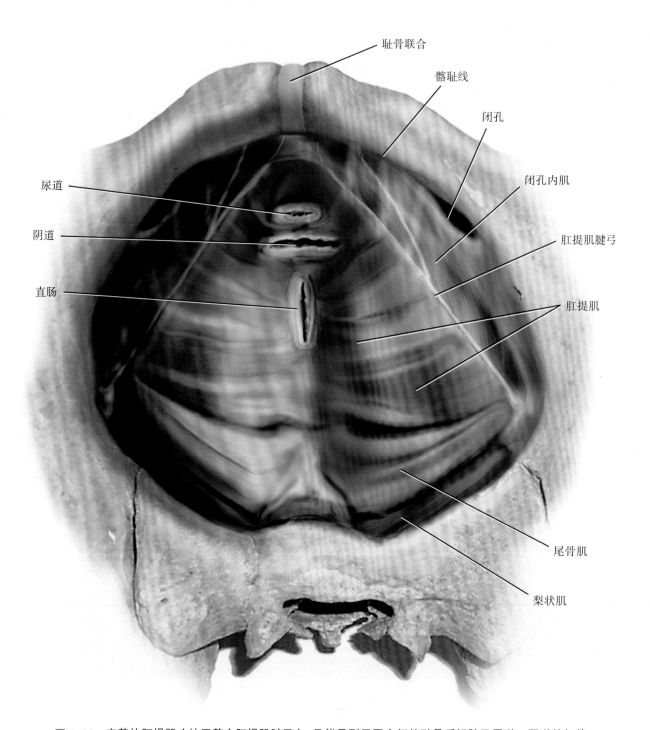

耻骨联合

髂耻线

闭孔

闭孔内肌

肛提肌腱弓

肛提肌

尿道

阴道

直肠

尾骨肌

梨状肌

图 1-11　完整的肛提肌（始于整个肛提肌腱弓），且能见到显露良好的耻骨后间隙及尿道、阴道的切缘

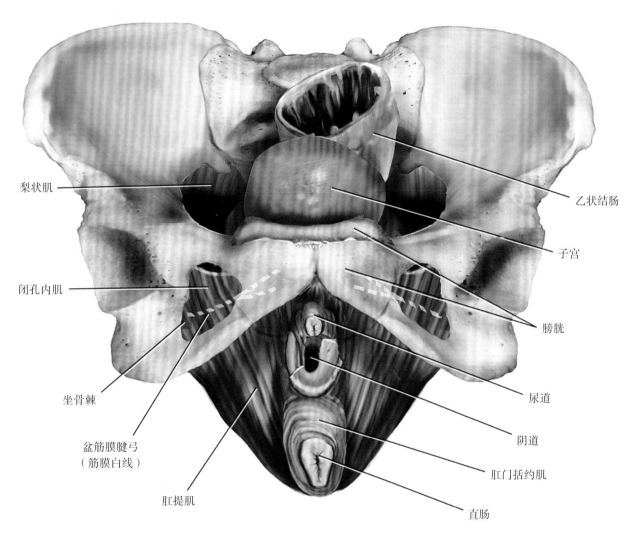

梨状肌

闭孔内肌

坐骨棘

盆筋膜腱弓
（筋膜白线）

肛提肌

乙状结肠

子宫

膀胱

尿道

阴道

肛门括约肌

直肠

图 1-12　前面观显示漏斗状的肛提肌及其与外阴、会阴表层肌的相互关系。肛提肌部分起自耻骨内侧缘。此图层次清晰地显示出腱弓（白色虚线）位于闭孔内肌与耻骨之上

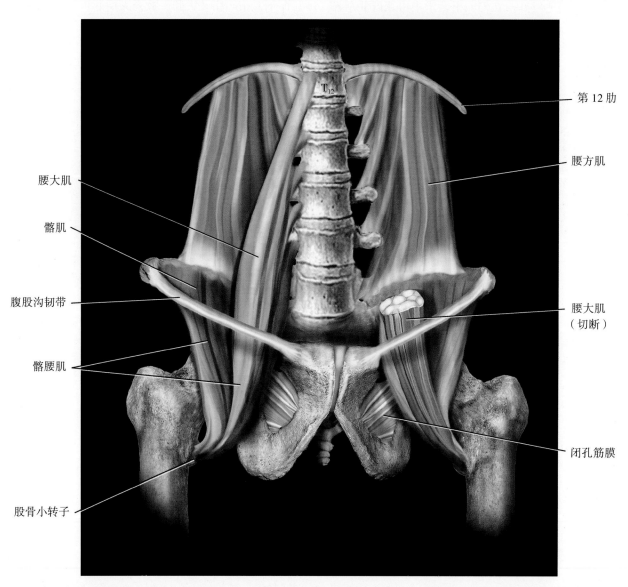

图 1-13   腹膜后腔隙的大块肌肉包括腰大肌、髂肌和腰方肌。腰大肌和髂肌（或髂腰肌）离开腹腔进入到腹股沟韧带下方的股部

股部的肌肉与骨盆的解剖结构有诸多方面的联系。例如，髂腰肌始于骨盆下方的腹股沟韧带并与神经伴行到达股部。在外阴根治术中将**缝匠肌**从髂前上棘处分离下来，然后用其盖住显露的股部血管。在骨盆重建术中可将股薄肌当作肌皮瓣移植。除了以上提及的肌肉外，妇产科医师还应熟知**阔筋膜、阔筋膜张肌、股直肌、股外侧肌、股内侧肌、耻骨肌及长收肌**（图 1-14 和图 1-15A、B）。

腹部的肌肉和筋膜将在第 8 章中详细介绍。

然而，在图 1-16 中能清楚地看到**腹外斜肌、腹内斜肌、腹直肌、腹横肌及腹股沟韧带**。

腹壁下血管从髂外血管发出后穿过腹横筋膜。图 1-17 中，分离左侧的腹直肌，并向下牵拉下腹壁的肌肉，可清楚地看到腹壁下血管在腹直肌鞘和腹横筋膜上的走行。由腹壁下血管、腹股沟韧带及腹直肌外侧缘所围成的三角区域称为**海氏三角**（Hesselbach 三角）（图 1-17）。腹股沟直疝通常发生于 Hesselbach 三角。

打开下腹后可见腹腔内布满了肠管。**大网膜**（脂肪垫）上缘附着于**胃大弯**和**横结肠**，然后呈裙状向下遮蔽小肠及大肠。掀开大网膜可见小肠被大肠环绕。正常情况下，大肠沿着左、右结肠旁沟定位于腹膜顶部（图 1-18）。盆腔内的结肠或**乙状结肠**由结肠系膜悬吊，并且可以移动。乙状结肠的长度为 5~35 英寸（1 英寸 = 2.54 厘米），且通常位于回肠之下。**直肠**的长度通常为 5~6 英寸，始于第 3 腰椎，顺着骶骨弯曲一直延伸到尾骨端。直肠只有部分被腹膜所覆盖，上 1/3 的直肠有腹膜覆盖在前面及两侧，下 2/3 的直肠是腹膜后位（中 1/3 的直肠只有前面有腹膜覆盖）。大肠包括**盲肠、升结肠、横结肠、降结肠、乙状结肠、直肠和肛门**。

大肠的血液供应来自**肠系膜上动脉**（右结肠和横结肠）、**肠系膜下动脉**（横结肠左曲、降结肠、乙状结肠及直肠上 2/3）和**阴部内动脉**（肛门和直肠下 1/3）。静脉的回流——小部分回流到髂内静脉，大部分则回流到**脾静脉及门静脉**（图 1-19）。

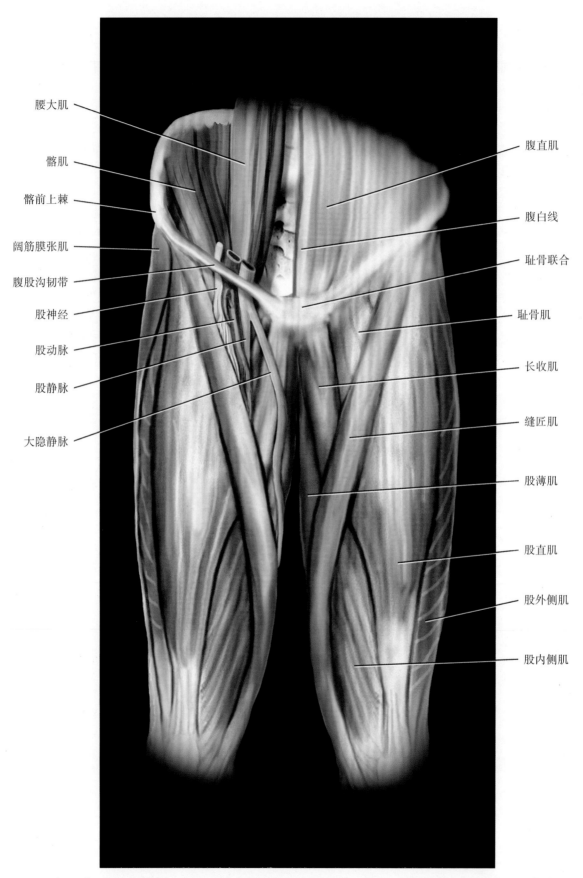

腰大肌

髂肌

髂前上棘

阔筋膜张肌

腹股沟韧带

股神经

股动脉

股静脉

大隐静脉

腹直肌

腹白线

耻骨联合

耻骨肌

长收肌

缝匠肌

股薄肌

股直肌

股外侧肌

股内侧肌

图 1-14　股部肌群及其与大隐静脉、股部血管及股部神经之间的关系。可见大隐静脉走行于长收肌上的脂肪组织（已切除）内。股静脉直接走行于耻骨肌的表面。股动脉和股神经则走行于髂腰肌（群）之上

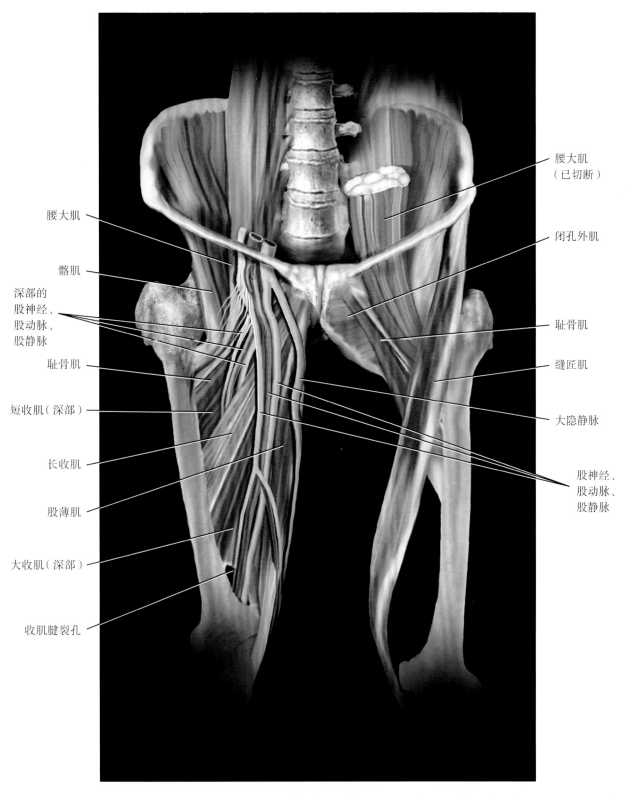

腰大肌

髂肌

深部的
股神经、
股动脉、
股静脉

耻骨肌

短收肌（深部）

长收肌

股薄肌

大收肌（深部）

收肌腱裂孔

腰大肌
（已切断）

闭孔外肌

耻骨肌

缝匠肌

大隐静脉

股神经、
股动脉、
股静脉

图 1-15 A. 该标本右侧已切除了缝匠肌、股直肌及血管蒂。同样，为了更好地显露血管、神经的走行及深部的肌群，将阔筋膜张肌及其筋膜也进行了切除

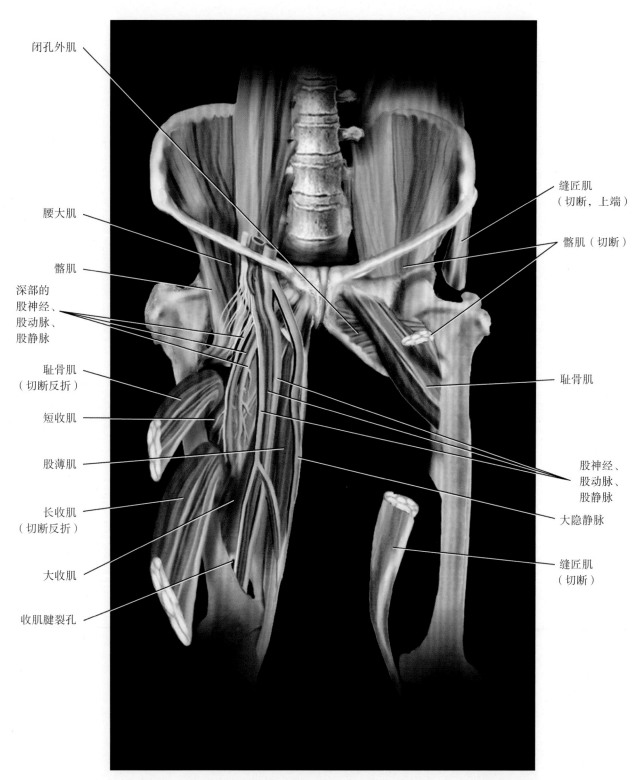

图 1-15 续　B. 在标本的左侧，可见闭孔外肌，其覆盖闭孔膜及闭孔。注意闭孔膜、闭孔与耻骨肌及股血管之间的关系。注意长收肌已被切除。在标本的右侧，长收肌和耻骨肌被分离

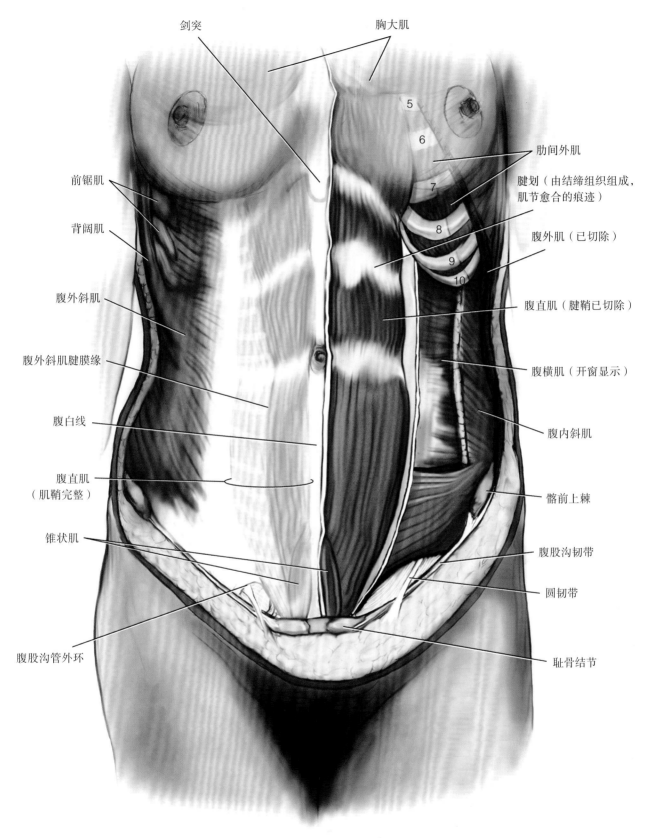

剑突

胸大肌

前锯肌

背阔肌

腹外斜肌

腹外斜肌腱膜缘

腹白线

腹直肌
（肌鞘完整）

锥状肌

腹股沟管外环

5

6

7

8

9

10

肋间外肌

腱划（由结缔组织组成，
肌节愈合的痕迹）

腹外肌（已切除）

腹直肌（腱鞘已切除）

腹横肌（开窗显示）

腹内斜肌

髂前上棘

腹股沟韧带

圆韧带

耻骨结节

图 1-16　该标本左侧（观察者的右侧）的腹壁切开较深，而在其右侧切开较表浅。因此腹直肌鞘的前层和腹外斜肌的腱膜在标本的右侧更明显。在该标本的左侧，已切除大部分的腹外斜肌，显露出腹内斜肌和腹横肌。应注意观察腹外斜肌、腹内斜肌及腹横肌纤维的走行。打开腹直肌鞘的前层，可显露出整块左腹直肌。腹直肌鞘的前层来源于脐下方腹外斜肌及腹内斜肌的腱膜，而后层仅来源于腹横肌腱膜

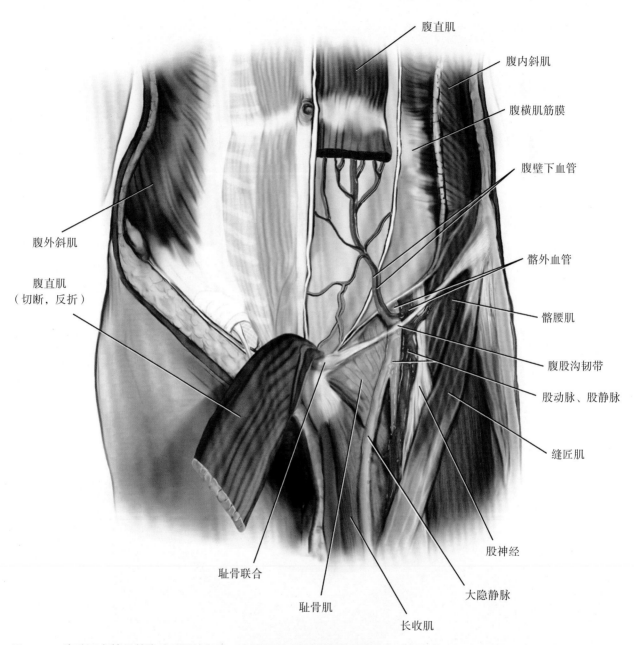

腹直肌

腹内斜肌

腹横肌筋膜

腹壁下血管

腹外斜肌

髂外血管

腹直肌
（切断，反折）

髂腰肌

腹股沟韧带

股动脉、股静脉

缝匠肌

股神经

耻骨联合

大隐静脉

耻骨肌

长收肌

图 1-17　腹壁下血管是前腹壁重要的标志，主要是因为在腹腔镜套管进针时有刺破腹壁下血管的风险。腹壁下动脉从髂外动脉的中、下段发出，腹壁下静脉在腹股沟韧带的头端汇入髂外静脉。股神经从腰大肌内穿出后直接显露于粗大的腹股沟韧带之下。该图显示长收肌及耻骨肌的上半部分。该耻骨肌遮盖了闭孔神经及闭孔血管进出的闭孔（管）和闭孔外肌（未显示）。注意大隐静脉和股静脉走行于耻骨肌上方

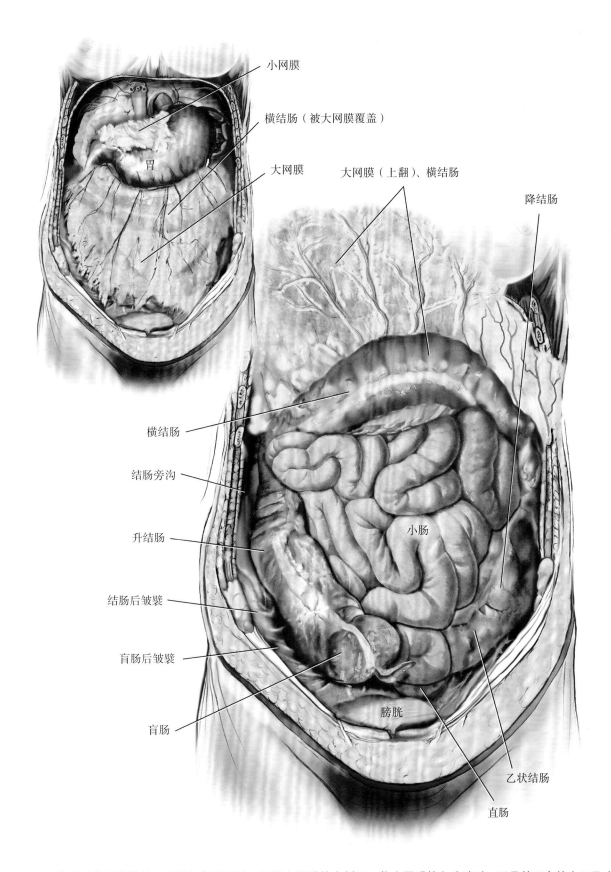

小网膜

横结肠（被大网膜覆盖）

大网膜

大网膜（上翻）、横结肠

降结肠

胃

横结肠

结肠旁沟

升结肠

结肠后皱襞

盲肠后皱襞

盲肠

小肠

膀胱

乙状结肠

直肠

图 1-18　将腹壁前层的横结肠系膜切断后回拉，显露大网膜的内侧面。将大网膜拉向头端时，可见其下方的大肠及小肠占据了大部分的腹腔

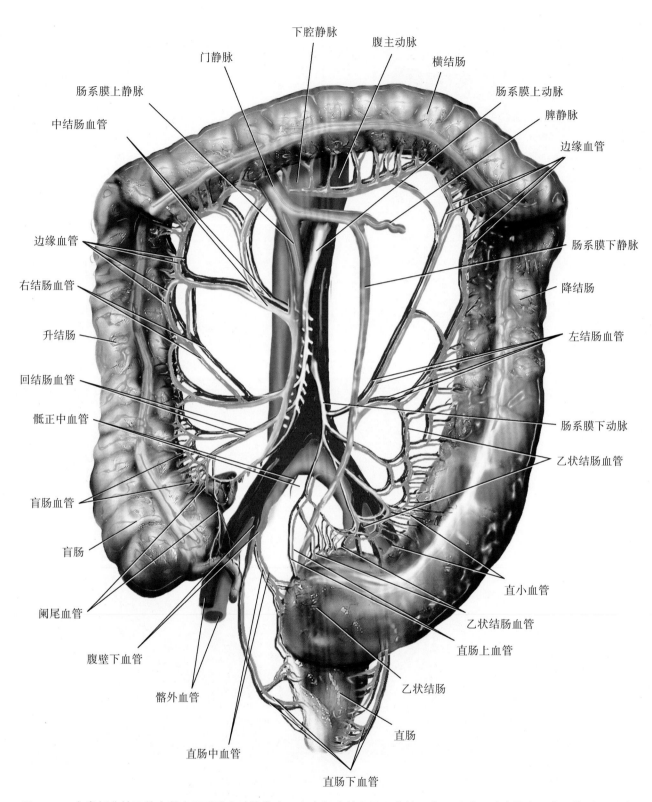

图 1-19 右半部分结肠的血供由肠系膜上动脉发出，左半部分结肠及乙状结肠由肠系膜下动脉供血。直肠接受肠系膜下血管及乙状结肠血管的分支血管的血液供应。直肠下血管是阴部内血管的分支（直肠下动脉是阴部内动脉的分支，直肠下静脉是阴部内静脉的属支）。横结肠接受肠系膜上动脉、肠系膜下动脉的双重血供，其静脉也向肠系膜上静脉、肠系膜下静脉回流

小肠长约 20 英尺（1 英尺 = 30.48 厘米），其中最短的部分是**十二指肠**（10 英寸），十二指肠的第 1 段与胃相接，第 4 段与空肠相连。小肠大部分是由空肠和回肠组成的。空肠和回肠完全被脏腹膜所包绕，借肠系膜根部与腹后壁相连。肠系膜根部长 6~8 英寸，从十二指肠空肠曲延伸至右结肠。小肠从 Treitz 韧带开始到**回盲瓣**截止（图 1-20）。**肠系膜上动脉**通过发出一系列的血管弓来供应小肠的血液。静脉血则通过**肠系膜上静脉**回流到**门静脉**（图 1-21）。仔细检查回结肠交界处前方 2~3 英尺处是否有一指状突起物，也称为 Meckel 憩室。该憩室位于肠系膜相反的方向。拨开小肠和大肠，可以看到子宫、附件及膀胱（图 1-22）。同时也可看见后腹膜和侧腹膜，其遮盖了下方的腹膜后结构。切开腰大肌表面的腹膜，可以显露该肌肉（可包括腰小肌）及生殖股神经。靠近腰肌骨盆段内侧的是髂外动脉，髂外动脉下方是比较粗大的髂外静脉。为了清楚地辨认出髂总动脉及髂总静脉，可将髂外动脉向后、向头端分离。髂总动脉、髂总静脉以与卵巢血管和输尿管相交叉为标志（图 1-22 和图 1-23）。髂总动脉的分支清晰可辨。**髂总静脉**位于髂总动脉

分支成髂内动脉和髂外动脉所形成的分叉处的下方。腹主动脉在 L_4~L_5 椎体交界处分成左、右髂总动脉。粗大的蓝色**左髂总静脉**在腹主动脉分叉处之下一点（向尾端方向），与 L_5 椎体交叉。接着走行到右髂总动脉下方，汇入右髂总静脉，形成下腔静脉。骶正中动脉及骶正中静脉在下降进入骶骨上的骶孔之前，也可以在 L_5~S_1 椎体的前方看到它们。

在腰大肌外侧是髂肌，在髂肌之上走行着**股外侧皮神经**。输尿管从肾盂开始，然后与卵巢动、静脉伴行走行于腰大肌的前方。输尿管跨过髂总动脉进入骨盆，然后走行于腹下动脉（髂内动脉）的中间位置（图 1-23）。

如果将骨盆内的内脏移除，就能清楚地看到**子宫动脉**和**输尿管**之间的关系。同样，也能清楚地看到闭孔血管和闭孔神经与**闭孔内肌**和**闭孔**的关系。**髂外动脉**和**髂外静脉**穿过腹股沟韧带和髂耻线（位于耻骨上）之间进入股部。**股神经**走行于腰大肌之内，同时受其保护，但当它离开腹腔进入腹股沟韧带以下的股部时，也就失去了腰大肌的保护。因此，当女性被置于截石位（大腿过度屈曲外展时）可能会发生压迫性损伤（图 1-23 和图 1-24）。

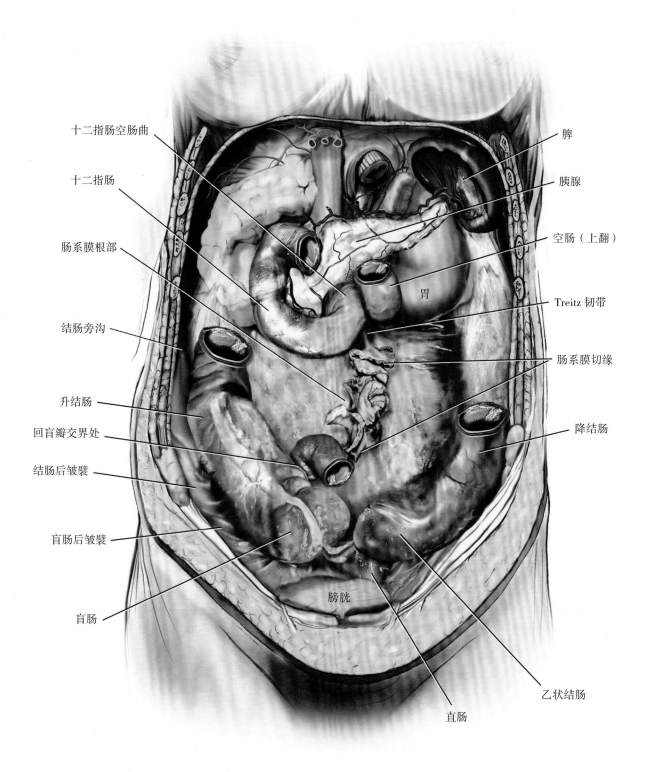

十二指肠空肠曲

十二指肠

肠系膜根部

结肠旁沟

升结肠

回盲瓣交界处

结肠后皱襞

盲肠后皱襞

盲肠

脾

胰腺

空肠（上翻）

Treitz 韧带

肠系膜切缘

降结肠

乙状结肠

直肠

膀胱

胃

图 1-20 该图中可以看到正常肠系膜附着。小肠系膜从左向右斜行。肠系膜始于十二指肠空肠曲，止于盲肠。左右两侧的结肠由腹膜分别连接至左、右结肠旁沟上。在手术中，探查小肠应有条不紊地进行。检查应从 Treitz 韧带开始，到回盲瓣交界处结束

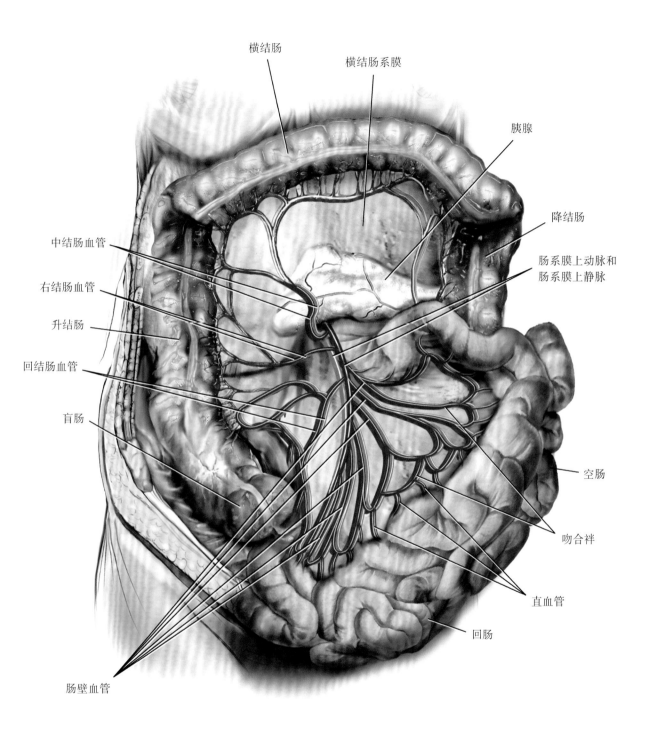

横结肠

横结肠系膜

胰腺

降结肠

肠系膜上动脉和肠系膜上静脉

中结肠血管

右结肠血管

升结肠

回结肠血管

盲肠

空肠

吻合袢

直血管

回肠

肠壁血管

图 1-21　小肠的血供来自肠系膜上血管。肠系膜上血管的分支位于小肠系膜的脂肪组织内，在它们不断分叉的过程中形成一系列的弓。这些血管弓为小肠提供很好的双重血供。在一条供血血管阻塞时，侧支循环对其供应的肠段起到保护作用

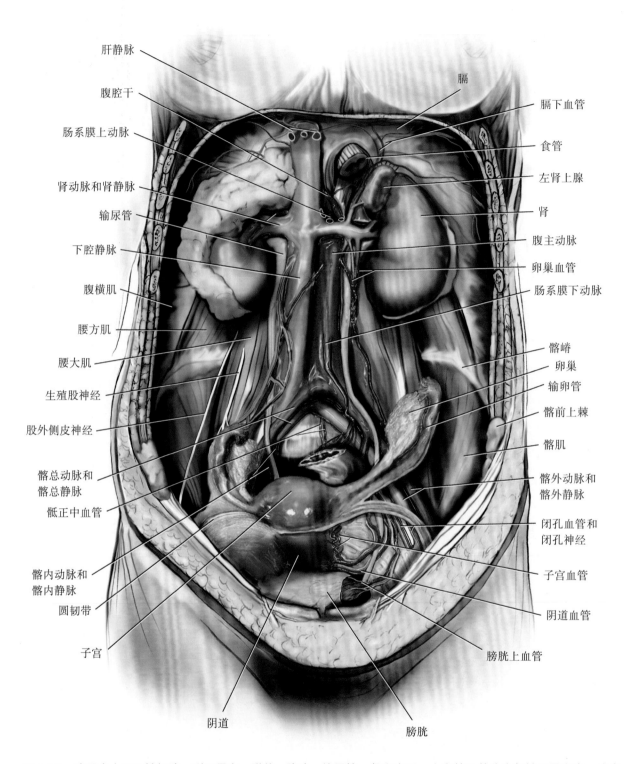

肝静脉

腹腔干

肠系膜上动脉

肾动脉和肾静脉

输尿管

下腔静脉

腹横肌

腰方肌

腰大肌

生殖股神经

股外侧皮神经

髂总动脉和
髂总静脉

骶正中血管

髂内动脉和
髂内静脉

圆韧带

子宫

阴道

膈

膈下血管

食管

左肾上腺

肾

腹主动脉

卵巢血管

肠系膜下动脉

髂嵴

卵巢

输卵管

髂前上棘

髂肌

髂外动脉和
髂外静脉

闭孔血管和
闭孔神经

子宫血管

阴道血管

膀胱上血管

膀胱

图 1-22 该图中小肠已被切除，剩下子宫、附件、膀胱、输尿管、肾和直肠。大血管及其分支都被显露出来。注意：在左侧圆韧带处做了一个较深层的分离。左侧阔韧带前叶被切除，这样就显露出子宫血管、阴道血管及输尿管骨盆段的走行

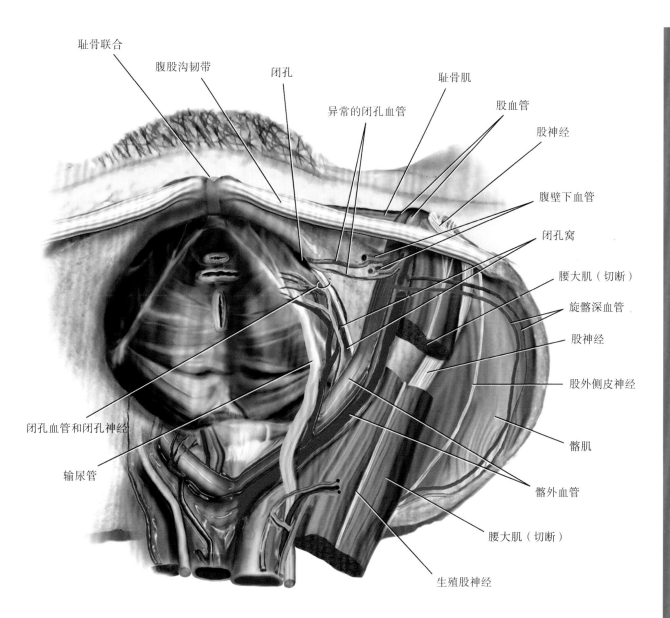

图 1-23　输尿管沿着腰大肌的前方下降到骨盆壁内，走行于下腔静脉的外侧。在髂总动脉分支的上方，跨过髂总血管。走行于髂内血管和闭孔神经血管束的内侧。在主韧带水平，子宫血管越过输尿管。该图显示经腹股沟韧带进入股部的各结构之间的关系。生殖股神经位于腰大肌上方。股外侧皮神经位于髂肌上方。股神经（在切断的腰大肌处）埋藏于腰大肌的实质内，其在穿出腹股沟韧带时离开腰大肌

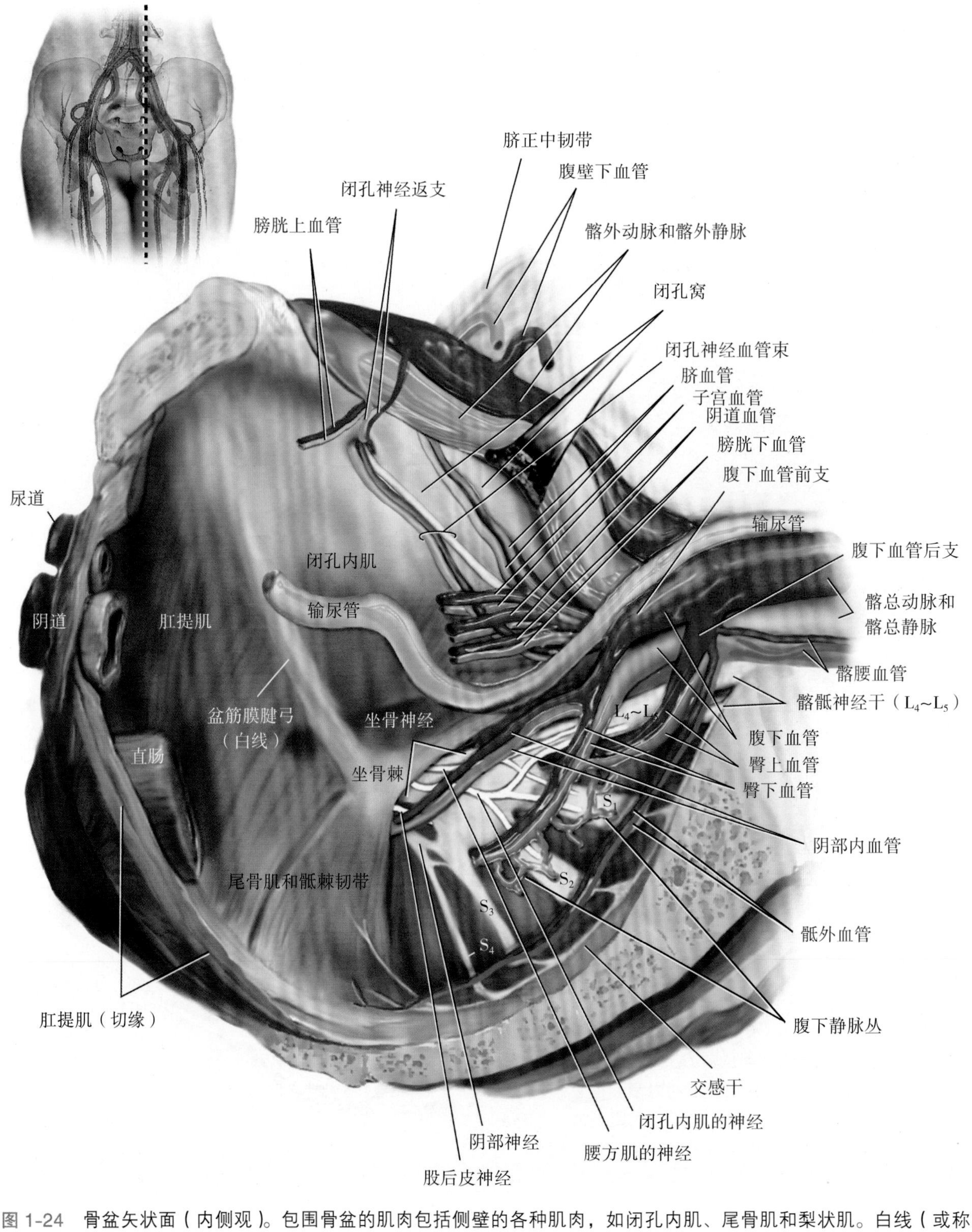

图 1-24　骨盆矢状面（内侧观）。包围骨盆的肌肉包括侧壁的各种肌肉，如闭孔内肌、尾骨肌和梨状肌。白线（或称为盆筋膜腱弓）从坐骨棘延伸至耻骨的下侧缘。肛提肌起始于较厚的闭孔内肌筋膜（或称为闭孔内肌腱弓）和耻骨支下缘。能看到髂总动脉的分支。髂内血管和腹壁下血管通过多个分支来提供盆腔内脏的血供。髂内血管分成走行浅表的后分支和走行深部的前分支。从后方发出的分支：臀上血管、骶外血管和髂腰血管。前分支包括腹壁下血管、膀胱上下血管、闭孔血管、子宫血管和阴道血管。前分支的终末支包括臀下血管和阴道内血管。髂内血管的后端可定位骶神经根和坐骨神经。当拉回髂外静脉时能很好地显露闭孔神经血管束。双侧腹壁下血管分别在脐正中韧带两侧上升到腹前壁，它们发自髂外血管（此处未显示）

骨盆的矢状面显示了骨盆和肌肉组织的细节，尤其是骨盆的血液供应（图 1-24 和图 1-25）。髂总动脉分支以后，髂内动脉立即分为前后支，前支供应盆腔脏器的大部分血供。后支又分为臀上动脉、骶外侧动脉和髂腰动脉。顺着髂内动脉的后支进入骨盆的深部会看到骶神经根，不同的骶神经根一起组成了坐骨神经。将静脉拉钩小心置于髂外静脉，然后向上牵拉就会看到闭孔窝（图 1-23）。当这一部分的脂肪组织被清除，就能看到闭孔窝的侧缘是由耻骨和闭孔内肌围成的，同时也能分清髂内动脉前支的几个分支，这些分支包括：腹壁下血管、膀胱上血管和闭孔血管。这些血管的变异很常见，如异常闭孔血管的出现（图 1-23）。髂内动脉前支的终末分支是阴部内血管和臀下血管。子宫血管和阴道血管可能来自同一个主分支或不同的分支（图 1-25）。

事实上，阴部内动脉通过坐骨大孔离开盆腔，然后从骶棘韧带的下后侧绕行又穿过坐骨小孔，并重新进入骨盆。闭孔神经血管鞘穿过闭孔内肌和闭孔内肌筋膜最低的部分（Alcock 管），这个管恰好正对坐骨结节的中间部位（图 1-25）。

骶棘韧带和骶结节韧带与盆腔主要血管、神经之间的关系具有重要的临床意义，因此在这个区域的外科手术都应小心避免损伤这些重要的结构。据以往严密的观察结果显示，如果缝合位于不恰当的位置，将有可能损伤臀上血管或臀下血管（甚至两者都损伤）及坐骨神经（图 1-25）。

因为在一些尿道悬吊手术中会利用到闭孔，所以必须掌握闭孔血管和闭孔神经的精确位置，以免在手术中损伤这些结构。对于涉及骶前间隙的手术来说，了解骶正中血管及骶神经根的位置和解剖知识是必不可少的（图 1-25）。

对于解剖学家及妇科医生来说，显露盆段输尿管是必须掌握的一个技能。任何有关完成输尿管清楚辨认的技能都必须熟练掌握，以减少出血风险和输尿管损伤的风险。

在右侧，术者或解剖者应能够抓住盲肠，将其拉起并轻轻拉向左侧。结肠右侧沟内的腹膜已被剪断（图 1-26 中用虚线标记），因此盲肠得以较大范围地移动。移开盲肠后，腰大肌就进入视野，同时右侧输尿管和右侧髂总血管也进入视野。下一步是，沿腹膜缘将输尿管从腹膜的紧密附着处用无损伤钳抓住，然后牵拉至一侧（图 1-26）。用分离钳夹闭前推能够很容易地将输尿管从腹膜的边缘上分离下来。将输尿管从骨盆壁上分离处正好有子宫动脉与输尿管交叉（图 1-27）。术者必须清楚地知道卵巢动脉、卵巢静脉和输尿管在同一个腹膜反折内，在此处与髂总动脉形成十字交叉（图 1-22）。应用锐性剥离的方法分离卵巢颈部和输尿管。只有将这两个结构分离清楚后，才能对卵巢血管施行夹闭、结扎、离断等操作。如果没有对卵巢颈和输尿管这些重要的解剖标志进行仔细的分离，那么在术中输尿管的损伤将不可避免。

用上述分离右侧骨盆结构的方法分离左侧输尿管。然而，在左侧将乙状结肠抓住，在左侧的腹膜上施加压力将乙状结肠拉向右侧（右侧为盲肠）。通过沿着左结肠旁沟切断腹膜，就可看到腹膜后隙的入口（图 1-28）。一旦完成上面所述的工作并将疏松的蜂巢组织分离开后，腰大肌被清楚地显露。腰大肌在此处与切口方向成直角交叉而穿行。能清楚地辨认出左侧的髂内血管，在髂内血管的内侧是左输尿管。左输尿管向骨盆深入，直到在乙状结肠的后部走行。

在左、右两侧的输尿管向下、向骨盆深面走行的同时，它们也有一个向内侧靠拢的趋势。在输尿管遇见子宫的地方，它们距离子宫骶韧带不到 1 cm。输尿管进入主韧带实质的地方，正好子宫血管在此处的上方走行，阴道血管在此处的下方走行（图 1-29）。为了显露下段的输尿管，必须将主韧带离断，也就是说，将输尿管上面覆盖的组织去除。主韧带的分离应该是锐性分离，而且需要清楚知道输尿管穿过主韧带的方向。一个夹闭钳使得在输尿管上产生一个倾斜的小孔（呈向上、向前的方向）。然后松开一下夹闭钳，那么小孔的空间就会变大，然后双侧的主韧带就可以被夹闭和剪开，这样就能显露输尿管进入子宫的路径，同时也能确保输尿管之上的子宫血管的安全（图 1-30~图 1-33）。

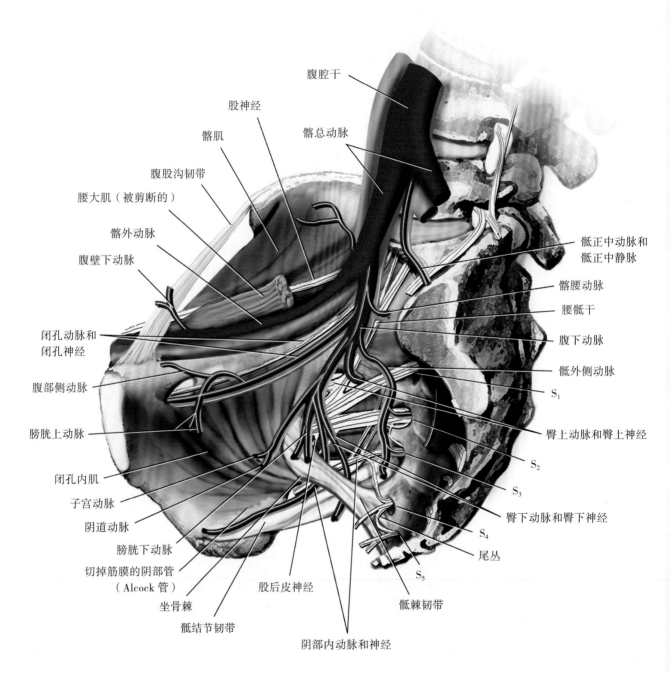

图 1-25　本图是为了观察腹股沟韧带、骶棘韧带、骶结节韧带而做的矢状切面图（切断数条盆腔肌肉）。注意阴部内动脉和阴部神经通过梨状肌下孔穿出骨盆，然后又通过坐骨小孔反折回来。在反折的部位，阴部神经血管鞘进入一个由筋膜组成的管道，其由闭孔内肌和闭孔内肌筋膜最低部分组成，称为阴部管（即 Alcock 管）。注意股神经（在腰大肌实质内的这一段）刚刚穿出腰大肌实质的地方正好走行于腹股沟韧带下方。坐骨神经（L_4、L_5、S_1、S_2、S_3）在梨状肌下孔离开骨盆。注意：骶棘韧带和骶结节韧带将坐骨大切迹和坐骨小切迹围成坐骨大孔和坐骨小孔

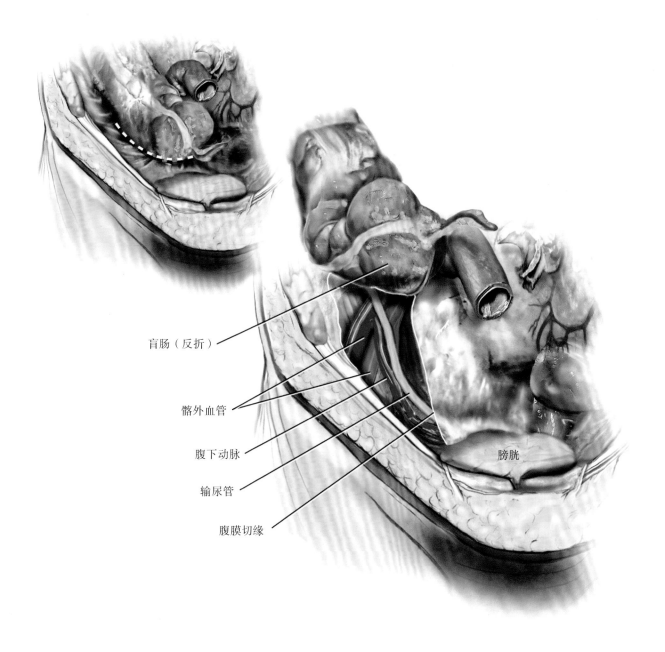

盲肠（反折）

髂外血管

腹下动脉

输尿管

腹膜切缘

膀胱

图 1-26　一种快速、安全且相对容易地进入腹膜后间隙的技术。盲肠被抓住、提起，然后拉向左侧，将连接盲肠到右侧结肠沟的壁腹膜切断，盲肠可以向上移动，这样盲肠下方的腰大肌、髂总血管及输尿管就可以被清楚地看到。注意在该图中卵巢血管已被去除。这是一个从头端看向下方的视图

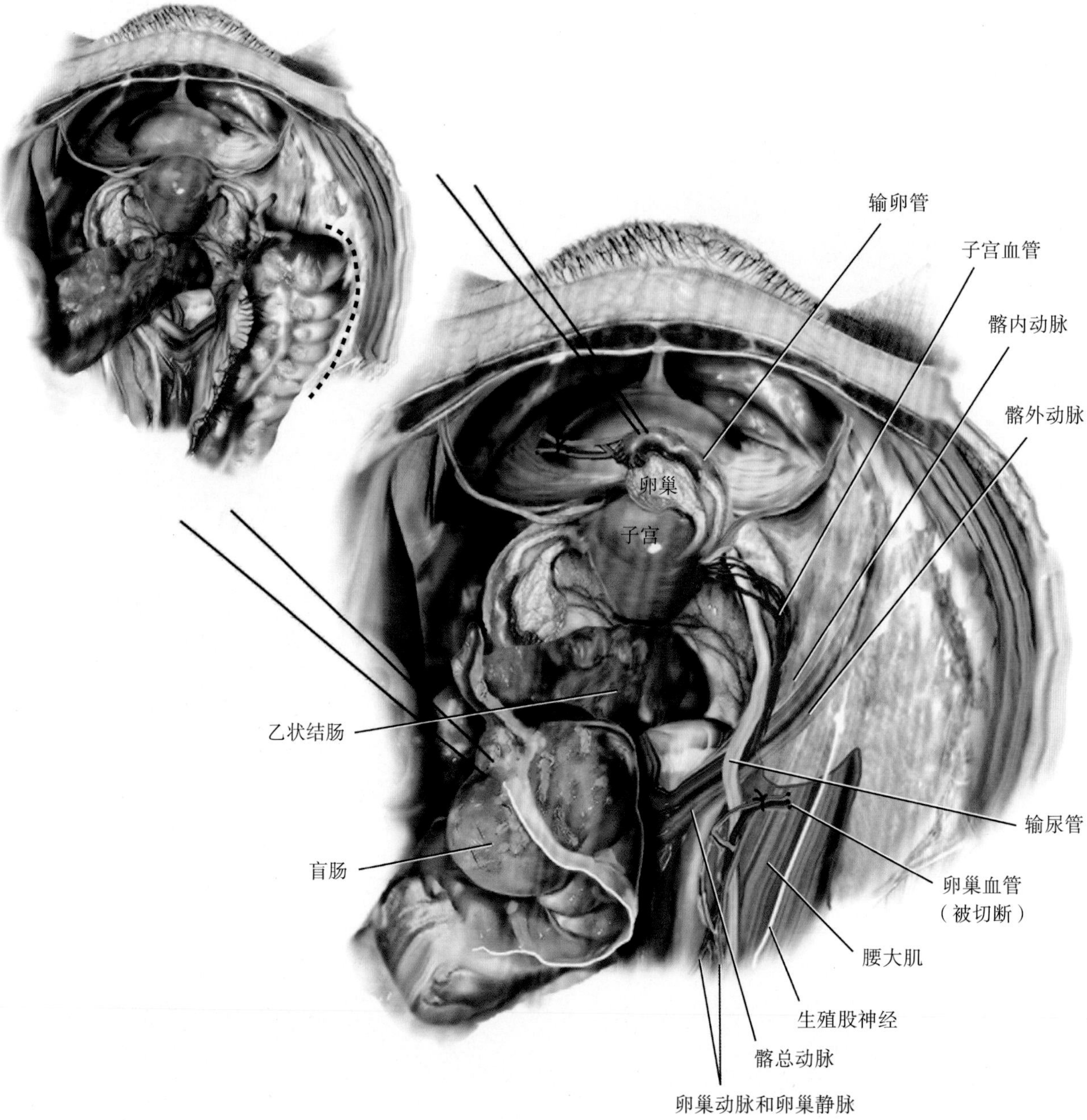

图 1-27 通过剪开腹膜侧方的支持物，分离盲肠和升结肠（虚线），使大肠能够被拉向左侧，从而显露出右侧的结肠后间隙。这样就能清楚地看到右侧的髂总血管、腔静脉和输尿管。在腰大肌的表面可以看到生殖股神经。子宫血管在主韧带的上方越过输尿管。注意右侧的卵巢血管被分离和剪断，但在右侧它是位于输尿管之上的。该图是从上方看向下方的视角

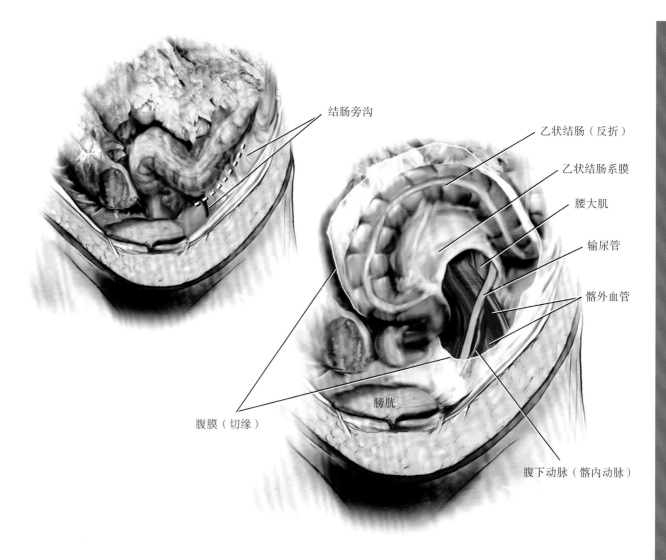

结肠旁沟

乙状结肠（反折）

乙状结肠系膜

腰大肌

输尿管

髂外血管

膀胱

腹膜（切缘）

腹下动脉（髂内动脉）

图 1-28 显露左侧腹膜后间隙的操作方法。抓住乙状结肠，抬起，然后拉向右侧，沿着结肠旁沟将连接在乙状结肠和降结肠上的腹膜剪断（可以看到内侧切缘），这样，这一部分的大肠就能自由移动了。左侧的腰大肌是以绝对的 90°与乙状结肠交叉的。这样就能看到左侧的髂总血管和左侧的输尿管。本图已将位于左侧输尿管之上的左侧卵巢血管去除。在该图中不能看到卵巢血管和骨盆漏斗韧带（因它们已被切除）

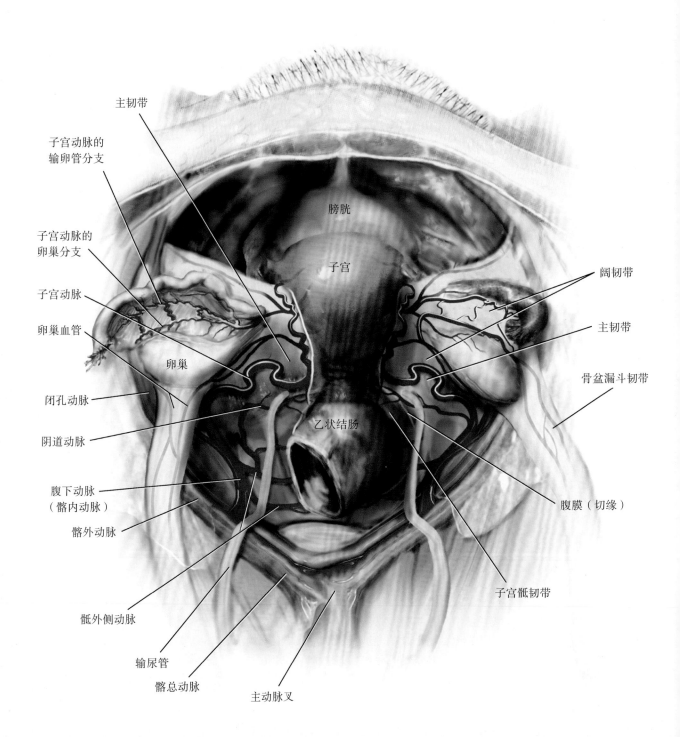

主韧带

子宫动脉的
输卵管分支

子宫动脉的
卵巢分支

子宫动脉

卵巢血管

卵巢

闭孔动脉

阴道动脉

腹下动脉
（髂内动脉）

髂外动脉

骶外侧动脉

输尿管

髂总动脉

主动脉叉

膀胱

子宫

乙状结肠

阔韧带

主韧带

骨盆漏斗韧带

腹膜（切缘）

子宫骶韧带

图 1-29 该图以从后向前看的视角展示了输尿管下降至骨盆深部的走行。注意输尿管与腹下各动脉间相距很近。为分离卵巢血管和输尿管及充分显露输尿管，已将卵巢血管往侧向牵拉。剪开阔韧带后叶，可以看到主韧带。注意输尿管在主韧带内向内侧走行的地方，正好处于上方的子宫动脉和下方的阴道动脉之间。该图中已将骨盆漏斗韧带（卵巢血管）拉向侧方远离输尿管的位置。在实际的分离操作中，卵巢血管和输尿管与髂总动脉交叉的地方相距很近

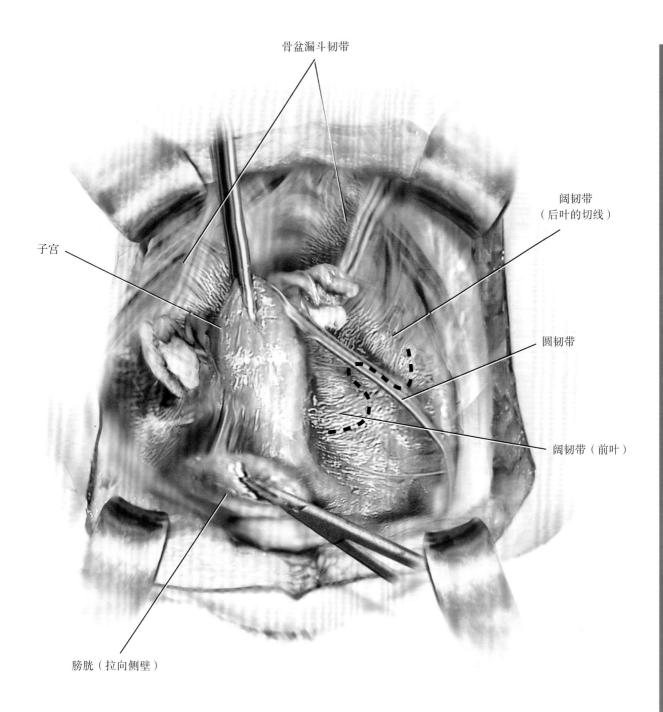

骨盆漏斗韧带

阔韧带
（后叶的切线）

子宫

圆韧带

阔韧带（前叶）

膀胱（拉向侧壁）

图 1-30　用止血钳将子宫向上拉。该操作能使阔韧带有一定张力，从而更容易观察。虚线显示如何通过阔韧带的上方做一个切口，从而打开阔韧带的前后叶

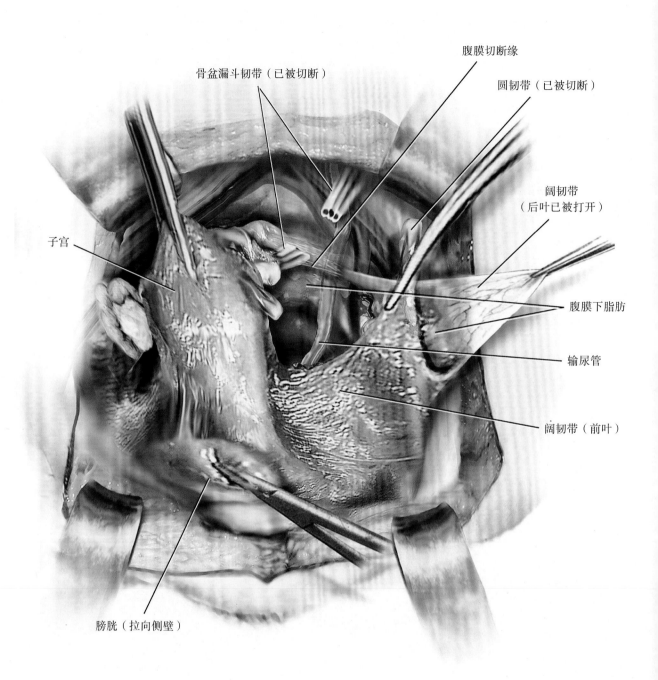

图 1-31　左侧的阔韧带已被打开。为了显露左侧输尿管的深层位置，已将阔韧带前、后叶之间的疏松结缔组织切除

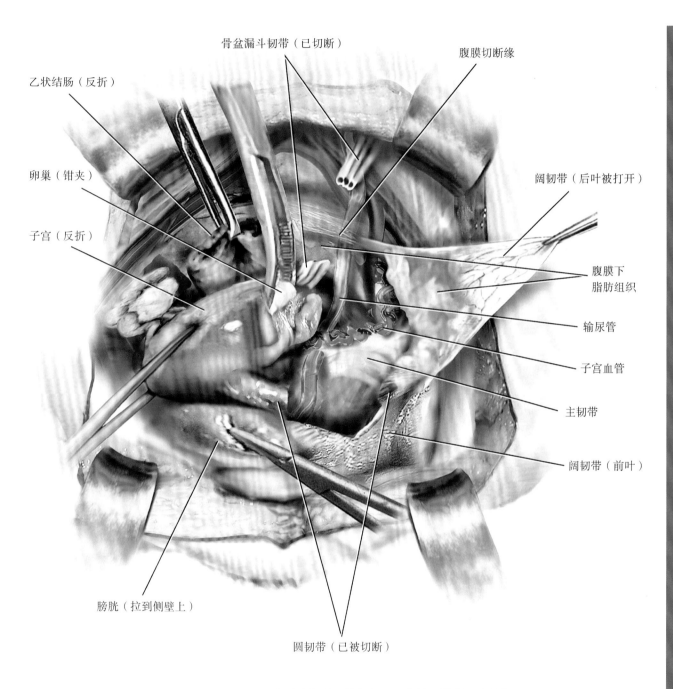

骨盆漏斗韧带（已切断）

腹膜切断缘

乙状结肠（反折）

卵巢（钳夹）

子宫（反折）

阔韧带（后叶被打开）

腹膜下
脂肪组织

输尿管

子宫血管

主韧带

阔韧带（前叶）

膀胱（拉到侧壁上）

圆韧带（已被切断）

图 1-32　为了显露子宫动脉与输尿管相交叉，将输尿管进一步分离

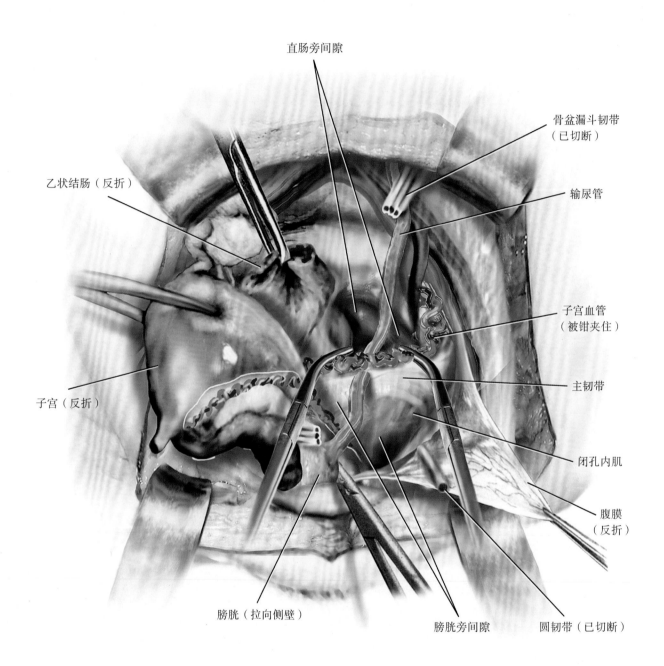

图 1-33   为了显示输尿管和子宫血管，已将子宫旋转上拉。在输尿管与子宫动脉交叉走行（输尿管位于下方）处用止血钳夹住子宫动脉并将其分离。这样就能看到输尿管的全长

子宫的血液供应丰富，**子宫动脉**是**腹下动脉前支**的一个重要分支。子宫动脉在子宫颈与子宫体连接处的附近分成两支：**上升支**和**下降支**。上升支沿着子宫体侧缘螺旋上行，行于圆韧带的下方，到达输卵管、固有韧带与子宫体交汇处，在此处最终与**卵巢动脉**吻合（图 1-34 和图 1-35）。

在子宫动脉发出分支前，**阴道动脉**和子宫动脉可能来自同一个动脉主干。或者是阴道动脉直接来自腹下动脉的一个主要分支。可以观察到供应盆腔脏器的侧支循环有好几个来源。虽然双侧的腹下动脉已被结扎，但可以看到仍有侧支循环供应盆腔脏器的血流。**肠系膜下血管**和**卵巢血管**是侧支循环的例子：卵巢血管是卵巢动脉和**输卵管 - 卵巢血管**的子宫分支形成的侧支循环，而肠系膜下血管是**痔中动脉**、**痔下动脉**形成的侧支循环（图 1-34 和图 1-35）。

阴道是一个肌性管道，从外生殖器水平延伸至子宫的子宫颈水平。从各方面看阴道都是一个生殖管道，它连接着外环境和内生殖器。从解剖的意义上讲，阴道被肛提肌和球海绵体肌直接从尾端锚定在阴道口处。其他结构可能会间接影响阴道走向，这些结构包括**肛门外括约肌**、**会阴浅横肌**及**会阴膜**。阴道前壁和阴道后壁由同一筋膜所支撑，该方式与**膀胱和尿道**及**直肠和肛门**受同一结构支撑类似。阴道最终止于**前庭**和**阴蒂**的相关结构。阴道上端与子宫均受同样的结构支撑，以**主韧带**和**子宫骶韧带**的作用显著（图 1-36）。

阴道两端之间的中段部分的活动度相对来说比较大，而且比较容易与周围的脂肪组织和疏松的结缔组织游离开。阴道中段前方和后方的潜在间隙，相应地被称为膀胱阴道间隙和直肠阴道间隙。在侧方的两侧可以通过从中间剪断球海绵体肌和肛提肌找到两个游离的间隙，然后沿着阴道外侧壁分离可扩大这个间隙。

输尿管下段、**子宫骶韧带**及**阴道前侧面**之间的关系很重要。因为输尿管损伤经常发生在靠近这些结构的区域。同样，**子宫颈**和**阴道前穹隆**与膀胱基底部（**膀胱三角**和**输尿管间襞**）相距很近。多种多样的手术（如阴道和腹腔联合的子宫切除术、子宫颈缝合术、阴道悬吊术、横向阴道 - 尿道悬吊术及后穹隆镜操作）都是在这个区域进行，因此要避免意外引起的医源性损伤，掌握阴道、子宫和膀胱的解剖是至关重要的（图 1-37 和图 1-38）。

腹下丛位于下端主动脉的前方，在左髂总静脉和骶正中血管的前方，进入骶前间隙中的腹膜后脂肪组织中。腹下丛下降并进入骶管之后，通常会分成左、右两个分支。**腹下丛前支**和其他一些神经一起形成**盆腔丛**，盆腔丛的命名来自于它所支配的器官（盆腔）。盆腔丛属于自主神经，同时它也是内脏痛纤维。盆腔丛包括内脏神经，包括来自 S_2~S_4 神经根的副交感神经纤维，以及经由交感干和髂内丛的交感神经纤维（图 1-39 和图 1-40）。

盆腔和下肢几条粗大的神经均来自腹膜后腔的深层及盆腔。这些神经丛包括**腰丛**、**骶丛**和**尾丛**（图 1-41）。腰丛消失于腰大肌实质的内部。肋下神经发出一个分支到第 1 腰神经，所以肋下神经应被看作是腰丛的一部分。下面这些神经来自于**腰丛**（图 1-41）：

1. 髂腹下神经。
2. 髂腹股沟神经。
3. 生殖股神经。
4. 股外侧皮神经。
5. 闭孔神经。
6. 股神经。

腰骶干由 L_5 前支和 L_4 降支组成。骶丛由腰骶干、S_1~S_3 的后支、上 S_4 后根组成。**坐骨神经**包括来自于腰骶干的纤维，也包括 S_1~S_3 神经根。**阴部神经**来自 S_2~S_4，在梨状肌和耻骨肌之间离开盆腔（图 1-41）。

以下是来自于骶丛的神经：

1. 臀上神经。
2. 臀下神经。
3. 股后皮神经。
4. 支配股方肌的神经。
5. 支配闭孔内肌的神经。
6. 穿皮神经。
7. 第 4 骶神经的会阴支。

总的来说，盆腔的淋巴管大部分与大血管的走行一致。**盆腔淋巴结**位于不同血管旁以及非血管旁（图 1-42）。

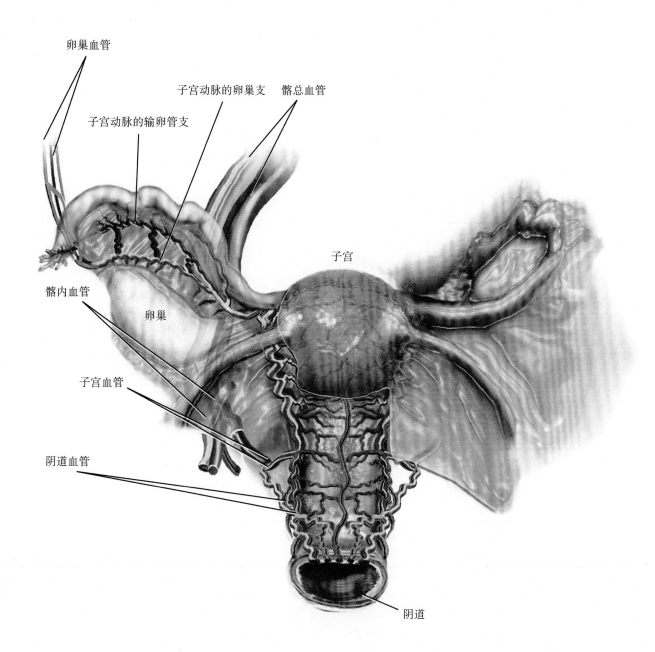

卵巢血管

子宫动脉的卵巢支　髂总血管

子宫动脉的输卵管支

髂内血管

卵巢

子宫血管

阴道血管

子宫

阴道

图 1-34　子宫和阴道上半段血液供应的情况。髂内动脉（也称为腹下动脉）的前支发出子宫动脉和阴道动脉。通常情况下，这些血管从髂内动脉发出（如图所示）。子宫动脉从阔韧带的下半部分斜行到达子宫颈的上半段处。子宫动脉发出两个分支：一支为上升支，向上到达子宫角侧；另一支为下行支（或称为宫颈阴道支），它向下走行到达子宫颈部，其终末支与阴道动脉相吻合。子宫动脉到达输卵管汇入子宫基底的地方有很多横行的子宫动脉吻合支出现。这些吻合支与卵巢动脉的卵巢支和输卵管支相吻合

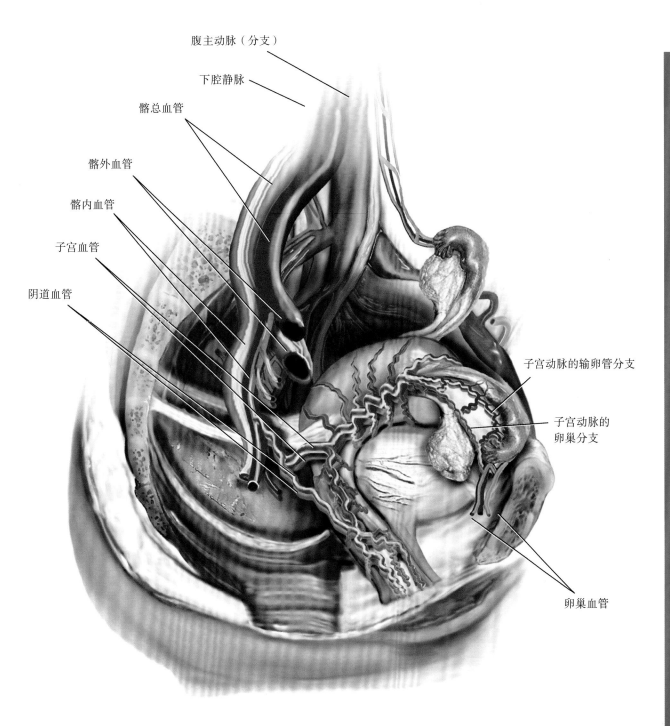

腹主动脉（分支）

下腔静脉

髂总血管

髂外血管

髂内血管

子宫血管

阴道血管

子宫动脉的输卵管分支

子宫动脉的卵巢分支

卵巢血管

图 1-35　子宫动脉和子宫静脉的矢状面观。注意子宫血管的分支与子宫骶韧带的距离很近。子宫动脉的主干就在子宫骶韧带与子宫相连接处的附近。图中能清楚地看到子宫动脉下降支与阴道动脉的汇合。图中右侧输尿管已被移除

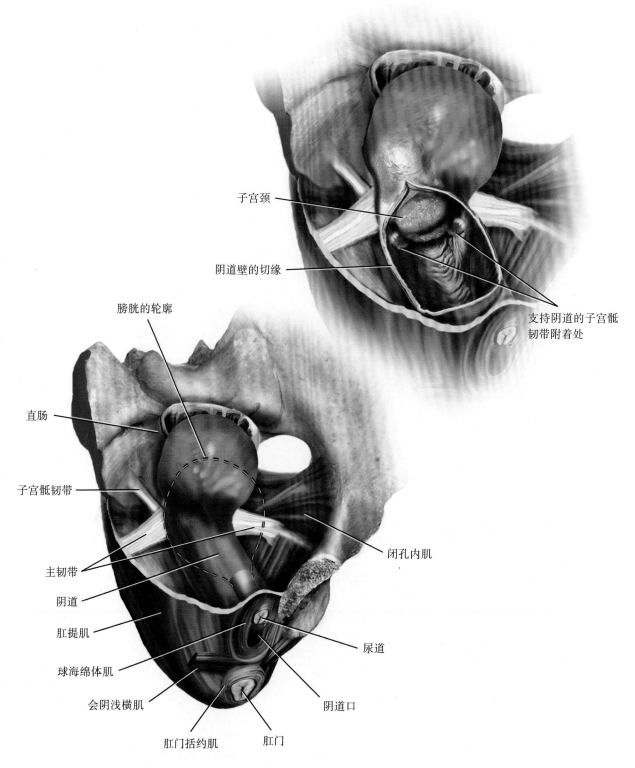

子宫颈

阴道壁的切缘

支持阴道的子宫骶韧带附着处

膀胱的轮廓

直肠

子宫骶韧带

主韧带

阴道

肛提肌

球海绵体肌

会阴浅横肌

肛门括约肌

肛门

闭孔内肌

尿道

阴道口

图 1-36　阴道与骨盆内其他结构之间的关系。左下方图中虚线表示的是叠加在阴道上方的膀胱，展示了膀胱与阴道的关系。阴道上半段和子宫及膀胱的支持物相同。从原则上讲，这些支持结构包括深层的主韧带和小部分的子宫骶韧带。右上方图中可以看到子宫骶韧带连接到阴道的位置

　　显而易见，阴道的下半段是由肛提肌、肛门括约肌、位于球海绵体肌之下的深部血管结构，以及存在于直肠和阴道间与膀胱和阴道间的结缔组织、平滑肌和血管所支撑。阴道侧壁并没有连接到任何这些支撑组织上，而是直接显露在被脂肪所充满的阴道旁间隙。切开阴道侧壁，移除周围的脂肪组织，就能看到充满脂肪的耻骨后间隙（属于腹膜外间隙）。如果再将耻骨后间隙的脂肪移除，就能看到闭孔内肌

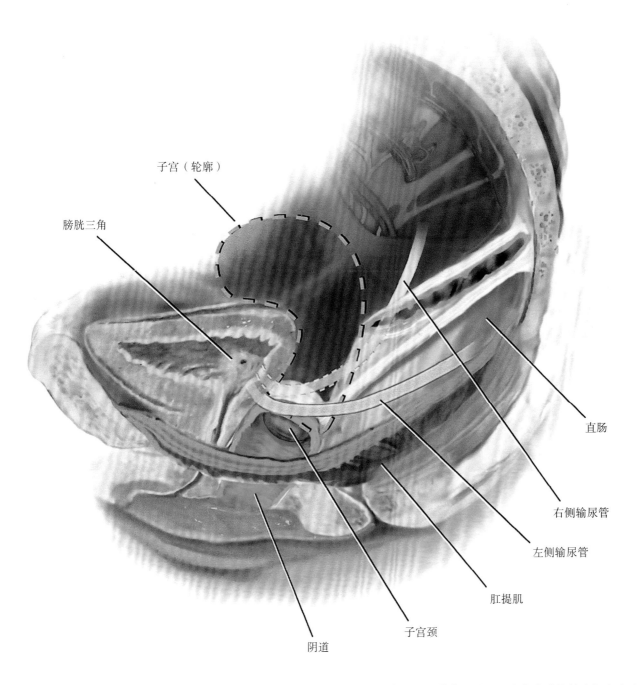

子宫（轮廓）

膀胱三角

直肠

右侧输尿管

左侧输尿管

肛提肌

子宫颈

阴道

图 1-37　该图从矢状面上显示输尿管、膀胱、阴道（绿色）和子宫（粉红色）的位置关系。注意膀胱的基底部和膀胱三角紧贴着阴道前穹隆、子宫颈及阴道与子宫的连接处。输尿管从阴道前穹隆的前外侧进入膀胱壁。在阴道悬吊术中，如果吊带放在阴道的位置太深时，可能会损伤输尿管

阴道（深绿色）

肛提肌

膀胱三角

闭孔

闭孔内肌

子宫颈（膀胱基底部
之间的粉色）

输尿管

子宫（轮廓）

直肠

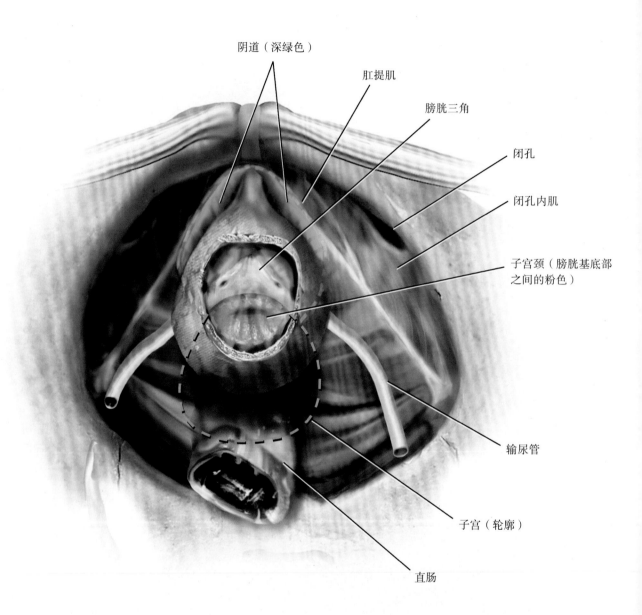

图 1-38 前壁开窗的膀胱前面观,显示膀胱三角和输尿管间襞。膀胱的后方是子宫和子宫颈(粉红色) 用虚线表示出)。
注意,膀胱基底部位于子宫颈和阴道（绿色）之上。图中能看到阴道是因为该图运用特殊的绘画技术选择性地将膀胱
后壁透明化。再次注意,在阴道悬吊术中如果悬吊位置不准确或缝合位置过高,都有可能会损伤输尿管末端。输尿管
必须穿越阴道前穹隆前上方的一些组织才能到达膀胱

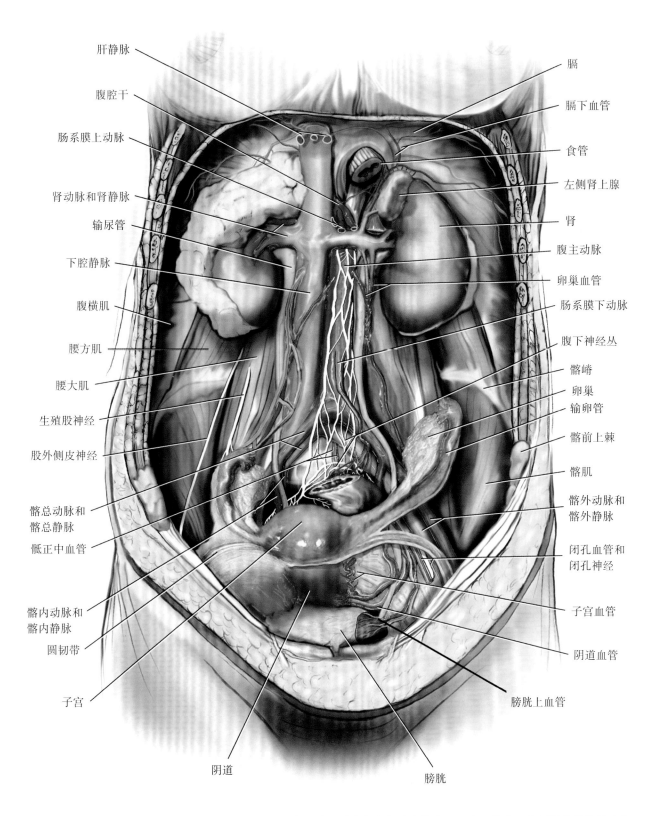

肝静脉

腹腔干

肠系膜上动脉

肾动脉和肾静脉

输尿管

下腔静脉

腹横肌

腰方肌

腰大肌

生殖股神经

股外侧皮神经

髂总动脉和
髂总静脉

骶正中血管

髂内动脉和
髂内静脉

圆韧带

子宫

阴道

膈

膈下血管

食管

左侧肾上腺

肾

腹主动脉

卵巢血管

肠系膜下动脉

腹下神经丛

髂嵴

卵巢

输卵管

髂前上棘

髂肌

髂外动脉和
髂外静脉

闭孔血管和
闭孔神经

子宫血管

阴道血管

膀胱上血管

膀胱

图 1-39　该腹部全面观显示的是髂内神经丛（也称腹下神经丛）在腹主动脉的表面下降至骨盆及左侧髂总静脉的走行。在髂血管分叉之后，髂内神经就进入到骶前间隙内的脂肪中。有时，髂内神经丛也指骶前神经

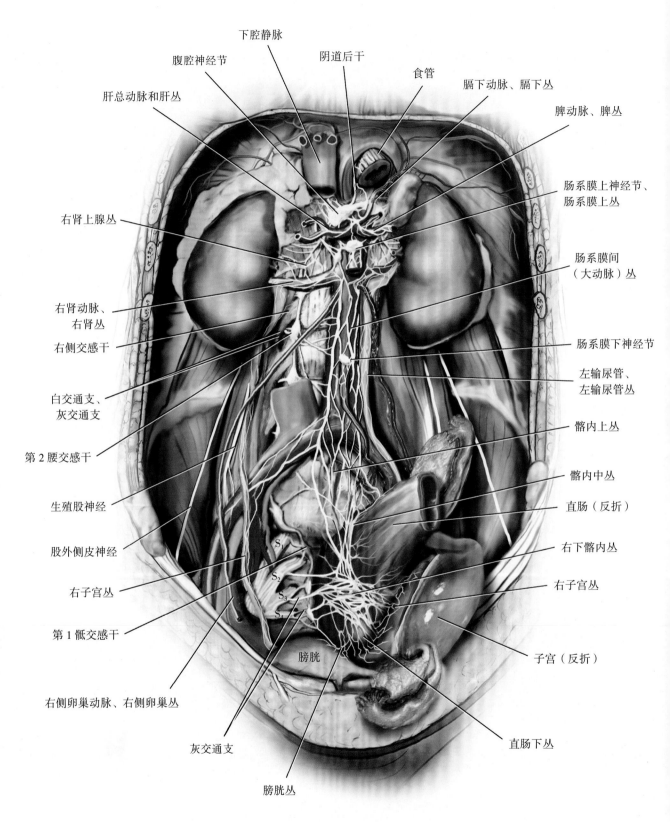

图 1-40　盆腔内的脏器受自主神经系统的支配，在某种程度上可以将自主神经系统看成是神经纤维和神经节的聚集。神经节以它所在的器官来命名，如膀胱、子宫。交感神经纤维起自脊髓的胸腰段，通过髂内丛到达盆腔器官。图中能看到髂内上丛、髂内中丛、髂内下丛。副交感神经通过盆神经（S_2~S_4）加入到髂内神经丛。从该图可以看出盆神经和髂内下丛加入到右侧的子宫丛

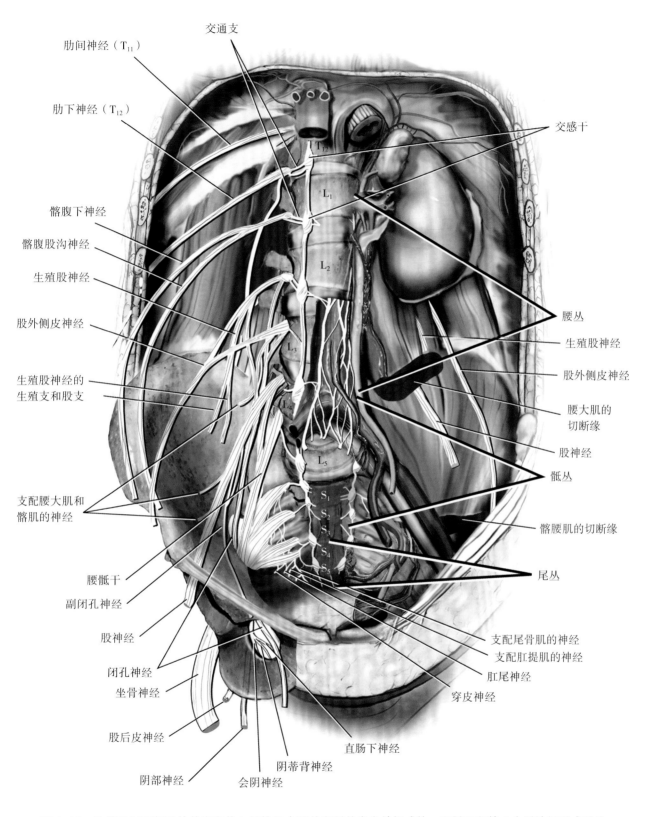

交通支

肋间神经（T₁₁）

肋下神经（T₁₂）

髂腹下神经

髂腹股沟神经

生殖股神经

股外侧皮神经

生殖股神经的
生殖支和股支

支配腰大肌和
髂肌的神经

腰骶干

副闭孔神经

股神经

闭孔神经

坐骨神经

股后皮神经

阴部神经

阴蒂背神经

会阴神经

直肠下神经

穿皮神经

肛尾神经

支配肛提肌的神经

支配尾骨肌的神经

尾丛

髂腰肌的切断缘

骶丛

股神经

腰大肌的
切断缘

股外侧皮神经

生殖股神经

腰丛

交感干

图 1-41　盆腔及以下躯干的传出和传入纤维是由腰丛和骶丛发出并组成的。腰骶干和前 4 个骶神经形成骶丛

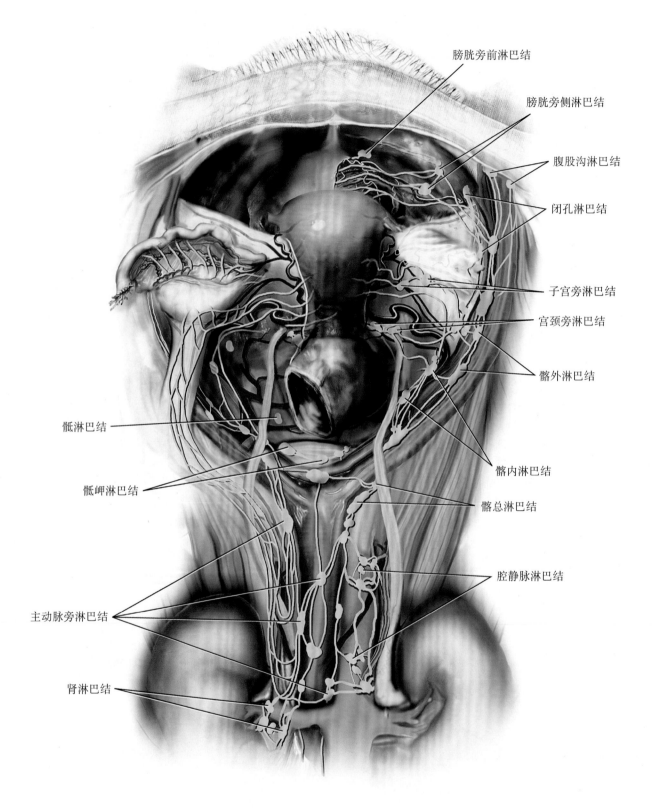

膀胱旁前淋巴结

膀胱旁侧淋巴结

腹股沟淋巴结

闭孔淋巴结

子宫旁淋巴结

宫颈旁淋巴结

髂外淋巴结

骶淋巴结

髂内淋巴结

骶岬淋巴结

髂总淋巴结

腔静脉淋巴结

主动脉旁淋巴结

肾淋巴结

图1-42 盆腔脏器的淋巴管和淋巴结。注意子宫颈的淋巴管汇入宫颈旁淋巴结处正好是在子宫血管穿过输尿管的地方。子宫体和子宫基底部的淋巴由子宫旁淋巴管回流至位于闭孔内肌筋膜处的淋巴结及髂内淋巴结。卵巢淋巴管和卵巢静脉走行一致，回流至主动脉旁淋巴结、腔静脉淋巴结和肾淋巴结。沿圆韧带走行的淋巴管回流至腹股沟淋巴结

来自子宫颈的淋巴管汇入一系列的**初级淋巴结**内：

1. **子宫旁淋巴结**位于子宫体和宫颈连接处的阔韧带的脂肪组织内。

2. **宫颈旁淋巴结**位于子宫动脉跨过输尿管处。

3. **闭孔淋巴结**位于闭孔筋膜的脂肪组织内，其周围被闭孔神经、闭孔血管环绕。

4. **髂内淋巴结**沿着髂内静脉分布，并且集中于髂总动脉的分叉处。

5. **髂外淋巴结**位于髂外动脉和髂外静脉之间。

6. **骶淋巴结**分布在骶中血管、骶岬及骶骨侧缘的附近。

第二级的淋巴结包括：

A. **髂总淋巴结**位于髂总动脉和髂总静脉的两侧及中间的表面。

B. **主动脉旁淋巴结**位于从膈以下到腹主动脉分叉处之间的腹主动脉的前侧面。

C. **腹股沟淋巴结**位于股静脉、股动脉及大隐静脉的上方和周围。

如果在子宫颈的中部做一条横行切线，那么就能将淋巴回流通路分成上、下两部分。上部的通路将**宫颈上段**和**子宫下部**的淋巴液回流至髂内淋巴结；下部的通路将**宫颈下段**和**阴道上段**的淋巴液回流至骶淋巴结（图 1-43）。

髂内淋巴结位于髂总动脉分叉处，且沿着髂外血管和髂内血管的走行分布。子宫底淋巴管可沿圆韧带和腹股沟韧带回流至腹股沟浅淋巴结和腹股沟深淋巴结。同样，卵巢的淋巴管沿着卵巢动脉和卵巢静脉的走行分布，然后回流至**下腔静脉旁淋巴结**、**主动脉旁淋巴结**，最后到左、右侧的**肾淋巴结**。

外阴由大阴唇、小阴唇、前庭、阴蒂、阴蒂周围组织及会阴组成（图 1-44）。更广义的外阴包括阴阜、大腿组织、肛门及肛门周围的皮肤和组织。**前庭**包括一些黏液分泌腺及其导管。尿道和阴道开口于前庭。外阴的皮下为脂肪组织，其大体外形是由脂肪及深部的 Colles 筋膜决定的。圆韧带与退化的努克（Nuck）管进入大阴唇的深部脂肪组织层中。

阴部的血管和神经都存在于深层的脂肪组织中。阴部神经血管束从两侧坐骨结节的中间处穿出。阴部血管和神经发出分支到直肠下段、肛门及肛周皮肤、会阴及会阴皮肤的浅表和深部结构（图 1-45）。当 Colles 韧带被去除，能清楚看到外阴的部分肌肉组织。这些肌肉包括肛门内括约肌、肛门

外括约肌、**会阴浅横肌**、**坐骨海绵体肌**、**球海绵体肌**。后 3 块肌肉的表面连接形成一个坚韧的韧带膜，称为会阴膜。当把会阴膜打开，就显露出位于其下方的肛提肌。解剖者可以通过定位坐骨结节和耻骨弓，或者将手指伸入直肠和阴道来辨别清这些结构的位置关系（图 1-46）。

通过小心分离，可将会阴部肌肉与其下方的结构分离开来。这样就能看到会阴海绵体结构（图 1-47）。这些结构包括**前庭球**、**阴蒂海绵体**、**阴蒂体**及**阴蒂腺体**。在**球海绵体肌**的下方，并与前庭球相连的结构是**前庭大腺**。位于会阴深部肌肉之间的是肛提肌。奇怪的是，不论是在新鲜还是固定好的尸体上均不能分离找到"会阴体"。会阴部皮肤和脂肪组织之下的肌肉是肛门外括约肌。

股三角尽管是股部解剖的一部分，但直接与外阴解剖结构密切相关，并且与妇产科的重建手术也有间接关系。在前面已经讨论和描述了股部的肌肉（图 1-14 和图 1-15）。**大隐静脉**位于股中部的脂肪组织内。从上往下分离大隐静脉会遇见一片椭圆形的低压区，在这个低压区内充满网状连接组织（**筛状筋膜**）和卵圆窝（图 1-48）。大隐静脉的血液回流到股静脉，股静脉本身被一层坚韧的筋膜间隔包裹。在**股静脉**的侧方及同一个筋膜间隔内，还有**股动脉**和**股神经**。小心分离后会看到有 3 条小血管从股静脉（或大隐静脉）和股动脉内发出。它们分别是**阴部外血管**、**腹壁浅血管**和**旋髂浅血管**。在股静脉的前方是股管，股管的前壁与腔隙韧带相对。

圆韧带被腹横筋膜包绕，与**生殖股神经**的**生殖支**和**髂腹股沟神经**伴行，穿过耻骨的表面到科勒斯筋膜（Colles 筋膜），最后进入到大阴唇的深面（图 1-48）。

外阴的**淋巴**通过两级淋巴回流到股部淋巴结，第一级是**腹股沟浅淋巴结**，第二级是**腹股沟深淋巴结**（即股淋巴结）。腹股沟浅淋巴结与上述 3 条浅血管及大隐静脉相联系，一同处在股部的脂肪组织内（图 1-49）。

深部淋巴结（股淋巴结）沿着股静脉和股管分布，回流至髂外侧淋巴结。位置最低的髂外侧淋巴结处在股环内，叫**克洛凯（Cloquet）淋巴结**。

会阴淋巴循环通过阴阜静脉处脂肪组织内的交通支实现左右侧相互交通回流。因此，不论身体同侧还是对侧的病灶都会回流至双侧的股淋巴结。

在图 1-50 中显示了大血管、神经、腹股沟韧带、髂腰肌、耻骨肌及耻骨之间的关系。

总之，手术者必须有精准且全面的骨盆解剖知识，尤其是骨盆内每一处结构及其邻近结构的位置关系。当遇到粘连导致器官外形和解剖位置变化时，这些解剖知识极其重要。这些基本的解剖结构都存在下方的腹膜后腔内。

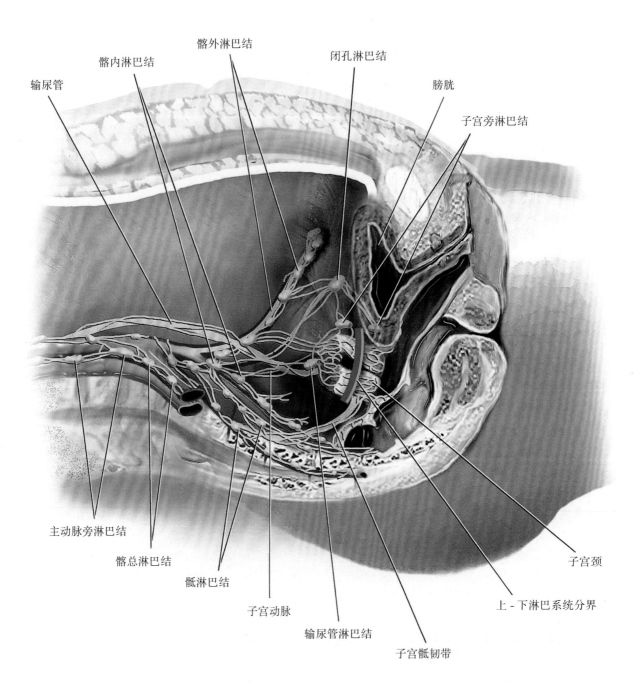

图 1-43　该矢状面图描述了子宫颈上部（图中蓝线以上）的淋巴回流至髂内淋巴结情况，也描述了子宫颈下部的淋巴回流至骶外侧淋巴结（引自：Meig's Surgical Treatment of Cancer of the Cervix, 1954, Grune and Stratton, 91, with permission.）

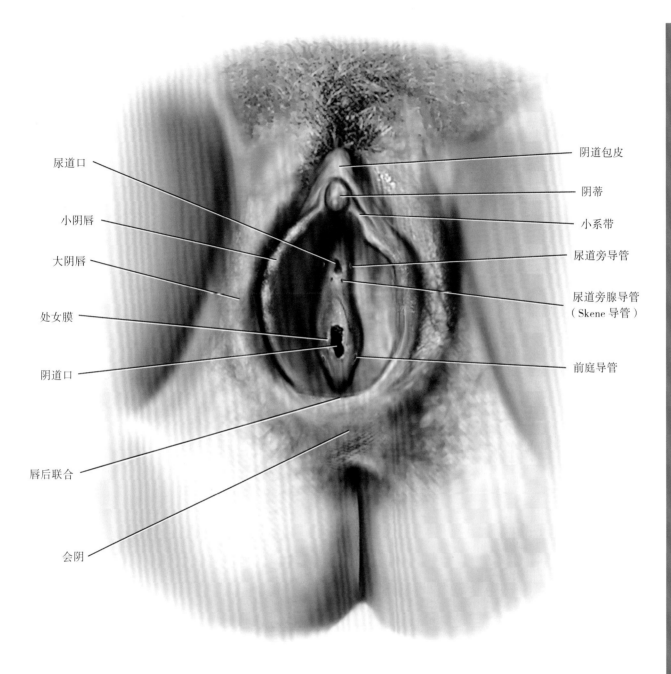

尿道口

小阴唇

大阴唇

处女膜

阴道口

唇后联合

会阴

阴道包皮

阴蒂

小系带

尿道旁导管

尿道旁腺导管
（Skene 导管）

前庭导管

图 1-44　外阴包括外生殖器、阴阜、阴蒂脚、会阴及肛周皮肤。起源于内皮层的黏液腺，位于阴道口和尿道口周围。这些黏液腺包括前庭腺体及其导管、尿道旁腺及其导管。此外，阴蒂小带后部及舟状窝内布满小的黏液腺

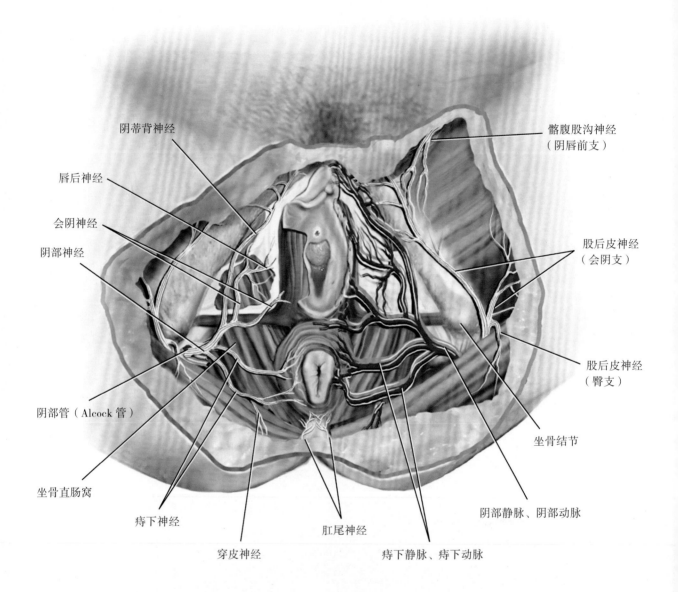

阴蒂背神经

髂腹股沟神经
（阴唇前支）

唇后神经

会阴神经

股后皮神经
（会阴支）

阴部神经

阴部管（Alcock 管）

股后皮神经
（臀支）

坐骨结节

坐骨直肠窝

痔下神经

阴部静脉、阴部动脉

肛尾神经

穿皮神经

痔下静脉、痔下动脉

图 1-45　阴部神经和阴部内血管从坐骨结节中部的阴部管内走行出来。它们的分支穿过肌肉上方的筋膜，所以可以在阴部的脂肪中找到这些神经、血管的分支。图中已将 Colles 筋膜切除

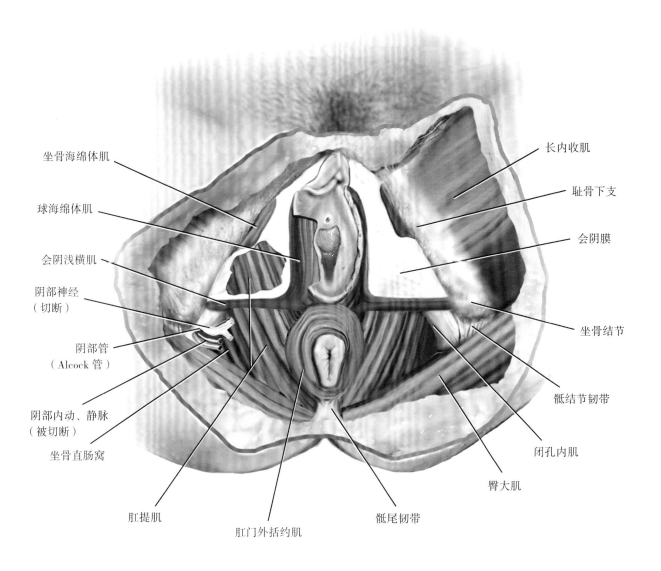

坐骨海绵体肌

球海绵体肌

会阴浅横肌

阴部神经
（切断）

阴部管
（Alcock 管）

阴部内动、静脉
（被切断）

坐骨直肠窝

肛提肌

肛门外括约肌

骶尾韧带

臀大肌

闭孔内肌

骶结节韧带

坐骨结节

会阴膜

耻骨下支

长内收肌

图 1-46　盆底的肌肉群。图中能清楚看到股后区域由大腿长内收肌覆盖。球海绵体肌紧贴阴道外壁。坐骨海绵体肌沿着耻骨缘分布。在这些肌群中间是坚韧的会阴膜结构。在球海绵体肌和肛门外括约肌的深面是肛提肌。在肛提肌和耻骨缘之间是闭孔内肌

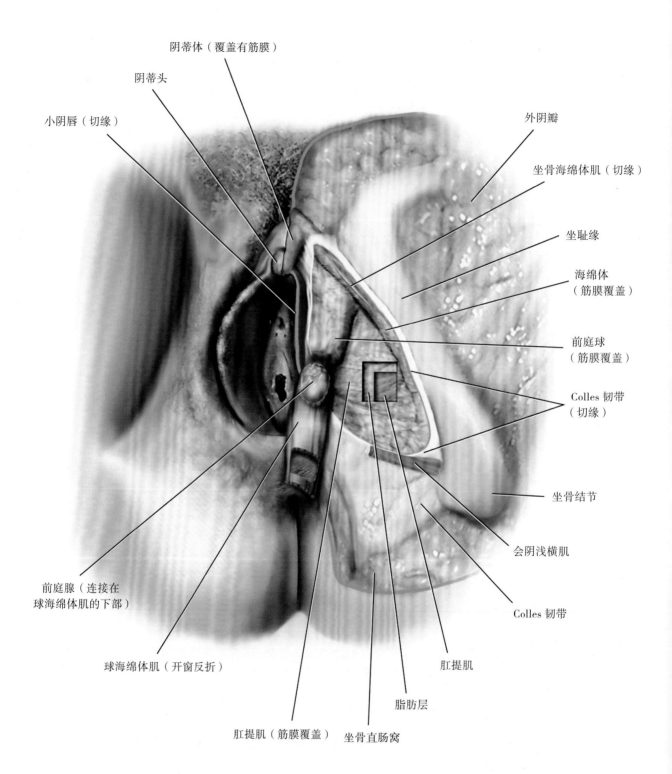

阴蒂体（覆盖有筋膜）

阴蒂头

小阴唇（切缘）

外阴瓣

坐骨海绵体肌（切缘）

坐耻缘

海绵体
（筋膜覆盖）

前庭球
（筋膜覆盖）

Colles 韧带
（切缘）

坐骨结节

会阴浅横肌

Colles 韧带

前庭腺（连接在
球海绵体肌的下部）

球海绵体肌（开窗反折）

肛提肌（筋膜覆盖）

坐骨直肠窝

脂肪层

肛提肌

图 1-47　反转过来的球海绵体肌。紧密连接在球海绵体肌下缘的是前庭腺。前庭球显露在球海绵体肌的上部分之下。在坐骨海绵体肌之下是阴蒂海绵体。左右两侧的阴蒂海绵体在耻骨联合的最下端交汇组成阴蒂体。至关重要的是这些海绵体共同形成一个血供丰富的区域

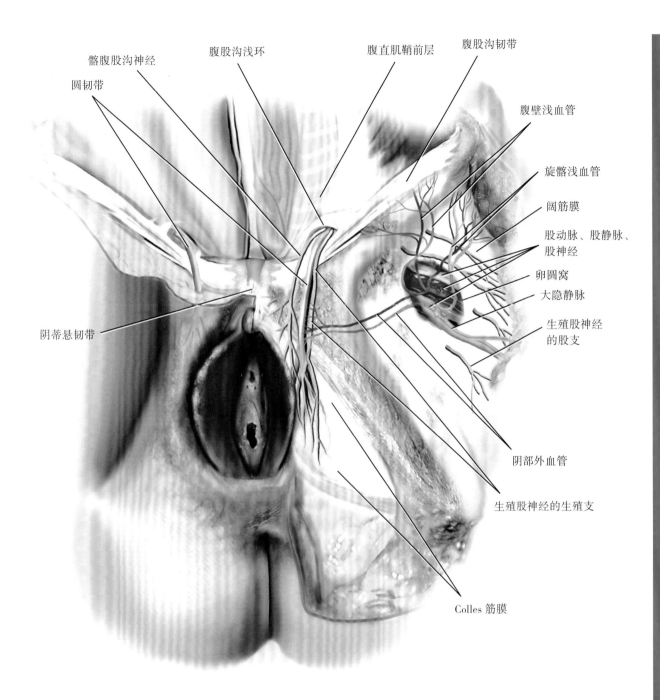

图 1-48　圆韧带和与之伴行的髂腹股沟神经和生殖股神经的生殖支一起通过腹股沟浅环离开盆腔，最终进入阴阜和大阴唇之下。卵圆窝位于大腿内部的脂肪组织深层。股动脉发出阴部外血管、腹壁浅血管和旋髂浅血管 3 条血管分支，最后回流入股静脉。股动脉的旁边是股神经。在股中部脂肪组织中纡曲上行的大静脉为大隐静脉

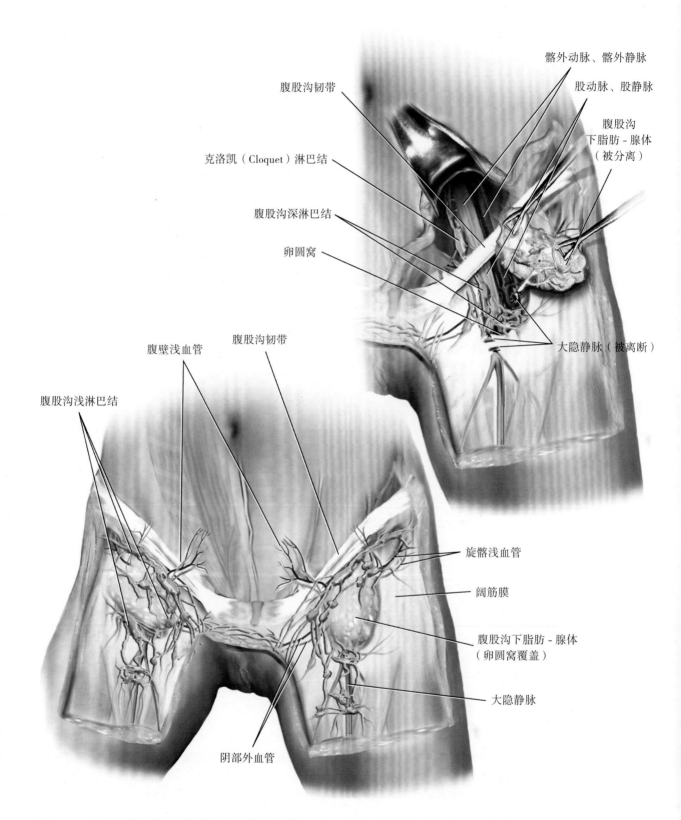

髂外动脉、髂外静脉

股动脉、股静脉

腹股沟韧带

腹股沟下脂肪 - 腺体
（被分离）

克洛凯（Cloquet）淋巴结

腹股沟深淋巴结

卵圆窝

大隐静脉（被离断）

腹壁浅血管

腹股沟韧带

腹股沟浅淋巴结

旋髂浅血管

阔筋膜

腹股沟下脂肪 - 腺体
（卵圆窝覆盖）

大隐静脉

阴部外血管

图 1-49　外阴的淋巴首先回流到腹股沟浅层（例如，腹股沟淋巴结存在于卵圆窝之上的筛筋膜内，沿着图 1-48 所提到的 3 条浅表血管的走行分布）。其余的淋巴结沿着大隐静脉分布，收集大隐静脉附近的淋巴回流。腹股沟的第二级淋巴结包括股淋巴结（即腹股沟深淋巴结），其主要位于股管内部及股静脉的周围。这些淋巴最后流到髂外淋巴结内。髂外淋巴结的最下方淋巴结是克洛凯（Cloquet）淋巴结，位于股管的顶部。同侧和对侧的会阴淋巴通过阴阜静脉处脂肪组织内的淋巴交通支相互交通回流

股外侧皮神经　股神经　　　　　　　　　　股动脉和股静脉

髂腰肌　　　髂耻弓　　　　　　　Cloquet 淋巴结

　　　　　　　　　　腹股沟韧带　　　　　　腔隙韧带

　　　　　　　　　　　　　　　　　　　　耻骨肌

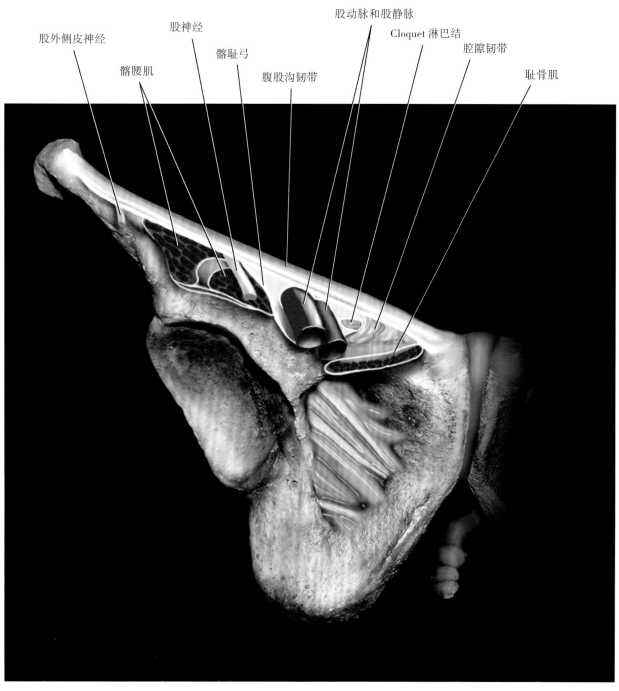

图 1-50　右侧骨盆的前面观。图中由内到外的结构依次是股管、Cloquet 淋巴结、股静脉、股动脉、股神经和股外侧皮神经。这些结构主要分布在耻骨肌和髂腰肌上

（马金成　译　孙蓬明　校）

第2章

高级盆腔解剖

Michael S. Baggish

一、自主神经系统

肠、输尿管、膀胱、子宫及其附件的运动神经支配来源于**自主神经系统**。

自主神经系统进一步分为**交感神经系统**和**副交感神经系统**两部分。

交感神经细胞位于下段胸椎和腰椎脊髓节段；副交感神经细胞位于骶部脊髓节段。通常，这两个系统相互拮抗（双重支配），以保持动态平衡。例如，交感神经作用于细支气管的平滑肌使其舒张，而副交感神经作用于细支气管的平滑肌使其收缩。

目前已知的胆碱能受体有两种：**烟碱能受体**和**毒蕈碱能受体**。烟碱能受体存在于交感神经和副交感神经效应器的节后细胞（突触后细胞）上；毒蕈碱能受体只存在于自主神经系统的副交感神经部分上。

去甲肾上腺素和肾上腺素的肾上腺素能受体可分为 **α 受体**和 **β 受体**及其他亚型受体。这些受体参与各式各样的激动剂和拮抗剂活动。例如，β_1 受体表达于心肌细胞，β_2 受体表达于冠状小动脉上。

从中枢神经系统发出的纤维定义为**节前纤维**。交感神经节前纤维的突触存在于椎旁神经节和椎前神经节上，在这些神经节上神经递质是**乙酰胆碱**。副交感神经纤维的突触存在于效应器官或其周围，神经递质是乙酰胆碱。**交感神经节后**纤维连接神经节和效应器（如血管内的神经递质是去甲肾上腺素）。**副交感神经节后**纤维较短，而且神经节后突触的神经递质是乙酰胆碱。此外，脑啡肽和生长抑素等**神经调节肽**可与乙酰胆碱或去甲肾上腺素同时释放。

有 3 组神经向女性生殖器官传输自主神经冲动。第 1 组神经起源于 $T_9 \sim T_{12}$ 脊髓节段，其交感神经节前纤维突触位于腹腔神经节和肠系膜上神经节，其节后纤维与卵巢血管并行，支配卵巢和输卵管。**传入感觉纤维**沿着相同方向的反向走行。第 2 组神经起源于 T_{12}、L_1 和 L_2 脊髓节段，分布于输卵管和大的盆腔血管，通过**上腹下丛**进入盆腔。第 3 组神经起源于 $L_2 \sim L_5$ 脊髓节段，其突触位于肠系膜下丛，和（或）与子宫和阴道神经丛通过**下腹下丛**传递神经递质。节后神经纤维依次支配子宫体、子宫颈、阴道和阴蒂。

副交感神经节前纤维起源于骶神经根，与下腹血管的分支并行，和子宫阴道丛之间有突触连接。

如前所述，**腹下丛（神经）**越过主动脉和左侧髂总静脉（即在前面走行）下降、进入骨盆，并达骶前间隙。

下腹下丛下降并深入骨盆中的骶骨骨膜中，其余神经在此处分布到宫骶韧带、脂肪和大量小血管上，这些小血管中小静脉与小动脉的比例是 3:1。

膀胱和下段输尿管受自主神经系统的**盆腔神经丛**支配。交感神经起源于 T_{10}、T_{11}、T_{12}、L_1 和 L_2。

脊髓节段和躯体运动神经元支配膀胱周围肌肉。副交感神经节前神经元位于 S_2、S_3 和 S_4 脊髓节段。

感觉冲动（内脏感觉）通过副交感神经通路和骶髓段这些相似的通路传递回脊髓。后者传递**痛觉**和**本体感觉**（如胀感）。来自膀胱三角区和尿道**膀胱连接部**的一些感觉神经纤维通过阴部神经传递痛觉。很显然，一些感觉传入通过腹下神经丛抵达脊髓。

副交感神经节后纤维突触连接于**膀胱逼尿肌**，通过**突触后毒蕈碱受体**传出，可引起肌肉收缩。

现在的神经解剖学资料表明，除了膀胱三角区以外的膀胱肌肉组织上很少有交感神经分布，而膀胱三角区上则发现有大量副交感神经对应的交感神经。

在**膀胱充盈期**，膀胱容积增大的同时副交感神经的传出冲动受到抑制。同时，**α 交感神经冲动**导致**尿道肌**收缩，从而在尿道和膀胱之间维持了一个高压梯度。当膀胱完全充盈时，感受器和传入神经会产生一种（与高膀胱容量有关的）不适感。**大脑相应地会发出一个释放信号**使副交感神经产生冲动，膀胱肌肉因而收缩排空尿液。同时，副交感神经节上的交感神经突触**调节神经节传导**，（通过抑制收缩）使尿道肌肉舒张。压力梯度发生了转变：膀胱内的压力超过尿道内的压力，从而**排尿**。

来自**腹腔丛、肠系膜上丛、肠系膜下丛和下腹丛**的交感神经纤维和副交感神经纤维支配大肠和小肠。副交感神经节前纤维同样由迷走神经和**骶髓节段**的**髓核（如延髓）**发出。迷走神经发出神经纤维支配十二指肠、空肠和回肠。交感神经节前纤维起自 T_8、T_9、T_{10}、T_{11} 和 L_1、L_2、L_3；后者接替交感干神经节到神经丛，这些神经丛有很多突触，它们的节后神经纤维支配肠道。**传入躯体神经纤维**和**传出躯体神经纤维**通过阴部神经支配肛提肌和肛门外括约肌等随意肌（横纹肌）。因为这些属于盆腔结构，所以妇科医生和产科医生应该会对乙状结肠、直肠、肛门的神经支配有浓厚的兴趣。

二、盆丛

肠系膜下丛通过**腰内脏神经**接受来自**肠系膜上丛**的神经纤维。肠系膜下丛的分支与各个肠段的动脉伴行（如**左半结肠、乙状结肠上部**）。位于**直肠乙状结肠和直肠**两侧的来自上腹下丛的交感神经节前神经和传入神经组成**下腹下丛（骶前神经）**（图 2-1）。该神经丛接受 S_2、S_3 和 S_4 神经根发出的盆腔内脏神经副交感神经节前纤维和体壁分支。**直肠丛**是下腹下丛的一个分支，有交感神经节前纤维、感觉传入纤维和副交感神经节前纤维。阴部神经的**痔下分支**接受位于黏膜、黏膜下层，特别是**肛瓣上**肛门受体的感觉冲动。它们通过位于骶髓上的体壁传出神经传递冲动。肛门内括约肌受来源于 L_5 脊髓节段的交感神经支配。肛门外括约肌受来自于**痔下神经**和肛周分支的体壁传出神经纤维支配。

三、乙状结肠

熟悉乙状结肠和直肠与其他盆腔内脏器的解剖关系对妇科医生非常重要。图 2-2 显示整条乙状结肠和它降到骨盆深处时呈 S 形。需要注意的是，乙状结肠悬垂在左侧附件上，几乎覆盖了输卵管和卵巢。乙状结肠下端可能至少部分位于卵巢和阔韧带的后面。整条乙状结肠附着在一条肠系膜上，因此是一个腹膜内位器官。在骶骨平面，乙状结肠续接于短而直的**直肠**。当直肠降到骨盆更深的地方时渐渐变成腹膜外位。悬垂的乙状结肠前面是膀胱、阔韧带和前腹壁。乙状结肠在中骨盆与子宫体后壁和阔韧带后叶相接。直肠和直肠乙状结肠位于宫骶韧带内侧。直肠位于子宫颈后面，该处子宫颈与子宫骶韧带和阴道后穹隆相连。实际上，直肠与阴道接触很紧密，在子宫切除术中容易受到损伤（图 2-3）。在直肠和直肠乙状结肠后面，存在骶正中血管、大量静脉及静脉窦。

乙状结肠系膜接受肠系膜下血管分支的供血，并跨过左侧髂血管和左侧输尿管的表面。

女性骨盆的解剖图谱中经常忽略静脉回流的相关内容。更为重要的是，外科手术中遇到的大部分出血都是因为静脉出血。图 2-4 详细介绍了肛提肌和肛门括约肌的关系，而且直肠和肛门的静脉回流描述得很详细。需要注意的是，**肠系膜下静脉（门静脉系统）**的分支**直肠上静脉和髂内静脉（体循环系统）**的分支直肠中静脉和直肠下静脉之间存在侧支循环。需要注意阴部内静脉的分支直肠下静脉和髂内静脉的分支直肠中静脉之间的连接。

直肠静脉丛包绕着直肠，静脉分布于肌层内部（黏膜下层）和外部。注意纵向走行和众多的静脉窦。

图 2-5 在局部解剖学和深层解剖学上展示了肛提肌和肛门括约肌之间关键的肌肉关系。

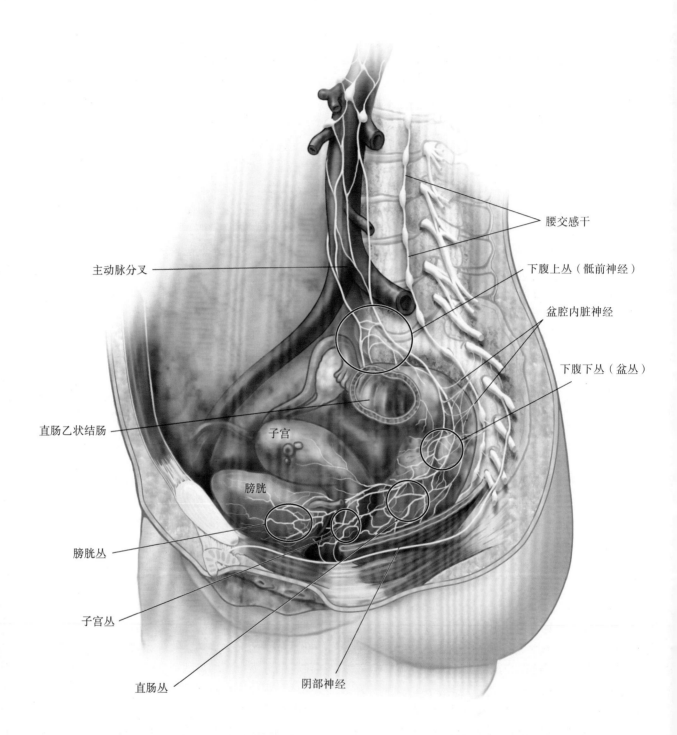

腰交感干

主动脉分叉

下腹上丛（骶前神经）

盆腔内脏神经

下腹下丛（盆丛）

直肠乙状结肠

子宫

膀胱

膀胱丛

子宫丛

直肠丛

阴部神经

图 2-1　有很多区域神经丛分支的下腹神经丛矢状面观。下腹上丛跨过 L_5 椎体和 S_1 椎体。神经丛下降到盆腔时分布于直肠的左、右两侧。下腹丛和直肠丛中的交感神经和副交感神经支配直肠的自主神经冲动传入。这些神经也支配子宫（子宫丛）和膀胱（膀胱丛）。下面的感觉传入神经纤维横贯这些神经丛。肛门的感觉通过阴部神经的直肠下支传递。阴部神经和它的直肠分支支配肛门外括约肌和肛提肌的运动

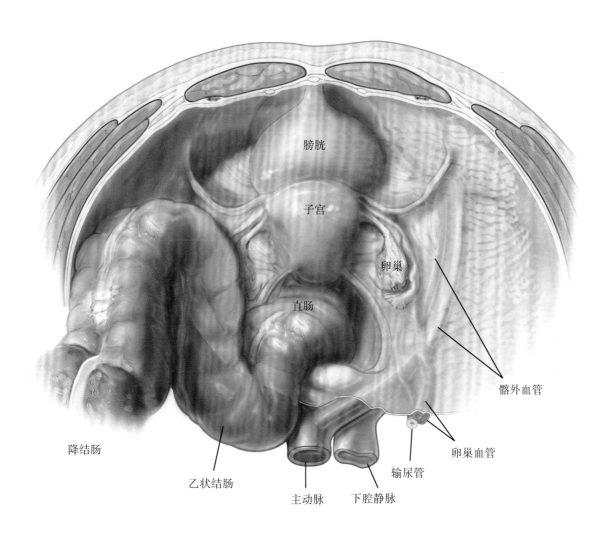

膀胱

子宫

卵巢

直肠

髂外血管

降结肠

乙状结肠

主动脉　下腔静脉

输尿管

卵巢血管

图 2-2　乙状结肠和直肠与生殖器官的解剖学关系。乙状结肠悬垂在左侧附件上，从左旋转到右然后回到中线的位置，最后续于在子宫颈和阴道后面的直肠；阴道后穹隆和紧挨着的直肠乙状结肠之间是直肠子宫陷凹［道格拉斯（Douglas）腔］。乙状结肠的肠系膜可以在直肠的内侧清楚地看到，该肠系膜附着在覆盖腰椎和骶椎的后腹膜上

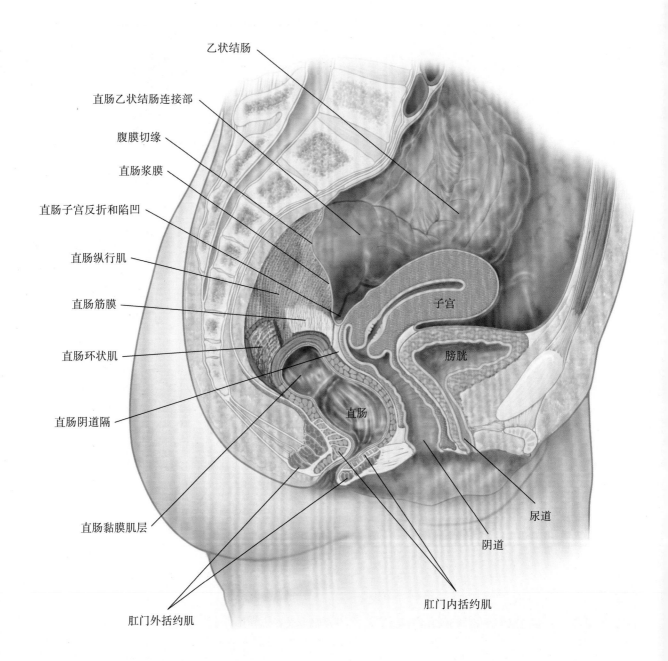

图 2-3　乙状结肠和直肠在矢状位上的解剖关系。腹膜覆盖乙状结肠和直肠的程度，并在断面上描绘了大肠壁上的黏膜和浆膜。准确描绘了肛门与直肠和阴道的位置关系，包括肛门内括约肌和肛门外括约肌的位置。需要注意直肠阴道隔的位置，上段比下段结构更清晰，该隔膜由直肠前壁和阴道后壁相邻的部分组成。这种相似的结构关系也存在于阴道前壁与膀胱和尿道后壁之间

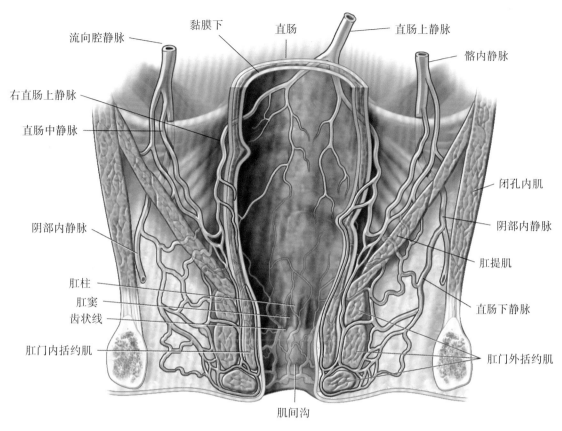

图 2-4　直肠的静脉回流示意图。动脉与静脉伴行但更分散。肠壁的肌层和黏膜下层里存在很多吻合的静脉和静脉窦。当这些静脉被切断或受外伤时，不会像动脉那样回缩。因此，静脉侧的出血可能是持续的、难以止血。有两个主要的系统引流直肠和直肠周围组织。直肠上静脉系统将静脉血引流入肠系膜下静脉（门静脉系统）；直肠中静脉将静脉血引流入髂内静脉（体循环系统）；直肠下静脉将静脉血引流入阴部内静脉。妊娠期间不断升高的静脉压可能导致静脉扩张和淤血。由静脉阻塞和充血造成的对直肠中、下静脉内静脉瓣的持续损伤可能导致发生内、外痔

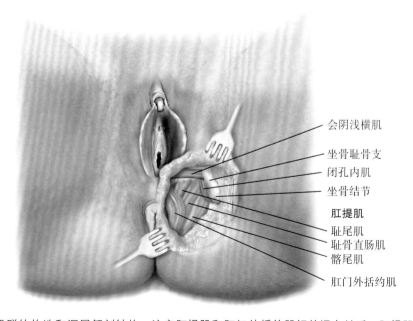

图 2-5　会阴和肛门括约肌群的构造和深层解剖结构。注意肛提肌和肛门外括约肌间的混杂关系。肛提肌在肛门自制机制中发挥重要的作用。当肛门括约肌受到损伤时，肛提肌可能保持肛门的自制（如挤压力）。在三合诊中，如果让患者收缩肛门括约肌（和肛提肌），妇科医师可以感觉到肛提肌的活动

四、膀胱和盆腔支持结构

膀胱颈（即尿道膀胱结合部）的前面是耻骨下缘，因此大部分时候很难触及和看到膀胱。在解剖学实验室，通过切割耻骨并向前倾斜，从而可轻而易举地看见膀胱颈的支撑面。后耻骨尿道韧带可以看作是将尿道固定到耻骨上的主要结构（图 2-6）。前耻骨尿道韧带没那么重要，但是它能将低于耻骨的尿道固定到耻骨联合的前后缘。膀胱后壁和膀胱底与子宫体下段（子宫的前表面）紧密相连。实际上，膀胱也可通过膀胱柱或膀胱子宫颈柱和膀胱阴道柱与子宫颈和阴道紧密连接。图 2-7 展示了这些结构和它们的关系。

膀胱、子宫颈和阴道具有相同的支持结构（图 2-8）。下腹血管前分支的分支和**主韧带**、**膀胱柱**一起与远端输尿管存在重要关系（图 2-9）。主韧带的更深层部分附着在膀胱底和阴道的上部前外侧。

终端输尿管刚刚进入膀胱壁的一段，与**膀胱子宫颈**和膀胱阴道韧带存在密切联系（图 2-10）。若要把输尿管与主韧带和阴道分离开，务必安全分离并结扎膀胱柱（膀胱子宫颈韧带和膀胱阴道韧带）（图 2-10）。膀胱底和阴道上部最有用的支持结构是**宫旁深层结构**（**主韧带深层结构**）。这些重要结构包括脂肪、结缔组织（纤维结缔组织）和血管沟。如果这些结构断裂了，膀胱和阴道可能或多或少地完全移动。

唯一剩下的支持结构在膀胱、阴道和直肠之间组成了常见的纤维壁（图 2-11）。

一个不常见的输尿管损伤部位是**输尿管膀胱连接部**，它是膀胱固有的组织。输尿管在膀胱里的这一段是倾斜的。当膀胱收缩和排空尿液时，这段倾斜的输尿管收缩和关闭末端输尿管。膀胱解剖学中输尿管的关闭是非常重要的，因为它可以在膀胱压力上升时（如在逼尿肌收缩时）防止尿液反流入输尿管（图 2-12）。

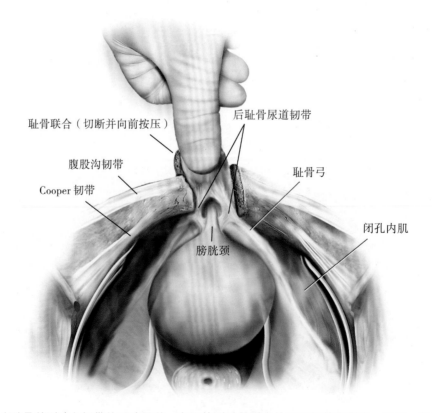

耻骨联合（切断并向前按压）　后耻骨尿道韧带

腹股沟韧带　　　　　　　　　　耻骨弓

Cooper 韧带

闭孔内肌

膀胱颈

图 2-6　耻骨尿道（耻骨前列腺）韧带从近端尿道一直延伸到耻骨联合的后下和前下表面。注意：耻骨尿道韧带是腱弓上的一条直的连续体

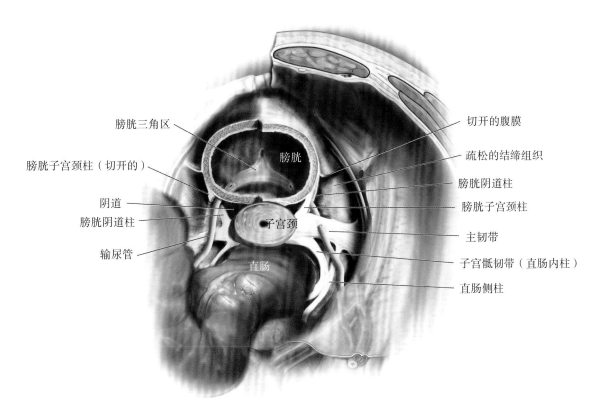

膀胱三角区
膀胱子宫颈柱（切开的）
阴道
膀胱阴道柱
输尿管
膀胱
子宫颈
直肠
切开的腹膜
疏松的结缔组织
膀胱阴道柱
膀胱子宫颈柱
主韧带
子宫骶韧带（直肠内柱）
直肠侧柱

图 2-7　切除膀胱顶后可见膀胱深处，使得膀胱三角区可见。在子宫切除术中子宫体也被切除了。乙状结肠和直肠是完整的。注意：膀胱柱到子宫颈、阴道和输尿管之间的位置关系

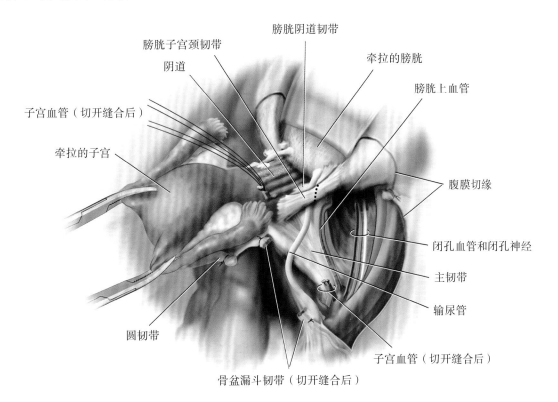

膀胱子宫颈韧带
膀胱阴道韧带
阴道
子宫血管（切开缝合后）
牵拉的子宫
圆韧带
牵拉的膀胱
膀胱上血管
腹膜切缘
闭孔血管和闭孔神经
主韧带
输尿管
子宫血管（切开缝合后）
骨盆漏斗韧带（切开缝合后）

图 2-8　膀胱的中央部沿着膀胱腹膜折叠分离处的切口从子宫颈和阴道拉开。但膀胱在外围仍通过膀胱柱附着在子宫颈和阴道上。膀胱、子宫和闭孔血管都可见。虚线表示膀胱子宫颈韧带将要被横切的地方。注意：输尿管在膀胱子宫颈韧带（膀胱前柱）深面穿过

膀胱阴道韧带

阴道

膀胱子宫颈韧带（切断后）

子宫血管（切开缝合后）

显露的输尿管

主韧带

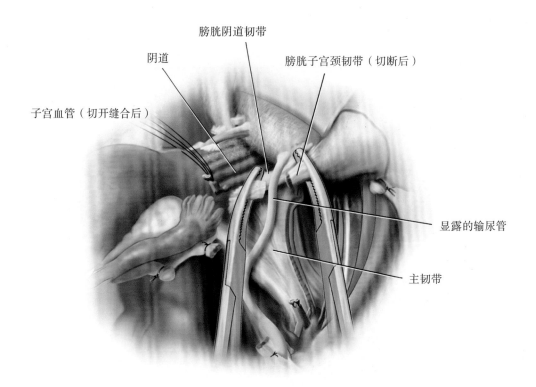

图 2-9   子宫的血管已经被分离。膀胱前柱（膀胱子宫颈韧带）已经被扁桃体钳双钳夹住并分离，这样就完全显露了输尿管膀胱结合部的输尿管

膀胱阴道韧带（切断后）

阴道

膀胱子宫颈韧带（切断后）

子宫血管
（切开并缝合后）

膀胱子宫颈韧带
（切断后）

拉开的输尿管

主韧带

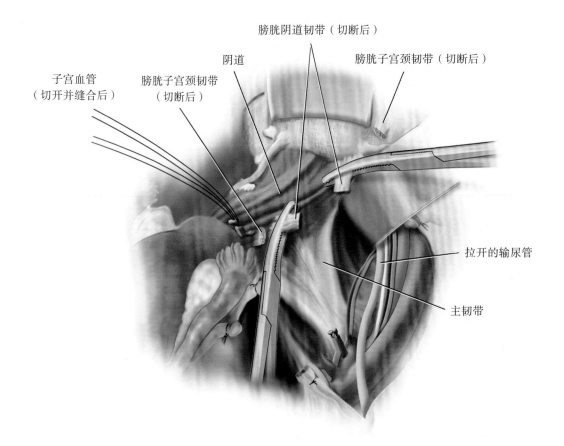

图 2-10   膀胱阴道韧带已被夹住并切开，使膀胱和输尿管可以移动。阴道上部和膀胱底只由深部的子宫旁组织（主韧带深部）固定在适当的位置

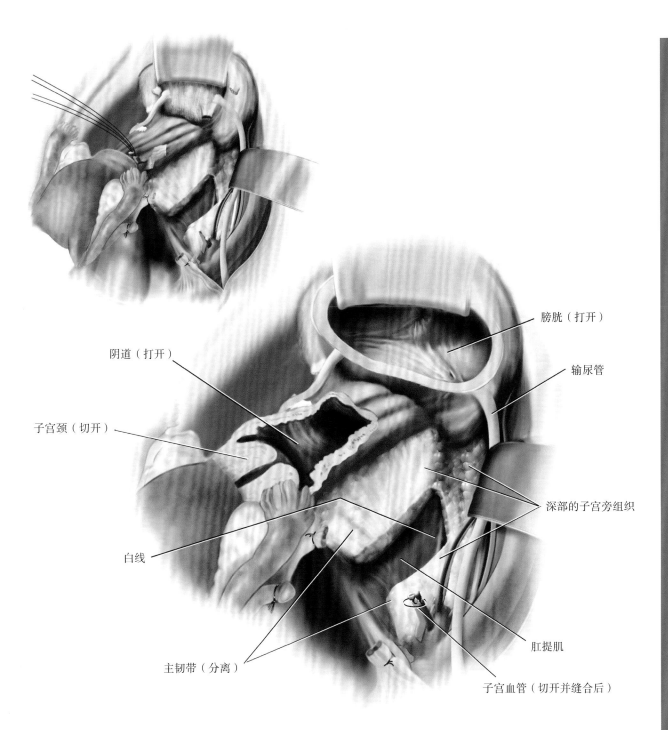

膀胱（打开）

输尿管

阴道（打开）

子宫颈（切开）

深部的子宫旁组织

白线

肛提肌

主韧带（分离）

子宫血管（切开并缝合后）

图 2-11 阴道上部已被显露，前壁切除了一部分，膀胱顶也被切除了。右侧主韧带和右侧深部子宫旁组织的一部分也被切断。注意：依附在膀胱底的深部子宫旁组织保留完整。本图显示了这些骨盆内"韧带"的纤维脂肪成分

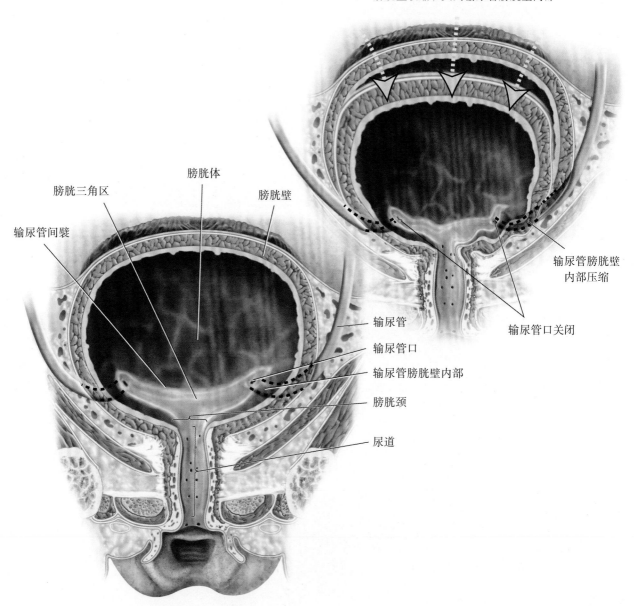

膀胱壁收缩和关闭输尿管膀胱壁内部

膀胱三角区

膀胱体

膀胱壁

输尿管间襞

输尿管膀胱壁
内部压缩

输尿管

输尿管口

输尿管膀胱壁内部

输尿管口关闭

膀胱颈

尿道

图 2-12　切除膀胱前壁，显露膀胱三角区、整个后壁及尿道后壁，可见膀胱三角区和输尿管膀胱壁内部（虚线）。右上图显示了膀胱壁收缩和输尿管膀胱壁内部关闭的情形。本图是前面观

（王　辰　译　薛凤霞　校）

第 3 章

Max Brödel 盆腔解剖

Michael S. Baggish

在 19 世纪末和 20 世纪初，Max Brödel 是美国最杰出的医学艺术家。他在马里兰州巴尔的摩市的约翰·霍普金斯医院工作。他为霍普金斯大学的许多教职工提供插图，包括一些著名的妇科外科医生，如霍华德·凯利、托马斯·库伦和理查德·特林德。他卓越的描述及精准，以及他无与伦比的艺术技巧，让许多其他才华横溢的艺术家在他的指导下学习。由于他的名气和出版物的影响，美国诞生了医学艺术专业。Joe Chovan 和我收集了 Max Brödel 绘制的几张黑白画。我们希望在第 4 版《盆腔解剖与妇产科手术图谱》中永久保存和纪念他的作品到 21 世纪，同时添加一些现代感，包括全彩色的复制品。这些插图大多创作于 1898 年。它们不仅提供了极好的解剖细节，还提供了不同寻常的视角和角度，以更好地理解女性骨盆内的关键关系。

图 3-1~ 图 3-3 显示了前腹壁的几个部位。图 3-1 详细描述了腹部的大肌肉，以及腹股沟韧带和腹股沟管。局部解剖与脐部的关系对腹腔镜外科医师特别有用。在脐下方，以垂直于腹直肌鞘的 90° 角刺入的针头或套管针将穿过腹直肌、腹横筋膜、脂肪层、腹膜、小肠、后腹膜、脂肪层、主动脉分叉和腰椎。图 3-2 显示左侧是一块完整的腹直肌，右侧是一块切开的腹直肌。后鞘完全是弓状线，弓状线下没有鞘，只有横筋膜和腹膜。图 3-3 显示了脐部与后腹膜及可伸缩的肠管与骶岬的关系。

图 3-4 从独特视角看骨盆骨头和深层韧带。坐骨切迹被骶棘及骶棘韧带分成坐骨大孔及坐骨小孔。坐骨神经（未显示）和髂内动脉、髂内静脉（下腹）后部的大血管分支，通过坐骨大孔离开骨盆。阴部内动脉、阴部内静脉和外阴神经也通过坐骨大孔离开，但通过坐骨小孔重新进入骨盆。该图也显示闭孔膜和横置的闭孔，闭孔神经和血管（未显示）通过闭孔离开骨盆。闭孔膜与闭孔之间的关系对于尿道手术的安全是至关重要的。

图 3-5~ 图 3-9 显示腹部和骨盆内的肠道的细节和关系。图 3-5 描述小肠切除后小肠肠系膜的情况。外科医生用来检查整个小肠的重要标志是 Treitz 韧带近端和回盲部远端（图 3-6 和图 3-7）。进入腹腔显露 22 英尺的小肠覆盖大肠（升结肠、降结肠、肝曲和脾曲、横结肠）。图 3-7 向左拉开空肠及回肠，显露回结肠交界处和升结肠。图 3-8 把小肠从盆腔移开后，可见结肠、直肠与子宫及附件的关系。图 3-9 显示子宫向前拉，显露外周子宫骶韧带，离直肠非常近。

图 3-10 从矢状位进行描述、说明了盆腹腔前后方结构，显示了许多器官及其相互关系，包括子宫和阴道后方的结肠和直肠的剖面图。

在结肠和直肠的后方是尾骨肌、直肠的神经、通过坐骨大孔的骶神经根和髂内血管的分支，以及乙状结肠和直肠的血供。后者是由肠系膜下血管发出的。图 3-11 详细显示乙状结肠和直肠动静脉的血供，以及左侧输尿管与结肠的紧密关系。图 3-12 从矢状角度看骨盆血液供应情况、骨盆侧壁肌肉、骨盆底，以及通过闭孔和坐骨大孔离开骨盆的结构。该图显示起源于髂内动脉的痔中动脉和阴部内动脉，而乙状结肠动脉和痔上动脉则是由肠系膜下动脉发出的分支。

图 3-13 显示子宫及附件血供细节，以及输尿管和膀胱与这些血管的关系。图 3-14 显示子宫圆韧带的走行，从其子宫附着处到它通过腹股沟深环离开骨盆的过程。打开股管，其内侧缘是由坚韧的腔隙韧带（标记为 Gimbernat 韧带）组成。图

3-15A 和 B 是骨盆后侧底部和尾骨肌的后视图。骶棘韧带上方的尾骨肌及骶神经根上方的梨状肌的关系对于外科医师来说是重要的知识，它可用于阴道高位悬吊于骶韧带的手术操作。图 3-16 显示右侧

骨盆腹膜后结构，包括髂动脉、髂静脉、输尿管、主韧带及腹下神经丛。腹膜内子宫、附件和膀胱在前面已展示。

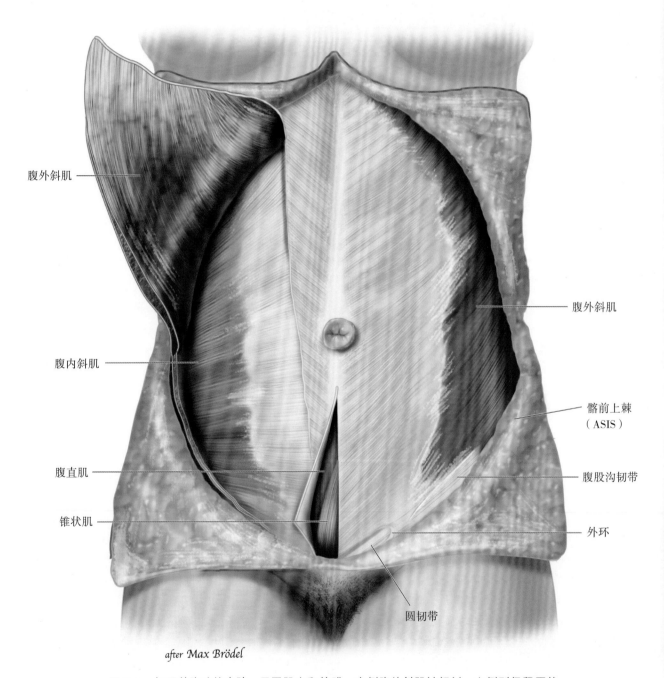

after Max Brödel

图 3-1　打开前腹壁的皮肤，显露肌肉和筋膜。右侧腹外斜肌被解剖，左侧则保留原状

骨盆输尿管终止于膀胱三角区，并由输尿管间嵴分隔开。整个膀胱三角区位于膀胱底部，与阴道前壁紧密相邻，阴道前壁与膀胱有一间隔（图 3-17 和图 3-18 ）。在输尿管进入膀胱之前，它需要通过一个弯曲通道进入主韧带(图 3-19)。进入主韧带后，输尿管最后 1.5 cm 被子宫和阴道血管包围。膀胱旁间隙包含一根巨大的静脉（图 3-20 和图 3-21 ）。闭孔内肌筋膜形成腱弓（闭孔筋膜腱弓），终止于耻骨下缘处，形成耻骨前列腺（耻骨膀胱）韧带。肛提

肌起始于闭孔筋膜腱弓（图 3-22 ）。图 3-23 显示了盆腔脏器和血管的前视图。显示子宫骶韧带和脏器的关系，包括输尿管。特别要注意的是，韧带与子宫血管的接近程度。骨盆底主要由肛提肌组成，并由泌尿生殖膈补充，其供应血管由阴部内血管发出，其神经由阴部神经发出（图 3-24A 和 B）。

肛提肌呈漏斗状，存在潜在薄弱处，尿道、阴道和直肠从中穿过（图 3-24C ）。

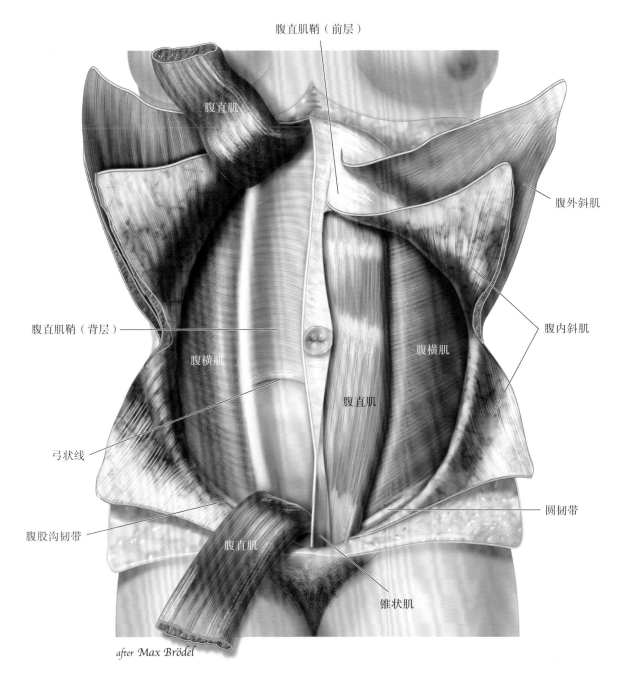

after Max Brödel

图 3-2　腹直肌和腹横肌都显露在外面。右侧的腹直肌向上翻，显露下方的后鞘

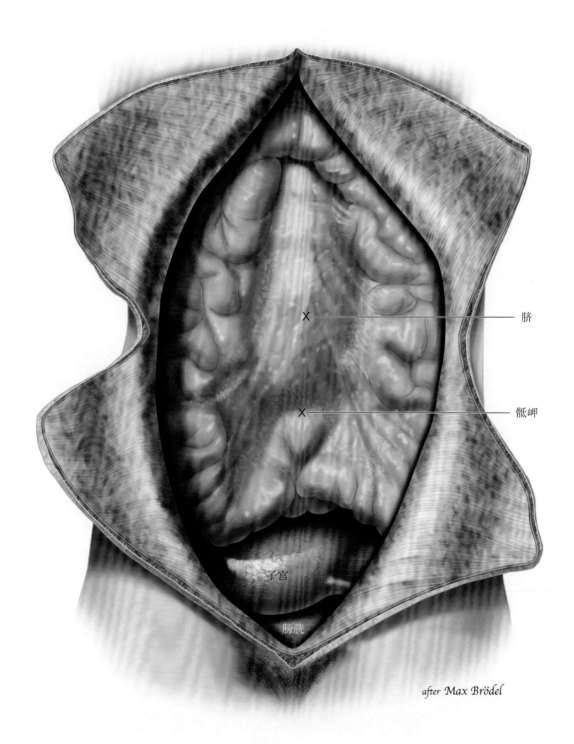

图 3-3　脐部与腹腔内的结构关系。打开该处腹膜，可以看到主动脉分叉位于 L_4~L_5 椎体水平

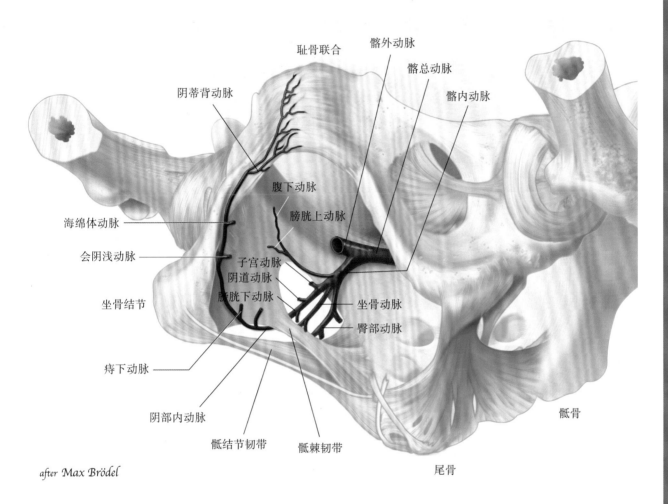

after Max Brödel

图 3-4　骨盆韧带、盆腔动脉与坐骨大孔、坐骨小孔的关系。阴部内动脉穿过坐骨大孔后进入坐骨小孔。坐骨神经（未示出）从坐骨大孔穿出骨盆，与骶棘韧带比邻

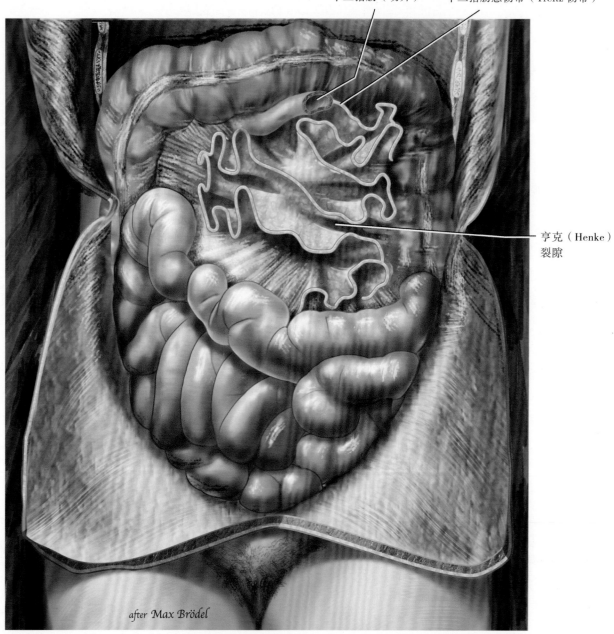

图 3-5 腹部被剖开，大部分小肠已被切除，显露从 Treitz 韧带到回盲部的小肠系膜根部

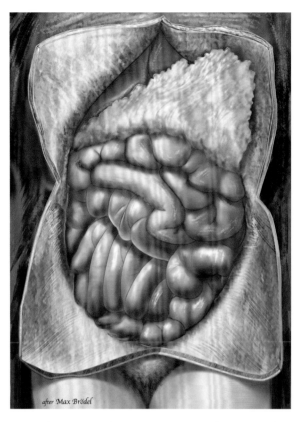

图 3-6　在该图几乎随处可见小肠，需回拉才能看到下方的结构

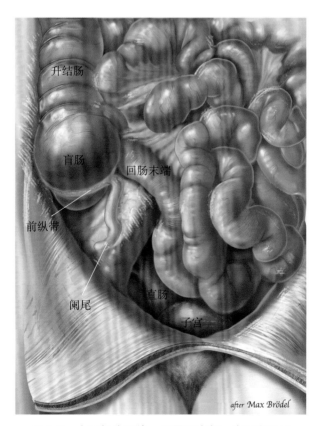

图 3-7　小肠部分回缩，显露回盲部、盲肠和阑尾

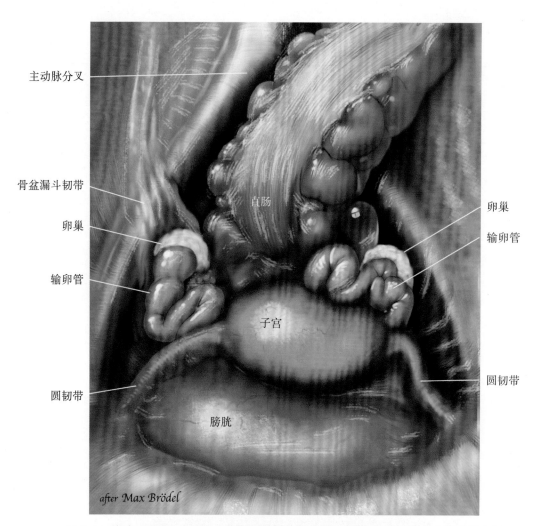

主动脉分叉

骨盆漏斗韧带

卵巢

输卵管

圆韧带

直肠

卵巢

输卵管

子宫

圆韧带

膀胱

after Max Brödel

图 3-8　膀胱、子宫、附件、乙状结肠和直肠的关系。明显的纵肌层有助于识别大肠

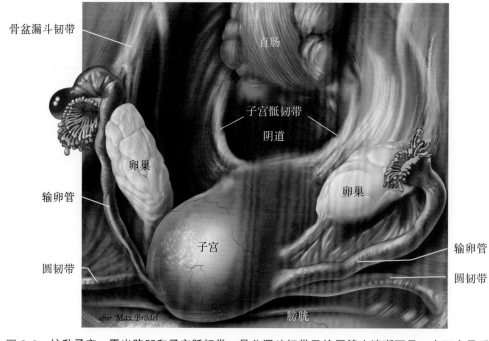

骨盆漏斗韧带

直肠

子宫骶韧带

阴道

卵巢

卵巢

输卵管

输卵管

子宫

圆韧带

圆韧带

after Max Brödel

膀胱

图 3-9　拉升子宫，露出陷凹和子宫骶韧带。骨盆漏斗韧带及输尿管也清晰可见。直肠在最后方

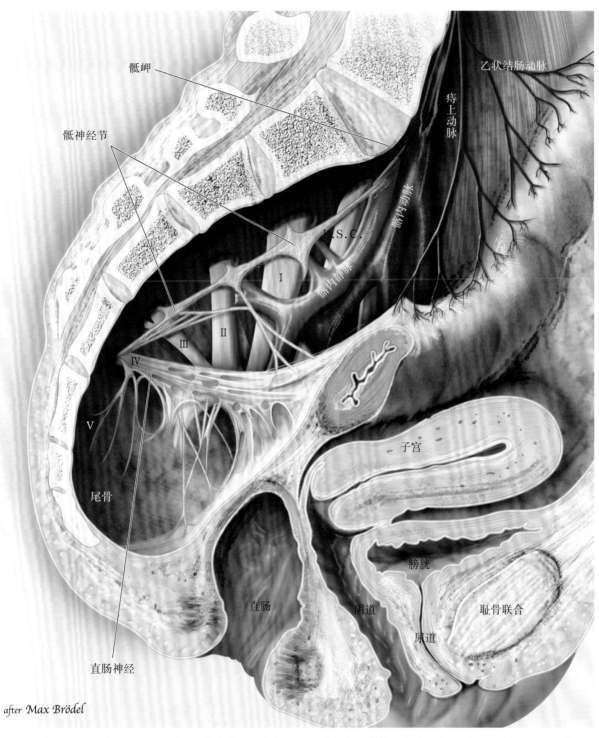

骶岬

乙状结肠动脉

痔上动脉

骶神经节

髂内动脉

I.S.C.

髂内静脉

I

II

III

IV

V

尾骨

子宫

膀胱

直肠神经

直肠

阴道

尿道

耻骨联合

after Max Brödel

图 3-10　该矢状切面详细介绍了盆腔主要的血管和神经根，以及它们与乙状结肠和直肠的关系，同时也显示了乙状结肠的血供及神经分布

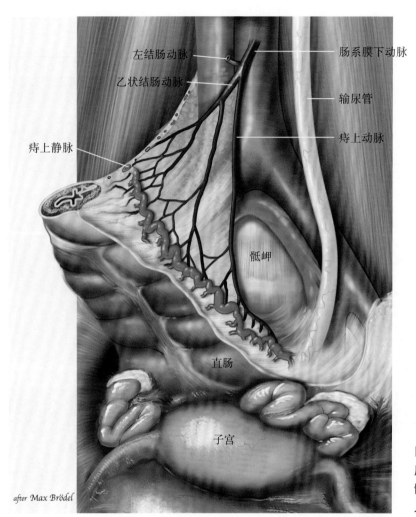

图 3-11 左侧输尿管与乙状结肠、直肠乙状结肠邻近。左输尿管下行至骨盆髂内血管内侧，与左髂总血管交叉后进入骨盆

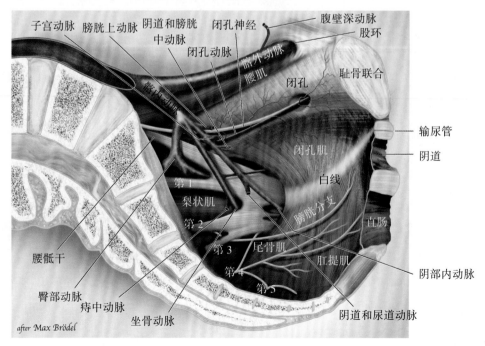

图 3-12 盆腔动脉和神经的分支与骨盆侧壁的关系，骨盆侧壁是由大块肌肉组成的，主要是附着在耻骨支上的闭孔内肌

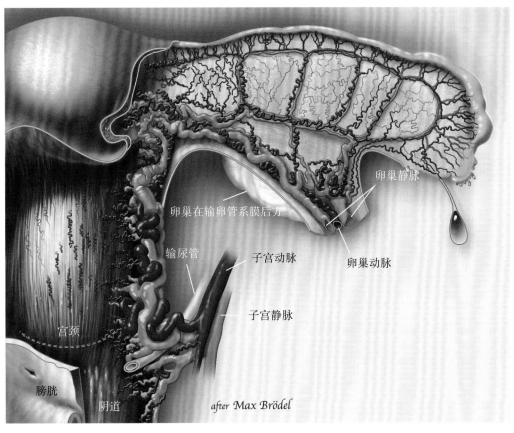

图 3-13　子宫、附件及其血供，并显示输尿管与子宫血管的关系，以及其与子宫颈和阴道的关系

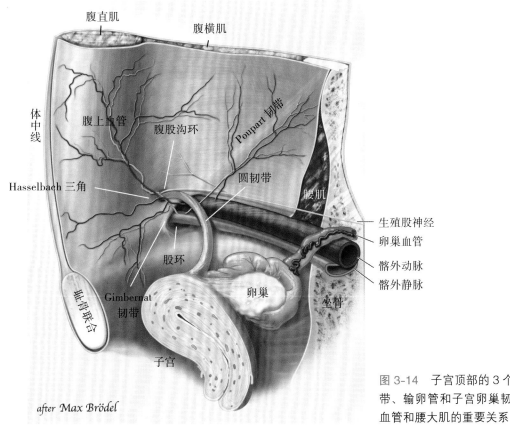

图 3-14　子宫顶部的 3 个管状结构分别为圆韧带、输卵管和子宫卵巢韧带。同时显示了髂外血管和腰大肌的重要关系

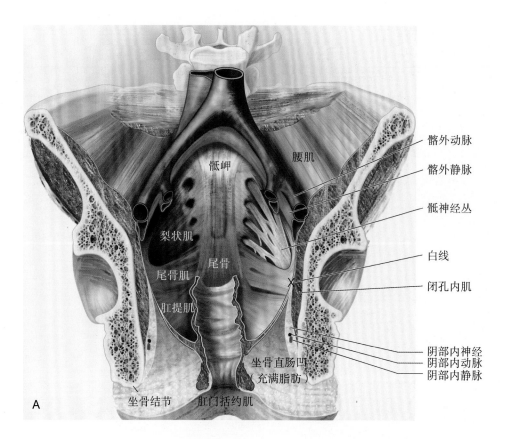

髂外动脉

髂外静脉

骶神经丛

白线

闭孔内肌

阴部内神经
阴部内动脉
阴部内静脉

骶岬

腰肌

梨状肌

尾骨肌

尾骨

肛提肌

坐骨直肠凹
（充满脂肪）

坐骨结节　　肛门括约肌

A

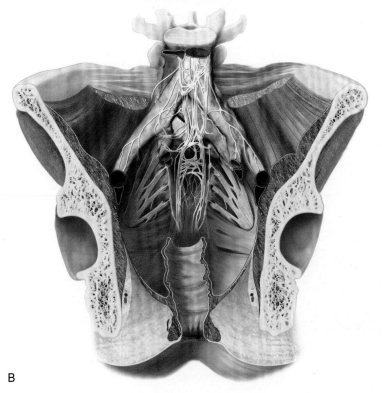

B

图 3-15　A. 骶神经根与坐骨神经和梨状肌、尾骨肌及下方骶棘韧带的关系；B. 从右侧切除梨状肌和尾骨肌，显露双侧骶丛，腹下神经丛穿过主动脉和髂血管进入骶前间隙深处

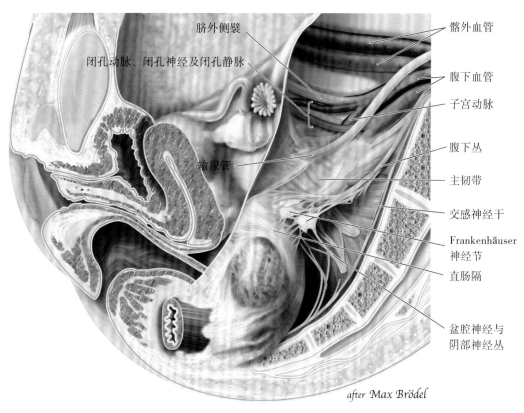

图 3-16　结合矢状面和前面部分，详细介绍盆腔血管、神经、韧带与右侧输尿管、膀胱、子宫、直肠乙状结肠在腹腔内和腹膜外的关系

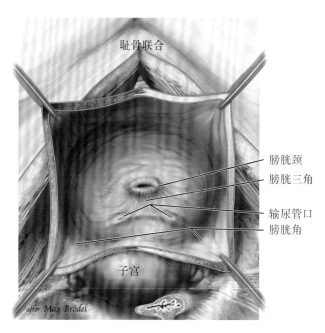

图 3-17　膀胱在穹顶被切开，显露出下面的三角区、膀胱尿道交界处、输尿管口和输尿管内嵴

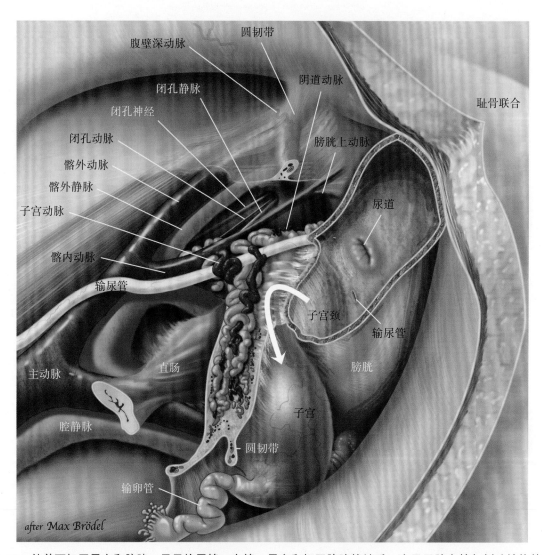

图 3-18　从前面切开子宫和膀胱，显示输尿管、血管、子宫和切开膀胱的关系，也显示髂血管与侧壁结构的关系

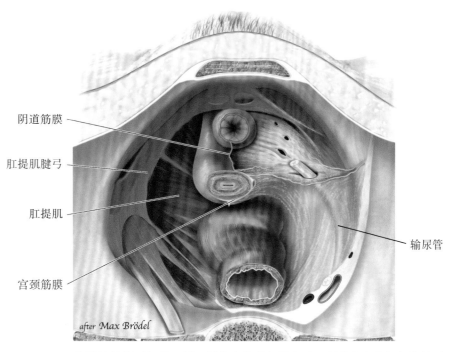

阴道筋膜

肛提肌腱弓

肛提肌

宫颈筋膜

输尿管

after Max Brödel

图 3-19 输尿管的主要韧带，以及骨盆内筋膜与子宫颈、阴道和宫旁组织的关系

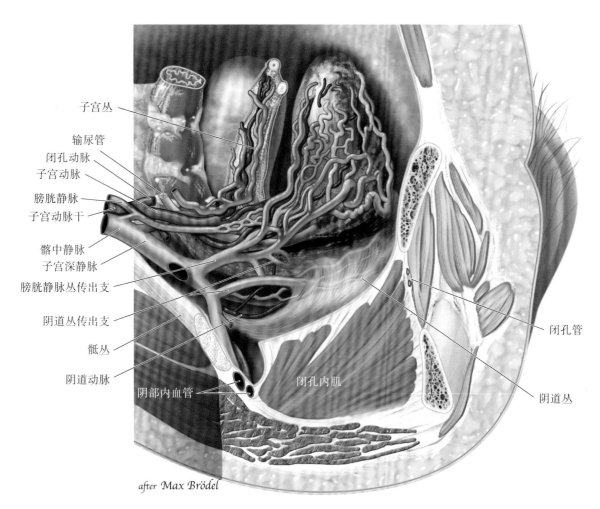

子宫丛

输尿管

闭孔动脉

子宫动脉

膀胱静脉

子宫动脉干

髂中静脉

子宫深静脉

膀胱静脉丛传出支

阴道丛传出支

骶丛

阴道动脉

阴部内血管

闭孔内肌

闭孔管

阴道丛

after Max Brödel

图 3-20 大量丰富的静脉出入子宫和阴道，也是盆腔手术中常出血的原因

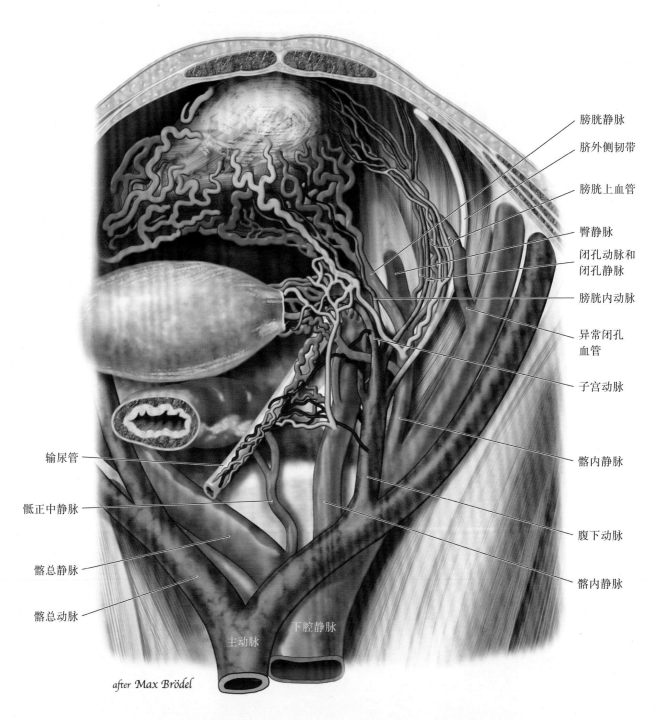

膀胱静脉

脐外侧韧带

膀胱上血管

臀静脉

闭孔动脉和
闭孔静脉

膀胱内动脉

异常闭孔
血管

子宫动脉

髂内静脉

腹下动脉

髂内静脉

输尿管

骶正中静脉

髂总静脉

髂总动脉

主动脉

下腔静脉

after Max Brödel

图 3-21　输尿管的血液供应位于其外膜层；如果在输尿管解剖过程中被损伤，输尿管将失去血液供应的一部分，损伤部位会发生缺血和坏死。如果损伤膀胱静脉丛则出血广泛和危险，因其出血点很难辨清

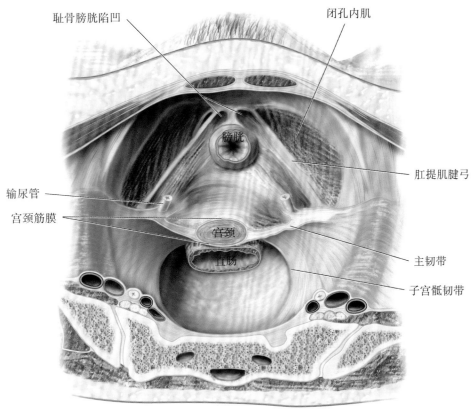

图 3-22　耻骨后壁和侧壁的解剖。闭孔内肌是主要的侧壁结构。图片清晰显示肛提肌起始于腱弓，该腱弓起源于闭孔内肌的筋膜。图片同时显示了输尿管沿主韧带到侧壁结构的走行

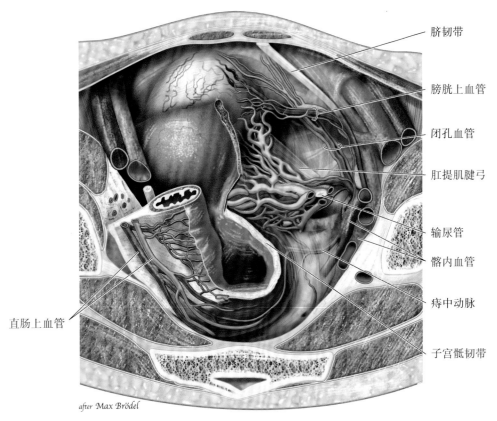

图 3-23　此图从后面观可以看到输尿管在子宫动脉和静脉子宫中穿过。子宫骶韧带距离子宫血管约几毫米，距离输尿管约 1 cm

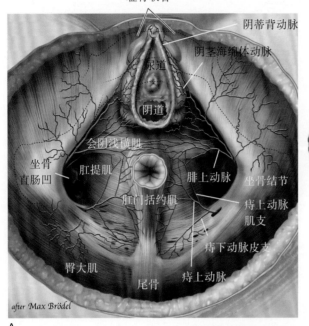

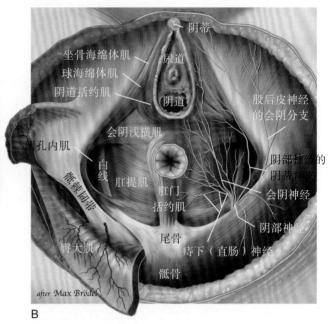

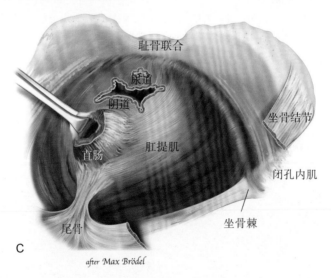

图 3-24　A. 会阴被切开，显示出骨盆底的血管结构和支撑盆底的肌肉；B. 与图 A 类似，增加了神经供应情况；C. 肛提肌的整个范围，以及其与尿道、阴道和直肠的关系

（刘　昱　赵丽君　译　李明珠　魏丽惠　校）

第二部分

妇科手术基础

第4章

手术器械

Michael S. Baggish

外科医师的工具与木工、修理工、化学家或原子物理学家的工具相似。从事精细、高超的手术需要高质量的手术器械。虽然一名优秀的外科医师可以克服手术器械较差的缺陷，但使用二流器械所带来的实际和潜在的困难，会增加一流手术的难度。优质的手术器械配合优秀的外科医师将带来最好的结果。

全书介绍了从事专科手术所使用的各种器械。为了方便起见，本章将对妇科手术中常用器械进行整理。

一、镊子

镊子的种类很多。无创镊包括 Adson 和 DeBakey 器械。对于淋巴结和脂肪的分离，如分离闭孔窝组织，环形镊非常适用。鼠齿镊可以安全地牵拉和夹持组织，但会损伤皮肤和其他精细组织。在夹持皮肤边缘进行缝合时，Adson-Brown 镊最适用（图 4-1A~C）。为了在盆腔深部进行精细操作，如分离输尿管或髂血管周围组织，作者更喜欢使用尖端带褐色齿尖的枪状镊（图 4-1D 和 E）。

二、夹钳

夹钳可以细分为抓钳和拉钳，包括 Allis 钳和 Ochsner 钳。抓钳相对无创，而拉钳最适用于即将切除或移除的组织。Allis 钳在阴式或开腹手术中很常用。Babcock 钳属于无创器械，用于抓持精细结构，

如输卵管、卵巢固有韧带，以及其他精细的管状结构（图 4-2A 和 B）。Ochsner 钳可以在阴式全子宫切除术中牵拉宫颈或用于牵拉即将切除的皮肤瘢痕（图 4-2C 和 D）。

分离钳或止血钳包括标准扁桃体钳和长扁桃体钳（图 4-3A 和 B）。它们非常适合进行精细分离和钳夹盆腔深部的出血血管，特别是在关键位置。这类钳子的尖端是锥形并且成角。另有一种称为直角钳，尖端形成 90°（图 4-3C）。在下位静脉表面分离大动脉时可以选用这种器械，如结扎髂内动脉。

止血钳可以是直钳，也可以为弯钳。蚊式钳和大 Kelly 钳最常用于夹闭出血的血管。此外，细蚊式钳也可用作分离工具（图 4-4A 和 B）。

用于全子宫切除术或根治性子宫切除术的大血管蒂钳，应具备有力并且无创的咬合、多种弧度，以及适宜的长度以便于扣紧大血管蒂部等特点。这些特点的典型例证就是 Zeppelin 钳（图 4-5A~E）。Haney 钳的直钳和弯钳是阴式全子宫切除术中最常用的蒂部钳（图 4-5F）。

三、剪刀

外科剪可以分为精细分离器械和耐磨、用于大量剪切的器械。第一种包括 Metzenbaum 剪和 Stevens 剪。前者在分离时很有优势，而后者是很好的剪切工具（图 4-6A 和 B）。较大的蒂部、阴道断端及韧带最好使用 Mayo 剪或 Jorgenson 剪进行剪切（图 4-7A 和 B）。

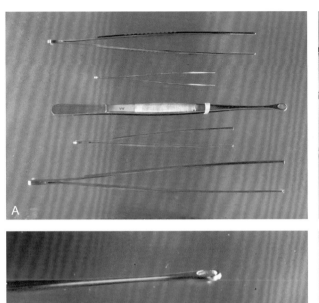

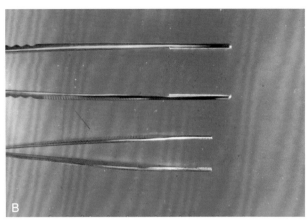

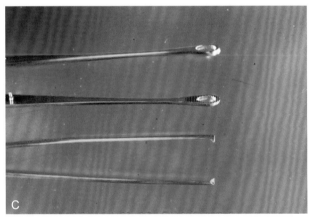

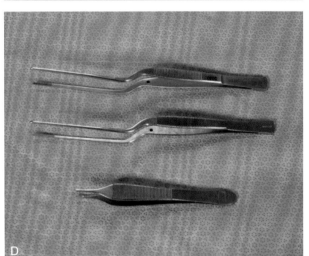

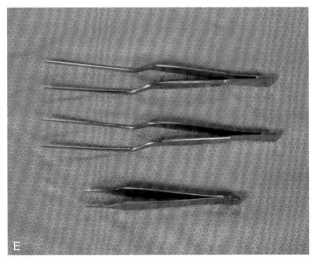

图 4-1 A. 5 种外科镊。从上至下依次为：De-Bakey 镊、Adson-Brown 镊、环形镊、标准鼠齿镊（6 英寸）及中型组织镊（10 英寸）。B. 无创 DeBakey 镊（上）和 Adson-Brown 镊（下）近观图。C. 环形镊近观图（上），是清除闭孔窝及大血管间脂肪组织的理想工具。下面是鼠齿镊夹持组织端。D. 枪状镊（上、中）和 Adson 镊（下）是夹持精细组织的理想工具。E. 图 4-1D 所示镊子的另一角度

四、手术刀

毋庸置疑，最锋利的机械切割工具是手术刀。各种形状的刀片有不同的应用。手术刀柄的长度可以是标准的 6 英寸或是细长的 9~10 英寸长（图 4-8）。

五、拉钩

在现代开腹手术中，自固定拉钩已成为必需。实际应用中有很多类型，从框架型（Bookwalter 拉钩和 Kirschner 拉钩）到延展型（O'Sullivan-O'Connor 拉钩）。新式框架型拉钩具有远距离固定的优点，换句话说，就是固定在腹腔外。其多种叶片可以置于腹腔内，必要时可交换位置，而无须勉强暴露或是全部移走拉钩（图 4-9A 和 B）。

O'Sullivan-O'Connor 拉钩和 Balfour 拉钩是最常应用于盆腔手术的器械。O'Sullivan-O'Connor 拉钩使用方便，叶片种类充足，可满足大部分临床情况。这种拉钩同样适用于横行和纵行切口（图 4-10A 和 B）。Balfour 拉钩也是妇产科手术的主要腹部拉钩。这一器械可以与标准的或深部侧向拉钩配合使用（图 4-10C 和 D）。

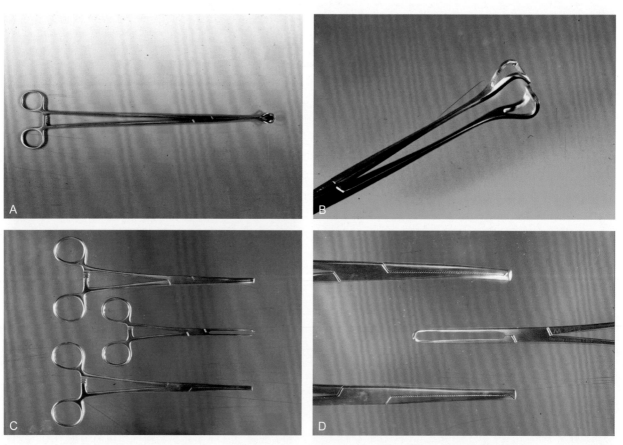

图 4-2　A. Babcock 钳，长 8~14 英寸，是理想的无创夹持器械，用于牵拉管状结构而不会夹伤组织；B. Babcock 钳柄和顶端的近观图；C. 3 把夹钳依次为 Ochsner 弯钳（上）、Allis 钳（中）及 Ochsner 直钳（下）；D. 图 4-2C 近观图。注意 Ochsner 钳的齿状钳口（上），夹持很牢固，但是对组织很粗暴。相反，Allis 钳（中）夹持组织稳固，但比 Ochsner 钳温和，从而避免挤压伤

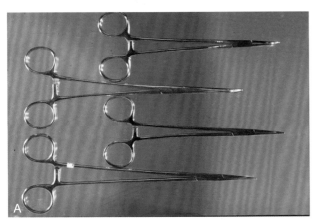
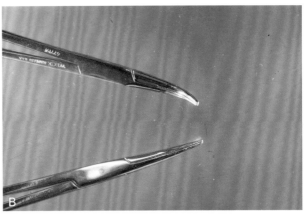
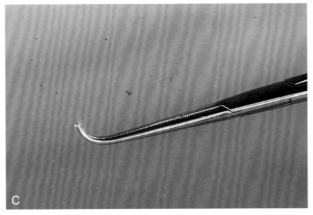

图 4-3 A. 标准及加长扁桃体分离止血钳,上方两把为弯钳,下方两把为直钳;B. 扁桃体钳精细、锥形的尖端,非常适合精细分离和盆腔深部小血管出血的止血;C. 直角钳用于分离周围组织,显露髂内动脉。也可以用来分离输尿管及接取牵拉带或缝线

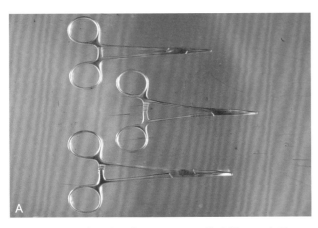
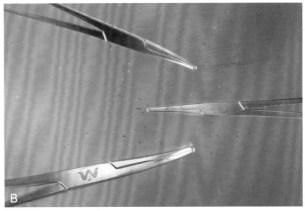

图 4-4 A. 图中上方两把是 Halsted 蚊式钳,下方是 Kelly 弯钳;B. 图 4-4A 的近观图,与精细锥形的 Halsted 蚊式钳相比,Kelly 止血钳(下)显得比较厚重

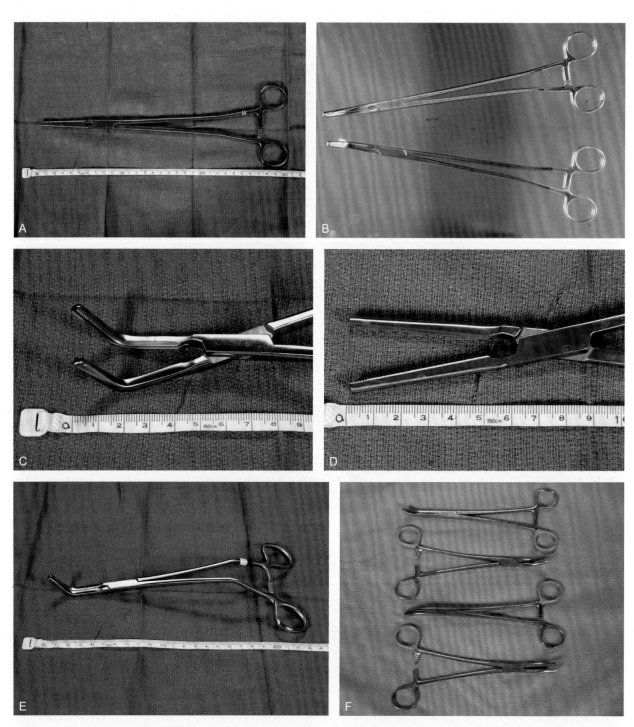

图 4-5　A. Zeppelin 直钳。这款夹钳还有各种不同的曲度。B. 两把超长 Zeppelin 钳（14 英寸）在盆腔深部用来加闭阴道顶端。C. Zeppelin 直角钳是应用于阴道顶端及横行钳夹阴道断端的理想工具。D. Zeppelin 子宫切除钳的尖端近观图。注意夹钳一侧的纵行槽及另一侧的纵脊。E. 带沟槽的直角尖端及钳尖咬合的凸齿可以防止钳子在使用中出现组织滑脱。F. 4 把 Haney 钳。与 Zeppelin 钳相似，Haney 钳也有直钳和弯钳。图示器械为 Haney 弯钳

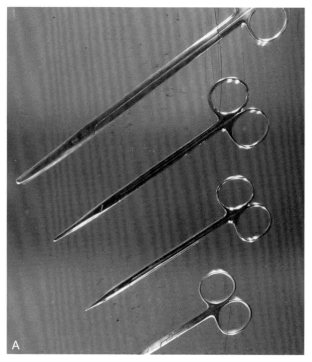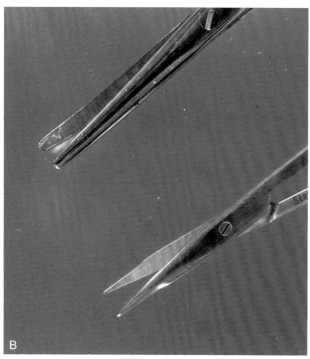

图 4-6　A. 两种常用的解剖剪。上方两把为加长及标准 Metzenbaum 剪，下方两把为长、短 Stevens 切割剪。
B. Metzenbaum 剪与 Stevens 剪的差异很明显，后者更小巧并且成斜面便于精确剪切

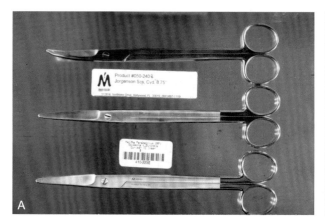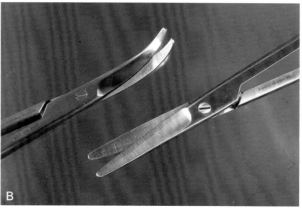

图 4-7　A. 大块组织的剪切（如卵巢及宫旁组织的蒂部）需要锋利、耐用的剪刀。Mayo 剪和 Jorgenson 剪最常用于（广泛性）子宫切除术。B. 弯头 Jorgenson 剪（上）在子宫切除术中是剪开主韧带及阴道的理想工具

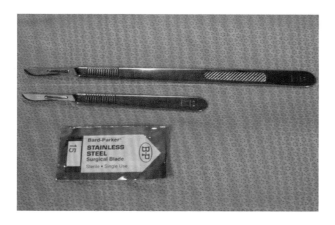

图 4-8　标准和加长的手术刀柄长度为 6~10 英寸

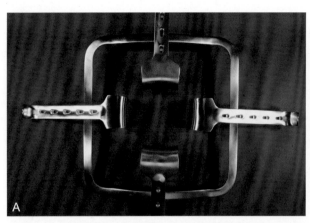
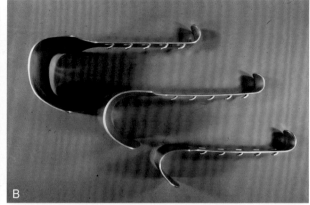

图 4-9　A. 框架型拉钩放置在开放的腹部手术切口上。供选择的叶片种类很多，既可以牵拉膀胱和肠管，也可以显露侧腹壁。B. 拉钩叶片底面的棘齿，通过框架拉钩下方的一连串卡槽很容易卡牢

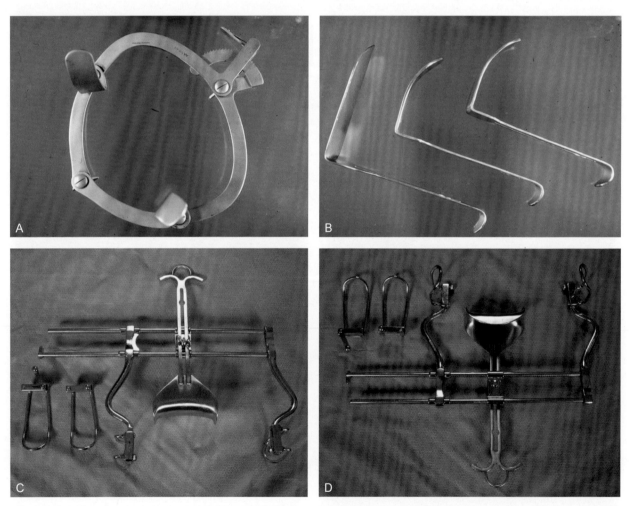

图 4-10　A. O'Sullivan-O'Connor 拉钩是妇产科手术拉钩中最常用的一种；B. 几个拉钩叶片通过头尾两侧的翼形螺母固定在拉钩上；C. Balfour 拉钩是另一种自固定拉钩器械，图示为通过翼形螺母固定的膀胱拉钩叶片；D. Balfour 拉钩底面观。对于肥胖患者，加长拉钩叶片更适合于拉钩框架

垂重扩阴器和 Haney、Sims、Dever 及 Breisky-Navratil 拉钩是阴式手术常用器械（图 4-11A~D）。小型 Richardson 拉钩在宫颈环切时（阴式全子宫切除术中），是插入阴道前壁下方的理想工具，以便进入膀胱子宫间隙（图 4-11E 和 F）。Breisky-Navratil 拉钩用于阴道深部操作（如阴道旁修补）（图 4-11G）。

Malleable 拉钩非常适合于膀胱、结肠及其他结构的术中保护。这种拉钩经常用在宽窄不同的间隙，还可以根据术中各种特殊需要弯曲成不同的形状（图 4-11H）。

分离输尿管过程中暴露闭孔窝或髂内动脉时，可以选择长柄静脉拉钩来移动和牵拉大血管（如髂外静脉）（图 4-11I 和 J）。

六、持针器

有多种长、短持针器可供妇科手术使用。如何选择持针器，取决于对器械的要求，针和缝线的型号，以及解剖位置。

对于细针，长、短 Ryder 器械或精细斗牛犬形器械是令人满意的选择（图 4-12 和图 4-13）。加长或中型斗牛犬形器械是一款卓越的通用持针器（图 4-14 和图 4-15）。阴式手术，或需要机械效率高的弧形器械时，作者倾向于选择 Haney 持针器（图 4-16）。

对于任何工具，正确使用方可提供最佳的整体效果。针应垂直刺入组织，并沿其自然弧度穿过组织。操作持针器的动作完全依靠手腕部。当进行缝合结扎时，例如子宫切除术中，一定要紧贴血管钳尖端下方进针。如果进行贯穿缝合，以相同的缝法环绕组织蒂部，并朝向止血钳根部进针。

七、宫颈扩张器

刮宫术（D&C）是妇产科最常用的手术操作之一。

扩张宫颈是刮宫术中的关键步骤，也是宫腔镜检查的必要组成部分。宫颈扩张器的种类很多，但创伤最小的是渐进型 Hank 或 Pratt 器械（图 4-17 和图 4-18）。对于狭窄的宫颈，作者更喜欢使用小型的 Hegar 扩张器（图 4-19 和图 4-20）开始扩宫操作。

单齿宫颈钳应与宫颈扩张器配合使用（图 4-21）。

八、刮匙

刮宫术中第 2 个重要的器械是子宫刮匙。刮匙有很多类型，包括锐锯齿状子宫刮匙和锐宫颈管刮匙。与宫颈扩张器一样，刮宫操作时使用刮匙也需要用宫颈钳固定宫颈（图 4-22A 和 B）。

九、吸引刮匙

吸引刮匙有各种型号、形状和曲度。实质上是末端带匙窗的塑料套管。将其连接到手柄配合吸引器使用。吸引刮匙主要用于终止妊娠、不全流产或稽留流产的清宫及葡萄胎清宫术（图 4-23）。

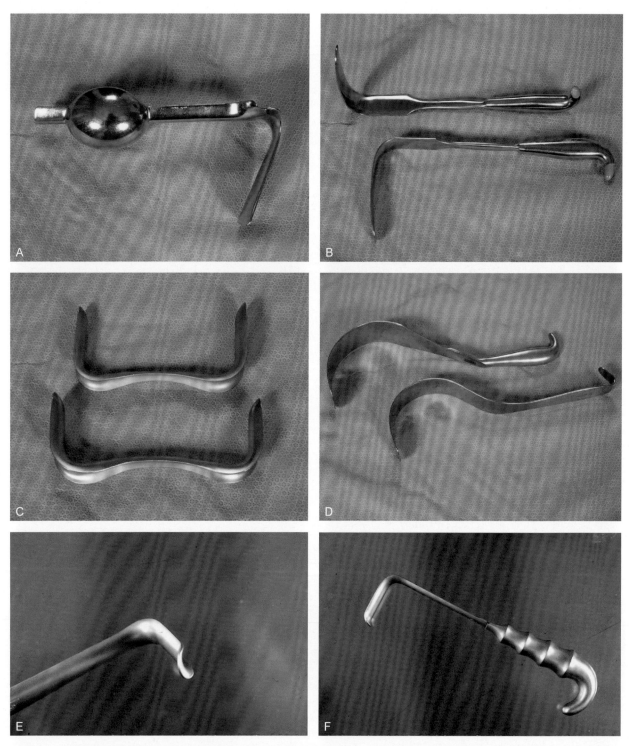

图 4-11　A. 垂重扩阴器可用作自固定阴道拉钩。沿阴道后壁放置，达后穹隆。B. 在阴式子宫切除术中，打开腹膜后将直角 Haney 拉钩置于阴道前、后穹隆。拉钩在子宫与直肠、子宫和膀胱间形成屏障。C. Sims 拉钩可用于检查阴道或是术中牵拉阴道。Sims 拉钩沿阴道后壁放置，很容易显露宫颈，以便宫腔镜及腹腔镜操作中使用宫颈钳。D. Dever 拉钩在开腹手术中用来牵拉肠管，偶尔也可牵拉膀胱。在阴式子宫切除术中，Dever 窄拉钩是牵拉阴道侧壁的理想工具。E. 小型 Richardson 窄拉钩在阴式子宫切除开始阶段，是牵拉阴道前壁的极好器械。F. 在阴式子宫切除术中切开阴道前壁时，Richardson 拉钩也可以用来牵拉前面的膀胱

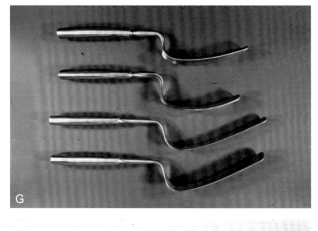

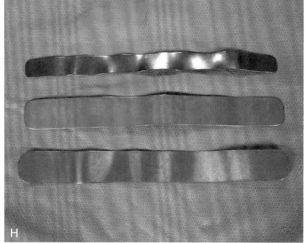

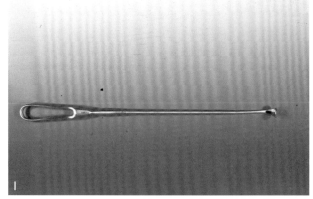

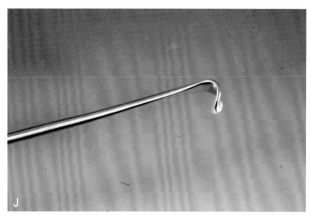

图 4-11 续　G. Breisky-Navratil 拉钩在阴道悬吊手术中可以很好地显露术野，如骶棘韧带悬吊术。H. Malleable 拉钩可以人为弯曲成多种形状。在开腹或是阴式手术中，它可以满足特殊的临床需求。作者习惯将 Malleable 宽拉钩放置在子宫后方的 Douglas 腔中，以保护乙状结肠和直肠。I. 静脉拉钩用来牵拉精细结构，操作需轻柔。在分离闭孔窝时，这是牵拉髂外静脉的最好工具。J. 静脉拉钩也可用来牵拉输尿管

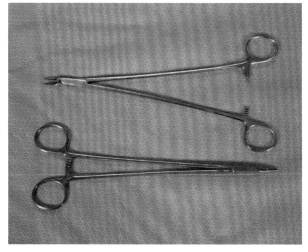

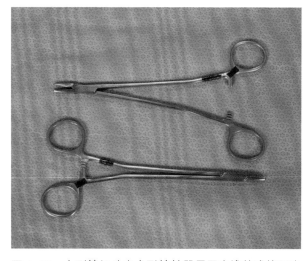

图 4-12　Ryder 长持针器是使用小针带 3-0 缝线或小规格缝线进行深部缝合极好的工具

图 4-13　小型精细斗牛犬形持针器用于表浅的或接近表面的精细缝合，如外阴、阴道下段、肛周及尿道手术

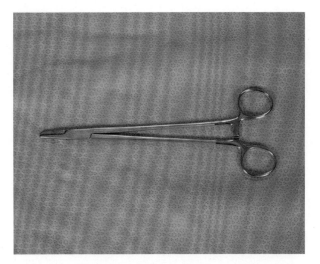

图 4-14　标准的斗牛犬形持针器是一种通用持针器

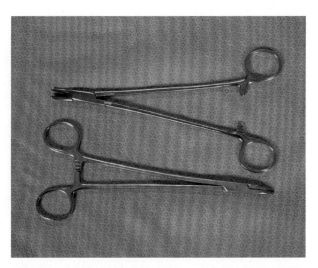

图 4-16　Haney 弯持针器在进针、出针方面具有很高的机械效率。用持针器凸弧侧进针，凹弧侧出针

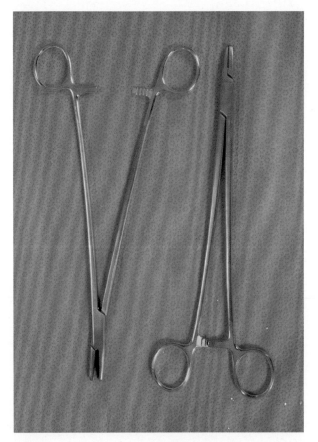

图 4-15　加长斗牛犬形持针器用于盆腔深部的缝合

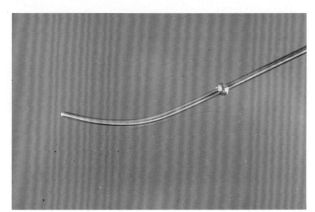

图 4-17　Hank 扩张器逐渐变细，以实现创伤最小的宫颈扩张

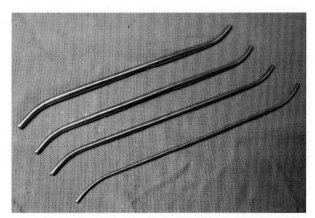

图 4-18　一套渐进型 Pratt 宫颈扩张器可以逐步、微创地扩张宫颈。扩张器采用法式系统编号（除以 3 等于以毫米为单位的直径）

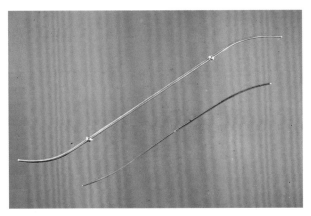

图 4-19 上方为 Hank 宫颈扩张器。下方为小型 Hegar 宫颈扩张器

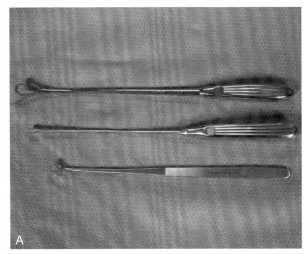

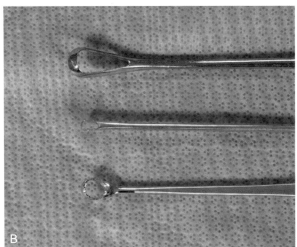

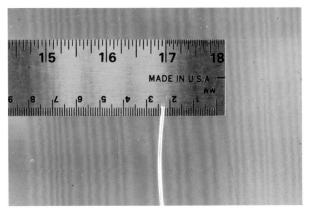

图 4-20 小型 Hegar 宫颈扩张器的一端直径为 1.5 mm，另一端直径为 2.5 mm。对于宫颈狭窄的患者，这种扩张器是确定宫颈管轴向的理想工具

图 4-22 A. 图片显示下方的刮匙为锐锯齿状刮匙（Haney 型），是刮宫的理想工具，主要用于非妊娠患者。中间的为小型锐刮匙。上方的大型锐刮匙适用于刮除妊娠组织。B. A 图刮匙的近观图

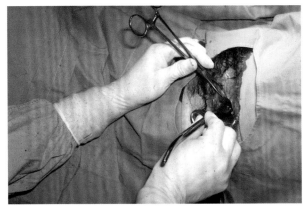

图 4-21 在宫颈扩张过程中，用单齿宫颈钳固定宫颈前唇以提供对抗牵拉

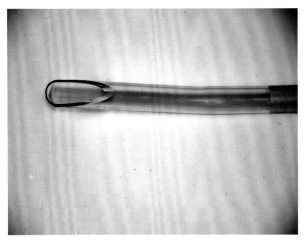

图 4-23 吸引套管有各种直径，为 6~14 mm。图片显示器械直径为 12 mm

（姚远洋 译 魏丽惠 校）

第 5 章

缝合材料、缝合技术及打结

Michael S. Baggish

一、缝线类型

缝线用于缝合伤口，结扎出血血管，以及封闭内脏结构。缝线材料种类众多，型号、原料、内容物及坚韧性各异。为便于说明，各式各样的缝线可分为**可吸收缝线**和**不可吸收缝线**。可吸收材料可以被体内的酶系统分解，实质上是降解（图 5-1）。不可吸收缝线耐受酶的作用，在体内或多或少地会有永久性残留（丝线例外，2 年内在体内消失）（表 5-1 和表 5-2，图 5-2）。抗张强度，特别是随着时间的推移，不可吸收缝线抗张强度会更高。缝线以美国药典（U. S. Pharmacopeia，USP）为基础按大小型号排列，相当于直径（表 5-3）。对于感染组织

及其他污染区域，可吸收缝线更有优势，因其只提供短期抗张强度，之后便消失。可吸收缝线因异物引起持续炎症和感染，随后窦道形成的可能性很小。另一方面，严重感染关腹时，是使用不可吸收缝线的适应证，以降低伤口裂开和(或)内脏外翻的风险。现代几乎所有的缝线都会**融合**到**缝针**上（图 5-3）。缝针大体上可以分为两大类：角针和圆针。角针用于穿透较致密、坚硬的组织（如纤维组织、骨膜和韧带筋膜）。角针尖端呈**三角形**（图 5-4）。如果额外的锐缘在缝针的内弧，这就是标准的角针。如果是在缝针的外弧，就是反角针。圆针尖端呈**锥形**，适于穿透柔软的组织并形成最小的针孔（图 5-5）。

表 5-1 缝线材料种类	
可吸收缝线	**降解时间**
普通肠线	7~10 d
铬制肠线	12~24 d
薇乔线（带涂层，聚乳酸羟基乙酸编织）	3 周抗张强度降为 50%，5 周完全消失
普迪思 Ⅱ（聚二氧杂环己酮，单股）	4 周抗张强度降为 50%，6 周降为 25%
Maxon（单股，聚甘醇碳酸）	4 周抗张强度降为 50%，6 周降为 25%
不可吸收缝线	**相对抗张强度**
棉线	+
丝线	++
尼龙线	+++
聚酯、聚丙烯缝线	++++
钢丝线	+++++

表 5-2　强生缝线特点

强生缝线	材料	天然/合成	结构	表面涂层	材料颜色	可用型号范围	保持张力时间	吸收时间	吸收过程
快速吸收肠线	牛浆膜层或羊黏膜下层	天然	单丝（虚拟）	N/A	黄褐色	5-0~8-0	5~7 d*	21~42 d	蛋白水解酶消化
普通肠线	牛浆膜层或羊黏膜下层	天然	单丝（虚拟）	N/A	黄褐色	3~7-0	7~10 d*	70 d	蛋白水解酶消化
铬化肠线	牛浆膜层或羊黏膜下层	天然	单丝（虚拟）	铬盐	棕蓝色	3~7-0	21~29 d*	90 d	蛋白水解酶消化
涂层+（聚乳糖910）快薇乔缝线	聚乳糖910	合成	编织	聚乳糖370 钙 硬脂酸	未染色（天然）	1~5-0	50%@5 d 0%@10~14 d	42 d	水解
涂层+（聚乳糖910）薇乔缝线	聚乳糖910	合成	编织	聚乳糖370 钙 硬脂酸	天然紫色	3~8-0	75%@14 d 50%@21 d 25%@28 d#	56~70 d （平均63 d）	水解
涂层+（聚乳糖910）薇乔单股缝线	聚乳糖910	合成	单丝	N/A	天然紫色	9-0~10-0	75%@14 d 40%@21 d	56~70 d （平均63 d）	水解
涂层+（聚乳糖910）薇乔抗菌缝线	聚乳糖910	合成	编织	聚乳糖370 IRGACARE MP§ 三氯生	天然紫色	2~5-0	75%@14 d 50%@21 d 25%@28 d	56~70 d （平均63 d）	水解
单乔未染色缝线+（聚卡普隆25）	聚卡普隆25	合成	单丝	N/A	未染色	2~6-0	50%~60%@7 d 20%~30%@14 d	91~119 d	水解
单乔染色缝线+（聚卡普隆25）	聚卡普隆25	合成	单丝	N/A	紫色	2~6-0	60%~70%@7 d 30%~40%@14 d	91~119 d	水解
普迪思II缝线+（聚二氧杂环己酮）	聚二氧杂环己酮	合成	单丝	N/A	透明紫色	2~9-0	70%@2周 50%@4周 25%@6周	180~210 d	缓慢水解

表 5-2（续） 强生缝线特点

强生缝线	材料	天然/合成	结构	表面涂层	材料颜色	可用型号范围	保持张力时间	吸收时间	吸收过程
PERMA-HAND[+] 丝线	蚕丝	天然	编织	蜂蜡	黑白	5~9-0	1年	N/A	N/A
不锈钢缝线	316 L 不锈钢	天然合金	单丝	N/A	金属银色	7~10-0	不定	N/A	N/A
NUROLON[+] 尼龙编织缝线	尼龙 6	合成	编织	N/A	黑色	1~6-0	每年吸收 20%	N/A	N/A
ETHILON[+] 尼龙缝线	尼龙 6	合成	单丝	N/A	透明黑绿色	2~11-0	每年吸收 20%	N/A	N/A
MERSILENE[+] 聚酯纤维缝线	涤纶/涤纶	合成	编织	N/A	白绿色	5~6-0	不定		N/A
MERSILENE[+] 聚酯纤维缝线	涤纶/涤纶	合成	单丝	N/A	绿色	10-0~11-0	不定	N/A	N/A
爱惜邦[+] 优质 聚酯纤维缝线	涤纶/涤纶	合成	编织	聚酯纤维	白绿色	5~7-0	不定	N/A	N/A
PROLENE[+] 聚丙烯缝线	聚丙烯	合成	单丝	N/A	蓝色透明	2~10-0	不定	N/A	N/A
PRONOVA[+] 多聚缝线	聚（偏氟乙烯）与 聚（偏氟乙烯 - 六氟氯丙烯）的 混合聚合物	合成	单丝	N/A	蓝色透明	2~10-0	不定	N/A	N/A
局部皮肤黏合剂	材料								
DERMABOND[+] 局部皮肤黏合剂	2-辛基氰基 丙烯酸酯	合成	液态表面黏合剂	N/A	浅紫色	N/A	5~10 d	N/A	N/A

注：[*] 估计的张度保留；[+] 商标；[#] 6-0 号及更大型号；[§] 汽巴精化公司商标

表 5-3　缝针尺寸	
缝针	平均直径（英寸）
5-0	0.005 6
4-0	0.008 0
3-0	0.010 0
2-0	0.012 6
0	0.015 9
1	0.017 9

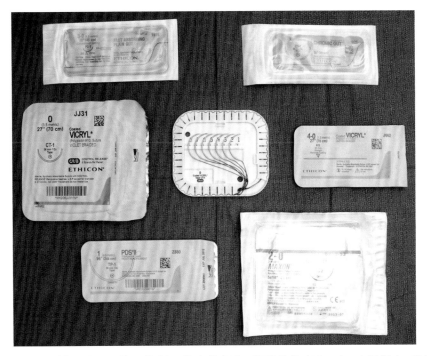

图 5-1　多种可吸收缝线材料：普通肠线、铬制肠线（首行）、薇乔缝线（Vicryl，中间行）、普迪思缝线（PDS）、Maxon 缝线（末行）

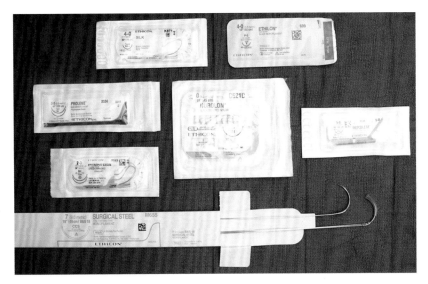

图 5-2　不可吸收缝线包括丝线、单股尼龙缝线（首行）、聚丙烯缝线、编织尼龙缝线、Mersilene 聚酯缝线（中间行）、钢丝线（末行）

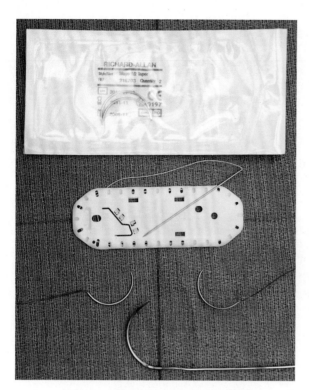

图 5-3　各种类型的医用缝合针带线

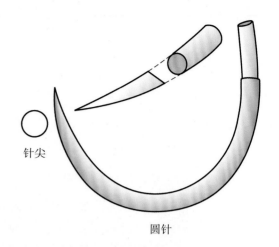

针尖　　　　　　圆针

图 5-5　圆针尖端呈锥形，比角针形成的针孔相对小

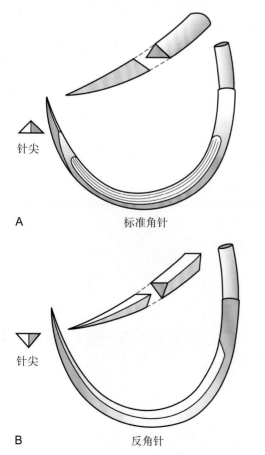

A　　标准角针

针尖

B　　反角针

针尖

图 5-4　A. 标准角针，尖端呈三角形，锐缘位于缝针的内弧；B. 反角针，锐缘处于缝针的外弧

各种缝针结构与其融合的缝线相配合。直形针适于皮内缝合，圆形弹出式针和缝线允许缝线从轻微的拖动中脱离针。后者是快速缝合和间断缝合的理想选择。圆形非弹出式缝线 / 针头要长得多，并允许从单一长度的缝合线中放置几个针迹。大多数用于妇科手术的缝针为 1/2 弧（半圆）或 5/8 弧；5/8 弧与 1/2 弧相比更接近于整圆。下一个缝针的设计与相对尺寸和规格有关。0 号缝线适合于 CT-1或 CT-2 针，而 1 号缝线更适用于大的 CT 针（CT-0）或 CT-X 针。另一方面，较细缝线（如 4-0 或 3-0薇乔缝线）适用于较细的 SH 缝针（图 5-6A）。

二、缝线选择

选择缝线应基于下列因素：①待缝合**组织的厚度**；②待缝合组织的**抗张强度**；③潜在的细菌污染。指导妇科手术医师的常规指南推荐，手边能恰当完成操作最小型号的缝线就是最好的缝线。例如，结扎盆腔深部出血的小动脉时，一根 3-0 号或 4-0 号缝线就可以满足需要，选择 0 号或 1 号缝线则毫无意义。另一方面，结扎子宫血管蒂或骨盆漏斗韧带断端时，试图用 3-0 号而非 0 号缝线是极不明智的。与**单股缝线**相比，**编织缝线**更容易被编织缝隙中的残渣和细菌污染。丝线易于操作，易于打紧，因此能够形成牢固的结。丝线不能用于膀胱，同样，任何不可吸收缝线材料均不可以。尼龙缝线非常结实，

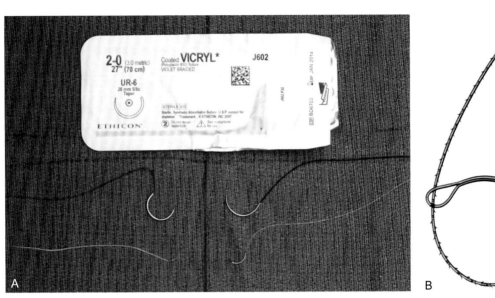

图 5-6　A. 多种弧形缝针。顶端：包装袋中为一枚 5/8 弧缝针。中间：分别为 5/8 弧及 1/2 弧缝针。底端：分别为 1/4 弧及 3/8 弧缝针。B. V-Loc（聚葡糖酸酯）可吸收伤口缝合线的倒刺可以防止滑脱，并且不需要在末端打结

但需要打很多结以避免松开。聚酯缝线材料具备丝线的全部优点，且强度及完整性更高。聚丙烯缝线（普理灵）不与组织粘连，比尼龙缝线局部反应更小。当遇到感染或污染的组织时，这种缝线十分理想。美国柯惠医疗公司（Covidien）提出了一个全新结构的概念，单向倒刺技术不会出现缝线滑脱，也不需要打结（图 5-6B）。

三、缝合技术

缝合技术对于盆腔手术用途很大。筋膜或皮肤的闭合可以通过单纯间断缝合（图 5-7A）或选择褥式缝合（图 5-7B 和 C）。术者更喜欢这些技术而不是 8 字缝合，因为后者虽然作为止血效果很好，但可能会损害血流，尤其是收紧时。皮内缝合通常用于腹部横切口和会阴切口。直形针是实现这一目的的最佳工具（图 5-8A 和 B）。此外，皮肤、皮下组织及腹膜的闭合可以使用连续缝合（图 5-8D）。单丝缝线适合连续缝合。脏腹膜通常采用连续缝合，如剖宫产伤口的缝合（图 5-9）。膀胱破裂处通常采用铬制肠线连续贯穿缝合（图 5-10）。连续单股 PDS 缝线或聚丙烯缝线（Prolene，普理灵）可以安全有效地关闭筋膜（图 5-11）。在紧急情况下，不锈钢缝线、尼龙线或 Prolene 线可以整体穿过筋膜和腹膜，进行间断缝合（图 5-12）。Smead-Jones

远 - 近缝合技术可用于有伤口裂开风险的患者（图 5-13A 和 B）。腹部器官切除术后的修复可以采用 1 号 Prolene（普理灵）线进行整体结扎（图 5-14）。血管蒂需要缝扎止血（图 5-15A~E）。对于大血管蒂及韧带断端，可以使用 Heaney 式贯穿缝扎（图 5-15F 和 G）。关闭出血血管及子宫切口使用 8 字止血缝扎（图 5-16）。关闭道格拉斯腔、宫颈环扎及经阴道关闭腹膜均可采用荷包缝合（图 5-17A 和 B）。开放的阴道断端止血技术涉及对缝法或紧缩缝合法（图 5-18）。这种连续缝合可以通过锁边进行额外止血（图 5-18）。裸露创面伴深部渗血时，折叠缝合是最佳处理（图 5-19A~G）。肠管吻合采用 Connell 连续缝合法（Connell 缝合，连续全层水平褥式内翻缝合）（图 5-20）。

四、打结

每一名外科医师都需要掌握安全可靠的打结技术。新住院医师在如何打出可靠的方结时通常会遇到困难。他们常常打成顺结，这种结过紧，可导致组织坏死。第一个步骤要将缝线交叉，拉平后压紧第一个结。有两种技术可供选择：单手打结（图 5-21A~I）或双手打结（图 5-22A~I）。无论选择哪种技术，有效扎紧的必要条件是形成方结，这种结不会滑脱（即可以保持张力）。

五、外科结

这种结可以有效防止滑脱（图5-23）。新住院医师经常使用这种结。在打第1个结过程中形成一个额外的线环。两个线环被打紧，在完成第2个结的过程中不会松散。

六、器械打结

这是一种便于精细缝线打结的方法（如5-0号缝线及更细的缝线）（图5-24）。用长钳夹持缝线短端（如扁桃体钳）。缝线环绕夹钳形成线环，穿过线环将缝线短端拉出。重复上述操作，但线环是反向绕成的，这样就形成一个方结。

七、连续缝合的结尾

在连续缝合的最后阶段，拿起线尾一端，再拉起最后一个线环（图5-25），将这两端打在一起形成方结。

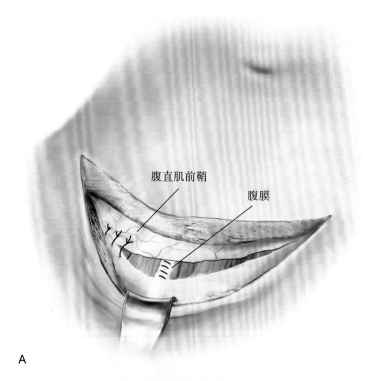

腹直肌前鞘

腹膜

A

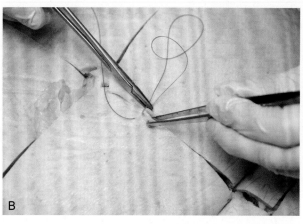

B

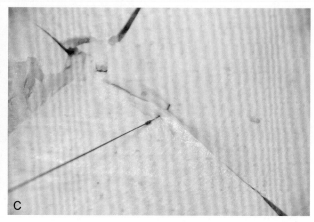

C

图5-7　A.横切口时可以采用单纯间断缝合关闭腹直肌前鞘。B.外翻褥式缝合。缝线穿过皮肤，在对侧穿出。调转缝针，回穿过皮肤，于最初进针点同侧穿出。C.在皮肤最初进针侧打结

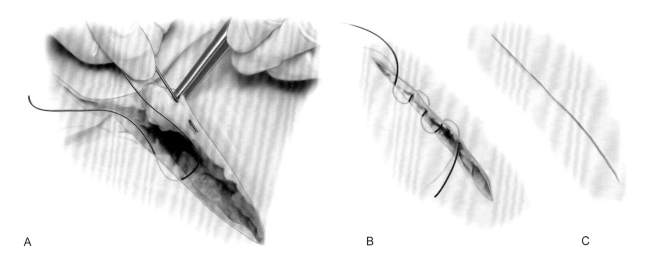

A

B

C

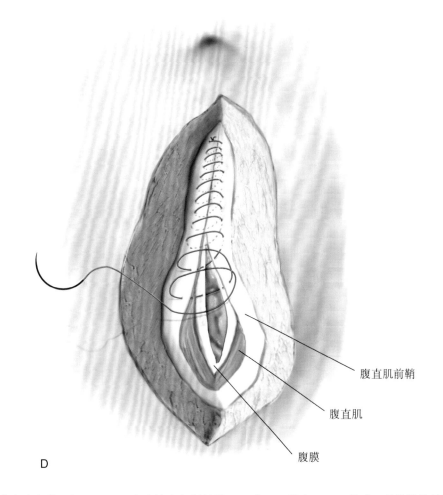

腹直肌前鞘

腹直肌

腹膜

D

图 5-8　A. 直形角针是皮内缝合的最好工具；B. 皮内缝合行针线路；C. 伤口已缝合；D. 0 号或 1 号单股缝线连续缝合（如 PDS Ⅱ，Prolene）

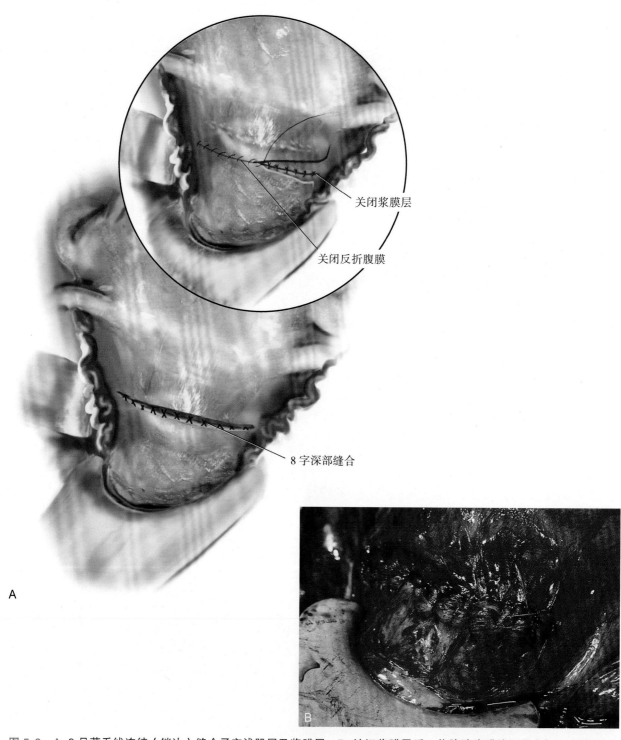

关闭浆膜层

关闭反折腹膜

8字深部缝合

A

B

图 5-9 A. 0 号薇乔线连续（锁边）缝合子宫浅肌层及浆膜层；B. 关闭浆膜层后，将膀胱腹膜缝至子宫切口上缘

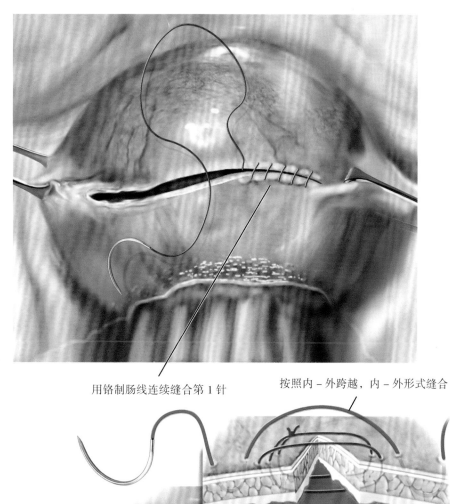

A

用铬制肠线连续缝合第 1 针　　　　　　　按照内 - 外跨越，内 - 外形式缝合

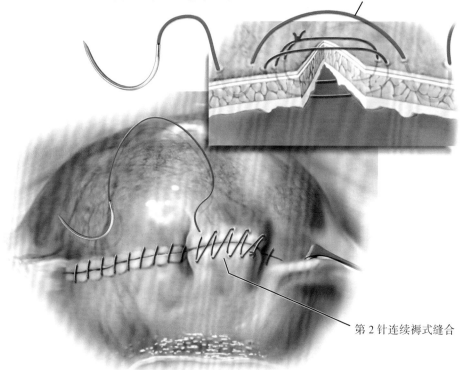

第 2 针连续褥式缝合

B

图 5-10　A. 膀胱破裂处采用 2-0 号铬制肠线连续缝合，缝线贯穿膀胱顶全层；B. 破裂处已关闭

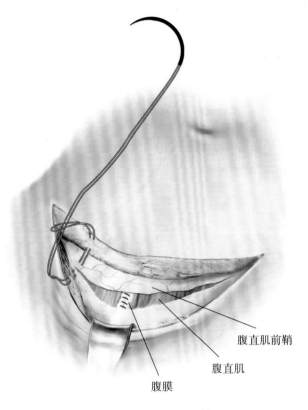

腹直肌前鞘

腹直肌

腹膜

图 5-11　环形 PDS Ⅱ 或 Prolene 缝线关闭横切口

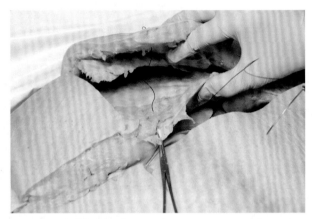

图 5-12　全层缝合采用 4 号带针尼龙缝线。缝线穿透皮肤、脂肪、筋膜及腹膜层

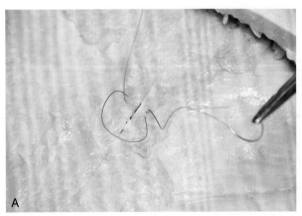

A

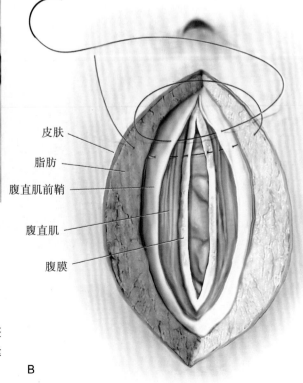

皮肤

脂肪

腹直肌前鞘

腹直肌

腹膜

图 5-13　A. 远 - 近筋膜缝合技术首先从筋膜边缘进针，以免缝线穿过下层组织。随后继续从筋膜边缘进针。整个技术成为预防伤口裂开的代表。B. Smead-Jones 缝合法示意图

B

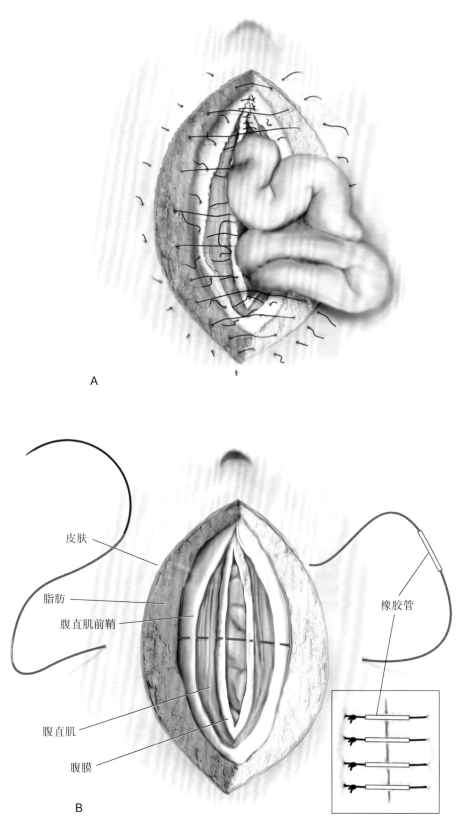

A

皮肤

脂肪

腹直肌前鞘

橡胶管

腹直肌

腹膜

B

图 5-14　A. 腹部器官切除术后腹腔裂开。通常是因缝线材料超出了组织的抗张强度、结扎过紧或是距离筋膜切缘过近。缝线会豁开组织。另外，不合格的线结也可能会松散开。B. 腹腔裂开的修复可以采用 2 号 Prolene（普理灵）线，或 28 号或细钢丝线进行整体缝合。大号外科针从切缘旁开较宽的位置进针，并穿过腹壁全层。插图描述了橡胶管穿套入缝线以保护下面的皮肤

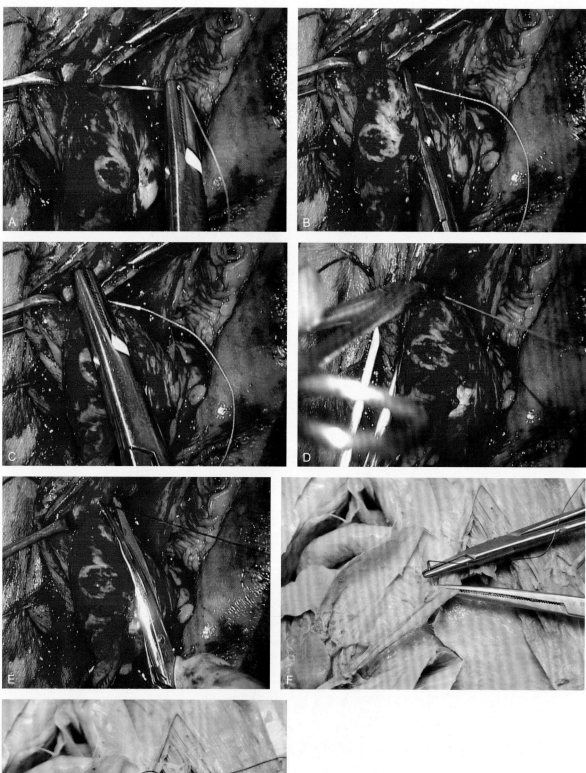

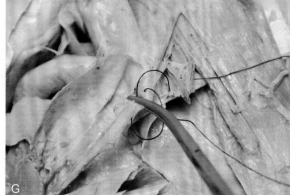

图 5-15　A. 缝扎操作首先将针从止血钳尖端下方穿入。B. 缝针从止血钳尖端夹持的组织中穿出。C. 持针器夹住针并将缝线从组织中拉出。D. 翻转止血钳，在钳后打结。E. 收紧线结，松开钳子。打完 3 个结，紧贴结上剪断缝线。F. 贯穿缝合首先穿过钳尖组织。G. 接着穿过钳根部夹持的组织

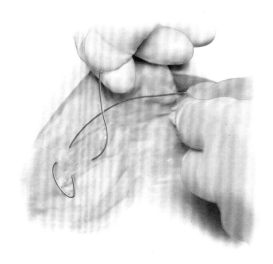

图 5-16　8 字缝合是针对血管有活动出血时的止血方法

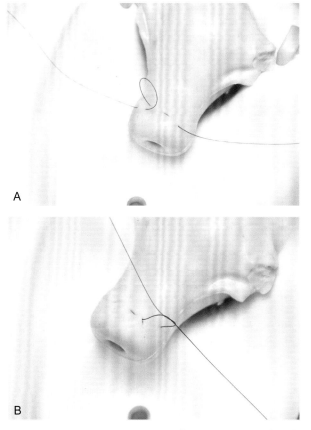

图 5-17　A. 利用子宫模型展示荷包缝合；B. 这种连续缝合应包括宫颈全周

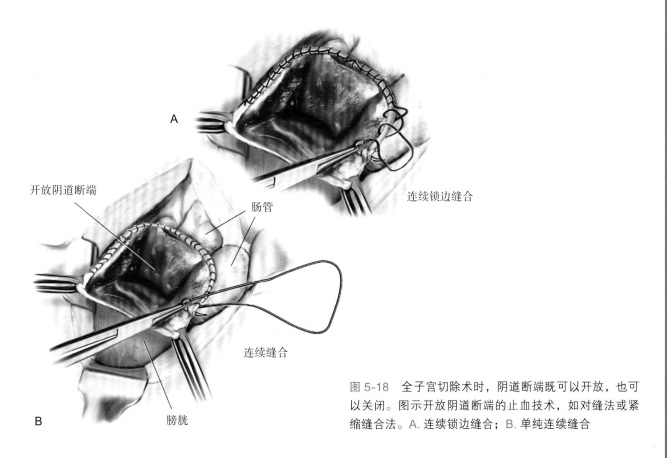

开放阴道断端

肠管

连续锁边缝合

连续缝合

膀胱

图 5-18　全子宫切除术时，阴道断端既可以开放，也可以关闭。图示开放阴道断端的止血技术，如对缝法或紧缩缝合法。A. 连续锁边缝合；B. 单纯连续缝合

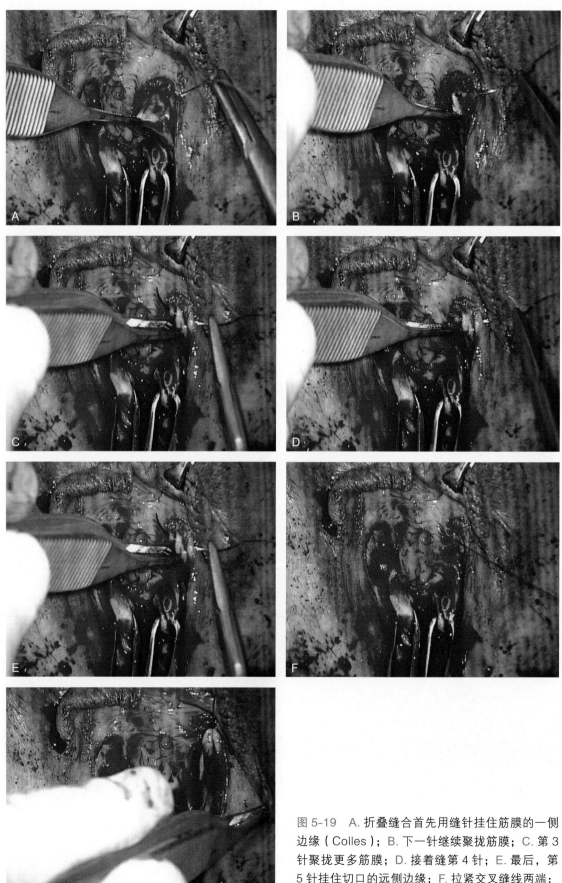

图 5-19　A. 折叠缝合首先用缝针挂住筋膜的一侧边缘（Colles）；B. 下一针继续聚拢筋膜；C. 第 3针聚拢更多筋膜；D. 接着缝第 4 针；E. 最后，第5 针挂住切口的远侧边缘；F. 拉紧交叉缝线两端；G. 打结，使筋膜边缘靠拢，渗血的小血管关闭

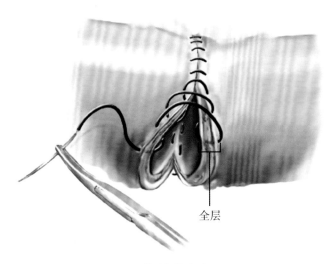

康乃尔缝合法

图 5-20 Connell 缝合法首先从浆膜侧进针，穿透肠壁全层，由黏膜侧出针。以相对的方向穿刺第 2 针，缝针回到浆膜侧（即从黏膜穿透肠壁，由浆膜穿出），接着跨至对侧肠管，重复上述操作

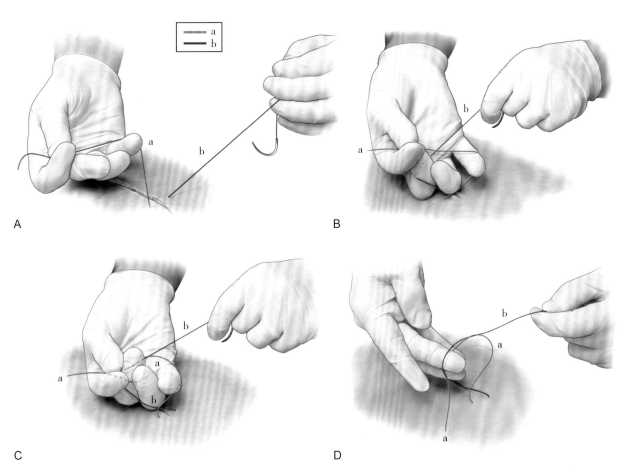

图 5-21 A. 单手打结。第一步，术者将缝线 a 端横贯于优势手手指掌侧（图片显示右手）。右手拇指和示指握住缝线 a 端。左手握住缝线 b 端，保持张力。B. 缝线 a 和 b 端的放大图像展示了打结开始时手指的位置。注意 a 端连续跨过小指、环指及中指掌侧，并固定于示指的位置。缝线 b 端在 a 端前面穿过，经示指后，中指前（在示指、中指之间）。以上初步形成线环结构。C. 此时，缝线 b 端完全处于被动地位。中指、环指弯向掌心，将缝线 a 端置于两指之间。D. 夹紧缝线 a 端（中指、环指间），夹握 a 端的手指向后形成线环，由此从环中撤出手指，同时完成线环

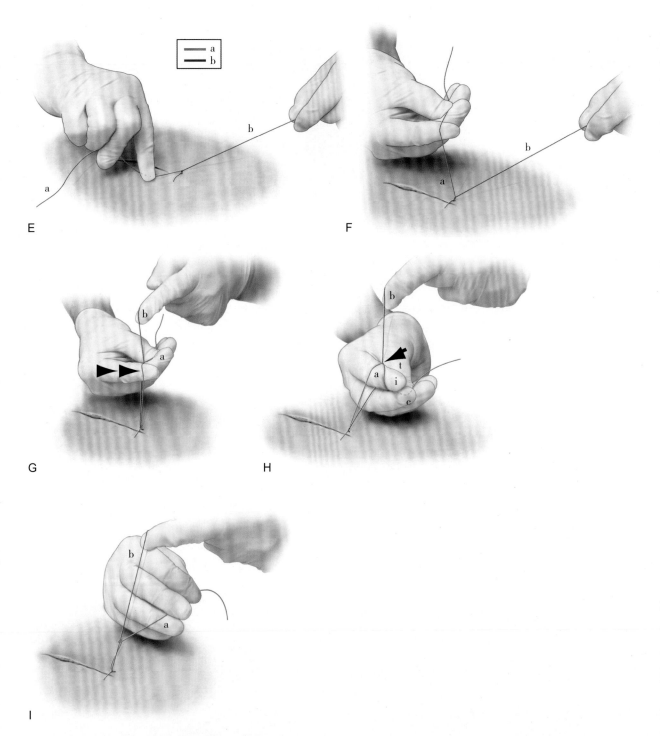

图 5-21 续　E. 向相反的方向牵拉缝线两端，打紧第一环（线结）。F. 单手打结的第二部分（线结）首先由右手拇指和中指对握夹住缝线 a 端，接着缝线跨过示指远端关节皱褶与指尖之间。左手紧握缝线 b 端，处于被动地位。G. 利用示指背侧挑起缝线 a 端以保持张力，a 端成 90° 跨过 b 端形成第 2 个线环，示指直接穿过此环的中心（箭头所示）。H. 示指（i）弯曲类似扳动手枪的扳机状。从缝线 b 端下面穿过，同时在两点间挑住 a 端；一点为拇指（t）和中指（c）夹握缝线 a 处，另一点为缝线 a、b 相互交叉处（箭头所示）。此时，示指弹回复位（从之前的弯曲位伸直），挑起缝线 a 端完成单手打结的第 2 个线环。I. 向相反的方向牵拉缝线 a、b 端以打紧线结，至此完成单手打结的第二部分

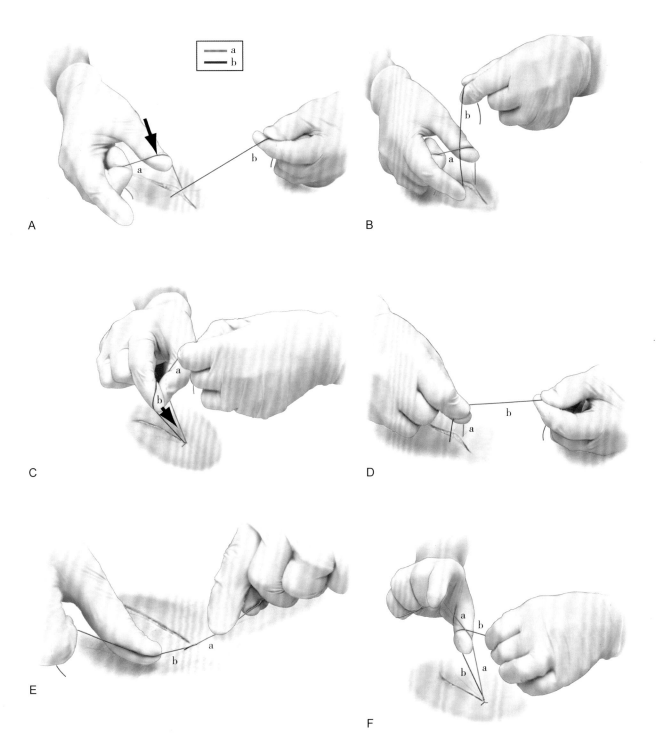

图 5-22 A. 双手打结首先由中指、环指及小指握住缝线 a 端保持张力，允许优势手的拇指、示指自由操作。缝线 a 端斜行跨过拇指背斜侧（箭头所示）。B. 缝线 b 端靠近拇指，在 a 端上跨过拇指以形成线环。C. 示指移动到线环与拇指对合，以支撑一侧线环，右手示指挑住线环 b（示指、中指之间）。示指指向下穿过线环（箭头所示）。D. 当拇指退出线环，示指进入线环中央。拇指将缝线 b 端上推给示指，完成线环。左手（非优势手）提起 b 端闭合线环。E. 用左手或右手示指将方环打紧。F. 第二部分开始，缝线 a 端握在右手，允许拇指和示指自由活动。缝线 b 端靠近右手拇指掌侧（腹侧），拇指弯曲跨过 b 端，同时右手握住 a 端转至中间。此时缝线 a 端跨过拇指，也跨过缝线 b 端形成一个线环

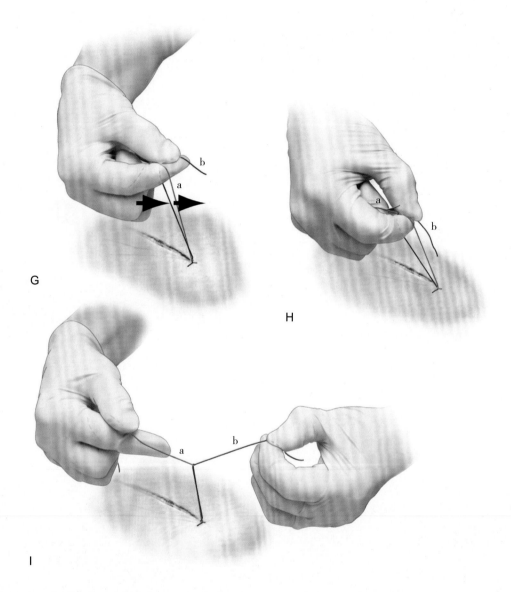

图 5-22 续　G. 缝线 b 端，此时已与 a 端形成线环，接着用左手向前提，跨过拇指腹侧。右手拇指和示指以钳形动作握紧缝线 b 端。由右手示指推入新形成的线环（箭头所示）。H. 图 4-22G 的后面观。I. 将缝线两端打紧

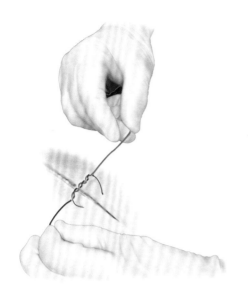

图 5-23　三重环可以防止第一结滑脱。可选择这项技术打出张力结。也被称为"外科结"

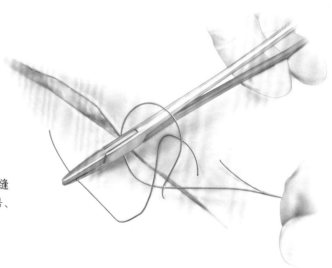

图 5-24　器械打结是以缝线环绕持针器尖端，接着将缝线短端拉出。这一技术非常适合精细缝线（如 5-0 号、6-0 号）。反方向重复上述操作以形成方结

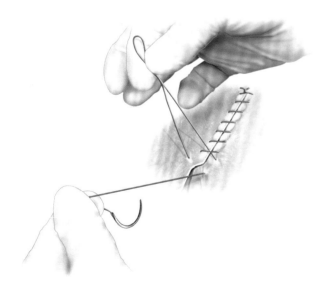

图 5-25　在连续缝合结束时，拉起最后一个线环及针尾的缝线，打结后即完成

（李星辰　译　王建六　校）

第6章

能量设备

Michael S. Baggish

一、电外科学-激光-超声刀

从过去到现在，释放能量的器械都在盆底手术中得到了应用。这类器械之所以存在是因为其拥有止血功能，提高了手术速度。

但与冷刀和剪刀相比，这类能量器械会对周围的组织造成更大的损伤，主要是会导致组织坏死、组织失活、继发纤维化及瘢痕形成的热损伤。基于上述，手术周围的组织容易因一系列机制导致损伤。因此，术者、助手还有器械护士都应熟悉器械的这些正作用和副作用。在正式使用前，大家应进行练习以避免对患者造成意外损伤。

二、电外科学

与电外科学相关的两个词汇，分别是 cautery 和 bovie。Cautery 在现代外科手术中已很少应用，它指的是将某种导热金属（如铁棒、烙铁、电炉上的加热元件）加热到使它发红的特定温度，然后与人体组织相接触，从而将开放的血管烧焦并阻断血供（如断肢残端）。1928 年，物理学家 William Bovie 和神经外科医师 Harvey Cushing 发明了一种既可以切又可以凝的电手术器械。

这种"电刀"（Bovie unit）的产生具有划时代的意义，然而现在已经废弃了很多年。这种"电刀"与现在使用的微机控制的电外科器械大不相同。

为了理解物理学上与机体组织间的相互作用，以下4个术语在电外科学中至关重要：电流；电压；电阻；功率。

电流（I）也就是电荷的流动。没有电流，不可能发生电外科作用。电流的单位是安培。发电机通过一个完整的电路产生电流，正电荷运动的方向是电流的方向。

电荷必须要从一端流向另一端（两端之间的压力差也就是电压，**电压**（V）是一股潜在的力，单位是伏特）。电流在流动过程中介质所给它的阻力是**电阻**（R），**电阻**的单位是**欧姆**。电流、电压、电阻之间的关系由**欧姆定律**表示：

$V = IR$ 或 $R = V/I$

1 欧姆 = 1 伏特 /1 安培

功率（P）代表了单位时间内所产生的能量，以**瓦特**为单位。

$P = I^2R$ 或 $P = VI$

有两种形式的电流：**直流电**和**交流电**。在美国，电外科学使用**射频交流电**（RF）（> 100 000 Hz 或每秒 > 100 000 循环）来切、凝组织。Tesla 注意到交流电的优点，在他的实验基础上，美国改造了交流电并取代了直流电。欧洲的标准仍然是直流电（图 6-1）。

单极电流从**电外科器械**（electrosurgical unit, ESU）发出，通过铜线到一电极，产生切（100℃）或凝（60℃）的效应。

然后，电流通过患者的机体，通常是通过重要的大血管这样的组织，再通过**中性电极**（电极板）收集到铜线中再回到电外科器械（图 6-2）。

双极电流自电外科器械中由两根线发出，电极由两部分组成，一部分称手术电极（active electrode），另一部分称中性电极或回路电极。其中第一根线与手术电极相连，第二根线与中性电极相连，电流通过第二根线传回电外科器械中。双极系统的优势非常明显，相比单极电流而言，电流只在手术电极和中性电极之间往返，电的作用仅在两个电极间发生，而不会贯穿患者全身（图 6-3）。

在示波器上可以明显区别出电切和电凝的波形（图 6-4）。电切的电流呈现出非调节的、高电流、低电压的正弦波，以快速达到使组织汽化的温度（100℃）。最大电切和最小电凝的电压极值为 200~600 V（图 6-5A 和 B）。

与此相对比，电凝为受调节的波形，以高电压、低电流为特点（图 6-6）。在电凝的过程中，温度上升的速度相对没有电切时那么快，且温度较低（60~70℃），使得细胞**脱水变干**，由于水分脱离细胞，细胞也失去了导电的离子，电阻增加。电凝电极仅接近组织而不需要接触组织，便可以大面积烧灼组织，因此需要高电压以产生火花穿过空气达到凝固细胞的效果。因此这种大面积的烧灼仅仅是浅表凝固，而不是深层接触凝固（图 6-7）。

通过这一凝固的过程，在电极周边会产生高温。电极与组织接触的周围也会发生热传导，这一概念对外科医师来说非常重要，因为在电凝组织的周围也可能受到播散的热损伤（图 6-8 和图 6-9）。

与电手术相关的若干危害会在内镜并发症（腹腔镜和宫腔镜）相关章节中进行讨论。

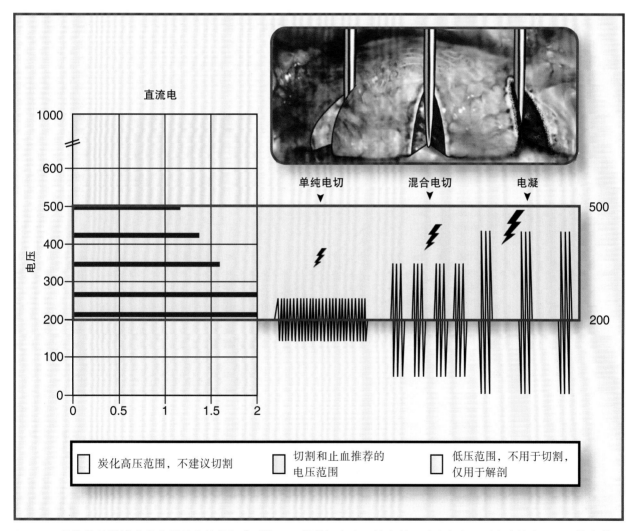

图 6-1　现代外科器械或发生器具有计算机化系统，可提供恒定电压输出并通过改变电压到电流的流量和阻抗来控制从纯切割到混合切割，再到电凝

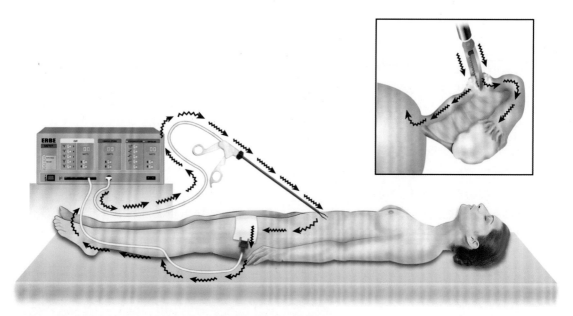

图 6-2　单极电流的流动。正向电流自电外科器械中流出，通过钳子的关闭造成高电流，电流通过患者的身体，通过电极板流出至电外科器械中

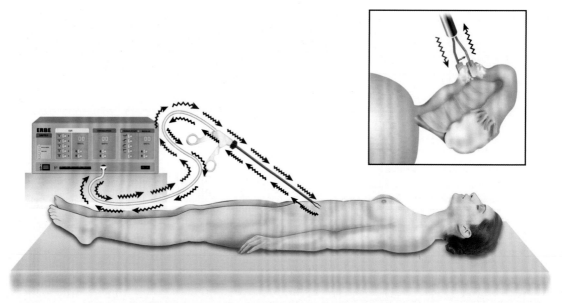

图 6-3　双极电流的流动。电外科器械中产生电流，通过双极钳子的绝缘导体产生热效应，电流从手术电极的方向流向中性电极的方向。双极钳子的绝缘中性部分接收回流电流。电流只局限在双极钳子之间

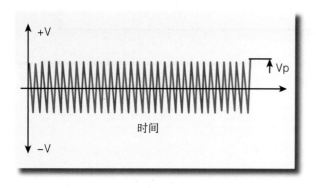

图 6-4　示波器上呈现的"电切电流"的典型波形。波峰间的电压相对低，而电流高

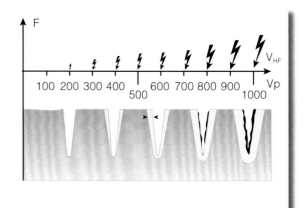

A

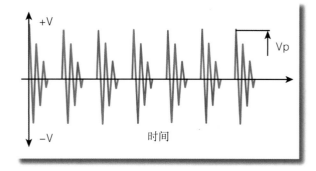

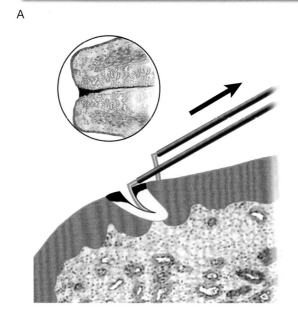

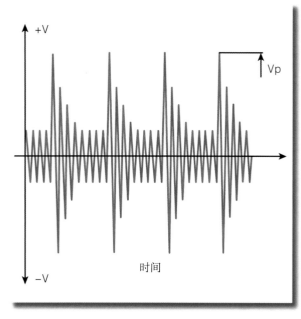

图 6-6 在频率调节过程中产生高电压（峰峰间）间歇暴发波（非连续输出）。这就导致较少的电流和较高的电阻。温度上升得较慢，并低于产生汽化的温度（凝固）

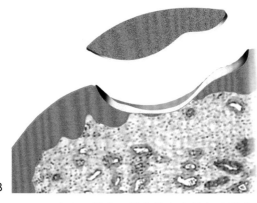

B

图 6-5 A. 当电压增高，激发的电火花相应增大，产生的电凝作用的面积就会增大；B. 图中显示电切环作用于宫颈的情况。在电切环接触宫颈前踏下电外科器械的踏板，产生开放电流。当电极与宫颈接触时产生相对较高的电压和较大的阻力，并产生高温，因此在表面形成黑色的炭化组织。随着电压下降，电流逐渐上升，组织汽化而不被凝固。当电极再次接触，则再次产生高温和热效应

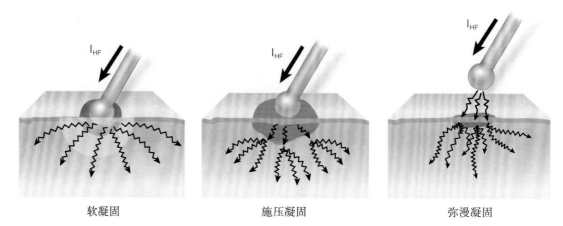

软凝固　　　　　　　　施压凝固　　　　　　　　弥漫凝固

图 6-7　恒压电外科器械可以很精准地在电压的波峰波谷间变化，因此可以产生很多种凝固的模式。软凝固在电压差 ≤ 200 V 时产生。更深层的凝固在电压 ≥ 600 V 时产生（施压凝固）。弥漫凝固是一种非常表浅的凝固方式。电火花需经空气和组织的间隙传递。弥漫凝固的过程需要 ≥ 1000 V 的电压

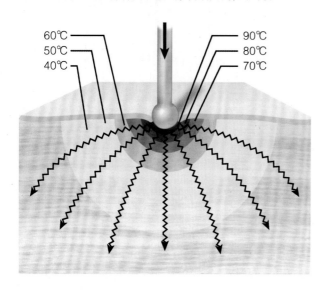

图 6-8　所有的外科医师都应铭记热会经由组织传导。在电极与组织接触的中心部位可以检测到最高温。热量以离心的方向传播，传播得越远，温度越低。电极接触的时间长短是对周围组织造成热损伤的重要因素

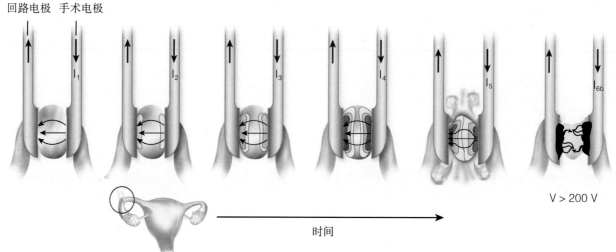

图 6-9　双极间的热传递。钳子双臂间所夹的组织随着作用时间的延长，温度上升达到凝固的温度。当温度达 100℃ 时便会产生汽化。离子从细胞中排出，因而增加对电流的电阻，形成汽化屏障。在功率不增加的情况下，电子最终停止传导。如果增加功率，产生足够大的电火花，穿过汽化屏障，随着温度上升达到 400℃ 以上时可以使浅表组织炭化

三、激光手术

激光仪可以产生能量光（激发的射线扩大光波的能量）。手术利用的就是这种**激发的射线**。激光在作用于组织时转化为热量、冲击波或光化学反应。

激光的许多作用都依赖于光线可以**被吸收**的能力。还有一些光可以被组织表面反射，因而产生作用。依赖于**激光光波**的能量，它可以穿透到组织的不同深度，直至能量被完全吸收时终止。

由于激光光波在**电磁波波谱**范围内，它们可以依据波长的不同而被选择性吸收（图 6-10A）。例如，氩气激光和 KTP/532 激光在可视带发出 0.51 μm 的长度的波，可由含血红蛋白的区域，如静脉曲张和血管瘤所吸收（图 6-10B），相对而言，二氧化碳激光（10.6 μm）自远红外线区域发出，可以被水很好地吸收，同样也可以被无论任何颜色的组织所吸收。**钕 - 钇铝石榴石（Nd：YAG）激光**可以穿过水（并不是因为被吸收，主要是通过前散射凝结组织）。很多种激光都可以经由软纤维进行传播（如前面提到的**氩气、KTP、Nd：YAG、Ho-YAG**）。二氧化碳激光不能被光线传播，而是不用经过组织的直接接触经由空气发挥作用（图 6-11A 和 B）。

二氧化碳激光在妇科手术中用于切割、汽化凝固（图 6-12）。因为即使是很小的一部分水、二氧化碳也可以被很好地吸收，因此二氧化碳光波的穿透力可以被精确控制。组织对此光波的反应依赖于很多因素。

光波的直径可以通过透镜聚焦来控制。紧密聚焦的光束（＜1 mm）可以快速被组织细胞吸收。光能可以转化为热能，将细胞间的水分加热到 100℃，随后转化为蒸汽，细胞之后崩解（图 6-13）。**爆炸式的蒸发**或**汽化**终将导致大量细胞死亡。直线移动激光就可以达到切割的作用。**当解除激光的会聚时**（＞2 mm），吸收的光线就会扩散到更大的区域，这会产生 60~80℃ 的温度，达到凝固组织的作用（图 6-14）。二氧化碳激光可通过手柄、光波导向装置或微操作装置来使用（图 6-15A 和 B）。

功率密度这个词指的是激光传递到组织上的能量：

$$PD = W/cm^2 = 能量（W）/ 光波直径（\pi r^2）$$

计算 PD 的快速方法是：

$$PD = P（功率）\times 100/ 直径平方（W/cm^2）$$

读者很容易理解，如果希望增大能量密度的值，最有效的方法是减小光束直径或点面积（图 6-14）。而减小能量密度的最有效方法是增大**点面积**（增大光束直径）。

Nd：YAG 激光（10.6 μm）通常使用于宫腔镜或腹腔镜手术，因为它可以穿透水和其他的液体介质，是一个非常有效的凝固设备，并且还可以非常有效地为软纤维传导，传导的直径范围为 0.5~1 mm 或更大（图 6-16A 和 B）。因此激光可以通过手术的通路，甚至很小的内镜进行传导。Ho-YAG 激光作为切割设备也是一样的。

激光设备的优势是它无须像电外科设备那样经过组织传导，而且也无须依赖高张液体穿透或吸收。没有电休克的风险，可以胜任其他设备不能完成的工作。

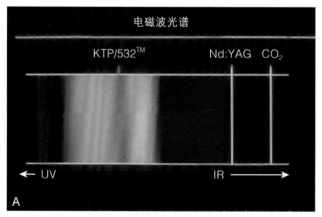

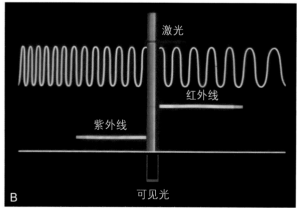

图 6-10　A. 电磁波光谱可视和不可视的部分。注意 KTP/532 在可视绿光区发射出来。氩氖激光从可视红光区发射出来。Nd：YAG 激光和二氧化碳激光从红外区发射出来，都是不可见的。B. 该图详细描述了光谱中光的波长，注意这个非常小的可见波段，它被放大了

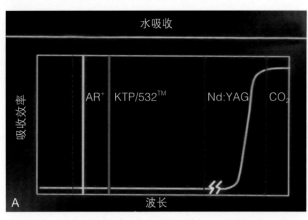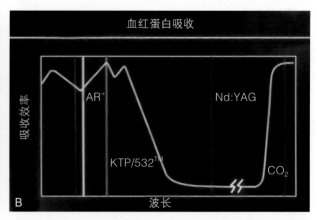

图 6-11 A. 激光的波长与水吸收程度之间的关系。二氧化碳光波具有很强的水吸收能力。B. 在氩气激光和 KTP/532 激光作用时血红蛋白的吸收能力强

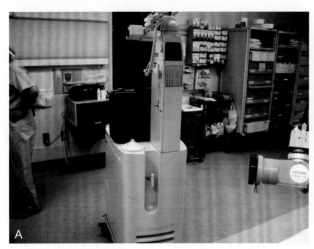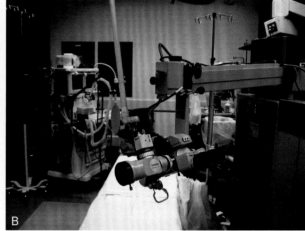

图 6-12 A. 高能量输出二氧化碳激光仪。垂直于地面的结构中包含二氧化碳激光管，激光仪包含脉冲和连续模式。B. 激光臂连接着手术显微镜。激光光线为微操作设备所精确控制。注意在显微镜的左边放着的立方形的三光碟摄像机，其叠放在分光仪上

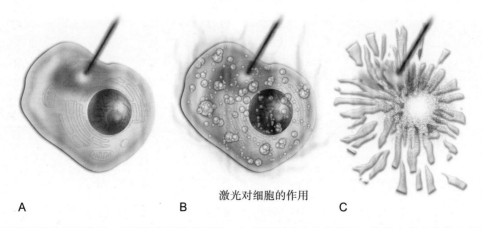

激光对细胞的作用

A   B   C

图 6-13 激光和组织的相互作用。细胞吸收了激光光线。A. 光能量转化为热能量，细胞中的水分快速升温达 100℃；B. 水转化为蒸汽，扩大了细胞体积和容积；C. 最终导致细胞的爆破蒸发

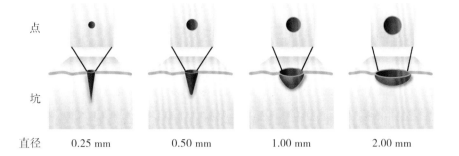

图 6-14　激光作用的深度为一系列因素所控制。能量是一个显然易见的因素。更重要的是激光光波的直径和点。小的聚光点可以产生深坑，因为这时能量密度很高。发散的激光会产生宽而浅的坑，这时能量密度很低。会聚的光几乎没有凝固的作用，而发散的光线会产生凝固作用

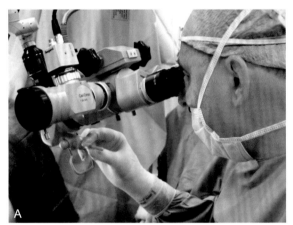

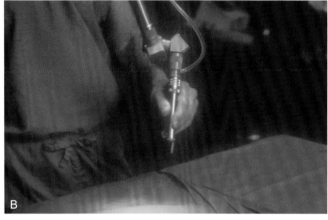

图 6-15　A. 术者通过显微操作仪器来操控激光；B. 激光手柄为术者提供二氧化碳激光的可变传输系统

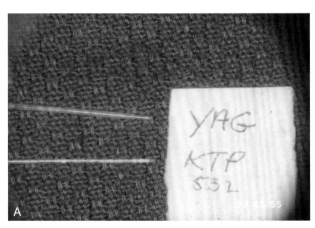

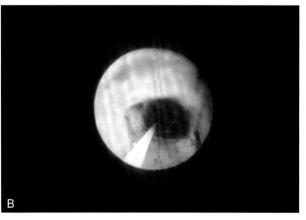

图 6-16　A. Nd：YAG，KTP/532，Ho-YAG 和氩气激光光线可以通过细光纤传递给组织。这些激光可以穿过水而不被水所吸收。B. 这张宫腔镜操作的图片显示 Nd：YAG 激光光纤通过宫腔镜操作的通道传递入子宫内并进行内膜消融。内膜切除的结果显而易见

四、超声手术

超声辐射可能输出能量，可用来于诊断（超声）和手术。后者需要更高的能量密度。

目前已经有两种技术和设备应用于手术当中：**超声吸引刀**（cavitron ultrasonic surgical aspirator，CUSA）和**超声刀**（harmonic scalpel）。

超声吸引刀已在根治性肿瘤切除中得到广泛应用。因为它可以在切的同时通过凝固直径达 1 mm 的血管，并通过减少对更大直径的显露血管的不必要损伤来达到止血作用。含水量较高的组织可以被选择性切除，同时保护纤维胶原，弹性组织不受损伤。超声吸引刀可以同时对残留组织碎片等进行冲洗和吸引，保持术野干净。不像电外科器械或激光手术器械那样产生废气。但会产生细颗粒形成的雾团，所以术者必须采取预防措施。超声设备通常按照以下 3 个方面对组织进行作用：

黏力：产生微粒，导致细胞膜崩解。

热能量：超声波可以转化成热量。纤维、胶原组织吸收光波产生热凝效应。除此之外，震颤的手术导体尖端可通过摩擦作用生热（图 6-17）。

空穴作用：液体的流体力和切变力可保持超声波吸收，并产生越来越大的声能扩散。这一作用可以使空泡在膨胀和崩解的过程中，在液体和气体状态间不断地相互转化，液体变成气体，气体又变成液体。由于压力梯度的骤变，产生细胞空穴，最终导致细胞崩解。超声作用的时间越长，产生的影响越大（图 6-18）。

超声吸收刀和超声刀都利用压电晶体作为产生超声的能源。超声吸收刀的震动频率为 23 kHz，超声刀的震动频率为 55.5 kHz，并带有 50~100 μm 的直刀头（图 6-19）。以下几个因素会影响器械的速度。

能量设置：最高能量设置是采用刀片最大的垂直作用距离和最强的锋利程度。

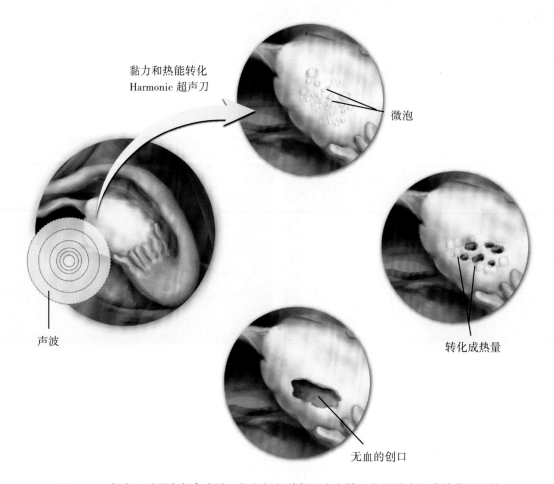

黏力和热能转化
Harmonic 超声刀

微泡

声波

转化成热量

无血的创口

图 6-17　超声刀采用高频率声波。切割组织并凝固小血管。依靠黏力和摩擦作用生热

组织的坚韧程度：将组织拉紧，切割得快，凝固作用下降。

施加压力：对于剪刀形器械而言，将组织夹紧则切割得快，凝固作用下降。

这里展示了谐波手术刀钩形刀片及其对组织的作用（图 6-20）。

正如电外科器械和激光器械一样，超声器械越来越多地应用于内镜技术当中。超声刀相比电外科器械而言使用起来慢一些，但作为替代能量设备拥有其独特的优势。尽管如此，超声设备还是一种替代能源设备，具有其独特的优势（图 6-21）。

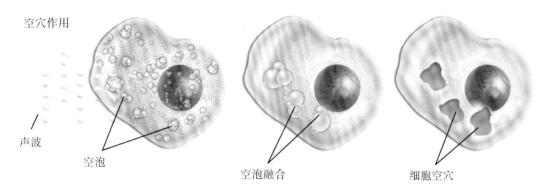

图 6-18 超声声波撞击细胞产生空穴，并产生微泡，融合成大泡。大泡崩解并在细胞内制造出空穴

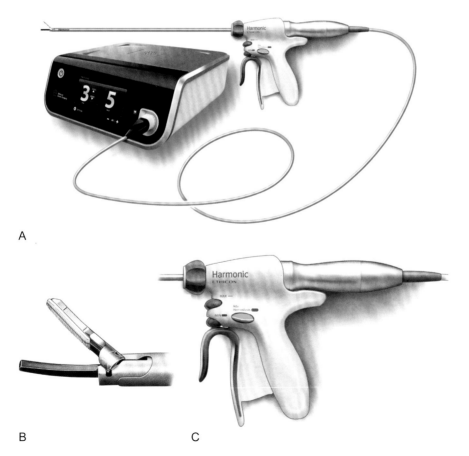

图 6-19 A. 谐波 ACE+7 剪切机连接至其发电机控制单元；屏幕显示高功率和低功率设置。B. 终端抓取器和振动臂详图。C. 谐波 ACE 手柄的细节，允许外科医师最大程度地控制手术

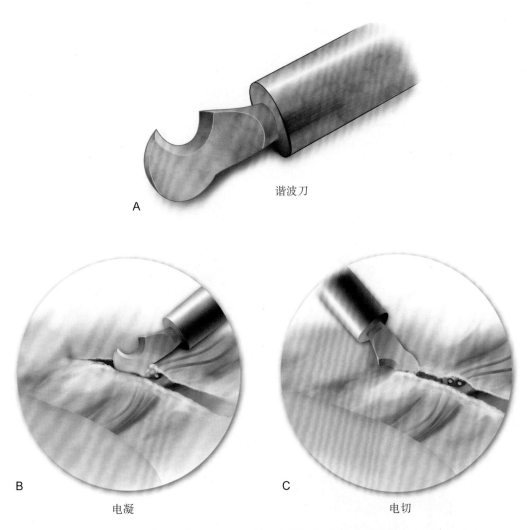

图 6-20 谐波钩形手术刀的组织作用。组织拉伸是有效切割动作和减少摩擦产生热量的重要因素

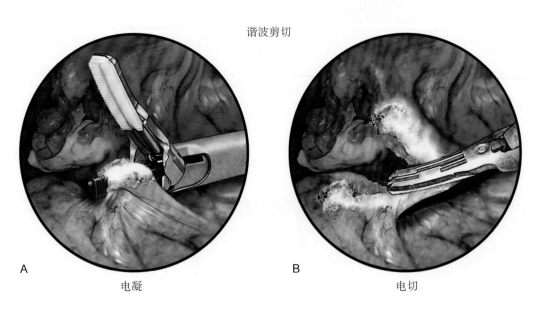

图 6-21 A. 谐波 ACE+7 剪切机显示在开始切割组织；注意热凝固作用会产生热烫和起泡。B. 组织同时止血和切割

（李星辰 译 王建六 校）

第 7 章

体位与神经损伤

Michael S. Baggish

一、患者体位

在宫颈、外阴、阴道、肛门、子宫及内镜手术中，使患者处于适宜的体位对于每个妇科医师而言都具有十分重要的意义。即便已经对患者腿部辅以悬挂式支架、Allen 脚蹬或腿架等支撑方法，仰卧截石位仍属于**非自然体位**（图 7-1~ 图 7-3）。当**截石位**再加上**特伦德伦堡卧位**（译者注：头低足高位，

斜率为 15°~30° 的姿势）时将更容易导致附加损伤。不适宜的体位还可能导致神经损伤，表 7-1 列举了妇产科手术中相关神经损伤发生的频率、诱因及特定部位。适宜的截石体位要求双腿微屈，脚架支撑双踝及双足，避免成角及足部背屈，髋部略外展，臀部置于手术台上避免悬空，双膝外侧勿与腿架接触。临床上有几种可供选择的截石位，刮宫、宫腔镜及膀胱镜手术采用低截石位即可（图 7-1），

表 7-1 与体位及盆腔手术相关的神经损伤

症状 / 体征	相对发生率	诱　因	受累神经
1. 下腹部尖锐的切割痛，慢性烧灼痛（后期）	7%	钳夹后、切割缝合后瘢痕形成	髂腹股沟神经 髂腹下神经
2. 大腿外侧麻木 －感觉异常 －感觉过敏	6%	拉钩压迫 热能设备损伤神经 少见，体位	股外侧皮神经
3. 阴唇上部、大腿麻木、烧灼痛	17%	损伤或撕裂伤 拉钩压迫	生殖股神经
4. 大腿前内侧麻木 －外旋无力 －内收无力	20%~30%	切割、钳夹、缝合等直接损伤 穿刺时引起的损伤（TOT） 外压（例如，闭孔疝）	闭孔神经
5. 大腿前内侧麻木 －伸腿无力 －屈髋无力 膝腱反射消失	11%~30%	腹股沟韧带压迫 拉钩压迫 罕见，直接损伤	股神经
6. 臀部疼痛 －腿部后侧及后内侧疼痛 －腿部、足部麻木 －悬垂足 －直腿抬高时疼痛	10%	缝合 拉伤 压迫（腓骨）	腰骶干 坐骨神经

中、高截石位则能最大限度地显露外阴、阴道手术术野（图 7-4）。Allen 脚蹬非常适用于腹腔镜手术。Yellofin 设备在行微创手术时能够支撑腿部、膝部和足部，对于外阴、阴道和宫腔镜、腹腔镜手术非常实用。Yellofin 设备能根据患者的实际情况，如身高、外展、内收和旋转来调节。该设备能调节到任何尺寸（图 7-5A 和 B）。因为越来越多的女性寿命增加，这些人当中很多人都进行过膝关节置换术，对于足部、膝部、腿部合适的支撑需要由手术医师来提供，这意味着需要 Yellofin 或其他类似设备来提供截石位。

二、周围神经损伤

过度屈曲患者髋部易导致股神经损伤（图 7-6），其损伤机制可能与股神经干经腹部走行至股骨过程中受其上方走行的腹股沟韧带压迫有关。

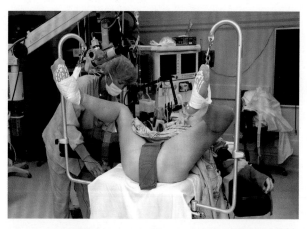

图 7-1　此患者的体位为低截石位，她的双腿悬挂固定在一对牵引架上

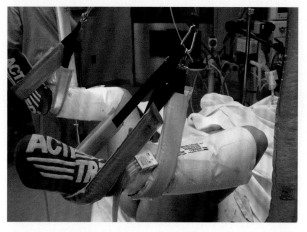

图 7-2　这套腿架上各配有一块保护腿部及足部的凝胶垫

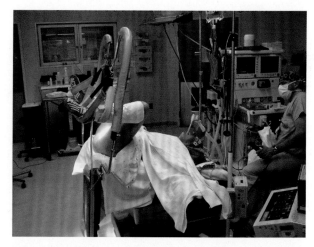

图 7-3　当处于截石位的患者同时再调整为特伦德伦堡卧位（头低位）时，会因下肢血供进一步缺乏而增加神经损伤的风险

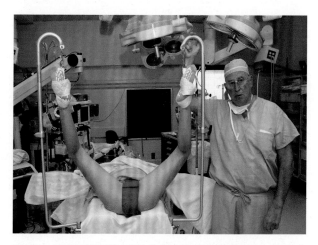

图 7-4　取高截石位时要求患者双侧膝部微屈，膝关节过度伸展将增加坐骨神经及腰骶干损伤的风险

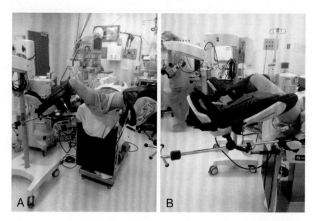

图 7-5　A. Yellofin 设备的正视图显示部分外阴切除术中可变的外展旋转和理想的体位；B. 侧视图详细描述了轻度的弯曲和适当的高度来放置手术显微镜和二氧化碳激光器

　　膝关节和髋关节过伸可能导致腰骶干和（或）坐骨神经损伤。双足经支架悬挂固定状态下腿部短时间伸展是可以耐受的，但若持续时间超过 30 分钟，损伤的风险即会增加。过度外展（＞45°）超过 2 小时将危及闭孔神经、生殖股神经和（或）股神经（图 7-7）。尤其当外展＞45°再加上外旋时，则更容易损伤股神经。腓骨头受压将损伤坐骨神经支配腓骨的分支（图 7-8），从而导致该神经支配区域局部麻痹及疼痛。在非截石位妇科手术中，导致神经损伤的原因还包括腹壁自动拉钩的使用、根治性手术、过紧及过长时间包扎导致的压迫、血肿、肿瘤及直接损伤（如切断神经）等。图 7-9A 和 B 显示支配盆腔及下肢主要神经丛的分布情况。图中详尽描述了各支配骨性骨盆、韧带的大神经根及神经干之间的关系。最粗大的神经包括：①**坐骨神经**，走行于骨盆深处，从坐骨大孔穿出［邻近坐骨棘及骶棘韧带（图 7-10）］；②**腰骶干**，位于骶髂关节，由腰丛及骶丛组成；③**股神经**，嵌入腰大肌内，当其穿行于腹股沟韧带下方时其位于腰大肌与髂腰肌之间的凹沟内。手术时间超过 2 小时后，应调整下肢位置，避免过长时间悬吊。另外，牵引器的压力也应每 1~2 小时解除 1 次。自动拉钩通常在剖腹手术中使用，如果定位不当，会导致压迫损伤。对于前腹部脂肪较少的瘦女性来说，尤其要注意这个风险。在这种情况下，谨慎的外科医师将确保拉钩的侧刃不会分离腹直肌和腹横肌之外的部位，并且不会延伸至腰大肌，因为在腰大肌处，拉钩侧刃压力可能会压迫股神经，显然，腹腔镜手术将排除这

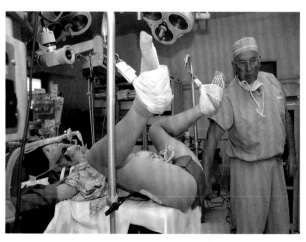

图 7-6　髋关节过度屈曲会使患者处于股神经损伤的风险中。易发生损伤的部位为股神经经过腹股沟韧带下方处，与韧带坚固局部压迫神经有关

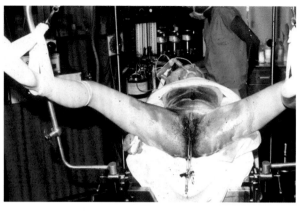

图 7-7　极度外展并外旋将增大多种神经受损的风险，尤其在手术时间较长时

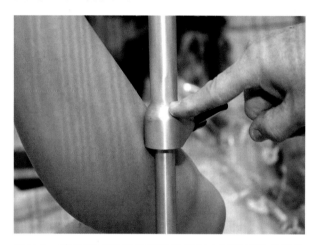

图 7-8　膝关节或其下方所受的侧压力可能导致坐骨神经分支腓总神经受压及损伤

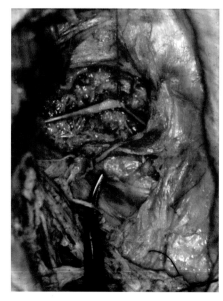

A

图 7-9　A. 实体切面中弯钳所指示的便是左侧腰大肌。钳夹提起的神经则是生殖股神经。髂肌位于腰大肌的外侧，其中部分表面覆盖着脂肪，其上走行的神经即为股外侧皮神经

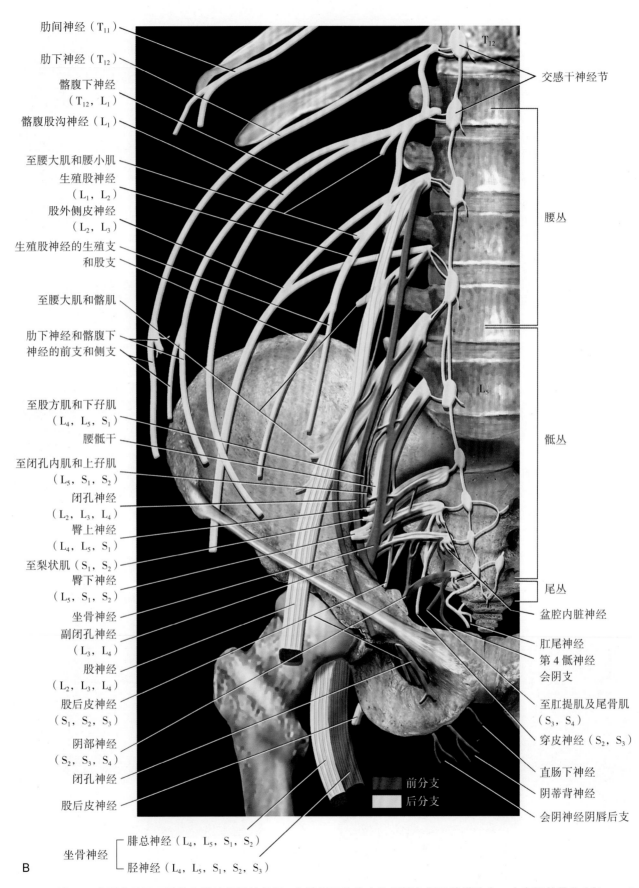

肋间神经（T₁₁）

肋下神经（T₁₂）

髂腹下神经
（T₁₂，L₁）

髂腹股沟神经（L₁）

至腰大肌和腰小肌

生殖股神经
（L₁，L₂）

股外侧皮神经
（L₂，L₃）

生殖股神经的生殖支
和股支

至腰大肌和髂肌

肋下神经和髂腹下
神经的前支和侧支

至股方肌和下孖肌
（L₄，L₅，S₁）

腰骶干

至闭孔内肌和上孖肌
（L₅，S₁，S₂）

闭孔神经
（L₂，L₃，L₄）

臀上神经
（L₄，L₅，S₁）

至梨状肌（S₁，S₂）

臀下神经
（L₅，S₁，S₂）

坐骨神经

副闭孔神经
（L₃，L₄）

股神经
（L₂，L₃，L₄）

股后皮神经
（S₁，S₂，S₃）

阴部神经
（S₂，S₃，S₄）

闭孔神经

股后皮神经

T₁₂

交感干神经节

腰丛

L₅

骶丛

尾丛

盆腔内脏神经

肛尾神经

第4骶神经
会阴支

至肛提肌及尾骨肌
（S₃，S₄）

穿皮神经（S₂，S₃）

直肠下神经

阴蒂背神经

会阴神经阴唇后支

前分支
后分支

坐骨神经 ┌ 腓总神经（L₄，L₅，S₁，S₂）
　　　　 └ 胫神经（L₄，L₅，S₁，S₂，S₃）

B

图 7-9 续　B. 支配盆腔及下肢的各种神经及其起源。各神经干的分支均用颜色标记并描绘在一个实际的骨盆上（based on Netter: Atlas of Human Anatomy, 6th ed., Plate 484）

种类型拉钩导致损伤的风险。在截石位手术中，助手倚靠或身体压在患者下肢上时应格外小心（图7-11），后者可能导致医源性过度外展或外旋，从而引起神经损伤。

图 7-12～图 7-18 描述了不同神经损伤的发生机制。

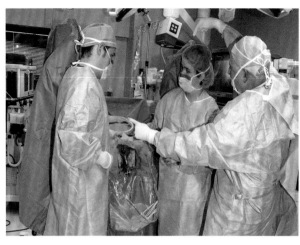

图 7-11　处于截石位的患者还可能因手术助手倚靠在其悬空的下肢上而发生神经损伤

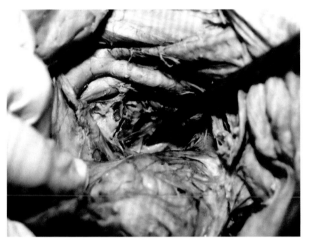

图 7-10　切面沿着左侧髂内动脉向后分支深入骨盆达坐骨棘水平。剪刀所指示的白色粗大神经干即为坐骨神经。请注意其周围如虫般盘曲的巨大静脉丛

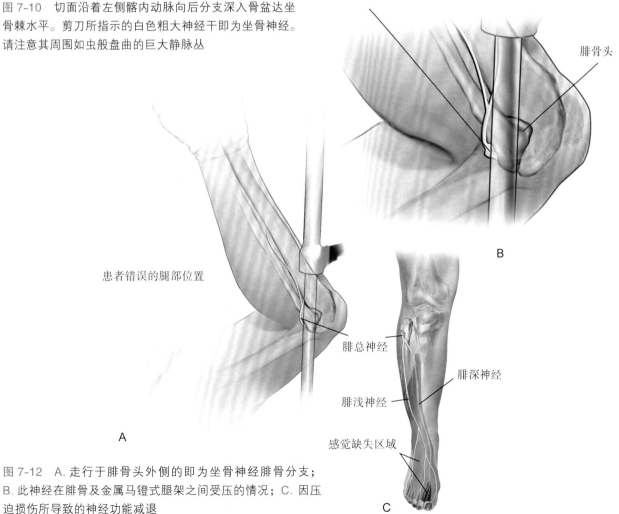

图 7-12　A. 走行于腓骨头外侧的即为坐骨神经腓骨分支；B. 此神经在腓骨及金属马镫式腿架之间受压的情况；C. 因压迫损伤所导致的神经功能减退

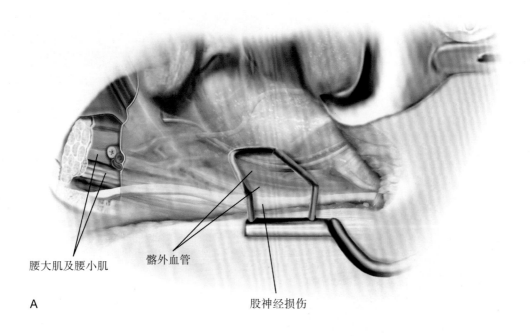

腰大肌及腰小肌

髂外血管

股神经损伤

A

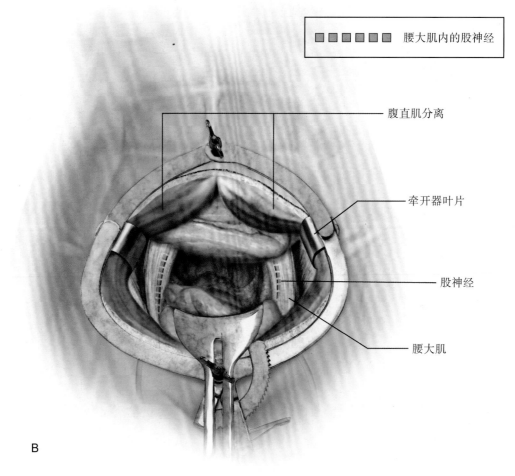

▪▪▪▪▪▪ 腰大肌内的股神经

腹直肌分离

牵开器叶片

股神经

腰大肌

B

正确的牵开器叶片位置

图 7-13　A. 术中腹部自动拉钩的压迫是导致术后股神经损伤的常见原因。图示中拉钩的一叶正压迫于腰大肌及走行于其腹侧的股神经上。深部拉钩尤其容易导致股神经缺血，尤其是在压力长时间存在的情况下。B. O'Connor-O'Sullivan 自持式牵开器的正确展开方式，尤其是在偏瘦的患者中，腹直肌和腹横肌收缩以便显露

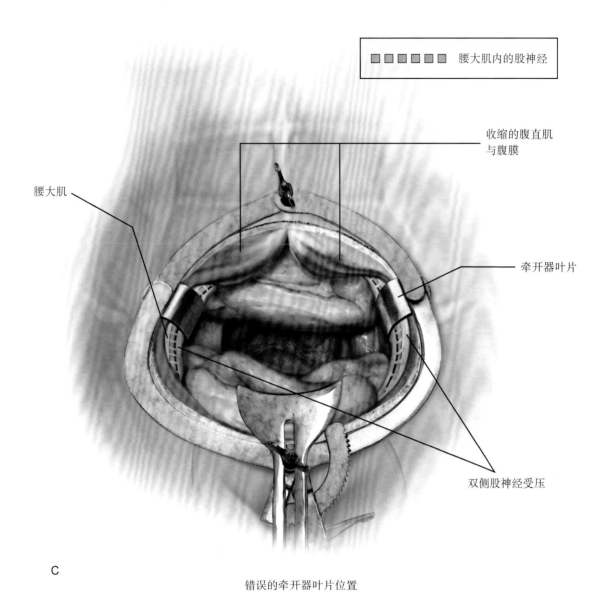

■■■■■■　腰大肌内的股神经

收缩的腹直肌
与腹膜

腰大肌

牵开器叶片

双侧股神经受压

C

错误的牵开器叶片位置

图 7-13 续　C. 如果手术医师不小心，弯曲的刀片可能会压迫下方的腰大肌和肌肉内的股神经（虚线），尤其是在较瘦的患者身上

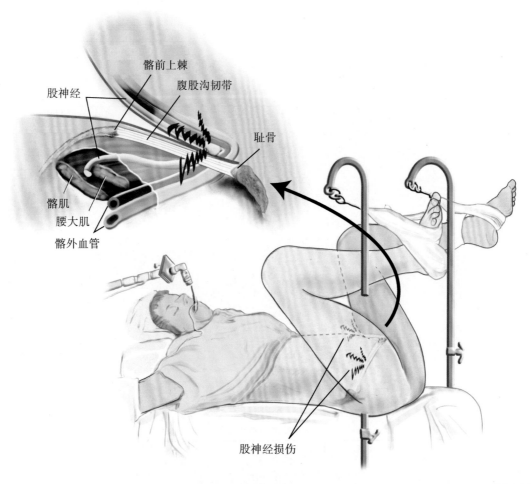

髂前上棘

股神经

腹股沟韧带

耻骨

髂肌

腰大肌

髂外血管

股神经损伤

图 7-14　截石位时髋关节过度屈曲，尤其是手术时间持续超过 2 小时将有损伤股神经的风险。之前已提到股神经走行于腹股沟韧带及耻骨支之间时容易受压，而长时间受压则会导致缺血的发生

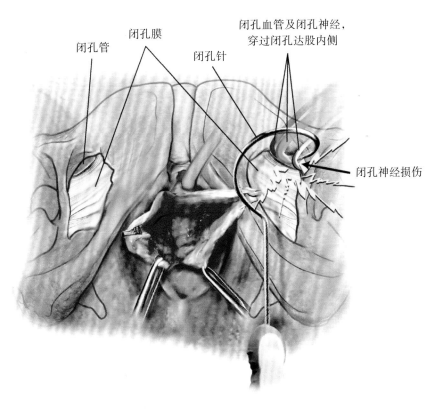

图 7-15　闭孔神经在其穿过闭孔管进入股部时易发生损伤。图示为一经闭孔穿刺针钩住了神经血管束

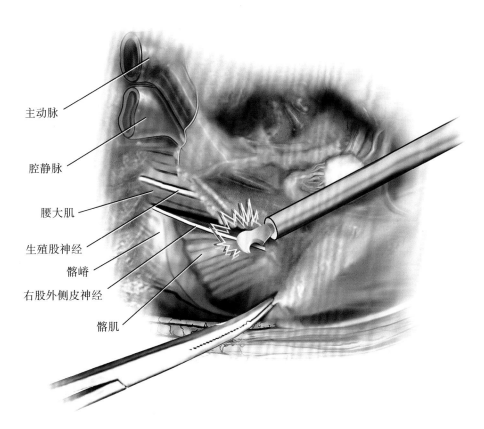

图 7-16　手术中用于分解粘连的热能设备也可能导致盆腔神经的副损伤。切割设备（超声刀）在分离腹膜与腰大肌侧方粘连的过程中切断了股外侧皮神经

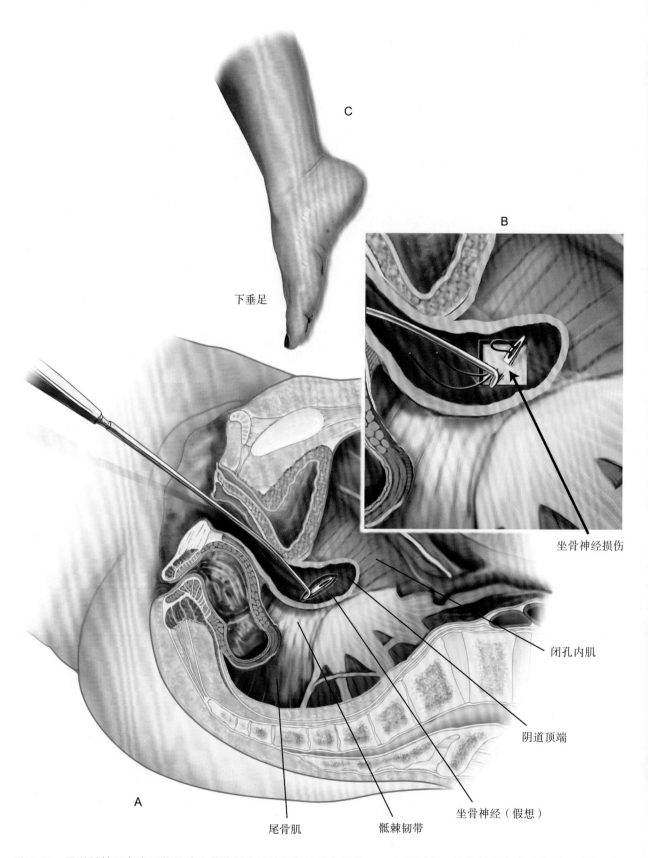

下垂足

坐骨神经损伤

闭孔内肌

阴道顶端

坐骨神经（假想）

尾骨肌   骶棘韧带

图 7-17   阴道骶棘固定术可能导致坐骨神经或骶神经根的缝合损伤。A. 妇科医师一旦发现患者术后出现严重的臀部疼痛和（或）下垂足（C）时应注意排除坐骨神经传导功能障碍（B）

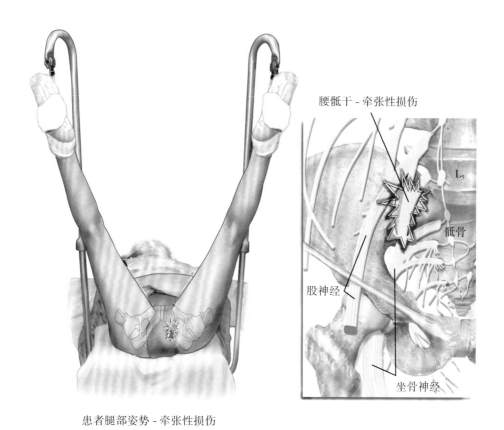

腰骶干 - 牵张性损伤

L₅

骶骨

股神经

坐骨神经

患者腿部姿势 - 牵张性损伤

图 7-18　截石位时下肢过度伸展可能导致腰骶干牵张性损伤。患者腰骶神经支配区域常共同出现症状

三、筋膜间隔综合征

在截石位时同时使用腿架，可能导致**小腿受压**或**踝关节背屈从而发生肢体筋膜间隔综合征**，这是一种严重致残的异常情况。**下肢循环不良**（常因血容量不足或低血压所致）则是另一个导致筋膜间隔综合征发生的原因。特伦德伦堡体位还会额外增加血管损伤发生的风险。当患者术后出现腿部或足部过度疼痛、感觉过敏和（或）麻痹时，妇科医师在鉴别诊断过程中应高度考虑筋膜间隔综合征的可能。间室内逐渐增高的压力将导致胫腓骨受压紧张（图 7-19）。

筋膜间隔综合征也可能与盆腔血管损伤（如腹腔镜术中、产后出血）、外伤（如腿部 / 股骨骨折）、血肿、蜂窝织炎、血管血栓形成、坏死性筋膜炎、长时间采用截石位，以及穿着弹力袜相关。踝关节（距小腿关节）过屈时将明显增加间室内压力。

坚固的筋膜间室（如有限的解剖学间隙）中内容物体积增加及压力增高是与筋膜间隔综合征发生相关的病理生理学机制。最初为筋膜间室中内容物

血流减少，由此导致**肌肉缺血**。缺血又进一步增加血管阻力并导致肌肉血供的进一步减少。长期缺血、出血和水肿都可能导致**筋膜间室内压力增高**。而这都是由于筋膜间室内小静脉渗出所致。当肢体由截石位转为平卧位，来自心脏水平的血流量将增多。之前血容量不足的状态一旦改善，便会导致肢体**再灌注**。如果血管通透性增加的状态持续存在，筋膜内血管渗漏及水肿将进一步加重，从而导致筋膜间室内压力进一步增高。筋膜间室内平均组织压力为 $4\sim10\,mmHg$（$1\,mmHg = 0.133\,kPa$），但不应超过 $20\,mmHg$。当筋膜间室内压力达到 $30\sim40\,mmHg$ 时需行**筋膜切开术**。忽视筋膜间隔综合征将导致大面积肌肉坏死、神经损伤、横纹肌溶解、心律失常，以及肌红蛋白尿性肾损伤等发生。

腹腔间室综合征是指由于腹腔内压力升高所导致的内脏损伤，以及肾功能和心肺功能受损的异常情况。内脏器官存在于腹腔这一其外包围着肌层的封闭空间中，腹腔内容物体积的急剧增加可能导致腹腔内压力的升高。正常腹腔内压力波动于 $3\sim10\,mmHg$，当其 $>25\,mmHg$ 时需要尽快治疗。

与腹腔间室综合征发生相关的妇科情况包括大出血、巨大血肿形成、腹膜炎及败血症、肠穿孔、子宫 / 卵巢肿瘤、腹水及腹腔或输卵管妊娠等（图7-20）。

腹腔间室综合征所致损伤的病理生理学机制包括回心静脉血量及心排血量的减少，肾静脉受压后所致肾功能不全，以及门静脉循环受压导致的肝功能异常。内脏血流减少，以及血栓形成最终将导致

肠缺血及肠坏死的发生（图7-21）。而横膈上抬，以及胸腔内压力升高也将导致肺容量减少，从而影响呼吸系统功能。

通过连有压力传感器的 Foley 导尿管向膀胱内注入 100 ml 水可轻松测出腹腔内压力。

腹腔间室综合征的治疗需要行开腹手术以降低腹腔内压力，同时治疗病因。

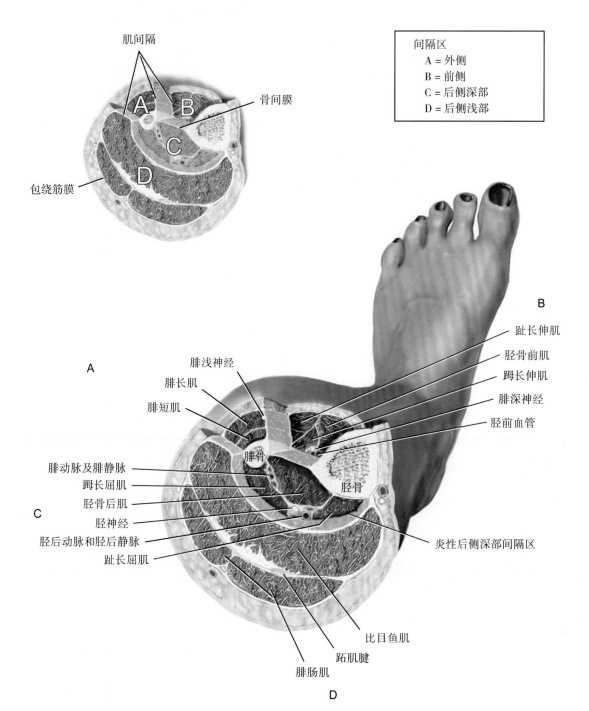

间隔区
A = 外侧
B = 前侧
C = 后侧深部
D = 后侧浅部

图 7-19　腿部的横切面显示由腿骨及筋膜鞘共同围成的紧密的筋膜间室。这3个间室分为外侧、前侧及后侧

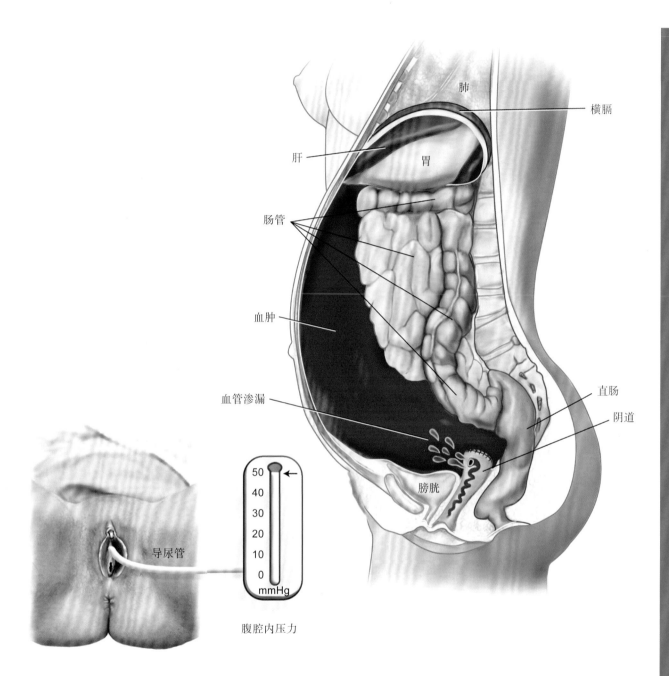

图 7-20　一个巨大的腹腔内血肿的形成。在这个病例中，由于子宫切除术后漏缝血管导致出血，从而形成腹腔内血肿。腹腔间室综合征可因密闭空间内大量活动性出血导致腹腔内压力升高所致。腹腔内压力可通过将导尿管外接压力传感器后进行测量。压力 >25 mmHg 即可诊断腹腔间室综合征

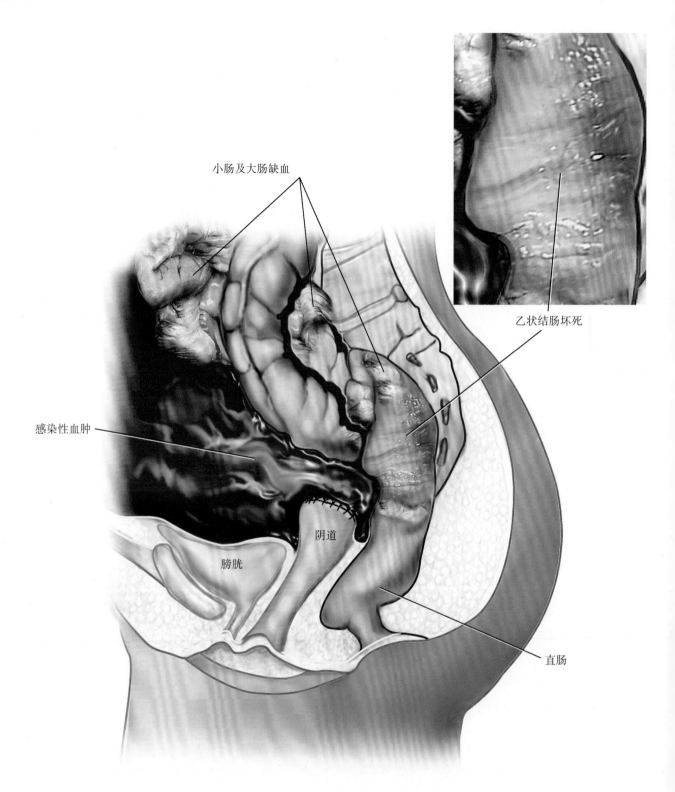

图 7-21　腹腔间室综合征可导致供应内脏器官的毛细血管及其他小血管循环受损。该图显示腹腔内压力长时间增高可能导致的后果。图中乙状结肠发生坏死。小肠及大肠的部分区域呈缺血表现。插图则详尽地显示了大肠埃希菌在整个坏死大肠肠壁中的进一步播散，从而导致腹腔内血肿继发感染

（李星辰　译　王建六　校）

腹部手术

第三部分

前腹壁

第 8 章

下腹壁解剖

Michael S. Baggish

盆腔手术主要位于脐水平和脐以下的腹部。脐以下腹壁由皮肤、脂肪、筋膜及一些较薄的肌肉构成。

皮肤及骨性标志需要特别注意（如脐位于主动脉分叉处之上）（图 8-1）。髂前上棘是腹股沟韧带及缝匠肌起点的标志，耻骨及耻骨联合的上方是腹股沟韧带终点及腹直肌切口的标志（图 8-2）。

尸体呈仰卧位（图 8-1）。腹壁由浅入深分别为皮肤、皮下脂肪、筋膜、肌肉、腹膜外脂肪及腹膜。分离皮肤及脂肪后，即可见灰白色反光的筋膜（图 8-2）。它覆盖在肌肉表面（图 8-3）。穿过所有腹壁层后进入腹膜腔。覆盖在前腹壁的腹膜称为壁腹膜，而包裹内脏的腹膜称为脏腹膜。大肠和小肠就位于前腹壁壁腹膜的下方（图 8-4）。

其他薄层肌肉及筋膜的力量来自各种肌纤维的相互交错。腹外斜肌向下、向中间走行。腹直肌则从剑突起始，向下直达耻骨联合（图 8-5 和图 8-6）。坚韧的腹直肌鞘是由腹前壁的其他肌肉共同形成的（如腹外斜肌、腹内斜肌和腹横肌，图 8-7）。

两侧腹直肌在中线交汇处可见到一条白色的线，称为腹白线（图 8-5B）。

腹内斜肌的纤维穿过腹外斜肌，同理，腹横肌在几乎水平的方向上走行时穿过腹内斜肌及腹外斜肌。因此，腹直肌后鞘包含腹横筋膜（图 8-8）。

腹股沟韧带和腹股沟管位于腹部的最下方。事实上，腹股沟韧带是大腿和腹部的解剖分界（图 8-9A~C 和图 8-10）。髂外血管穿过耻骨支与腹股沟韧带之间成为股动脉和股静脉。腹股沟韧带及大腿的缝匠肌均起自髂前上棘（图 8-11A）。将两根手指分别放在髂前上棘和耻骨结节（图 8-11B）并测量其间的距离，可以准确估计腹股沟韧带的长度。

腹股沟管深环是腹内结构进入腹股沟管的部位，如子宫圆韧带，它们经腹股沟管浅环出管腔（腹股沟管）到达腹壁（图 8-12A~E）。

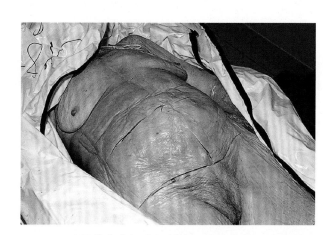

图 8-1　重要的体表标志包括脐、髂前上棘、耻骨联合和剑突

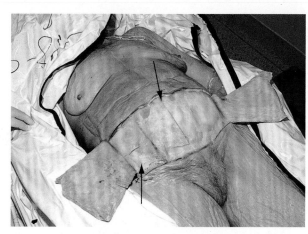

图 8-2　翻开下腹部皮瓣，清楚地显露出腹外斜肌及腹直肌灰白色的腱膜（筋膜）。箭头指向体表标志［分别为脐（上箭头）、髂前上棘（下箭头）和耻骨联合上缘］

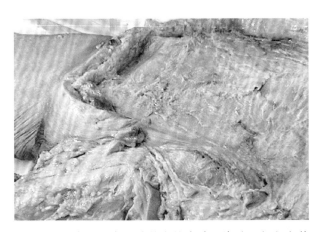

图 8-3 分离除阴阜之外其余的皮肤和脂肪。保留完整的腹外斜肌和腹直肌腱膜

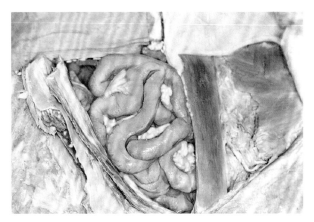

图 8-4 进入腹腔。大肠和小肠占据了整个下腹部。它们是腹腔中最浅表的脏器

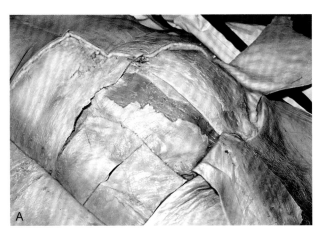

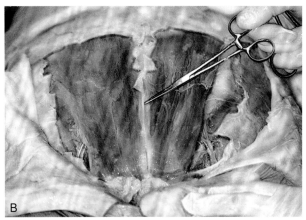

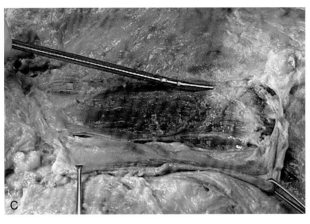

图 8-5 A. 切开并分离腹直肌前鞘，显露其纵行肌纤维；B. 该图清楚地显示白线命名的来源；C. 剪刀指向腹直肌

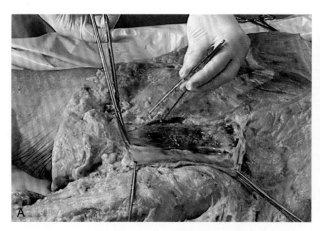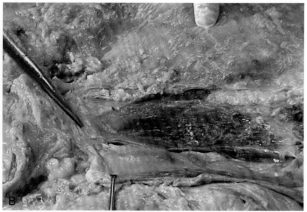

图 8-6　A. 显露左侧腹直肌；B. 进一步显露左侧腹直肌。剪刀指向耻骨结节

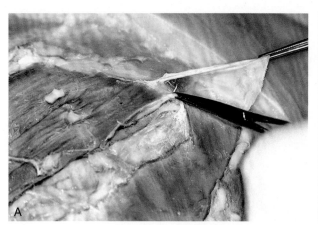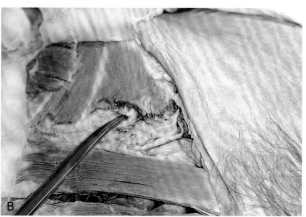

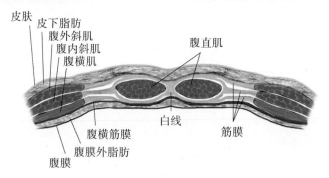

弓状线以上

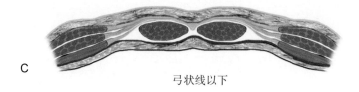

弓状线以下

图 8-7　A. 翻开腹外斜肌。切除部分腹直肌鞘，显露腹直肌。显示（钳子）参与构成腹直肌鞘的腹内斜肌腱膜。B. 钳子的尖端指向腹横肌的腱膜（腹横筋膜），它参与构成腹直肌后鞘。C. 腹前壁的横截面图显示出弓状线（脐至耻骨联合上缘连线的中、上 1/3 交界）以上及以下腹直肌鞘的构成。弓状线以下，腹直肌前鞘由来自腹内斜肌、腹外斜肌及腹横肌的腱膜交织而成，而腹直肌后鞘则相对薄弱，仅由腹横筋膜构成

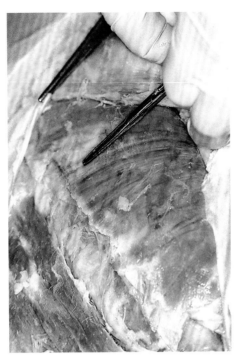

图 8-8 腹横肌纤维横行越过腹部

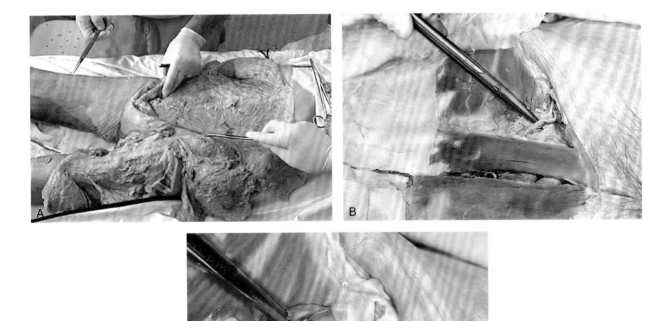

图 8-9 A. 剪刀尖端指向左侧髂前上棘。解剖者的手放在右侧腹股沟韧带下方的股区。B. 剪刀尖端位于左侧腹壁下血管的下方，这些血管在邻近腹股沟韧带处起自髂外血管。C. 下方的钳子位于腹横筋膜和左侧髂外静脉穿过腹股沟韧带面处的下方

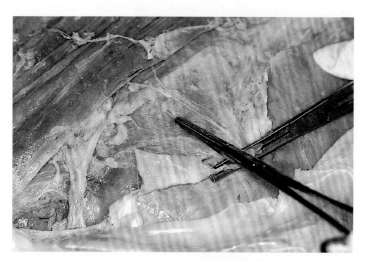

图 8-10　钳子指向腹横肌

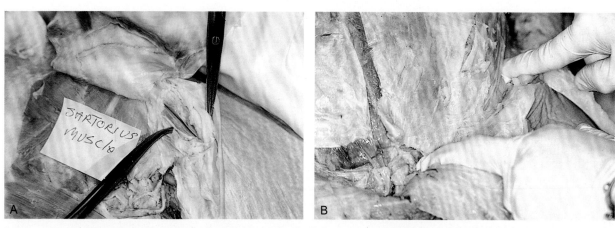

图 8-11　A. 弯钳指向缝匠肌。该肌与腹股沟韧带均起自髂前上棘，构成股三角大腿外侧缘。B. 术者的手指标记出腹股沟韧带的走行。注意完整但已分离的腹直肌鞘

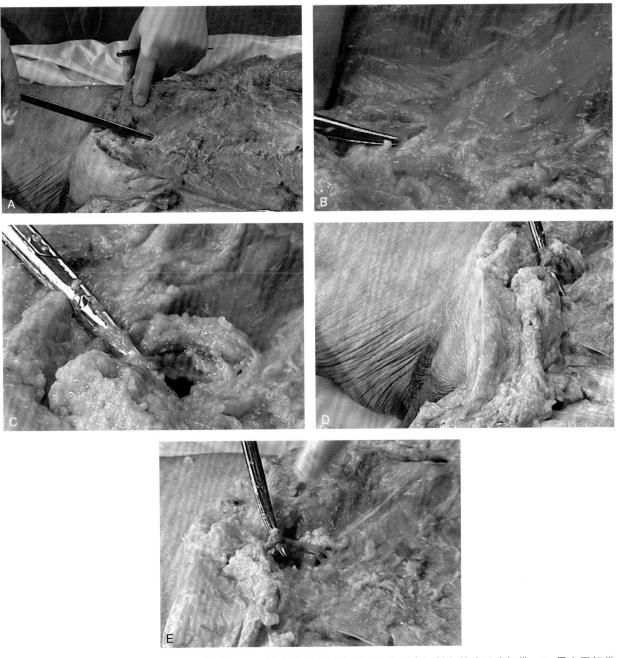

图 8-12　A. 剪刀尖端指向右侧腹股沟管浅环；B. 放大腹股沟管浅环，注意观察深粉色的腹股沟韧带；C. 子宫圆韧带（剪刀上方）从腹股沟管浅环穿出；D. 圆韧带向下进入阴阜，然后到达大阴唇；E. 髂腹股沟神经也经腹股沟管浅环出腹股沟管。注意图片中粉白色的腹股沟韧带

血 管

腹壁下血管起自髂外血管，位于腹股沟韧带的头侧。腹壁下血管穿过腹横筋膜及腹横肌，进入腹直肌和腹直肌后鞘之间（图 8-13）。腹外斜肌侧面可显示腹壁下血管，在左侧腹直肌外侧缘上行。图中显示左侧腹壁下血管沿左侧腹直肌穿过腹壁（图 8-14）。Hesselbach 三角是由腹股沟韧带，腹壁下动静脉和腹直肌下部边缘组成，如图 8-15 所示。腹壁下动脉起自髂外动脉，并穿过髂外静脉（图 8-16A 和 B）。髂外血管经腹股沟韧带下方进入大腿。股管及 Cloquet 淋巴结恰位于髂外静脉的内侧（8-

17A~E）。耻骨上支、髂耻线外侧部和 Cooper 韧带与髂动脉和腹壁下动脉邻近。图 8-18 显示了腹壁下血管与下腹部体表标志之间的标准关系。图 8-19 显示了图 8-18 中定量关系的来源，即尸体解剖资料的具体数据。将两根手指置于耻骨联合上缘。尺子显示从中线到腹壁下血管的距离为 6~7 cm。

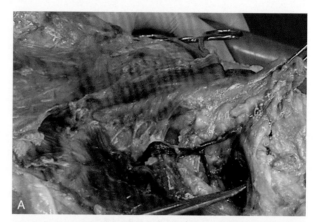

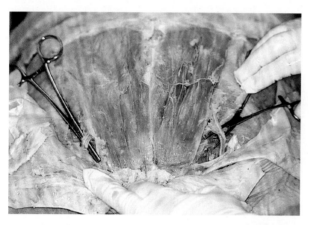

图 8-13　腹壁下血管由外向内上行于腹直肌外侧缘与腹直肌后鞘之间

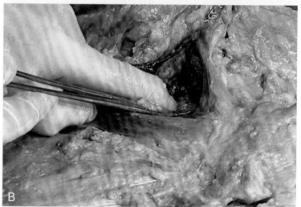

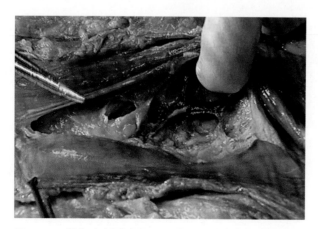

图 8-14　提起左侧腹直肌。沿腹直肌外侧缘分离腹壁下血管。用 Allis 钳打开的腹直肌前鞘

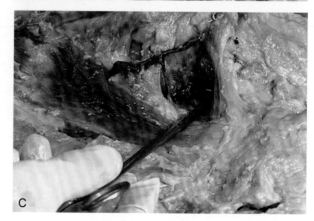

图 8-15　A. 沿腹股沟韧带方向向外下分离出腹壁下血管，钳子尖端指向髂外静脉；B. 弯钳移向中线并置于耻骨上，指向腹股沟韧带远端；C. 放大的部分显示髂外静脉于腹股沟韧带处向头侧走行

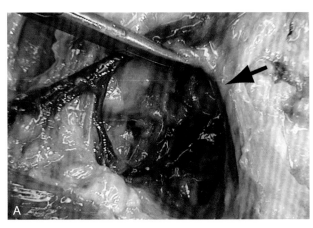
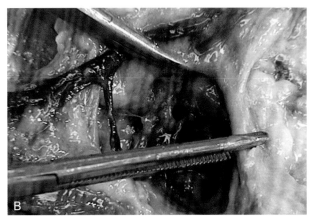

图 8-16　A. 钳子指向腹壁下动脉从髂外动脉发出的起点，该点恰位于腹股沟韧带的上方（箭头）；B. 放大的髂外血管经耻骨与腹股沟韧带之间进入大腿（Kocher 钳钳夹所示为腹股沟韧带）。弯钳指向髂外动脉

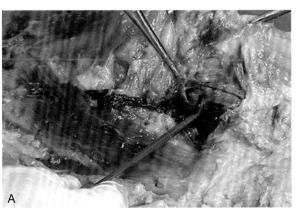
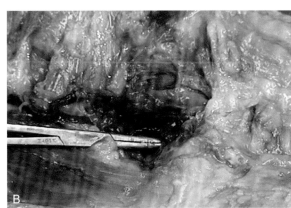
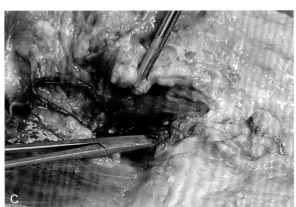
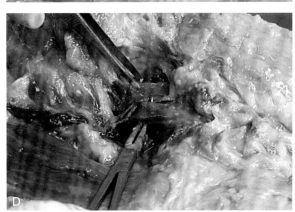
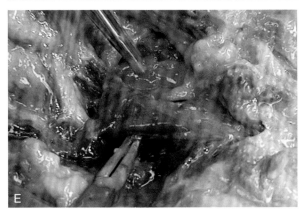

图 8-17　A. 切断腹股沟韧带，用弯钳显露髂外动脉（股动脉）。B. Kelly 钳位于 Cloquet 淋巴结（髂外淋巴组中最低的淋巴结）处，其位置恰好位于髂静脉（股静脉）的内侧。C. 钳子穿过股管。注意 Kelly 钳的尖端在大腿的脂肪中，而 Kocher 钳则钳夹住腹股沟韧带的上切缘，股管的外侧界为髂外（股）静脉，股静脉的外侧为髂外（股）动脉。D. 钳子位于髂外静脉（股静脉）的下方，而镊子则置于腰大肌上。E. 放大 D 图呈现淡粉色的腰大肌（镊子）

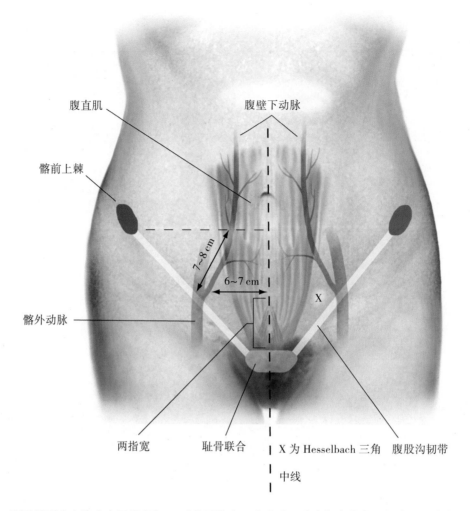

图 8-18 距耻骨联合上缘中点两指宽（4cm）处可作为区分腹壁下动脉起点的有用标志。从该点水平向外 6~7 cm 处，腹壁下动脉穿过腹横筋膜，斜向内上行 7 cm 进入腹直肌后鞘

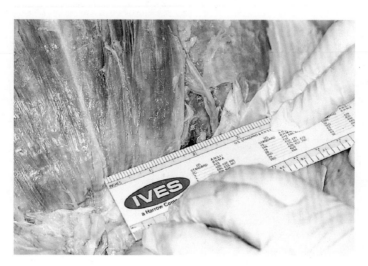

图 8-19 用尺子测量腹白线与腹壁下血管之间的距离为 6.4 cm

（王益勤 译 王建六 校）

第9章

腹部切口

Michael S. Baggish

在做腹壁切口之前，妇产科医师应预估将要实施的手术类型及与手术可能相关的并发症，并考虑手术需要的暴露范围是多大。此外，术者还要考虑患者的美观要求、手术的紧迫性、既往腹部手术史及术后伤口裂开的风险。

为了避开或保护重要血管，进行合适的缝合以减少切口疝及伤口裂开的风险，以及便于顺利进入腹腔，对腹前壁骨盆的解剖知识的掌握是必不可少的。临床上，切口分为纵行切口及横行切口。横行切口可被进一步分为肌肉分离切口及肌肉切断切口。

一、横行切口

（一）Maylard 切口

Maylard 切口位于耻骨联合上方两指处（3~4 cm）（图 9-1A 和 B）。从皮下脂肪切开达 Scarpa 筋膜（图 9-2）。筋膜附着在腹壁肌肉上（图 9-3）。Scarpa 筋膜覆盖腹直肌鞘及腹外斜肌腱膜。术者应熟悉位于腹横筋膜上的腹壁下血管的走行。腹壁下血管在深处起自髂外动脉和髂外静脉最靠下部分，向前、向头侧、向内越过下腹壁沿腹直肌外侧缘上行。横向切断腹直肌表面的筋膜，并继续向两侧切至腹外斜肌、腹膜的大部分或小部分（取决于预计切口的宽度）（图 9-4）。接着，在两侧腹直肌之间切开筋膜（图 9-5A~C）。术者从中线向左或右插入 1~2 根手指至腹直肌下方，这取决于先切断哪块肌肉。此时手指位于腹壁下血管之上，腹直肌外侧缘之下（图 9-6），在手指或无菌压舌板上方小心切断肌肉（图 9-7）。用同样的方法处理对侧（图 9-8A）。如果需要延长切口，则将腹壁下血管游离、两点钳夹、切断，用 3-0 薇乔或 2-0 丝线缝扎。最后，沿切口提起腹膜、切开，并横行打开（图 9-8B）。

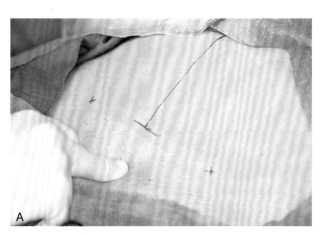
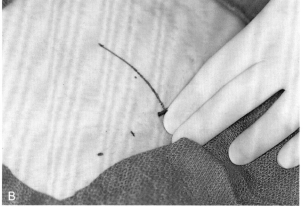

图 9-1　A. 以一条垂直实线标记中线；B. Maylard 切口距离耻骨联合上缘约 4 cm（两指宽）

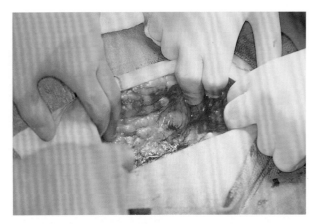

图 9-2 横向切开厚厚的脂肪直达 Scarpa 筋膜

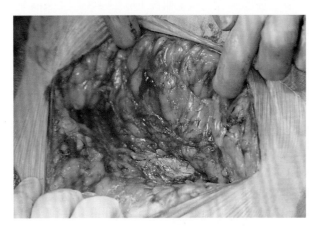

图 9-3 在该切口深处显露出腹直肌鞘的筋膜

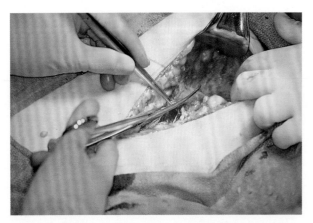

图 9-4 用 Mayo 剪刀横向切开腹直肌前鞘的筋膜

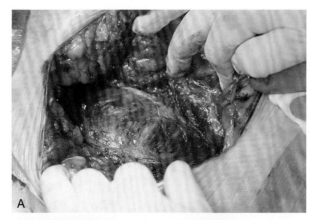

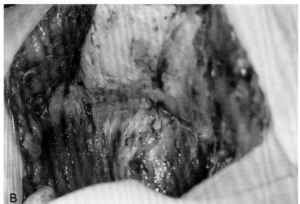

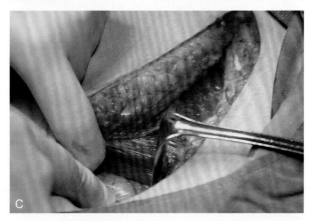

图 9-5 A. 腹直肌清晰可见；B. 将腹直肌鞘的下部与肌肉分离；C. 显露腹壁下血管

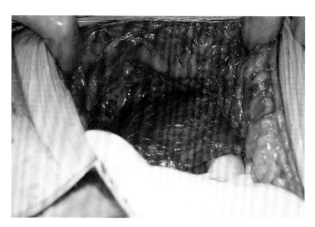

图 9-6 切开腹白线，从腹直肌后鞘或腹膜钝性分离肌肉

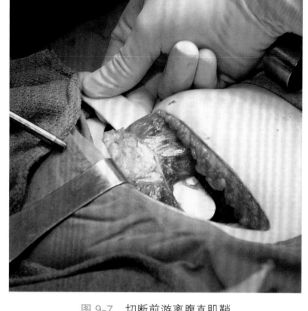

图 9-7 切断前游离腹直肌鞘

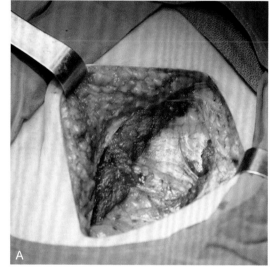

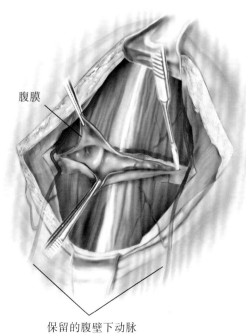

腹白线

切开的腹直肌

腹膜

结扎的腹壁下动脉

保留的腹壁下动脉

图 9-8 A. 完全分开腹直肌。即便没有任何韧带的支持，肌肉仍能保持稳定。B. 上图显示出游离及结扎的腹壁下血管和腹直肌横切口。下图显示经腹膜切口（此病例保留了腹壁下血管）

（二）Pfannenstiel 切口

虽然该切口在某种程度上与 Maylard 切口相似，但一些医师更喜欢向上、朝向髂前上棘的弧形切口以获得更大的术野（"微笑"切口）（图 9-9A 和 B）。切口深达皮肤、脂肪、Scarpa 筋膜及腹直肌鞘（即腹直肌鞘的外侧缘）。一般来说，穿透筋膜的切口较表浅，因此不太可能累及腹壁下血管（图 9-10A）。提起腹直肌鞘，从头端开始将其与下方的腹直肌分离（图 9-10B 和 C）。术者的手指压迫腹直肌产生张力，以便于更好地分离（图 9-11）。继续向上分离几厘米（图 9-12），甚至达脐水平（图 9-13）。在中线处垂直切开腹直肌，到达腹膜。在中线处一起切开腹膜外脂肪及腹膜（图 9-14），同时切断锥状肌，向下直达耻骨联合水平（图 9-15A~C）。向下小心分离腹膜达膀胱腹膜反折水平（图 9-16）。

（三）Cherney 切口

该切口比 Maylard 切口低约 1 cm，切开皮肤、脂肪、皮下组织及 Scarpa 筋膜。横向切开腹直肌鞘，并从耻骨联合附着点横行分离腹直肌。切口可通过游离、结扎并切断腹壁下血管而向外延伸穿过腹外斜肌腱膜。腹直肌也可同样向上游离以扩大术野（图 9-17A~E）。

（四）Kustner 切口

这种混合切口仅横向切开皮肤及皮下组织（它多出于美观原因而非实用）。在术野显露方面与正中切口相似。沿腹白线打开筋膜，锐性分离腹直肌，切断锥状肌，在中线处垂直打开腹膜并进入腹腔（图 9-18A 和 B）。

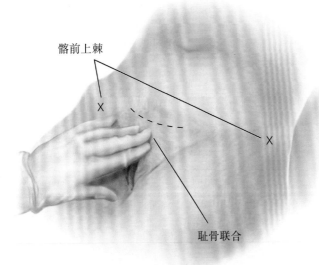

髂前上棘

耻骨联合

A

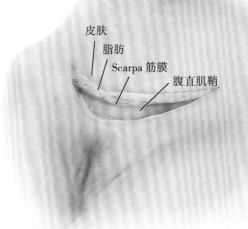

皮肤
脂肪
Scarpa 筋膜
腹直肌鞘

B

图 9-9　A. 准备在阴毛线水平做弧形 Pfannenstiel 切口（"微笑"切口）；B. 切口经皮肤、脂肪及 Scarpa 筋膜深达腹直肌鞘筋膜

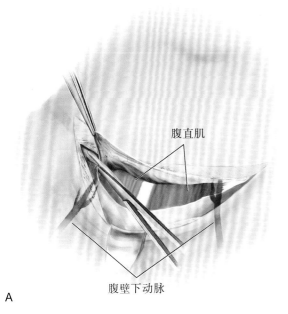

腹直肌

腹壁下动脉

A

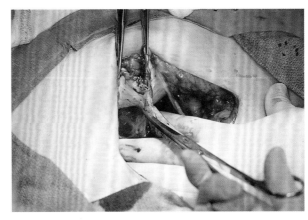

图 9-11 用手指即可以很容易地从任意一边分离腹直肌鞘，但在中线处的腹直肌鞘需用剪刀剪开

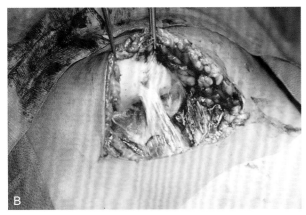

B

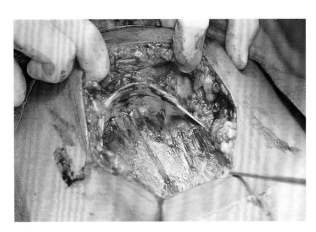

图 9-12 从头至尾游离出腹直肌鞘

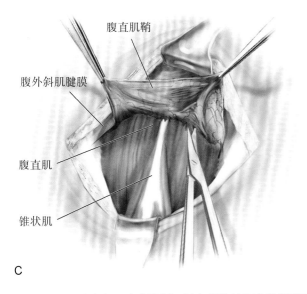

腹直肌鞘

腹外斜肌腱膜

腹直肌

锥状肌

C

图 9-10 A. 小心切开腹直肌鞘，以免损伤其下方的腹壁下血管；B 和 C. 向上锐性分离筋膜，显露其下方的腹直肌

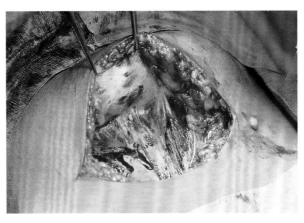

图 9-13 清楚地显露出 8 cm 长的腹白线

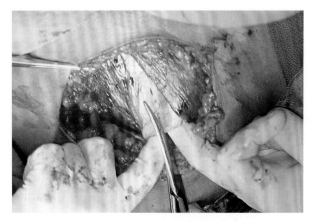

图 9-14 从中线切口打开腹膜，进入腹腔

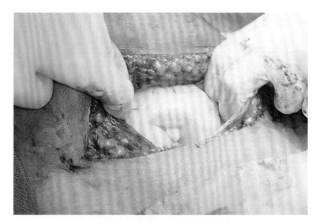

图 9-16 推开大网膜后，小肠显露于切口处

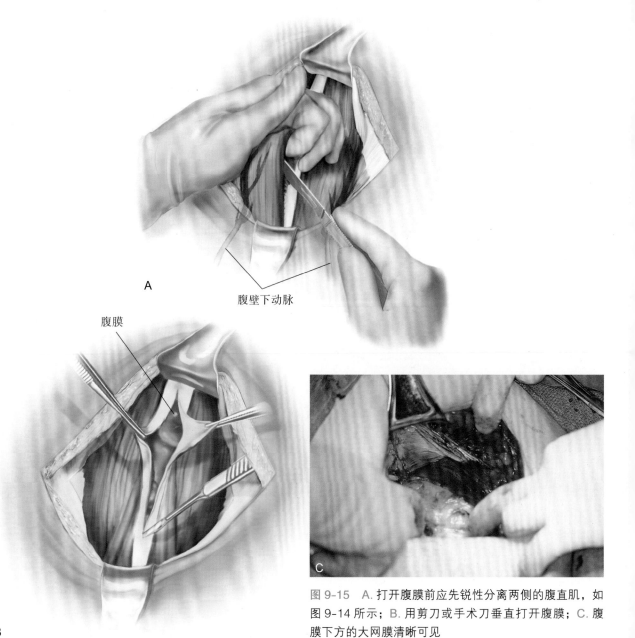

腹壁下动脉

A

腹膜

B

C

图 9-15 A. 打开腹膜前应先锐性分离两侧的腹直肌，如图 9-14 所示；B. 用剪刀或手术刀垂直打开腹膜；C. 腹膜下方的大网膜清晰可见

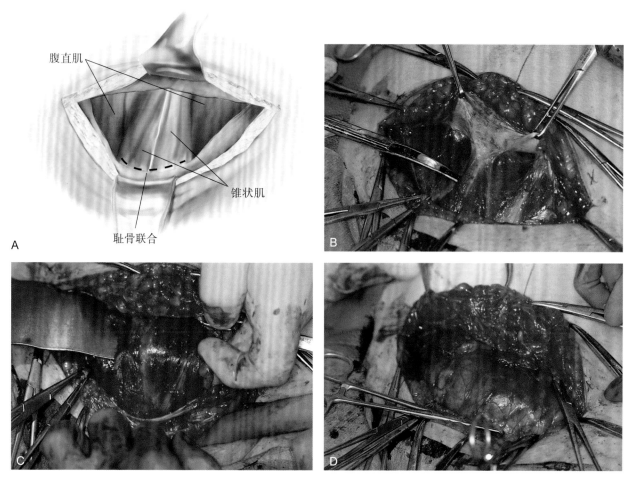

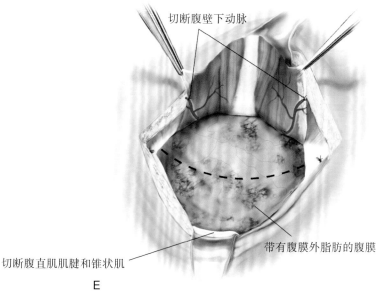

图 9-17　A. Cherney 切口位于耻骨联合正上方，横向切开达腹直肌鞘，切断腹壁下血管，分离附着在耻骨上的肌肉并向上翻起，之后切开腹膜，较好地显露出腹、盆腔；B. 横向切开腹直肌鞘，用 Allis 钳钳夹鞘的尾端，剪刀指向的是锥状肌；C. 左侧腹直肌已与其下方的筋膜分离，术者的手指位于腹直肌的外侧缘，助手的手标记肌肉与耻骨联合上的附着点；D. 切断附着于耻骨联合的肌肉后，术野变得清楚而宽广；E. 充分显露横筋膜或腹膜，可横向切开（虚线）以获得良好的盆腔术野

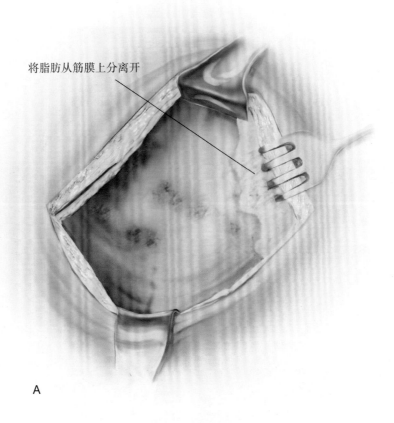

将脂肪从筋膜上分离开

A

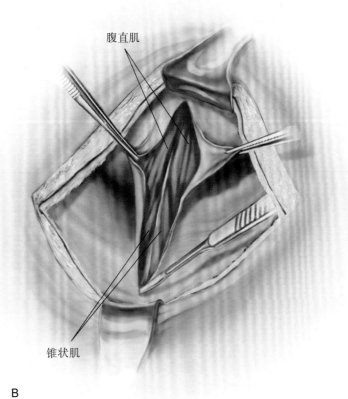

腹直肌

锥状肌

B

图 9-18　A. 横向切开皮肤及脂肪后，纵向延伸切口，将肌肉上的筋膜与脂肪组织分离开；B. 沿中线纵向打开腹直肌鞘后，同样切开腹直肌后鞘及腹膜

二、正中切口

正中切口普遍应用于妇产科和普通外科的下腹部手术。在紧急情况下，其具有进腹更快及出血更少的优势。其最大的缺点在于，与横切口相比，其术后筋膜的抗张强度降低。因此，正中切口更容易引起伤口裂开及切口疝问题。已经设计了一些特殊的关腹技巧，主要用于降低正中切口裂开的风险。

切口起自脐水平，向下直达耻骨联合（图9-19）。虽然 Howard Kelly 认为可以通过单一的垂直切口经腹壁全层直接常规进腹，但笔者并不推荐这种方法。首先应打开皮肤、皮下脂肪及 Scarpa 筋膜（图9-20）。接着沿着切口全长切开腹直肌鞘（图9-21）。分清左、右腹直肌，在中线上向尾端锐性或钝性分离两侧肌肉达锥状肌水平（图9-22）。用 Mayo 剪及手术刀在中线处向下切断锥状肌达耻骨联合上缘。

接着在腹直肌切口的上方向右或向左推开腹膜外脂肪（图9-23A～C）。用两把钳子或镊子提起腹膜，用手术刀切开腹膜并进入腹腔（图9-23C）。用 Metzenbaum 剪或 Mayo 剪打开腹膜至切口长度，切开同时可将术者示指及中指或可伸展牵开器（图9-24）置于腹膜下方以避免损伤小肠。切开下部分时应更加谨慎，以避免损伤膀胱。一般而言，与中线处的腹膜及脂肪相比，膀胱周围的脂肪组织明显有更多的血管分布。

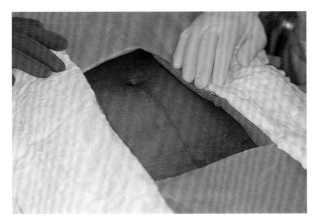

图 9-19 该患者的黑线清晰可见，是进行垂直切口的极佳参照

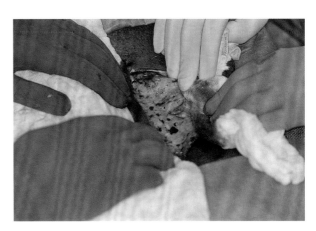

图 9-21 将脂肪组织从银灰色的腹直肌鞘上分离

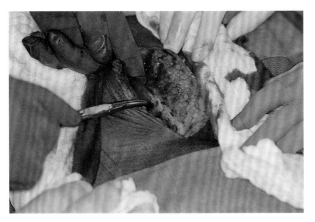

图 9-20 正中切口深达腹直肌鞘水平

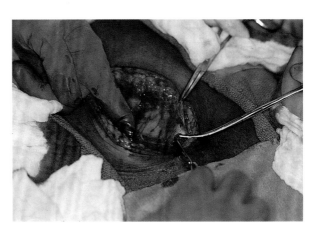

图 9-22 打开腹直肌鞘，分离两侧的腹直肌

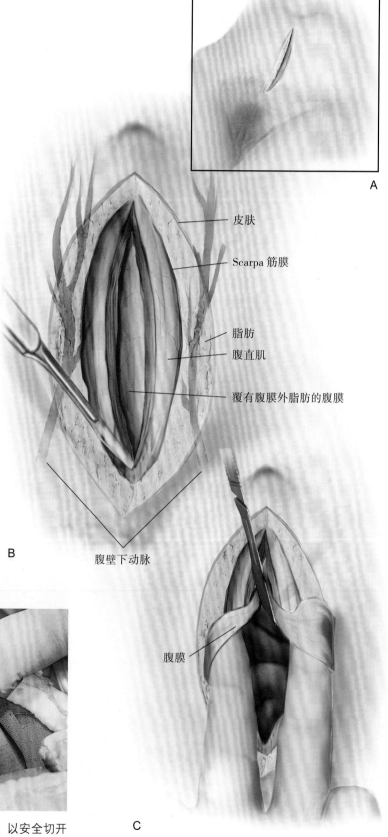

图 9-23　A. 正中切口的示意图，切口起自脐下方，向下达耻骨联合上缘；B. 从分离开的两侧腹直肌之间显露出其下方的腹直肌后鞘及腹膜；C. 在中线处小心锐性打开腹膜，以免损伤其下方的肠管

皮肤

Scarpa 筋膜

脂肪

腹直肌

覆有腹膜外脂肪的腹膜

腹壁下动脉

腹膜

图 9-24　在切口上方打开腹膜并将其撑开，以安全切开（远离其下方的肠管）

A

B

C

（王益勤　译　王建六　校）

第四部分

子　宫

第 10 章

腹内盆腔解剖

Michael S. Baggish

子宫、附件和邻近盆腔结构的手术不仅与腹膜内解剖相关，更与腹膜外解剖息息相关。

一、子宫的支持结构

子宫的主要支持结构是子宫主韧带，它从子宫峡部水平呈扇形向侧后方延伸，最后融合于骨盆侧壁的脂肪和筋膜中（图 10-1）。此韧带将骨盆分成前方的左、右膀胱旁窝及后方的左、右直肠旁窝（图 10-2A 和 B）。子宫主韧带可以分成子宫体与子宫颈交界处的上部和子宫颈与阴道交界处的下部（图 10-3）。

宫骶韧带与主韧带在其宫颈附着部位相连，向后下方走行至坐骨棘和骶骨，但是难以精确辨认这些止点的位置（图 10-2～图 10-4）。在子宫骶韧带和子宫后部被腹膜反折覆盖的部位是直肠阴道隔的顶部。这是直肠子宫陷凹的入口处。

子宫圆韧带起源于子宫底前外侧，向腹侧及外侧延伸至前腹壁，进入腹股沟管，终止于两侧大阴唇的脂肪中（图 10-5）。与其他韧带相比，子宫圆韧带主要由平滑肌组成。骨盆漏斗韧带实际上是腹膜血管的通道，卵巢血管从骨盆后外侧向前内侧走行，在宫角水平进入子宫。

子宫阔韧带是一个由前、后腹膜及其间疏松脂肪组织形成的帐篷样结构（图 10-5），这一"韧带"起自子宫圆韧带的前方，止于骨盆漏斗韧带后方。

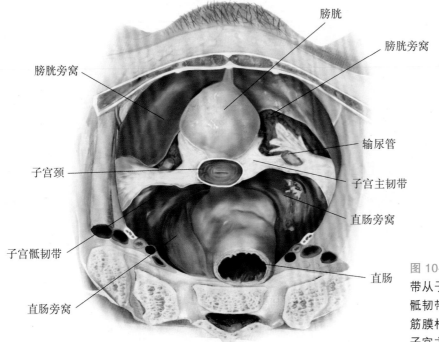

膀胱
膀胱旁窝
膀胱旁窝
子宫颈
输尿管
子宫主韧带
直肠旁窝
子宫骶韧带
直肠
直肠旁窝

图 10-1 子宫底已被切除，子宫主韧带从子宫颈延伸至骨盆侧壁，并与子宫骶韧带及膀胱旁窝、直肠旁窝和阴道旁筋膜相邻。值得注意的是，输尿管穿过子宫主韧带

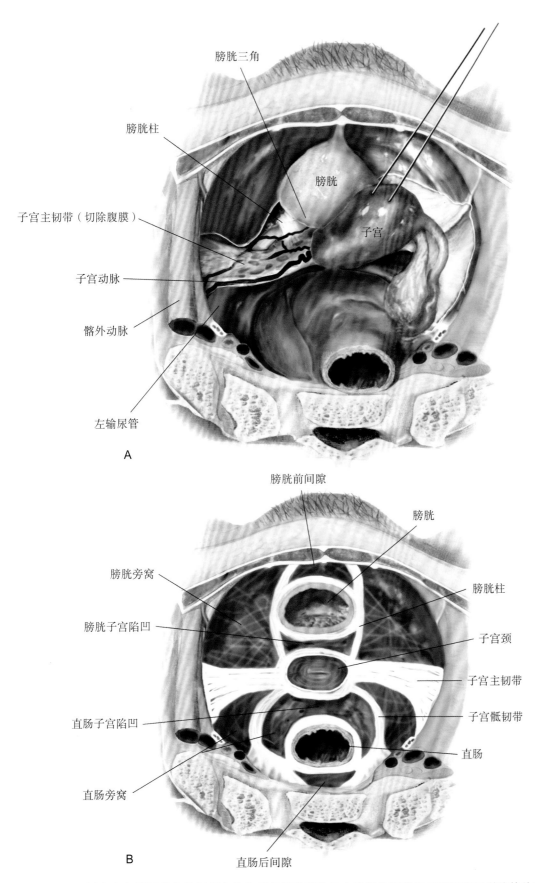

图 10-2　A. 子宫主韧带可分为位于子宫体与子宫颈连接处的上半部分和位于子宫颈和阴道连接处的下半部分；B. 骨盆内 的各种解剖结构均在示意图上显示

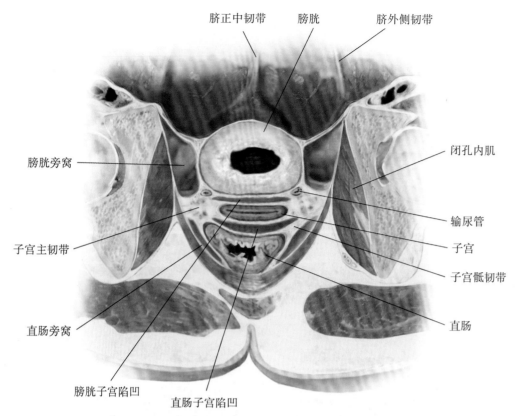

图 10-3 矢状面图显示主子宫韧带与各种解剖间隙之间的关系。值得注意的是，侧壁大部分由闭孔内肌及其筋膜组成

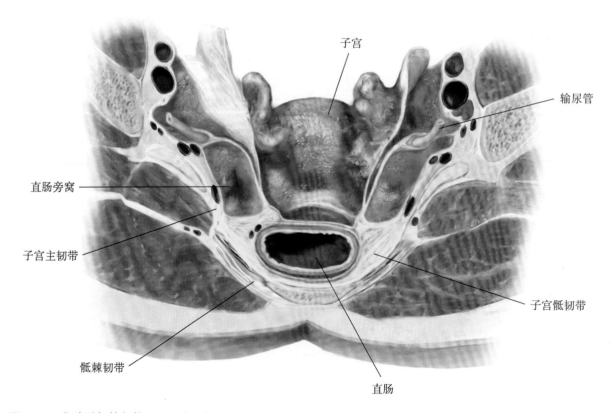

图 10-4 盆腔后部的矢状面图显示子宫骶韧带、骶棘韧带、子宫主韧带及它们与盆腔脏器之间的关系，注意输尿管的位置

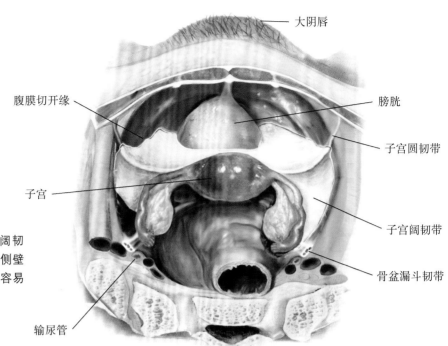

大阴唇

腹膜切开缘

膀胱

子宫圆韧带

子宫

子宫阔韧带

骨盆漏斗韧带

输尿管

图 10-5 打开腹膜，显露子宫阔韧带。这是进入腹膜后间隙和盆腔侧壁结构较容易的入口，脂肪成分很容易解剖且出血很少

二、盆腔解剖

显露腹膜外结构时必须要安全且迅速，可通过打开乙状结肠附着处的腹膜侧壁来显露左输尿管、左髂血管和左卵巢血管；可通过继续分离腰大肌旁降结肠处的腹膜进一步显露视野（图 10-6A 和 B）。同样地，在子宫圆韧带和骨盆漏斗韧带之间、髂外动脉搏动处侧方（即腰大肌上方）打开子宫阔韧带上缘，是进入两侧盆壁 / 腹膜后间隙的简单入路（图 10-7A~C）。进入腹膜后，显露盆腔输尿管和子宫血管需要切开子宫阔韧带（图 10-8A~D）。

输尿管从进入盆腔到进入膀胱的整个走行过程中涉及的解剖标志是每一位妇产科医师必须知道的。大多数与手术相关的输尿管损伤发生在其与子宫动脉交叉处到进入膀胱的这一段。子宫动脉斜行跨过输尿管的下 1/3 段。当输尿管进入膀胱时，膀胱下动脉处可能再次穿过输尿管。阴道动脉在输尿管后面。远端输尿管非常靠近阴道穹窿前外侧（图 10-9A~I）。

输尿管从外侧穿过腰大肌进入盆腔，在髂外动脉和髂内动脉分叉处跨过髂总血管（图 10-10）。输尿管在髂内动脉（腹下动脉）和闭孔动脉的中间下行至骨盆（图 10-11）。特别是子宫动脉在其前上方跨过后，输尿管持续向下、内方走行。图 10-12 所

示为右侧输尿管的完整走行。

左侧输尿管走行较复杂，因为其上方覆盖着乙状结肠，且此处存在供应左半结肠的肠系膜下血管（图 10-7A 和 B），左侧输尿管与左卵巢动脉一起穿过髂总动脉并下行、进入盆腔，与右侧输尿管走行相似。卵巢血管穿过髂总动脉与输尿管一致。输尿管在卵巢血管蒂后方稍偏内侧走行（图 10-13 与图 10-14A）。

骨盆结构的动脉血供来自腹主动脉，腹主动脉在 L_4~L_5 椎体水平分为右髂总动脉和左髂总动脉（图 10-14B，图 10-15 至图 10-18A）。腹主动脉分叉的右侧是下腔静脉。下腔静脉由左、右髂总静脉汇合而成（图 10-18B）。左髂总静脉在主动脉分叉处的骶骨前方交叉，在右髂总动脉下方与右髂总静脉汇合，右髂总静脉位于右髂总动脉的后方（图 10-18C 和 D）。肠系膜下动脉起自腹主动脉的左下方，向左结肠和乙状结肠发出无数分支。

分叉后，髂外动脉处于相对表浅的位置，正好位于腰大肌内侧（图 10-19）。髂外静脉明显比髂外动脉粗，位于其下方，静脉覆盖在闭孔窝的入口，可以通过小心地向上回拉静脉显露闭孔窝（图 10-20）。通过闭孔神经和闭孔动脉确定闭孔窝的解剖位置，闭孔窝充满脂肪组织，其外侧边界是闭孔内肌（图 10-20A~C 和图 10-21）。闭孔神经及血管离开骨盆并通过闭孔进入股内侧（图 10-22A 和 B）。

盆腔血液供应的主要部分来自下腹血管（髂内动脉和髂内静脉），其在闭孔窝内发出分支（图10-23）。暴露闭孔窝的主要风险与闭孔窝侧壁有许多不规则的静脉有关（图10-24）。下腹部动脉分为前、后两支。后支从骨盆深处的凹陷向坐骨棘走行并分支成一个粗的臀上动脉和一个较细的骶外侧动脉

（图10-25）。这些侧支是盆腔循环重要的血供来源。前部分支到膀胱、子宫、阴道、闭孔及其内部肌肉和耻骨肌，并终止于臀下动脉和阴部内动脉。

在单纯或根治性子宫切除术中，了解上述结构之间的关系，对避免不必要的出血和损伤至关重要（图10-26和图10-27）。

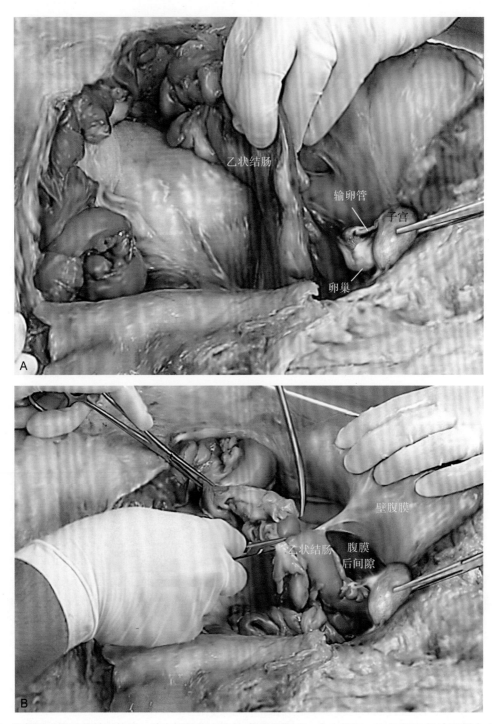

图 10-6　A. 术者用手将乙状结肠拉开，并在覆盖腰大肌的腹膜上做了一个小切口；B. 切开乙状结肠侧方支持结构（即腹膜附着）以显露腹膜后间隙

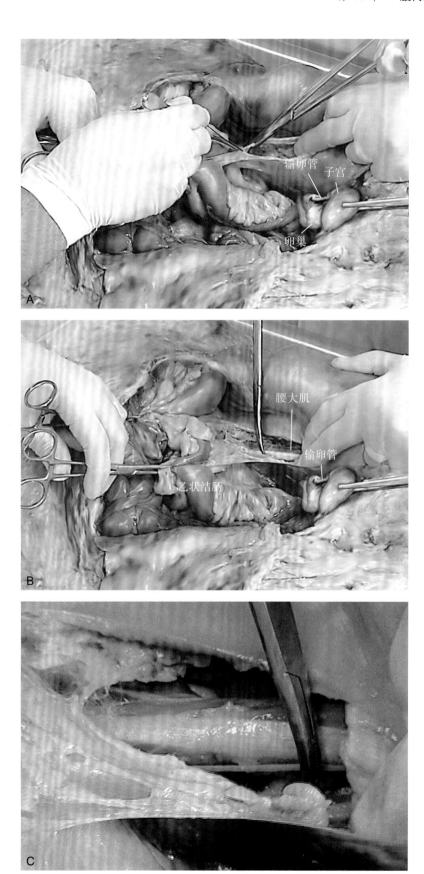

图 10-7　A. 将乙状结肠拉向内侧，切开腹膜附着处，从而进入腹膜后间隙。由于其周围没有大血管，是一个较为安全的入口。此外，腹膜切口从腹膜沟延伸至左侧结肠。B. 腹膜切口扩大后，显露出腰大肌和腰小肌肌腱。术者必须识别生殖器股神经，以避免损伤该结构。C. 切开乙状结肠腹膜附着处，可显露腰大肌及腰小肌肌腱和生殖股神经

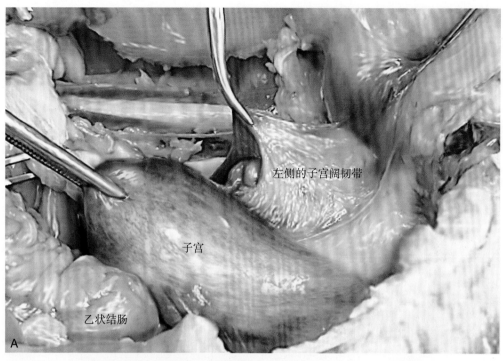

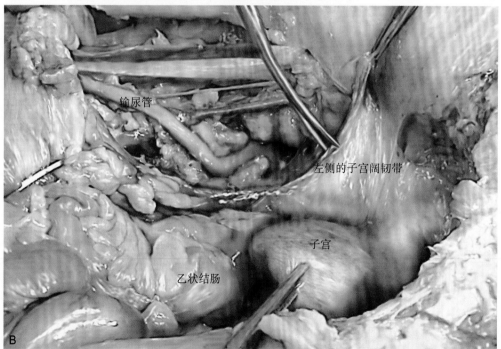

图 10-8　A. 用钳子钳住子宫底并向上提拉子宫，显露左侧的子宫阔韧带并将其断开；B. 打开左侧的子宫阔韧带后，显露左侧输尿管，输尿管跨过髂总动脉，在左侧髂内血管内侧走行至盆腔内

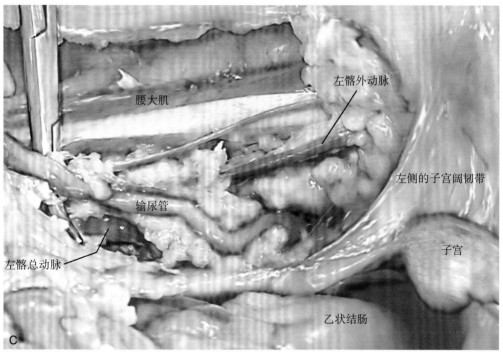

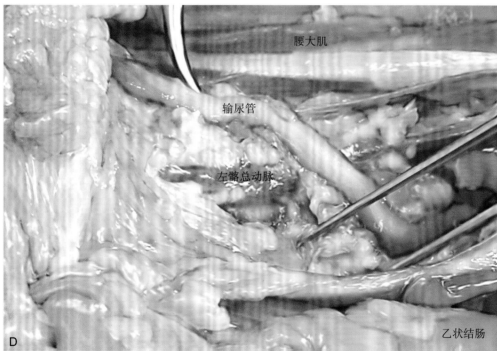

图 10-8 续 C. 显露的髂总动脉和髂外动脉及输尿管。注意卵巢血管与输尿管游离开，卵巢血管位于输尿管 内侧。D. 这是上一张图的放大图

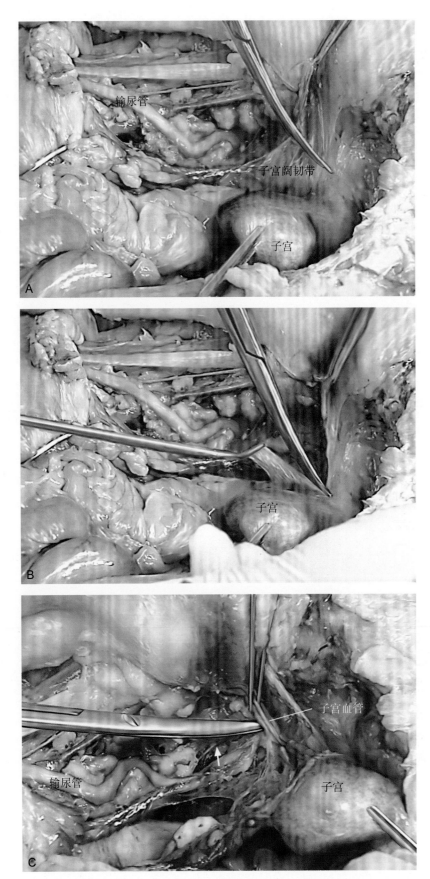

图 10-9　A. 现在剪开子宫阔韧带的前叶；B. 将子宫阔韧带打开后，可以看到子宫血管与输尿管的交叉，以及输尿管进入子宫主韧带的情况；C. 把剪刀放置在子宫血管下方，输尿管在其下方穿过的位置

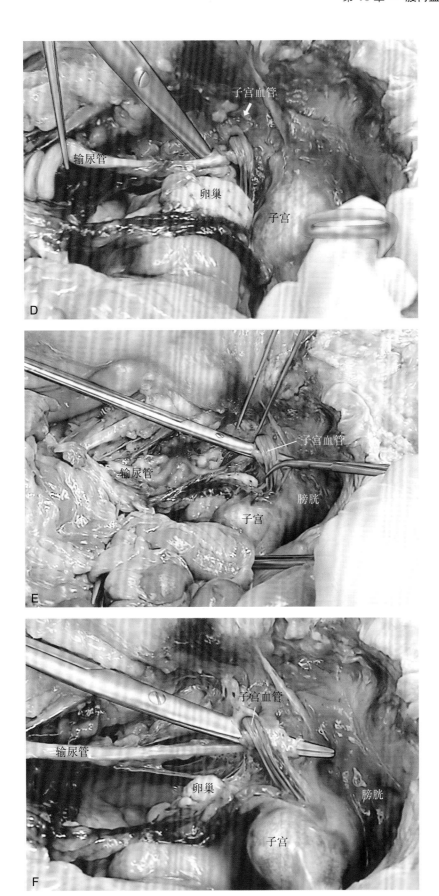

图 10-9 续　D. 子宫向左路扭转，子宫血管跨过输尿管。注意输尿管已被其下面的剪刀人为地抬起。E. 剪刀解剖了输尿管下降至膀胱的全过程。F. E 图的放大图。注意解剖剪刀的尖端位于膀胱上

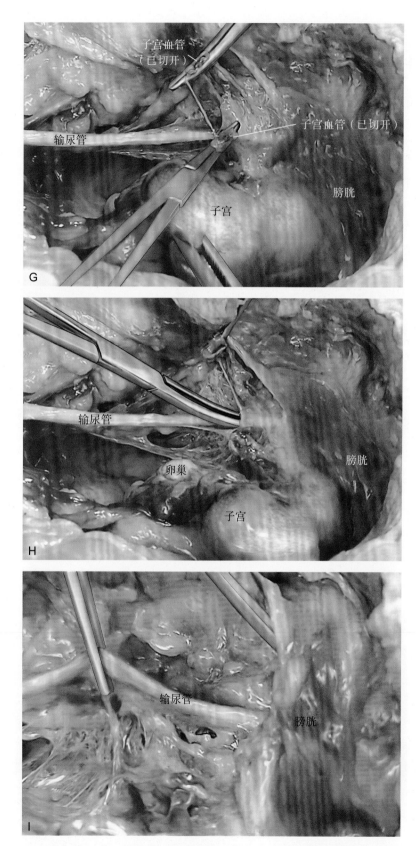

图 10-9 续　G. 子宫血管已被切断。用细长弯钳夹持子宫血管的远端。输尿管进入子宫主韧带。H. 将细长弯钳插入输尿管上方的间隙内，游离输尿管，显示其向内走行进入膀胱底部。I. 子宫主韧带显露出来后显示输尿管进入膀胱入口的全过程。子宫血管和输尿管交叉处与输尿管进入膀胱之间的最后 2 cm 是一个很难解剖的区域，因为其血管非常丰富。控制输尿管和膀胱底处血管出血则非常困难

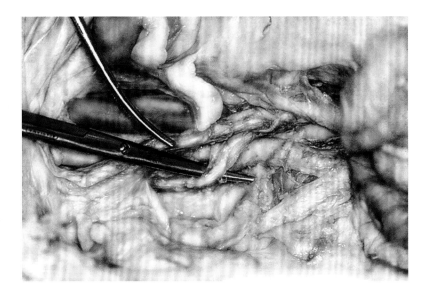

图 10-10　剪刀将右输尿管与卵巢血管分开（弯钳夹持的部分）。这两个结构共同跨越髂总血管进入骨盆。请注意，剪刀的尖端指向左髂总静脉穿过骶骨的位置。在主动脉的分叉处右侧，左髂总静脉将与右髂总静脉汇合形成下腔静脉

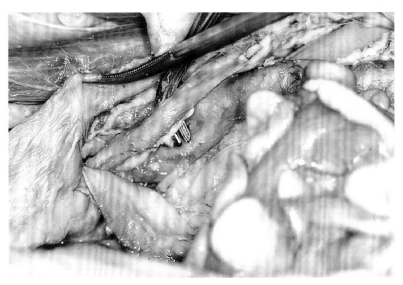

图 10-11　直角钳拉开输尿管以显露右侧髂总动脉分为髂外动脉（上方）和髂内动脉（下方）的分叉处。注意髂总动脉右侧的蓝色腔静脉（照片的右上角）

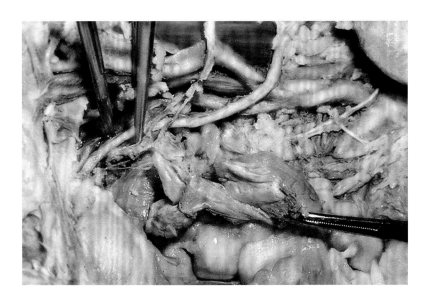

图 10-12　右输尿管从穿过髂总动脉到进入膀胱的整个走行均可见。远侧夹钳指向阴道动脉。中间的钳子在子宫动脉的正前方，在此处穿过输尿管。乙状结肠覆盖住了小子宫

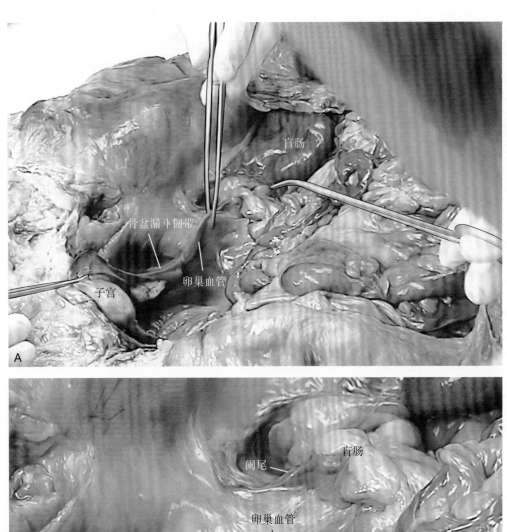

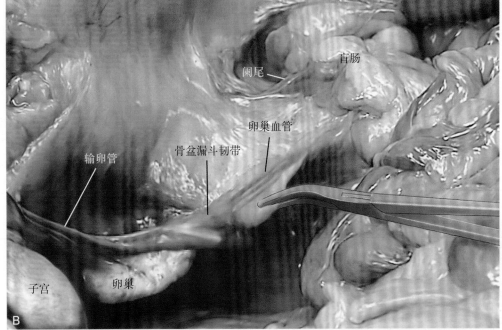

图 10-13 A. 右侧骨盆和腹部的全景图。注意盲肠和升结肠。空肠和回肠填满了腹部的大部分区域，提拉空肠和回肠可显露子宫、附件及骨盆漏斗韧带。B. 卵巢血管被钳子向上提拉，但包裹在腹膜褶皱中的输尿管不可见

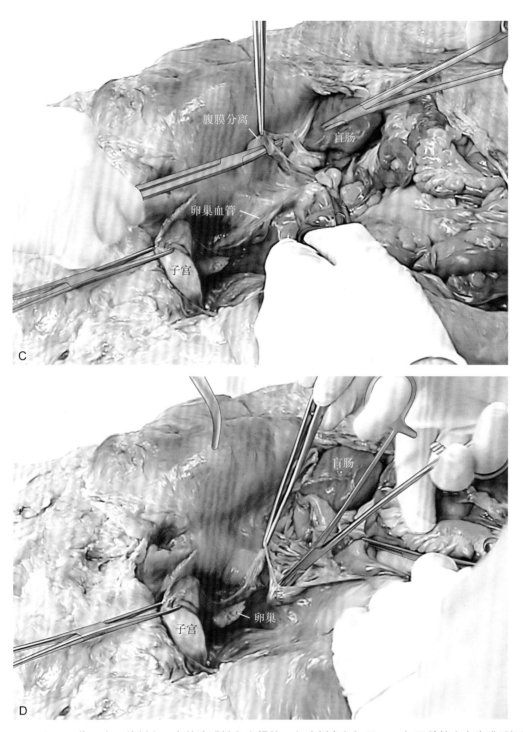

图 10-13 续 C. 位于盲肠外侧和下方的腹膜被向上提拉，向头侧方向切开；D. 切开并扩大右腹膜后间隙

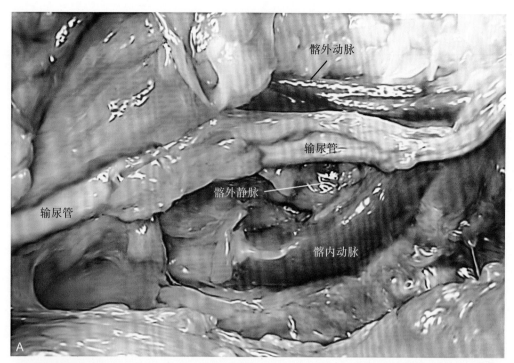

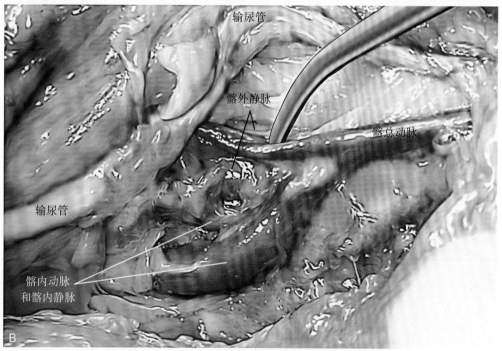

图 10-14　A. 游离右侧输尿管穿过髂总动脉的部分。注意输尿管与右下腹动脉的关系。B. 游离髂外静脉和髂内静脉。请注意，输尿管已被拉至手术区域以外，以免损伤。如果在解剖过程中使用热装置，则特别推荐这种操作

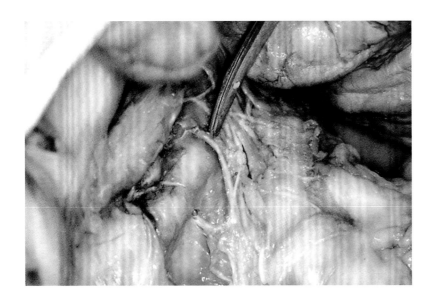

图 10-15 钳子位于主动脉的分叉处。该下腹神经覆盖在血管上

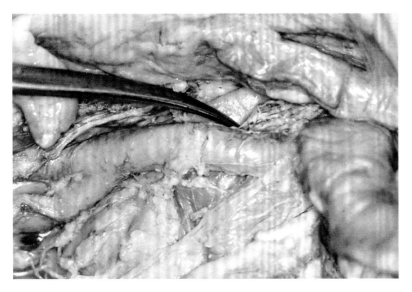

图 10-16 剪刀放在下腔静脉上。粗的左髂总静脉穿过骶骨与右髂总静脉汇合（几乎看不到动脉外侧）形成下腔静脉

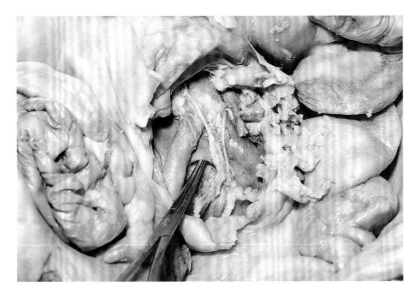

图 10-17 足侧观察的视角，钳子在左髂总静脉下面。注意中间的骶管部分被腹下神经丛遮盖。在主动脉及右髂总动脉右侧可看到下腔静脉。骶骨就在钳子下面

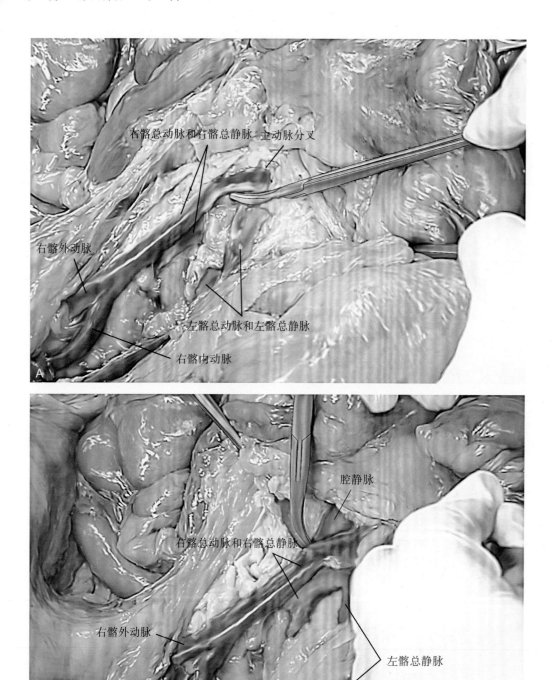

图 10-18   A. 骶前间隙已被打开，以显示主动脉分叉和左髂总静脉；B. 左、右髂总静脉已被解剖。还显示了右侧髂动脉

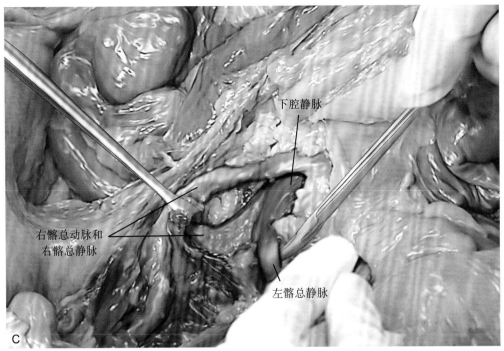

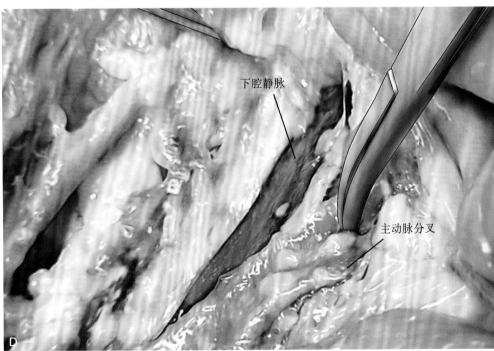

图 10-18 续 C. 髂静脉和腔静脉。左侧髂总静脉从左至右穿过 L$_5$ 椎体在主动脉分叉 2~2.5 cm 处。D. 下腔静脉与主动脉的关系

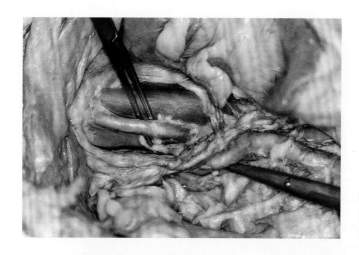

图 10-19　钳子分离右髂外动脉并置于该动脉和蓝色的右髂外静脉之间。剪刀的尖端位于右侧髂总动脉下方。输尿管连同骨盆漏斗韧带，穿过血管

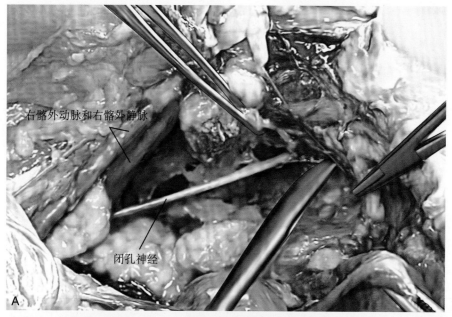

右髂外动脉和右髂外静脉

闭孔神经

A

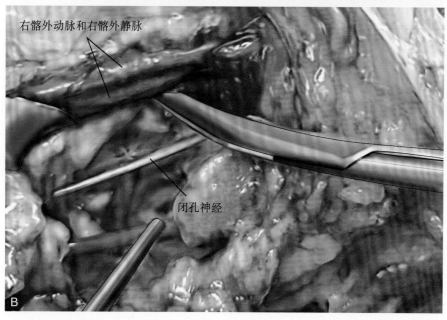

右髂外动脉和右髂外静脉

闭孔神经

B

图 10-20　A. 闭孔神经穿过闭孔窝。在神经上方和髂外静脉后方的脂肪垫内可分离出淋巴结。B. 通过静脉牵开器将髂外静脉向上提起，剪刀的尖端指向闭孔窝内充满脂肪组织的淋巴

右髂外动脉和右髂外静脉

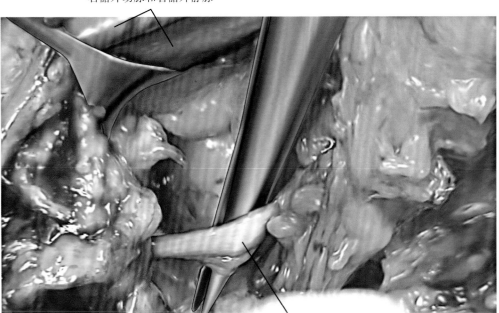

闭孔神经

图 10-20 续 C. 通过在髂外静脉上放置静脉拉钩来显露闭孔窝。剪刀已被放置在闭孔神经穿过闭孔窝的下面

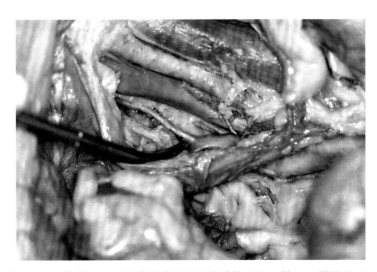

图 10-21 右侧闭孔已显露。在大多数情况下，髂外静脉需要用静脉拉钩向上拉开，钳子置于闭孔动脉下面，该动脉是髂内动脉前支的一个分支

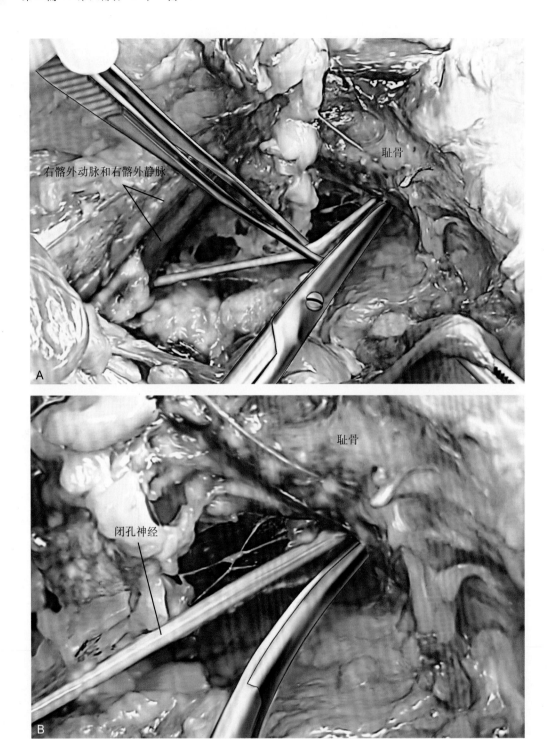

图 10-22   A. 可以看到闭孔神经经由闭孔离开骨盆的整个过程；B. 骨盆侧壁解剖放大后的视野。注意耻骨处有一根针

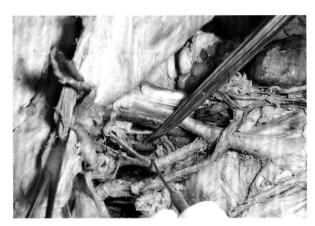

图 10-23　剪刀指向闭孔内肌，它构成闭孔窝的侧壁和 "骨盆壁"，髂内动脉（前分支）用钩向内牵拉

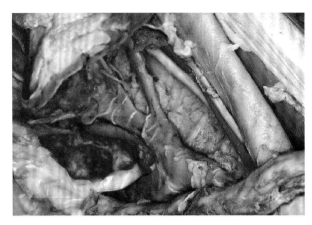

图 10-24　髂内动脉的后分支界线清晰，可见髂内静脉恰好位于髂内动脉的下方和稍外侧

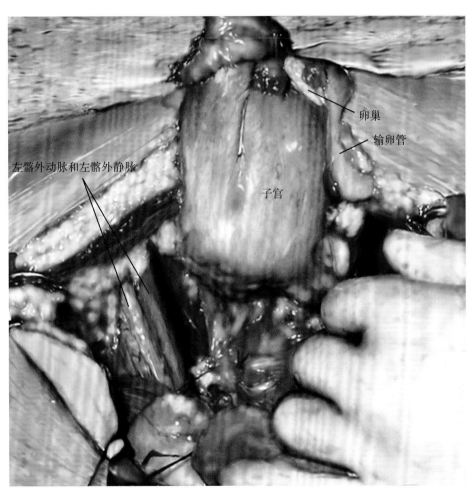

图 10-25　根治性子宫切除术切除所有主要血管和淋巴管。前推子宫以促进阴道与直肠的分离并最终切除子宫

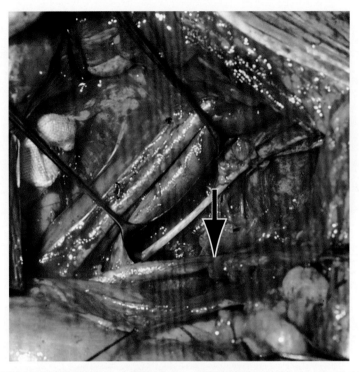

图 10-26　静脉拉钩置于较粗的髂外静脉下方，显露闭孔窝。将有脂肪组织的淋巴结从闭孔窝内清除。显露闭孔神经。箭头指向髂内动脉。输尿管在髂内动脉的内侧（牵拉结扎）

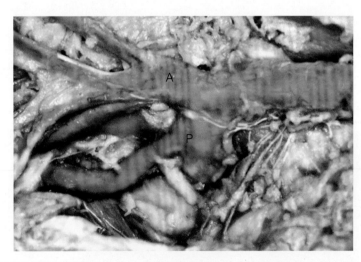

图 10-27　右侧髂内血管全部显露。该髂内动脉的两个主要分支（前分支和后分支）及它们的分支均已显露。A. 前分支；P. 后分支

（左立莹　冯琦慧　译　朱　毅　王　悦　校）

第 11 章

刮宫术

Michael S. Baggish

　　刮宫术是最常见的手术之一，最能看清的方法是行刮宫术时与宫腔镜相结合。没有数据支持宫腔镜导致子宫内膜癌细胞的扩散风险大于其他诊断性研究（如刮宫及子宫内膜活检等）。此外，也没有证据表明细胞会因此转移。

　　图 11-1A~C 是一个标准的器械台，包括诊断性宫腔镜器械。在进行刮宫术前，先在麻醉状态下检查子宫的位置、大小及附件是否存在肿物。消毒外阴及阴道后，患者取膀胱截石位，显露外阴及阴道，将阴道拉钩放在阴道后壁或选用合适的窥器，宫颈钳提拉宫颈前唇（图 11-2），轻柔地刺探宫腔深度，当探针探到子宫底，会遇到阻力，则停止刺探；然后用扩宫棒逐渐扩张子宫颈（图 11-3），扩至刮匙的最宽部分能顺利进入宫腔为止（图 11-4）。全面的刮宫是从宫底刮到宫颈的子宫内膜，从子宫前壁的 12 点方向开始，绕到 3 点钟位置，然后是子宫前壁的 6 点钟位置。子宫后壁，并通过 9 点钟位置，使其再次回至 12 点钟位置，顺时针搔刮一圈（图 11-5A~C）。刮出物从宫颈口出来之后，将纱布放置阴道后穹隆（图 11-6）。当医师判断宫腔完全刮净后，完成刮宫。

　　如果怀疑诊断为子宫内膜癌或子宫颈癌，应进行分段诊刮。此操作的正确顺序是先搔刮宫颈一圈，然后搔刮宫腔（图 11-7A 和 B），将刮出来的组织分别放在各自的标本瓶里。

　　操作结束后，再次测量宫腔深度或宫腔镜下直视观察，目的是确定子宫是否穿孔。

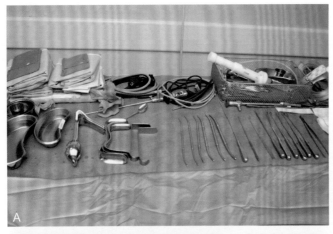

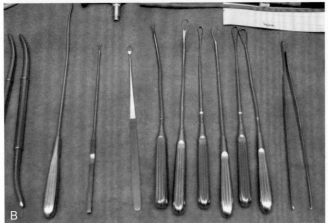

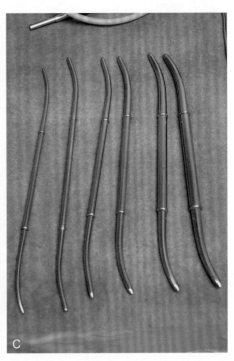

图 11-1　A. 这些均是刮宫术所需要的器械，背景中的设备是宫腔镜，包括 Baggish Hyskon 手压泵（筐内）（CookOB/GYN）。B. 各种型号的刮匙；最中间的锯齿状刮匙是最实用的。锯齿状刮匙左边为宫颈管刮匙（Kevokian）。在Kevokian 刮匙左边为可弯曲的子宫腔探针。C. Hanks 或 Pratt 扩宫棒为渐变的，在扩张子宫颈过程中产生的创伤最小

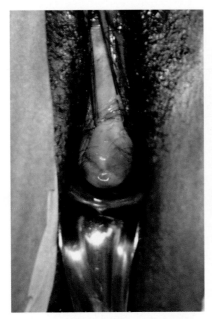

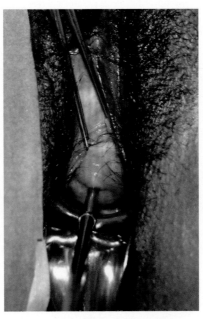

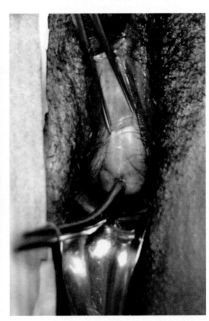

图 11-2　将阴道拉钩放在阴道后壁，用宫颈钳钳夹宫颈前唇

图 11-3　逐步扩张子宫颈

图 11-4　扩张子宫颈管至足够容纳刮匙头为止

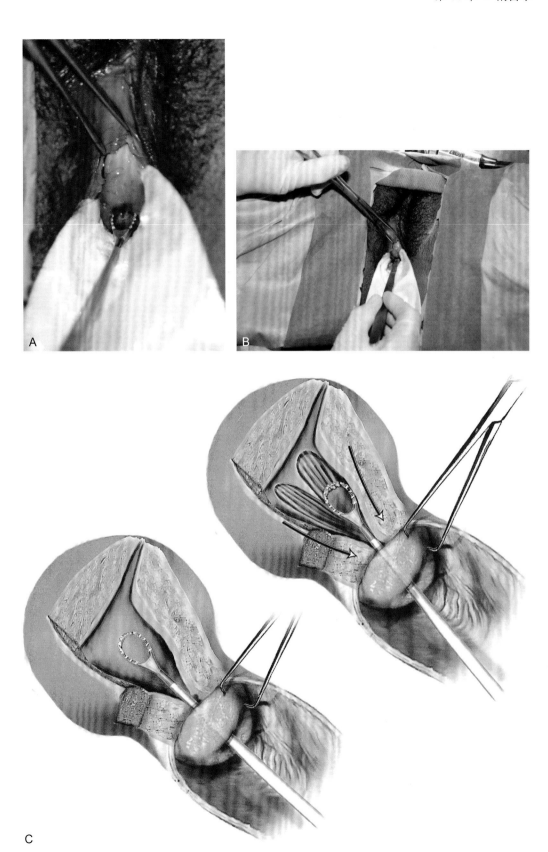

图 11-5 A. 将纱布放入阴道后穹隆，将刮匙插入宫颈。B. 将刮匙轻轻探入宫腔以达到足够的深度，直至触到宫底。沿子宫前壁向宫颈方向拉动刮匙，顺时针方向转动刮匙并重复上述操作，直至搔刮至整个宫腔。C. 将刮匙锐利的下缘接触子宫内膜。向下拉动刮匙，成长条形刮一圈子宫内膜，从而获得组织用于病理学检查。随着刮匙推进和旋转，应轻轻用力，因为此阶段穿孔危险始终存在。如果怀疑有穿孔，应立即终止操作

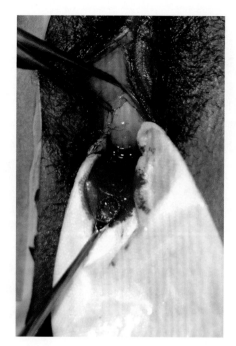

图 11-6　刮匙可能会间歇性地从子宫内膜腔中拉出。将标本用纱布收集起来

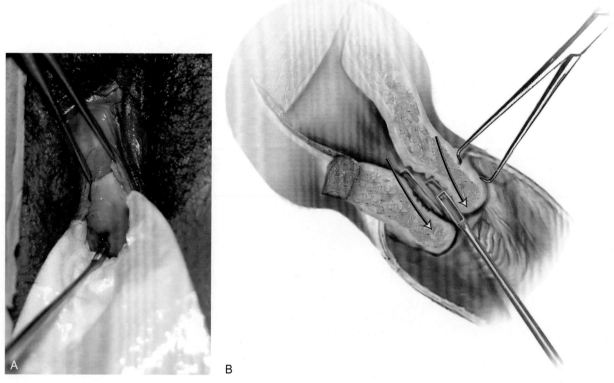

图 11-7　A. 当需要进行分段诊刮时（如可疑子宫内膜癌），应先行颈管搔刮并收集标本。颈管刮除物的样本应放到一个单独的容器内，并与内膜刮出物分别送至实验室进行病理检查。B. 颈管诊刮通常使用 Kevorkian 刮匙。拉钩常用阴道牵引钩。刮除术是从宫颈内口的水平上开始的，每一步都是向下的，在子宫颈外口终止。黏液和刮除物用纱布收集。通过 Kelly 钳转动以去除子宫颈口封堵的黏液

吸刮术

真空吸刮术是获取宫腔内容物，如扩张 - 锐性刮宫术以外的方法（图 11-8）。在 20 世纪 50 年代末至 60 年代初，吸刮术作为一种妊娠早期快速流产的方法，在东欧和苏联等国家广泛流行。它具有用时短、出血少的优点。至于这项技术最先在东欧还是中国开展，目前尚不清楚。然而，这项技术到 1963 年传入美国并用于终止早期妊娠。不久，相同的技术被应用于清除不全自然流产及稽留流产宫内妊娠组织。不久后，在东亚地区，真空吸刮术被应用于清除葡萄胎，不论子宫的孕周大小。滋养细胞疾病在西方国家相对少见，但是在马来西亚、印度尼西亚、中国（内地、香港）和新加坡等地区属于一种常见疾病，已成为一种公共卫生问题。

此操作需要局部麻醉或全身麻醉。操作前应进行盆腔检查，以明确子宫的大小和位置。接下来，小心测量宫腔的深度。持续输注浓缩的缩宫素溶液。输液量必须严密监测，特别是在葡萄胎中，过多的入液量容易诱发肺水肿。真空吸刮术要求宫颈扩张至能够容纳吸刮匙，很显然扩张的程度取决于预期使用的刮匙的直径（8~16 mm），平均为 10 mm（图 11-9）。用宫颈钳钳夹宫颈前唇以固定子宫颈。子宫颈扩张后，将一个譬如直径为 30 F（10 mm）的吸刮匙放入宫腔。适当过度扩张子宫颈的目的是允许刮匙可不受阻地自由进出宫腔。这项技术要点至关重要，因为如果套管和宫颈之间紧密贴合，会在内送吸管时产生"抓力"，从而可能增加子宫穿孔的危险。

将软管一端连接刮匙，另一端连接样本收集罐（容器）的入口，然后打开抽吸机。同样，将一个棉质网眼收集袋放到收集容器里，用一个"O"形橡胶圈固定。操作者将吸刮匙探进子宫，慢慢前推直到感觉已触到宫底。这时还未进行抽吸。接下来，将一根手指置于吸引套管底部的开口处，由此产生吸力。一边转动刮匙一边将其向宫颈方向下拉（图 11-10）。刮匙在抽吸状态时勿从宫颈拉出，因为吸力会剥离宫颈上皮。因此，在到达宫颈内口的位置，操作者必须抬起刮匙开口处的手指，解除吸力（图 11-11A 和 B）。将吸刮匙从宫颈内拉出，将组织清除干净。重复此操作，让吸刮匙绕宫腔不同方向刮取组织。在推进过程中切勿进行抽吸。只有在刮匙向下、向外移动时才进行抽吸。当管内看不到组织吸出时，停止操作。仔细测量宫腔的深度，确保没有发生穿孔。必要时用锐性刮宫检查有无残留的组织。

拆开标本袋并加入福尔马林，送到病理学实验室进行显微镜下诊断（图 11-12）。给患者口服甲基麦角新碱 0.2 mg，嘱患者记录出血量并在 24 小时内口服甲基麦角新碱（0.2 mg，每 4~6 小时 1 次，仅 24 小时）。如果该操作是用于治疗感染性流产，则可以术后给予抗生素治疗。

这种手术的最大风险是子宫穿孔和失血。抽吸导致的穿孔非常危险，可能导致肠管或大血管损伤。需要及时诊断和紧急处理。如果子宫不收缩（即通过注射缩宫素），就像一块持续注入血液的海绵。用吸管抽吸"海绵"就好比将海绵挤压。但是，海绵很快又会注满人体血液，因此，子宫不收缩将会导致大量失血。

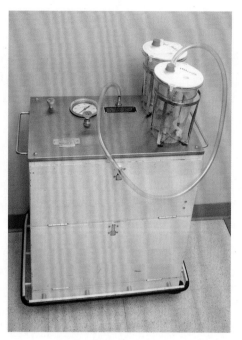

图 11-8   吸刮的真空泵需要高流速及足够的气体量以产生足够的负压来迅速吸收宫内内容物

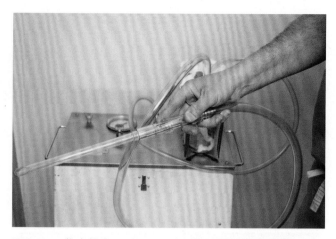

图 11-9   将直径为 2~2.5cm 的厚壁塑料吸水管连接到一个带有标本收集装置的真空罐上。软管的另一端插在塑料套管手柄上。有 8~16mm 几种不同型号的套管（真空器）可供选择

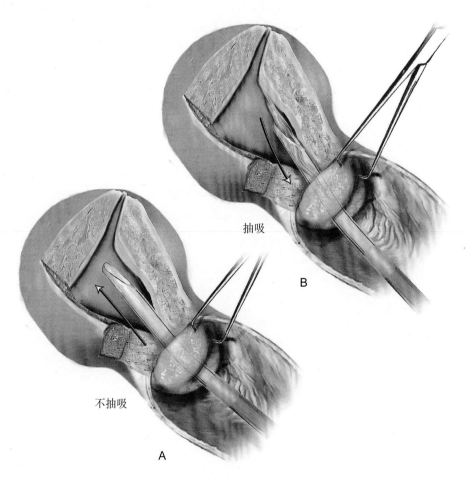

抽吸

B

不抽吸

A

图 11-10   A. 将真空（负压）套管轻轻探入子宫，直到感觉有阻力，则已探到宫底。刮匙放置到位前先不抽吸。B. 边回拉刮匙边抽吸。子宫内膜被吸入套管，然后进入连接管内。在宫颈内口水平上停止抽吸

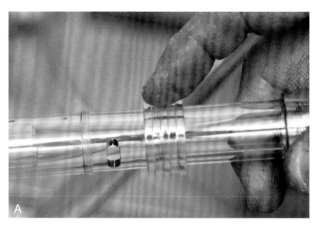
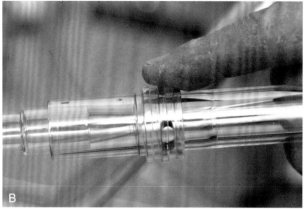

图 11-11　A. 真空手柄上的滑环控制吸力。环处于打开位置，不产生抽吸。B. 环被向前推以关闭装置手柄上的开口，从而产生大量吸力

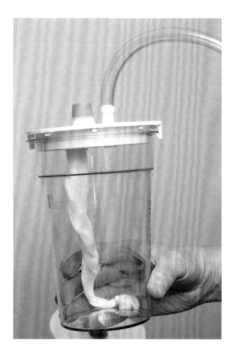

图 11-12　标本被收集到纱布袋里。纱布袋与真空输入口（蓝盖）通过橡皮圈相连。血液和液体从纱布袋流出并被收集在罐子里。如果抽吸组织较多（如葡萄胎），应用塑料管连接两个罐子，以免液体进入抽吸泵中（见图 11-8）

（冯琦慧　左立莹　译　朱　毅　李明珠　王　悦　校）

第 12 章

腹腔镜检查基础

Michael S. Baggish

20 世纪 60 年代，腹腔镜第一次被妇科团体引入美国。尽管胃肠病学家进行了一种名为腹膜镜的类似手术，但这种手术有显著的缺点，包括将空气注入腹膜腔作为膨胀介质。最早的腹腔镜设备是从斯堪的纳维亚开发和进口的，通过减压设备输送 CO_2 用于扩张腹腔。最初腹腔镜只是作为一种诊断技术。手术包括以下步骤：①于脐尾部行切口。②将 Tuohy 硬膜外针插入腹腔（图 12-1），针毂内注入生理盐水，两把巾钳分别钳夹于脐 9 点钟和 3 点钟切缘，同时提起两把巾钳以悬吊腹壁，若针毂内液体被吸入，则表明已进入腹腔。③向腹腔内充入 CO_2 至腹部叩诊呈鼓音。④将 11mm 不锈钢套管针由脐部切口插入腹腔。⑤取出针芯，并通过套筒继续注入 CO_2，确保套筒位置正确。⑥通过套筒放置 10mm 腹腔镜，通过目镜观察腹腔内容物。上述步骤表明，在过去的半个世纪中，腹腔镜入路技术基本没有变化。

重大进展主要是沿着腹腔镜手术设备发展的阶段而出现的。电视摄像机与腹腔镜目镜的连接使得可通过视频监视器观看腹腔内是一个有意义的进展，随后的视频摄像机小型化以及视频图像质量的改善也是如此。其他值得一提的进步包括：快速 CO_2 充气，改进的光纤和光发生器，计算机化和复杂的双极电路，泵动力灌注系统，辅助套管，手术操作和切割设备。目前腹腔镜器械和技术的发展还催生了机器人技术，其成本更高。技术进步，以及一次性用品带来的便利性，导致此项技术相关的费用持续上升。

为了方便讨论腹腔镜检查和腹腔镜手术的基本原理，笔者将主题分为手术入路和手术操作两大类。

进入腹膜腔是每一次腹腔镜检查的必要步骤。医学文献中充分介绍了几种进腹的方式。尽管有各种细微差别，但每一种进腹方式都有并发症，尤其是对腹壁及腹腔内组织的破坏。每一种的目标都是在不损伤血管、肠管及下尿路的情况下进入腹膜。为了实现上述目标，必须考虑以下 3 个因素：①最安全的进入角度应使套管针朝向子宫 / 膀胱；即从前腹壁倾斜 45°~60° 插入腹腔（图 12-2）。②套管针进入腹腔的深度应控制在刚好穿透腹膜前壁。③第 1 个套管针必须插在中线位置，不能向左或向右偏移（图 12-3）。第 2 个套管针必须在直视下插入，不可盲目插入。显然，最危险的进入技术是将套管针以 90° 或接近 90° 插入腹部，且插入过深或未控制深度。因此，对前腹壁较厚的肥胖患者进行腹腔镜检查时，如何进腹是比较困难的（图 12-4）。在这种情况下，45° 插入可能无法穿透脂肪堆积的腹壁，而 90° 插入仍有风险，必须加倍小心以控制插入的深度（图 12-5）。如果大血管损伤是可预测的，若此时无法避免 90° 插入，则应控制进腹的深度和力度。为了避免盲目进腹的风险，尤其是对于肥胖女性来说，需要一些技巧，包括开放式进腹，例如，切开一个切口，将一个钝性套管针插入腹部。另一种改进是可视化进腹，利用一个装有透明塑料锥的中空套管针，作为腹腔镜的原始透镜，在进入过程中观察腹壁各层，但实际上并不能达到这种效果（图 12-6）。显然，腹腔镜所有的进腹方式都有特定的风险，而这些是开腹手术所不具备的。

本文收集了与 90° 进腹相关的已发表数据，以显示主动脉分叉至脐与体重指数的关系（图 12-7）。此外，图 12-8 显示了肥胖与非肥胖女性前腹壁弹性的差异。当对前腹壁施加压力（通过尖锐的套管针）时，后者是评估风险的关键。最重要的因素是腹膜腔的实际大小（图 12-9）。如果腹膜腔较小，则肠管或大血管损伤的风险很高，如果第 1 个套管针进腹时偏离中线，则可能造成输尿管损伤。

微创手术是包括机器人手术在内的腹腔镜手术的代名词。这些技术允许外科医师进行各种开腹手术可行的操作，但避免切开腹部并用小切口代替观察和操作，以及只利用器械接触腹腔内结构。然而，相对于手术过程，腹腔镜 / 机器人手术与开腹手术之间存在显著差异。这些差异包括：①腹腔镜通过显示屏只提供二维画面，没有深度信息，而机器人手术可提供三维画面。②因为腹腔镜套管针的数量有限，因此其进腹角度有限。尽管机器人手术使用更多的套管针，但它们并不等同于开腹手术。③腹腔镜手术（包括机器人手术）都无法提供触觉信息。④腹腔镜下缝合并不常用，内镜下手术需要使用能量器械，如电刀、激光刀、超声刀（谐波手术刀），所有这些都会产生热量（例如，热效应）（参见第 6 章）。安全使用这些能量器械依赖于外科医师的手。类似地，任何使用能量器械的外科医师都需要了解该工具的物理效应。热效应不仅在组织 – 电极界面产生，而且还会向周围扩散一定的距离，这会造成严重的结构损伤。在使用电刀时，双极电路比单极电路更安全（图 12-10）。

在腹腔镜手术和机器人手术中，外科医师应精通盆腔解剖学知识，尤其是腹腔内各种结构之间的空间关系。一个至理名言是永远平行于血管、肠管或输尿管来切开组织，而不是垂直。在腹膜下注射水 / 生理盐水，使腹膜间隙膨胀，可以方便我们理清楚解剖关系。任何腹膜后大血管，包括主动脉、下腔静脉、髂总动脉和髂总静脉、髂内动脉和髂内静脉、髂外动脉和髂外静脉，都不要在腹腔镜 / 机器人手术期间发生损伤。

粘连最常见于有腹腔手术史的患者，在松解粘连的过程中常发生肠道穿孔。因此腹腔镜手术进行粘连松解时需要细致的解剖和仔细的肠道检查（图 12-11）。由于存在热损伤的风险，应避免在肠道附近使用能量器械（图 12-11）。每个外科医师都应该熟悉输尿管的走行，即输尿管从跨过髂总血管进入盆腔到进入膀胱壁的路径。腹腔镜外科医师应具有丰富的知识和熟练的技术，以便打开腹膜后，即可肉眼辨别输尿管是否完整。有一种说法认为蠕动的输尿管就是正常的输尿管。实际上，切断的输尿管也会发生蠕动。

在盆腔外侧壁附近进行肠道手术时，必须非常小心地使用能量器械，因为这实际上是下段输尿管的位置。同样，在修复靠近输尿管口的膀胱撕裂伤时也必须格外小心，操作不当则会导致医源性输尿管终端闭合（图 12-12）。输尿管可被热效应、缝线、闭合夹以及尖锐的套管针切断或结扎。

就个人观察经验来看，腹腔镜技术经过 50 多年的发展，作者认为其虽有缺点，但优点更多。更小的刺状切口和避免用手直接接触肠道意味着肠梗阻风险更低和术后恢复更快。同样，当对无腹部手术史的患者进行上述操作时，可减少术后粘连的形成。在美容方面，女性不喜欢有很大的手术瘢痕。除机器人手术外，微创手术与开腹手术相比，成本更低，并能更快地恢复日常活动。

总而言之，当按上述基本要素能够安全实施的话，腹腔镜的出现是外科手术的一个重要里程碑。

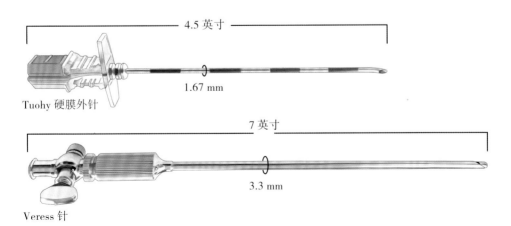

图 12-1　两根针。与 Tuohy 硬膜外针相比，Veress 针的直径更大，长度也更长。在引入 Veress 针之前，Tuohy 针被用于进脐和建立气腹，无须考虑体重指数。即使是最肥胖的患者，由于脐部脂肪稀少，也很容易进入腹腔

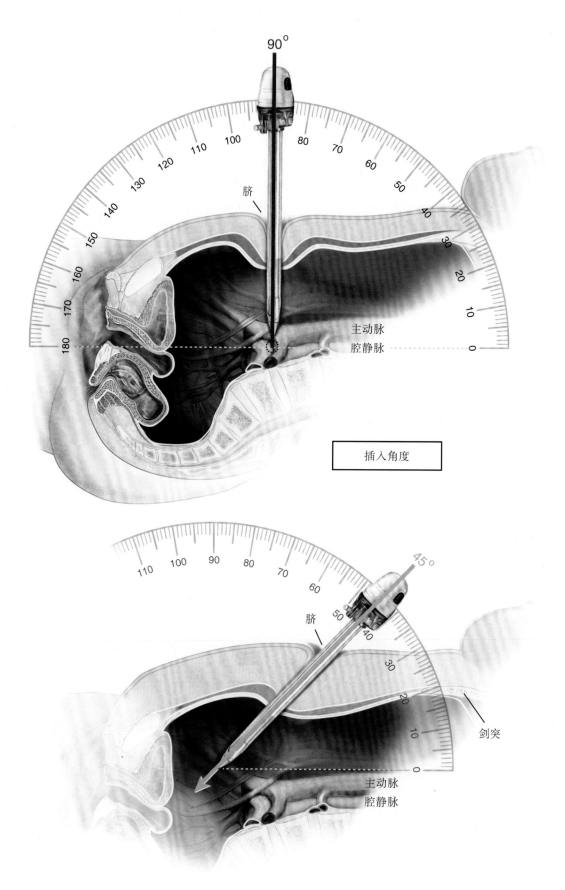

图 12-2　首次插入套管针最安全的角度是 45°，这将引导装置朝向子宫 / 膀胱。最危险的进入角度是 90° 左右

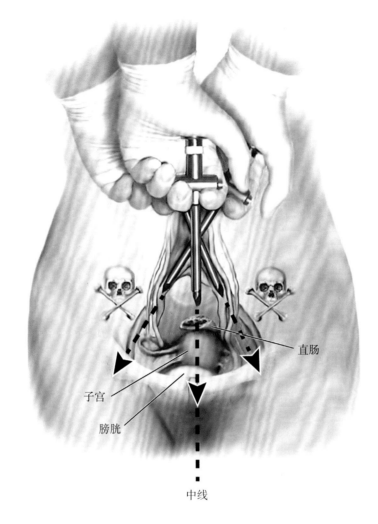

直肠

子宫

膀胱

中线

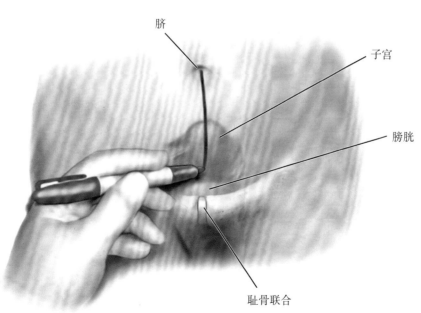

脐

子宫

膀胱

耻骨联合

图 12-3　套管针插入时偏离中线是危险的。如果插合入角度接近 90° 且插入过深，则套管针可能会划破髂血管或下腔静脉。临床实践中，髂总动脉是腹腔镜手术中最常见的血管损伤

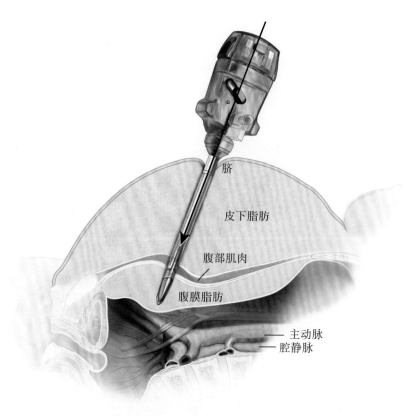

脐

皮下脂肪

腹部肌肉

腹膜脂肪

主动脉
腔静脉

图 12-4   由于皮下脂肪和腹膜脂肪的沉积，肥胖女性的前腹壁很厚。在这种情况下，45° 进入无法穿透前腹膜

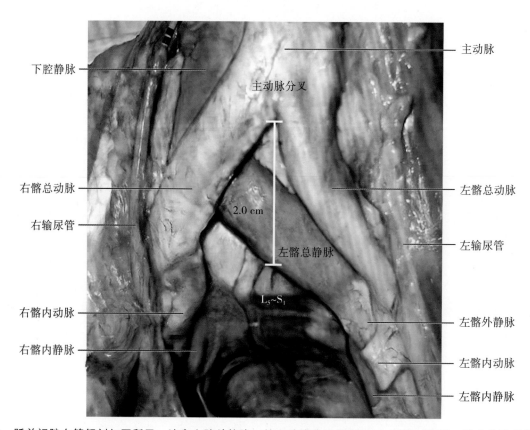

下腔静脉

主动脉

主动脉分叉

右髂总动脉

左髂总动脉

右输尿管

2.0 cm

左输尿管

左髂总静脉

L$_5$~S$_1$

右髂内动脉

左髂外静脉

右髂内静脉

左髂内动脉

左髂内静脉

图 12-5   骶前间隙血管解剖如图所示。注意左髂总静脉，从主动脉分叉尾侧 2 cm 处穿过间隙。这条静脉的撕裂具有较高的死亡率

第
二
篇
■
第
四
部
分

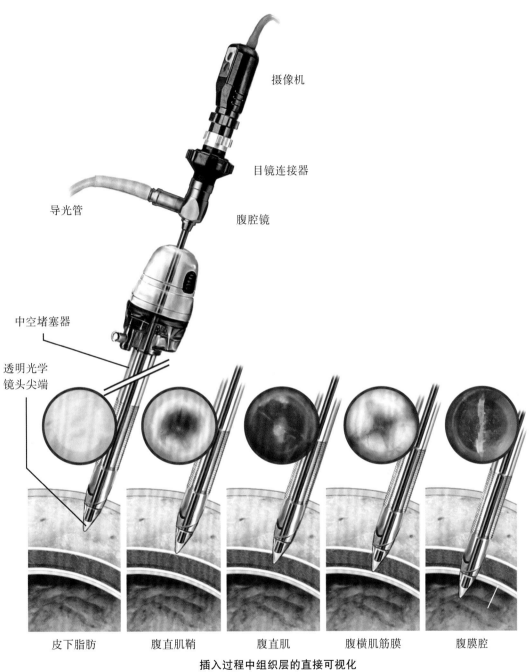

摄像机

目镜连接器

导光管

腹腔镜

中空堵塞器

透明光学
镜头尖端

皮下脂肪　　　腹直肌鞘　　　腹直肌　　　腹横肌筋膜　　　腹膜腔

插入过程中组织层的直接可视化

图 12-6　无叶片进腹套管针具有锥形透明塑料套管针尖端和中空闭孔，腹腔镜通过该闭孔进入。透明的锥形尖端充当粗糙的透镜。理论上，当引入此套管针时，该装置允许观察前腹壁的每一层，那样就不会对肠管、输尿管或大血管造成损伤

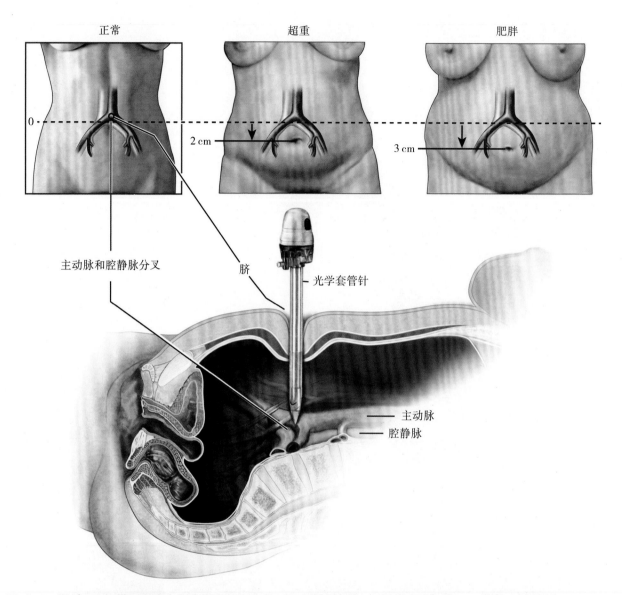

图 12-7 通过 CT 扫描研究脐和主动脉分叉与患者 BMI（体重指数）的关系。此图显示，超重（BMI 25~30）和肥胖患者（BMI >30）的脐低于主动脉分叉，而 BMI <25 的女性脐位于或高于主动脉分叉。然而不幸的是，在超重或肥胖女性中，90° 进腹虽避免触及主动脉分叉，但有可能触及脆弱的左髂总静脉（摘自 Hurd WW, Bude RO, DeLancey JO, Pearl ML: The relationship of the umbilicus to the aortic bifurcation: implications for laparoscopic technique, Obstet Gynecol 80: 48–51, 1992.）

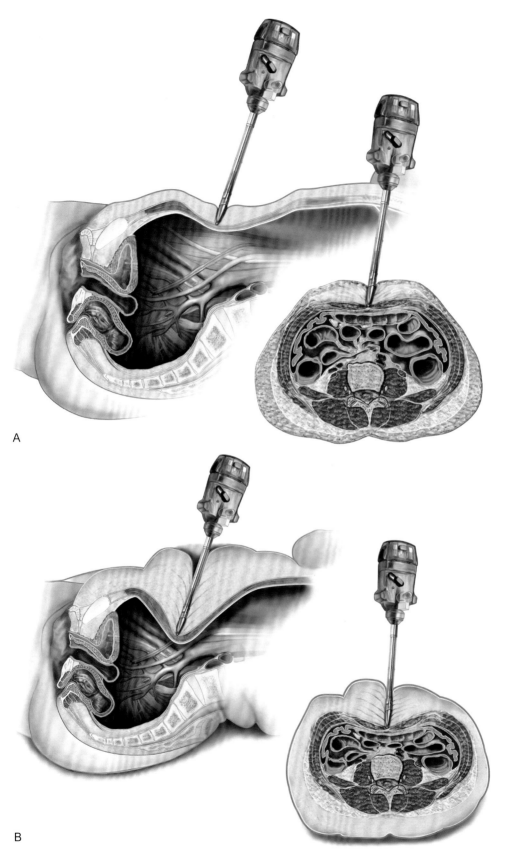

图 12-8 A. 非超重患者的前腹壁通常是刚性的，像蹦床一样。当施加一个力时，壁向内的偏差最小。B. 与图 A 相比，超重或肥胖患者的前腹壁中含有大量的脂肪，因此具有更大的弹性，这将转化为更大的腹壁运动。使用一种力，例如插入套管针时，会导致腹膜下间隙受压更大，从而减少腹膜前、后壁之间的空间体积

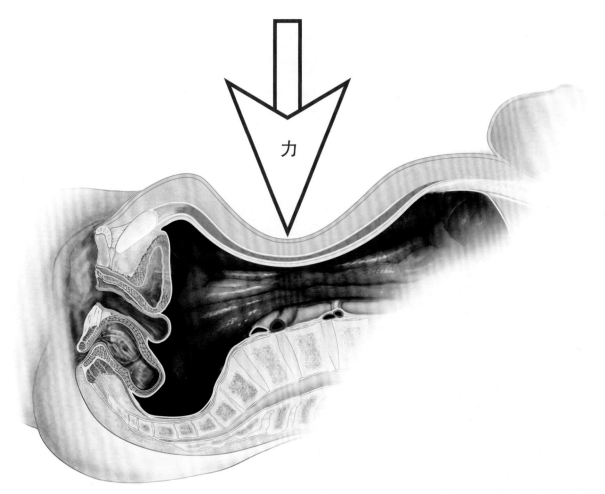

图 12-9　插入套管针是腹腔镜检查的特殊要求，这在开腹手术中是不必要的。任何腹腔镜手术都需要用力将套管针插入腹膜腔

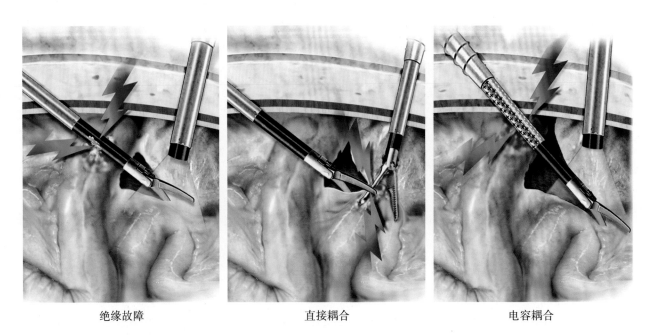

绝缘故障　　　　　　　　　　　　直接耦合　　　　　　　　　　　　电容耦合

图 12-10　在大多数腹腔镜 / 机器人手术中使用电刀止血。双极电路比单极电路要安全得多（参见第 6 章）。单极电路除了高频泄漏，直接耦合、绝缘故障或电容耦合也可引起腹腔内结构损伤

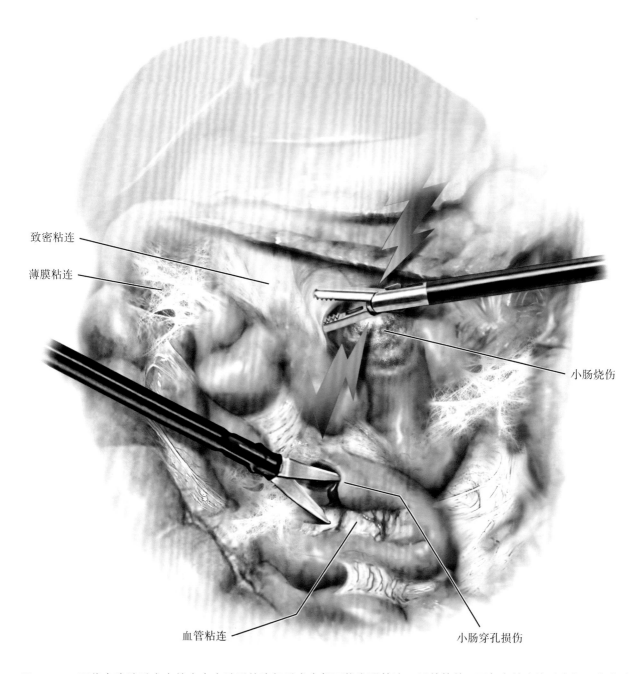

致密粘连

薄膜粘连

小肠烧伤

血管粘连

小肠穿孔损伤

图 12-11　既往有腹腔手术史的患者在随后的腹部手术中都可能发现粘连。以前简单、不复杂的内镜手术很可能会造成盆腔侧壁和肠道的致密粘连。此类病例经剖腹探查与普通外科会诊可以得到更好的治疗

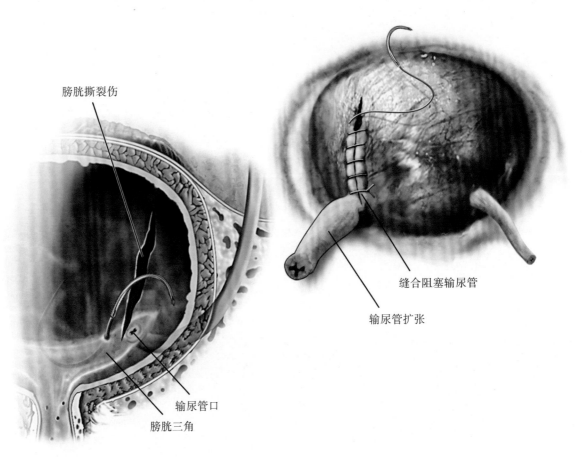

膀胱撕裂伤

缝合阻塞输尿管

输尿管扩张

输尿管口

膀胱三角

图 12-12 膀胱撕裂伤延伸至膀胱三角区，修复时需要进行膀胱镜检查，以确保膀胱内输尿管没有被缝合。谨慎的外科医师会在裂口修复前置入输尿管支架。这幅图显示在修复涉及膀胱三角区的撕裂伤时，由于没有采取适当的预防措施而导致的医源性损伤

（朱 毅 译 王 悦 校）

第 13 章

经腹全子宫切除术

Michael S. Baggish

经腹全子宫切除术是美国最常见的手术之一。开腹子宫切除能够充分地从周围结构中显露和游离出子宫和附件，能够更好地切除子宫和盆壁的支持和连接结构。

这些支持结构包括：①血管、覆盖表面的腹膜及结缔组织（如骨盆漏斗韧带、子宫动脉和子宫静脉）；②肌肉支持（如子宫圆韧带）；③结缔组织 - 血管 - 神经束（如子宫主韧带、子宫骶韧带）；④脂肪组织和腹膜（如子宫阔韧带、膀胱子宫腹膜反折、直肠子宫腹膜反折）。

相关周围结构包括前方的膀胱、后方的直肠，以及两侧的输尿管和血管。

供应子宫的血液来自腹下动脉，以及来自主动脉的卵巢动脉。静脉回流至腹下静脉丛，右侧卵巢静脉回流至下腔静脉，左侧卵巢静脉回流至左肾静脉。子宫动脉从输尿管上方斜跨过腹下动脉前支，在子宫颈和子宫体连接处进入子宫。子宫动脉分为较大的上行支和较小的下行支，供应子宫颈并与阴道动脉吻合，后者也起源于腹下动脉前支。

一、全子宫及双侧附件切除术

开腹后，垫好肠管，放置拉钩（图 13-1A 和 B）。探查腹腔，辨认术野中的解剖结构，发现是否存在病变或解剖学异常（图 13-2）。

因此，该手术是有逻辑地一步步进行的。

1. 钳夹、离断子宫圆韧带，用 0 号薇乔线缝合（图 13-3A~C）。

2. 夹起腹膜，在膀胱腹膜反折稍下方切开（图 13-4 和图 13-5A~D）。同法操作对侧（图 13-6）。

3. 用海绵钳将膀胱从子宫颈轻轻向下推，注意保持在中线，推至子宫颈上（图 13-7A 和 B，图 13-8）。如果患者之前有手术史（如剖宫产），则需要锐性分离膀胱。

4. 将骨盆漏斗韧带（内含卵巢动脉和卵巢静脉）与输尿管分离，并三重夹闭骨盆漏斗韧带（图 13-9A~E）。在第 1 和第 2 把钳子之间切断韧带。在最下面的钳子后面行双扎，单纯打结或缝扎。第 2 把钳子（中间）下面的组织用 0 号薇乔线缝合结扎（图 13-10）。

5. 分离出子宫血管（去除多余的结缔组织，分离血管）（图 13-11A 和 B）。钳夹血管，第 1 把钳子贴近子宫（图 13-11C 和 D）；第 2 把钳子在第 1 把子宫血管钳的上方，而不是下方（图 13-12）；最后，第 3 把钳子夹在第 2 把钳子的上方，预防出血（图 13-13A 和 B）。子宫血管用剪刀或手术刀切断（图 13-14A 和 B）。下一步，子宫血管用 0 号薇乔线双扎，小心贴近钳子尖端进针（图 13-15A 和 B）。钳子（除了最上面的一把钳子）在缝扎后去除（图 13-14B）。同法处理对侧。

6. 在近子宫处钳夹子宫主韧带，应小心，以免损伤输尿管，因为输尿管距离子宫和子宫颈交界处很近。然后切开子宫主韧带的上部（图 13-16A~E）。两侧皆可进行。用 0 号薇乔线固定缝扎韧带。

7. 钳夹、切断两侧的子宫骶韧带并缝扎。此步操作同样距离输尿管很近，因为韧带后方接近输尿管，因此，强烈建议确认输尿管位置。最后，触诊宫颈并确诊与阴道分离，确诊膀胱边缘畅通无阻后，将钳子钳夹在阴道上。切除子宫，关闭阴道断端（图 13-17A~J）。

8. 如果保留子宫颈，单独切除子宫体则为子宫次全切（即从子宫颈切除子宫体）。移除子宫（剩

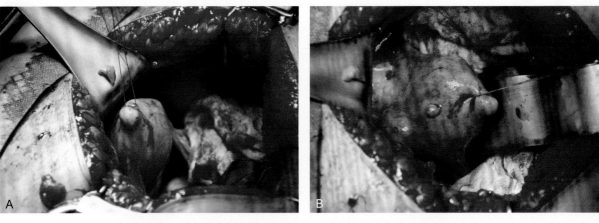

图 13-1　A. Balfour 拉钩显露后，子宫表面可见肌瘤。将 Richardson 拉钩置于膀胱和子宫之间。B. 置于子宫底的 0 号薇乔线将子宫向后拉，显露膀胱子宫腹膜反折。将压肠板置于子宫和乙状结肠之间

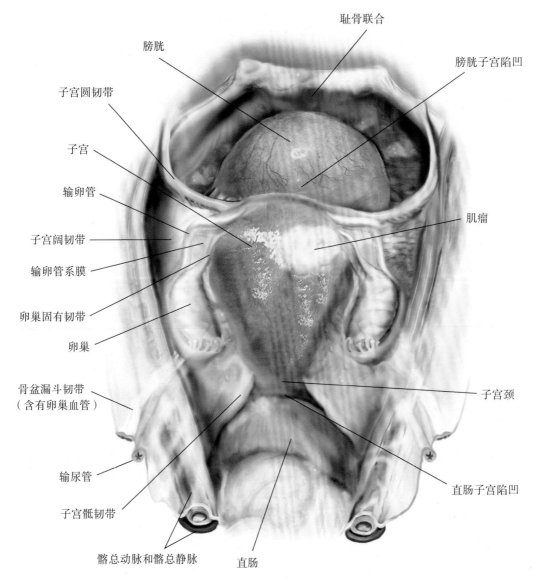

图 13-2　子宫切除术时的解剖结构

下的钳子用于预防第 5 步时的出血）（图 13-18）。用手术刀将子宫颈从子宫体上切开（图 13-19）。

9. 宫颈用两把持钳，在主韧带下部的表面两边各夹一把。注意钳子靠近宫颈，远离输尿管（图 13-20A 和 B）。切开耻骨膀胱宫颈筋膜并下推，在膀胱底部和宫颈之间分开一个光滑面的空隙（图 13-21）。最后，钳夹主韧带下部，在钳尖端处下推耻骨宫颈筋膜（图 13-22）。用手术刀切开韧带，用 0 号薇乔线固定缝扎（图 13-23）。

10. 利用之前在耻骨膀胱宫颈筋膜建立的空隙，将膀胱进一步下推。注意阴道在后面，膀胱和输尿管在空隙前方。将钳子置于耻骨膀胱宫颈筋膜空隙，保证阴道角度（图 13-24）。从阴道上方切开子宫颈，并与一小部分阴道结合在一起（图 13-25）。用 0 号薇乔线间断 8 字缝合阴道断端（图 13-26 和图 13-27A）。或用 0 号薇乔线连续缝合（图 13-27B）。需仔细检查断端出血点。

11. 下一步，将阴道顶端与子宫主韧带和子宫骶韧带断端缝合到阴道穹窿来悬吊阴道（图 13-28）。

12. 最后，小心关闭腹膜。必须注意输尿管的位置，以免在关闭腹膜时扎伤输尿管。

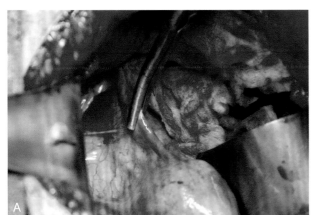
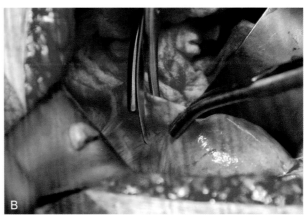
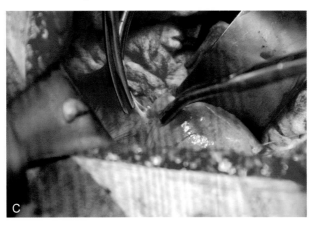

图 13-3　A. 用 Zeppelin 钳钳夹子宫圆韧带；B. 将第 2 把钳子钳夹在子宫圆韧带与子宫相连处，将韧带剪开；C. 剪开后继续剪开子宫阔韧带前叶的上部

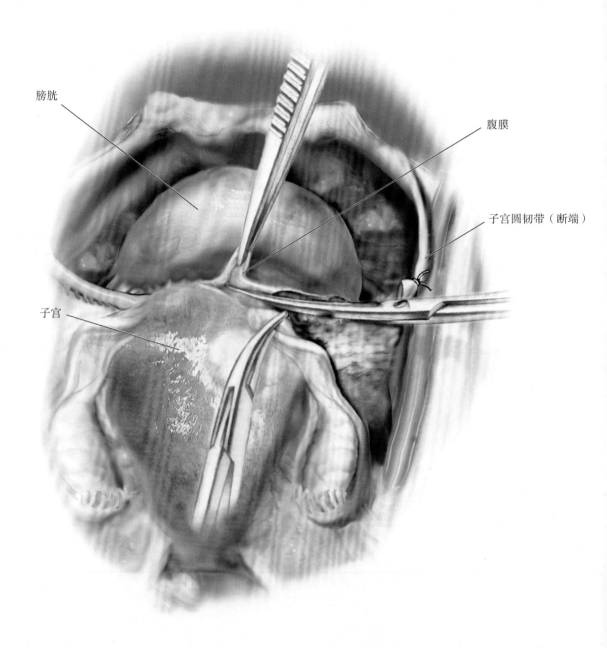

膀胱

腹膜

子宫圆韧带（断端）

子宫

图 13-4　切断子宫圆韧带，用剪刀头端反复开合的方式分离膀胱和子宫之间的腹膜反折，然后剪开腹膜

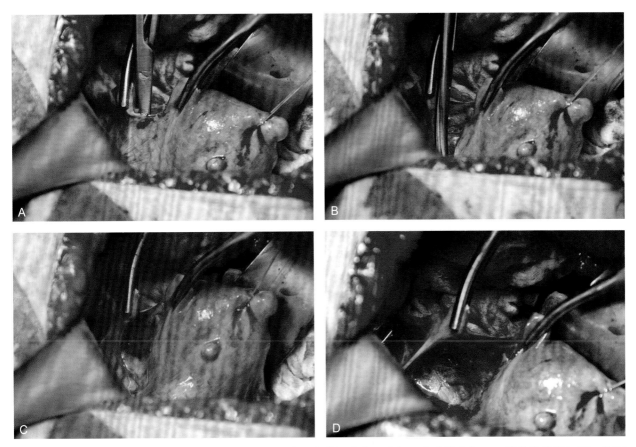

图 13-5 A. 用剪刀在膀胱和子宫腹膜反折下的无血管区域进行分离，为切开腹膜做准备；B. 膀胱腹膜被切开，从而切断膀胱和子宫之间的联系；C. 分离子宫阔韧带前叶下的疏松组织；D. 盆腔输尿管位于分离的子宫阔韧带的底部

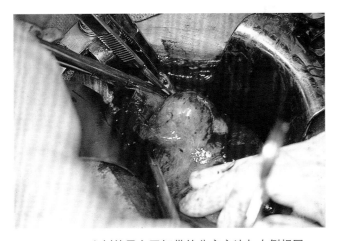

图 13-6 左侧的子宫圆韧带的分离方法与右侧相同

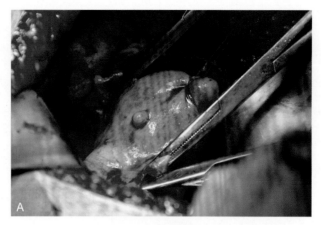

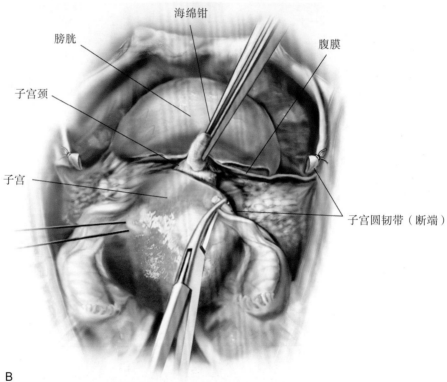

图 13-7 A. 左侧的子宫圆韧带已被切断。左侧的膀胱子宫腹膜也被分离开，以便与右侧切断的腹膜接合。B. 在子宫颈和膀胱之间用海绵钳向下用力，将膀胱向下推。压力应主要施加在子宫颈上

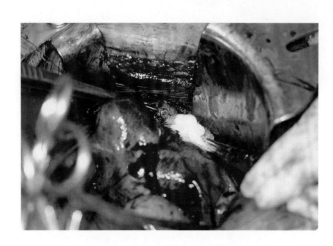

图 13-8 将海绵钳压在膀胱上，必须注意保持在中线位置。向两边滑动可能会撕裂膀胱和子宫血管

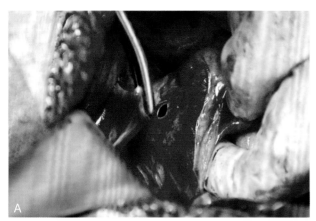
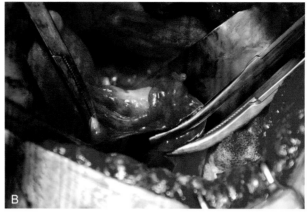

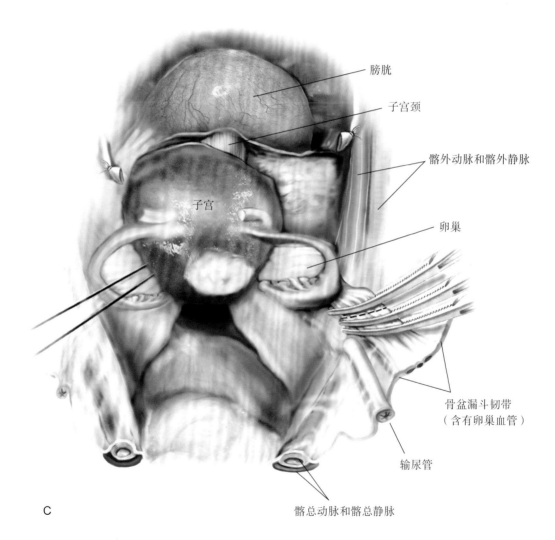

膀胱

子宫颈

髂外动脉和髂外静脉

卵巢

子宫

骨盆漏斗韧带
（含有卵巢血管）

输尿管

髂总动脉和髂总静脉

C

图 13-9　A. 分离子宫阔韧带后叶并打开；B. 用 Zeppelin 钳以相同的方向钳夹卵巢血管（骨盆漏斗韧带）；C. 用 3 把 Zeppelin 钳钳夹骨盆漏斗韧带，并沿虚线切开，1 把钳子靠近卵巢，另外 2 把钳子远离卵巢

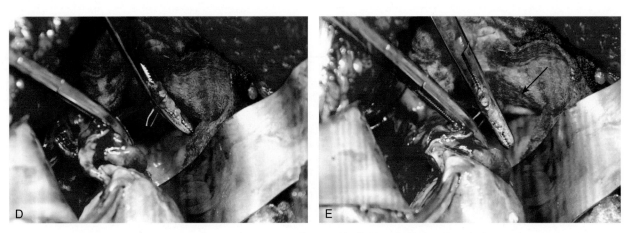

图 13-9 续   D. 将卵巢血管和附件分离，一次缝扎；E. 骨盆漏斗韧带的两个断端。第 2 次缝扎的位置在钳后方，如箭头所指，纵向缝扎

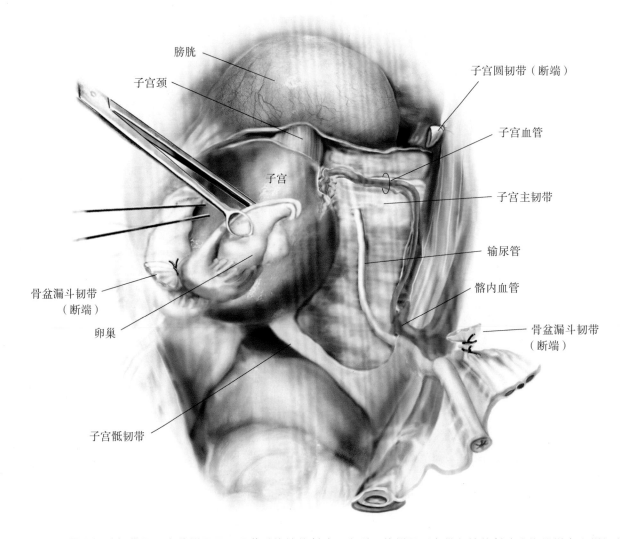

膀胱

子宫颈

子宫圆韧带（断端）

子宫血管

子宫

子宫主韧带

输尿管

髂内血管

骨盆漏斗韧带
（断端）

卵巢

骨盆漏斗韧带
（断端）

子宫骶韧带

图 13-10   骨盆漏斗韧带最下方的钳子用 0 号薇乔线结扎断端，在剩下的钳子后方纵向结扎断端（绕着钳尖和钳根）后撤除钳子，如此双扎后分离韧带。同法处理对侧。此时需在输尿管穿越子宫血管处辨认出输尿管

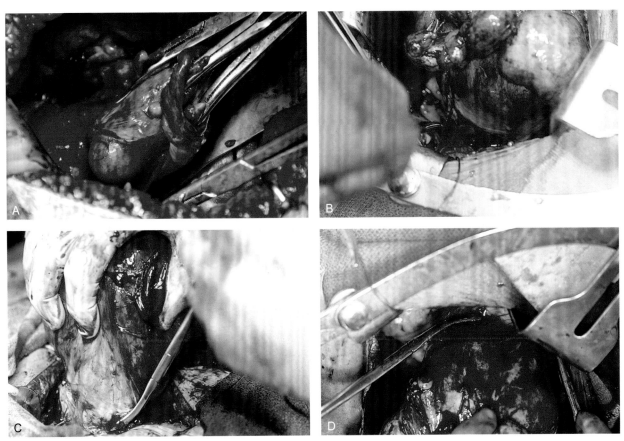

图 13-11　A. 将子宫向上拉，准备钳夹子宫血管，注意已从子宫颈向下推膀胱（图 13-7B 和图 13-8）；B. 将子宫血管从周围的结缔组织中分离开，使输尿管向两侧靠。此时可辨认出子宫血管沿子宫向上同卵巢血管在输卵管子宫交界处形成吻合支；C. 固定子宫血管的第 1 把钳子应在膀胱腹膜反折上方并贴近子宫；D. 钳子需伸进子宫和子宫颈交界处，钳尖避过子宫实体组织，但能夹住血管和周围的结缔组织。后面的 2 把钳子应加在这把钳子的上面

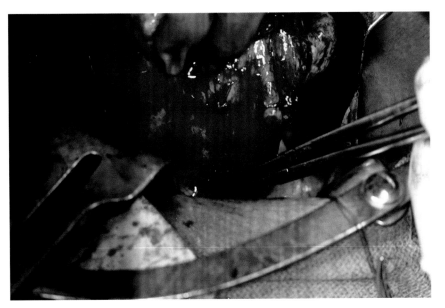

图 13-12　第 2 把钳子紧贴第 1 把钳子上方，与第 1 把钳子保持相同的曲度

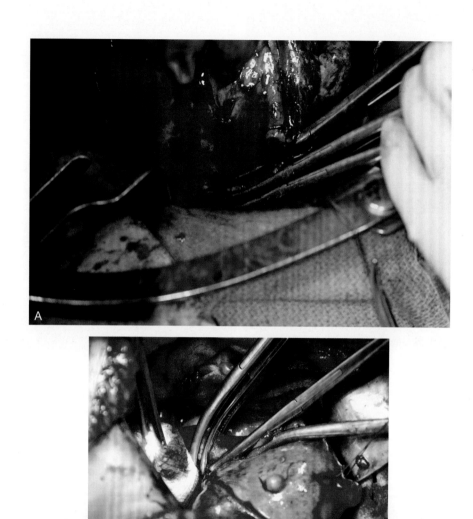

图 13-13 A. 应用第 3 把钳子的目的是预防出血；B. 用 2 把弯 Zeppelin 钳夹住子宫血管，将直钳钳夹在贴近子宫体的位置以预防出血。在第 2 把弯钳和直钳之间切断

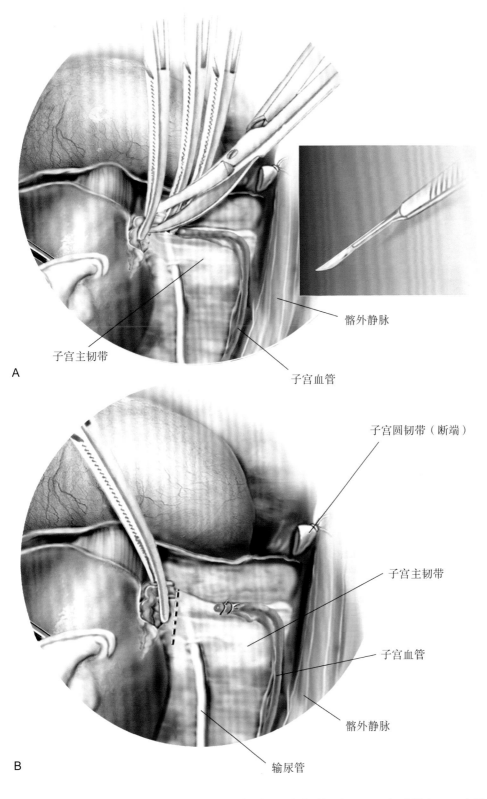

图 13-14　A. 用手术刀或剪刀把子宫血管在第 2 和第 3 把钳子之间切断。切口不可超过钳尖。B. 在钳尖下用 0 号薇乔线缝扎，子宫血管被双扎。再次检查输尿管的位置，输尿管穿过子宫主韧带到达膀胱底部。虚线应是子宫主韧带被钳夹和切断的位置

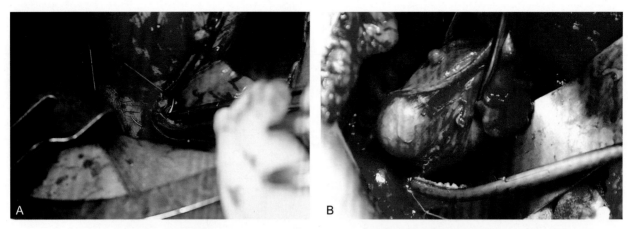

图 13-15   A. 缝扎子宫血管根部的技术。注意进针位置应该在钳尖。两条子宫动脉被缝扎完成后，可以撤除预防出血的钳子，因为此时的卵巢血管和子宫血管已经结扎。B. 子宫血管已被切断并缝扎。在剩下的钳子后面进行结扎

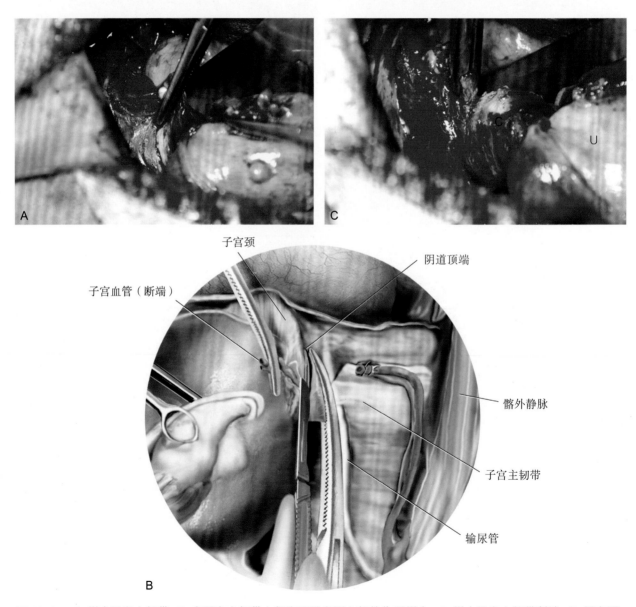

图 13-16   A. 钳夹子宫主韧带；B. 在子宫主韧带上部靠近子宫颈上部的位置钳夹；C. 钳夹子宫主韧带断端。C. 子宫颈；U. 子宫体

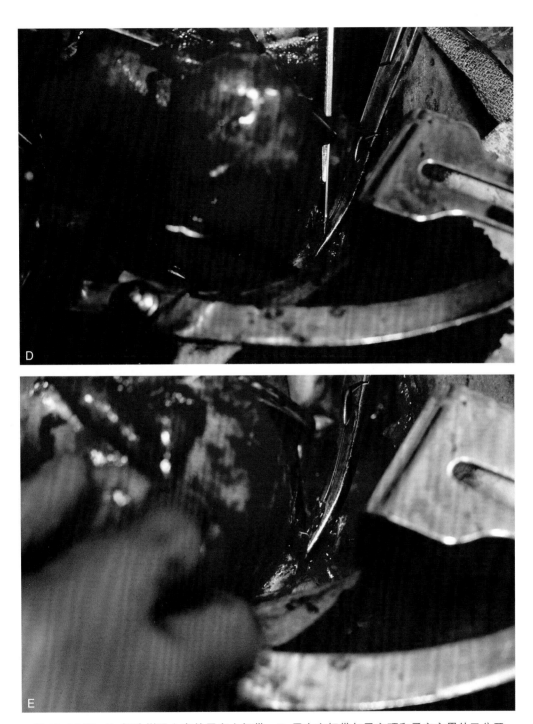

图 13-16 续 D. 切除钳子上方的子宫主韧带；E. 子宫主韧带与子宫颈和子宫交界处已分开

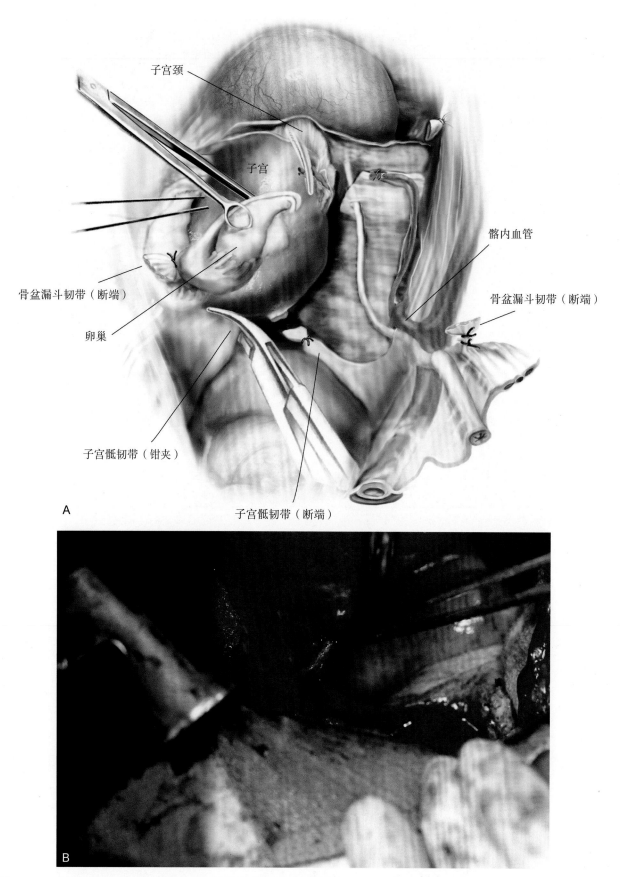

子宫颈

子宫

髂内血管

骨盆漏斗韧带（断端）

卵巢

骨盆漏斗韧带（断端）

子宫骶韧带（钳夹）

子宫骶韧带（断端）

A

B

图 13-17　A. 下一步将子宫骶韧带贴近子宫钳夹并切断，固定缝扎子宫骶韧带。同样，将子宫主韧带上段也进行固定缝扎。B. 将双侧的子宫骶韧带切断并缝扎（图 13-17A），用钳子夹住左侧子宫骶韧带的断端

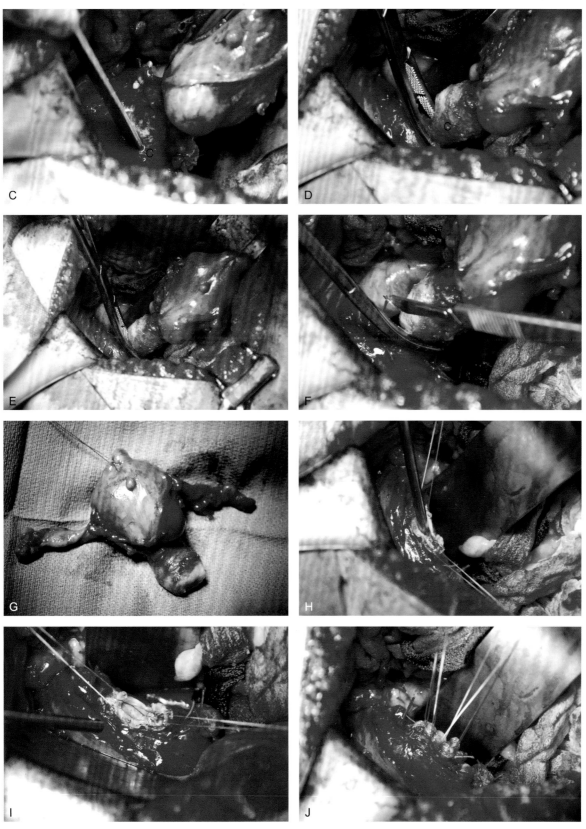

图 13-17 续　C. 用手术刀横切覆盖子宫颈的耻骨宫颈筋膜，并用刀柄下推筋膜。D. 将子宫颈（C）下方的阴道切缘与膀胱分离，与阴道垂直钳夹。E. 关闭钳子。F. 在钳子上方切断阴道，将子宫与下段阴道分离。G. 经腹全子宫切除术、双侧附件切除已完成。H. 显露阴道断端，在阴道中放置吸引器。I. 探查阴道前壁和后壁。J. 用 0 号薇乔线关闭阴道断端。注意用压肠板保护乙状结肠

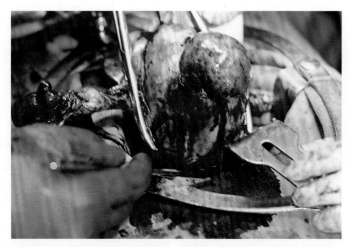

图 13-18 病例为较大子宫，将子宫体和子宫颈分开，以便更好地暴露盆腔，用手术刀在子宫体和子宫颈间切开

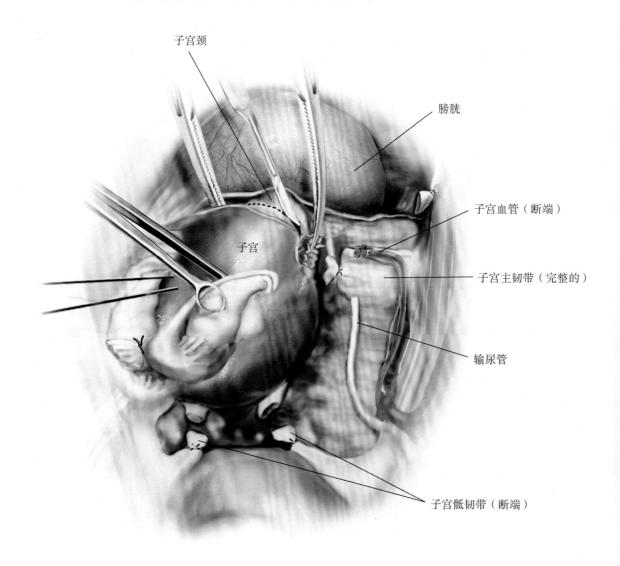

图 13-19 虚线显示手术刀切开子宫体的位置，为一个暂时性的子宫次全切除（图 13-18）。切除过程中不应有出血

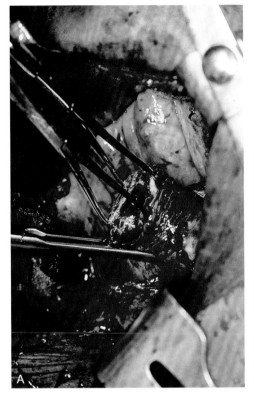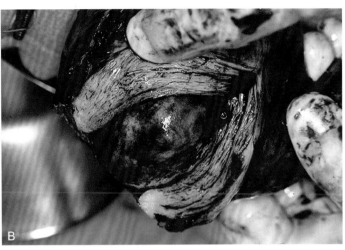

图 13-20 A. 子宫体已被切除。用两把持钳夹住子宫颈残端。右侧的子宫主韧带已被切断并固定缝合。将 Zeppelin 钳钳夹在靠近子宫颈的左侧主韧带上（从头向足看）。B. 剖视离体的子宫体，可见一个巨大的黏膜下肌瘤

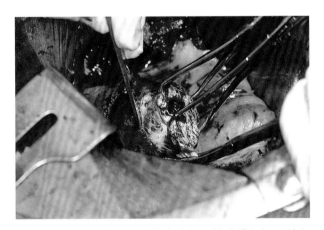

图 13-21 用手术刀将耻骨膀胱宫颈筋膜横向切开并向下分离

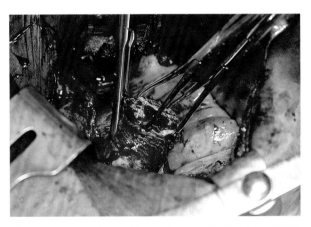

图 13-22 用一个直的 Zeppelin 钳穿过子宫主韧带的底部，钳尖在耻骨膀胱宫颈筋膜内成一定角度。在筋膜层内进行钳夹，以防损伤膀胱和输尿管

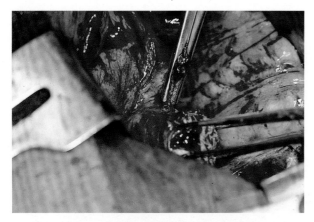

图 13-23   子宫主韧带的下部已被切断

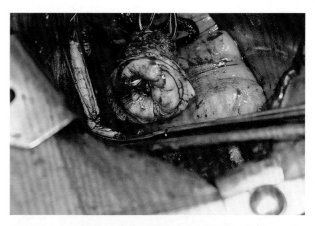

图 13-25   切除的子宫颈周围可见阴道断端，将 Zeppelin 钳穿过阴道顶端

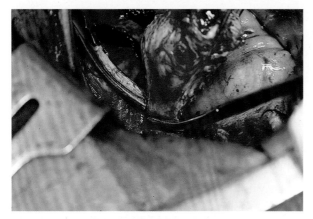

图 13-24   将子宫颈从阴道顶部切开时，Zeppelin 钳被放置在阴道的角度

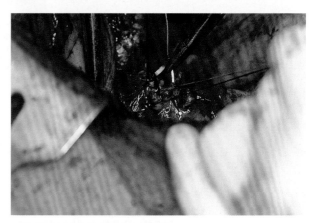

图 13-26   阴道顶端可以用 8 字缝合（止血缝合）或完全围绕阴道上缘连续缝合

二、子宫次全切除术

尽管在 20 世纪 40 年代、50 年代和 60 年代早期，该手术较常见，但该手术并不常做。优点是操作快，输尿管损伤的风险相对低，因为子宫主韧带没有被切除，对于产科急症（如难治性子宫收缩乏力、子宫破裂较大），该手术是理想的选择。

子宫次全切除术包括子宫全切的 5 步（详见之前的描述，图 13-18 和图 13-19）。子宫体离体，能够改善盆腔的视野显露。子宫动脉下行的宫颈分支尽可能保留完好。如果分支被钳夹，也不会有血供问题，因为还有来自阴道动脉的交通支。一般来说，子宫骶韧带和子宫主韧带保留完好，因此不需要悬吊。闭合显露的子宫颈顶端。可以用 0 号薇乔线间断缝合或 8 字缝合子宫颈前后（图 13-29）。完成子宫颈闭合后，仔细检查出血点。下一步，用 3-0 薇

乔线连续缝合，将之前膀胱反折腹膜（图 13-4）缝合到先前切开的腹膜后叶上（图 13-30）。作者推荐，在闭合子宫颈残端的顶部之前，术者在显露的宫颈端再切除一小部分，以确保没有功能性子宫内膜残留。手术标本需送病理科做冷冻切片。这个小步骤能够减少 7% 的术后周期性出血风险。

三、单纯经腹子宫切除术

另一种子宫切除是在子宫切除时保留双附件。在这种情况下，卵巢固有韧带和输卵管在靠近子宫的地方被三重钳夹，用剪刀或手术刀在靠近子宫的钳子和第 2 把钳子之间进行切除，在第 3 把钳子和第 2 把钳子之间用 0 号薇乔线固定缝合。在第 1 把钳子后面缝扎，以预防出血，否则需要持续钳夹直到血供断了（图 13-31）。这里和之前描述的 3 种缝合技巧如图 13-32 所示。

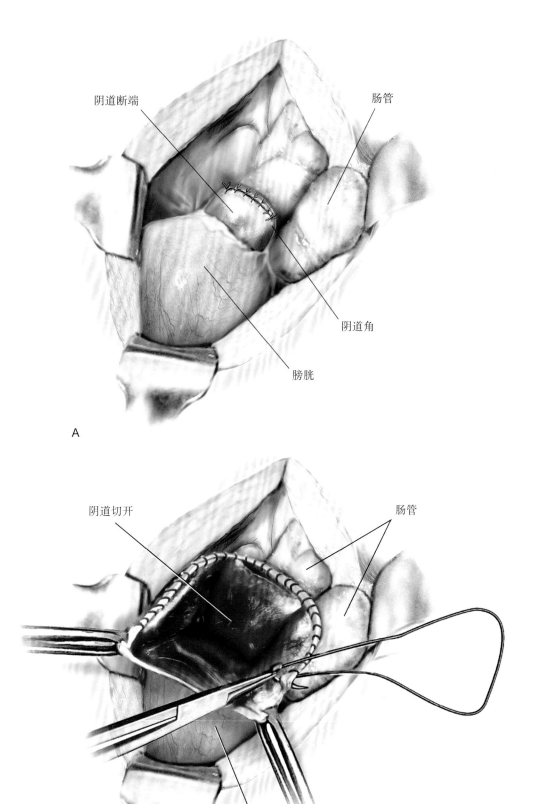

阴道断端　　　　　　　　　　　　　肠管

阴道角

膀胱

A

阴道切开　　　　　　　　　　　　肠管

膀胱

B

图 13-27　A. 从前方视角看，子宫离体。阴道断端完全同膀胱分离并缝合。B. 子宫已被切除，阴道切缘用 Allis 钳钳夹。阴道切缘上端连续或连续锁边缝合，闭合后悬吊阴道（图 13-28）

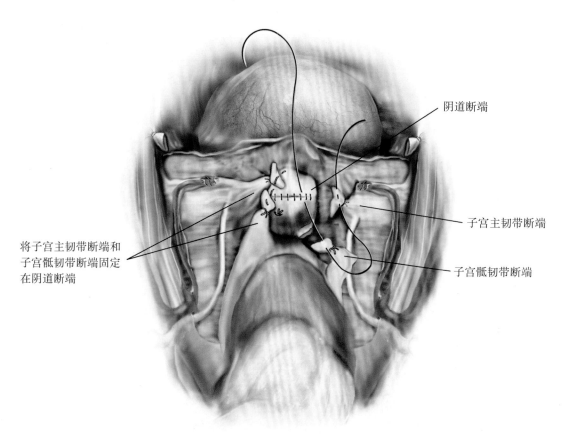

阴道断端

子宫主韧带断端

子宫骶韧带断端

将子宫主韧带断端和
子宫骶韧带断端固定
在阴道断端

图 13-28　完成子宫切除的最后一步，将阴道断端与子宫主韧带和子宫骶韧带的断端缝合。图中显示左侧悬吊已完成，右侧已缝合但还未固定。最后，腹膜切缘用 3-0 薇乔线连续缝合

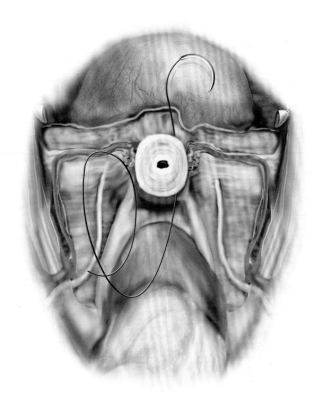

图 13-29　子宫次全切术。子宫体已被断离（图 13-18～图 13-20），子宫颈及其附属韧带留在原位，子宫颈的腹内部分通过间断缝合或 8 字缝合

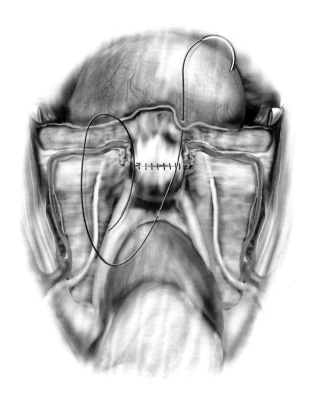

图 13-30　子宫颈顶端已闭合。在手术部位上方关闭腹膜（膀胱）

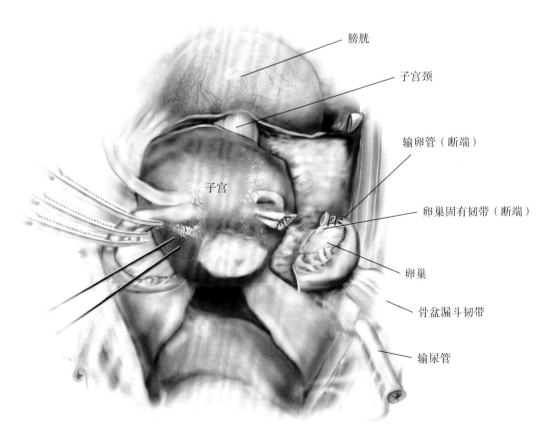

膀胱

子宫颈

输卵管（断端）

卵巢固有韧带（断端）

卵巢

骨盆漏斗韧带

输尿管

子宫

图 13-31　单纯子宫切除，保留输卵管和卵巢。在右侧，子宫圆韧带已被离断并缝合。输卵管和卵巢固有韧带已被切除并双重缝合结扎。在左侧，用 3 把钳子钳夹输卵管和卵巢固有韧带。请注意子宫底上的牵拉线

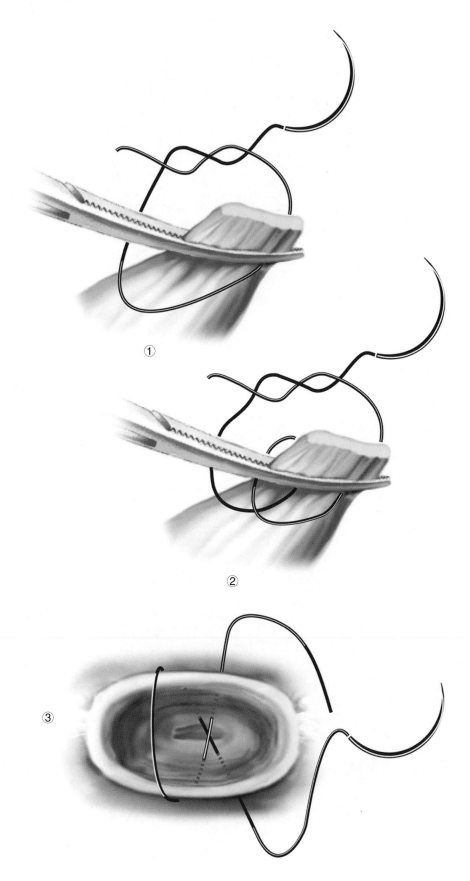

① ② ③

图 13-32　子宫切除术使用的 3 种缝合方法：①单纯缝合；②固定缝合；③ 8 字缝合

四、腹腔镜子宫切除术

腹腔镜子宫切除术最低简化了经腹的子宫切除术步骤，尽管前者具有固有的微创性，但也属于侵入性的操作范畴。腹腔镜手术技术有其独特的优点和缺点。优点如下。

1. 手不进入腹腔，只有器械进腹腔。

2. 外科医师的视野可能和腹腔镜与手术目标的距离有关（例如，将镜头靠近视野和结构，则有放大的效果）。另外，如果将镜头放远，视野更全面。

3. 患者住院时间短，疼痛减轻，整体恢复快。

4. 术后自然病程短。

缺点如下。

1. 操作角度有限，尤其是遇到组织粘连时。

2. 缝合困难，对缝合针大小的限制，需要其他机制辅助止血（依赖能量器械）。

3. 缺乏触觉和深度知觉。

4. 与开腹手术相比，腹腔镜手术特有的损伤主要是 Trocar 针穿刺入腹腔的损伤。

然而，当不考虑路径、优点和缺点时，腹腔镜或开腹子宫切除，在技术上或多或少有相同之处。在手术开始时，腹腔镜手术需严密检查术野中的结构，最好是全景视野（图 13-33~ 图 13-37）。子宫切除术开始最重要的是子宫圆韧带凝切，为进入子宫阔韧带提供入口（图 13-38~ 图 13-40）。从膀胱至子宫的腹膜反折处分离开。类似地，锐性分离膀胱和子宫（图 13-41）。随后打开子宫阔韧带后叶，需要决定是否保留卵巢。如果保留卵巢，则凝切输卵管和卵巢固有韧带（图 13-42）。如果不保留卵巢（双侧附件切除），则需切除骨盆漏斗韧带，将卵巢固有韧带与输尿管分离开来，凝切（图 13-43）。接着，必须将子宫阔韧带组织与子宫血管分离（去除薄膜组织），从而将输尿管分离开（图 13-44A）。在子宫血管沿子宫上行的两侧凝切血管（图 13-44B 和 C）。

凝切所谓"支持子宫"的韧带（图 13-44D 和 E）。需要将连接部的膀胱进一步从阴道前壁分离出来。最后，打开阴道，电凝出血的阴道断端。如果术者熟练掌握腹腔镜缝合技术，可以经腹腔镜缝合阴道断端。附带说明的是，子宫离体的方法包括从阴道取出或粉碎后取出（图 13-45 和图 13-46）。

在描述该手术的过程中，已经提到了凝和切。这些技术需要能量器械（详见第 6 章）。手术中用到的这些器械为双极器械。替代器械为单极器械、哈姆洛克刀或激光装置。

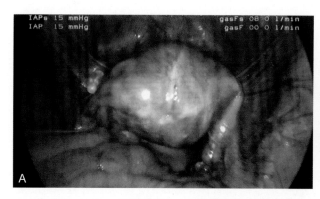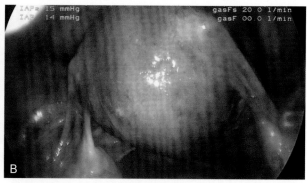

图 13-33　A. 腹腔镜显示原位子宫；B. 子宫在子宫阔韧带顶端的放大视野

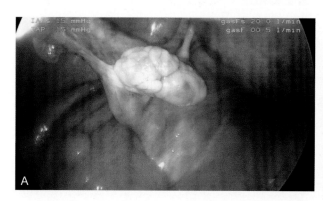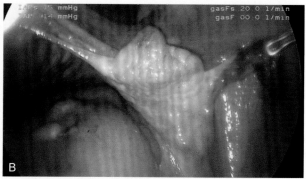

图 13-34　A. 放大左侧附件；B. 左侧骨盆漏斗韧带

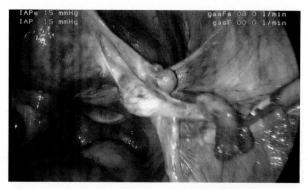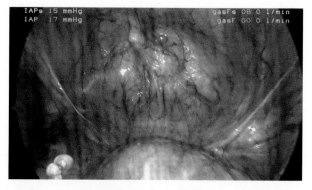

图 13-35　右侧附件和右侧的子宫圆韧带

图 13-36　膀胱和双侧的子宫圆韧带、子宫阔韧带

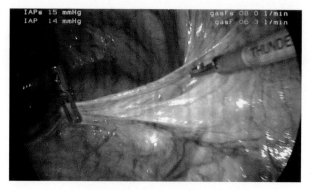

图 13-37　准备将被牵拉的左侧的子宫圆韧带电凝分离

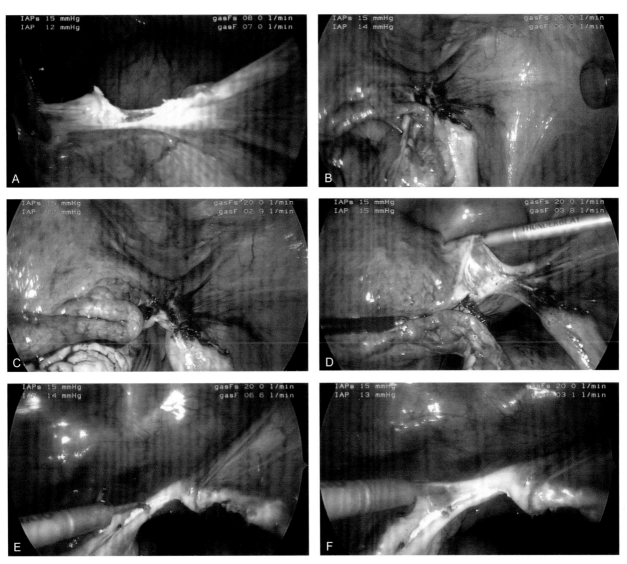

图 13-38 A. 子宫圆韧带已经被凝切,切口延伸到子宫阔韧带; B. 进入右侧的子宫阔韧带; C. 右侧的子宫圆韧带已经电凝; D. 右侧的膀胱垫已经分离; E. 左侧的子宫圆韧带、输卵管和卵巢固有韧带已经凝切; F. E 图的放大图

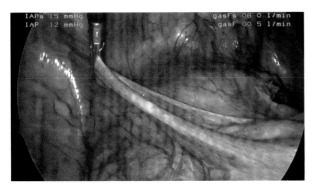

图 13-39 右侧的子宫圆韧带和子宫阔韧带被拉长

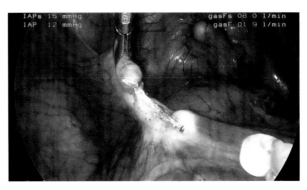

图 13-40 电凝并分离子宫圆韧带

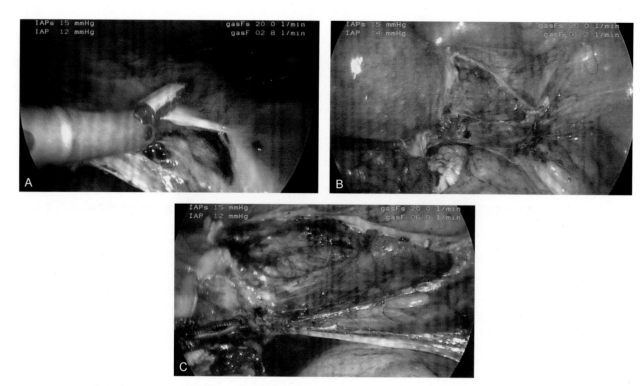

图 13-41　A. 电凝并切除部分膀胱垫；B. 膀胱垫和子宫阔韧带前叶已完全分离，分离膀胱和子宫；C. B 图的放大图，已经完全分离

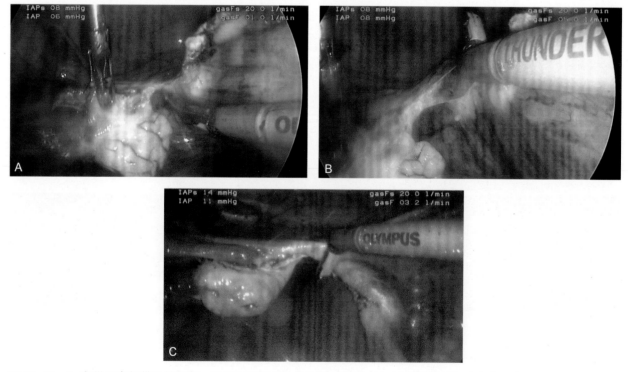

图 13-42　A. 卵巢固有韧带已被阻断，注意左侧蓝色的骨盆漏斗韧带；B. 用高能器械切除卵巢固有韧带，注意热凝向 3 个方向扩散，凝血量很大；C. 广泛电凝卵巢固有韧带后的另一个视野

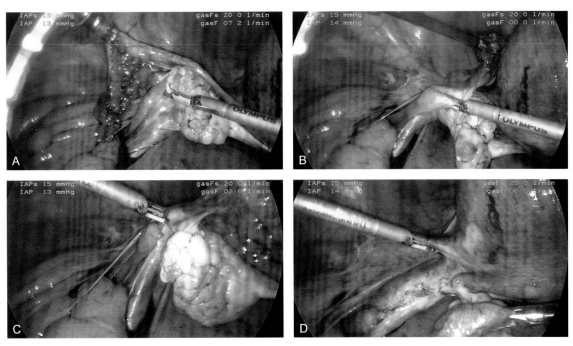

图 13-43　A. 在此病例中，骨盆漏斗韧带将被切断，给卵巢施加张力，显露骨盆漏斗韧带；B. 抓住骨盆漏斗韧带；C. 凝切韧带并切断；D. 骨盆漏斗韧带已被切断

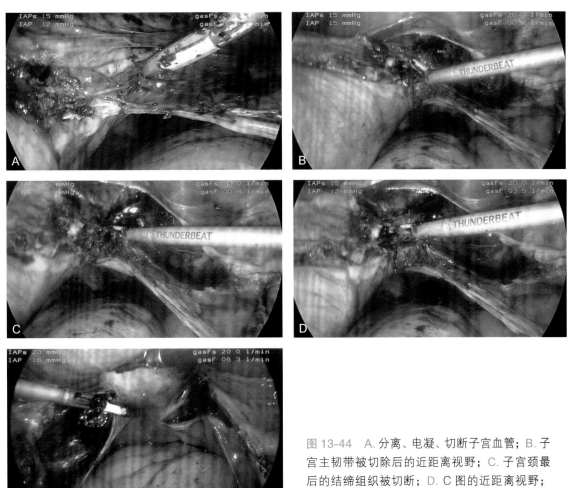

图 13-44　A. 分离、电凝、切断子宫血管；B. 子宫主韧带被切除后的近距离视野；C. 子宫颈最后的结缔组织被切断；D. C 图的近距离视野；E. 凝切子宫骶韧带

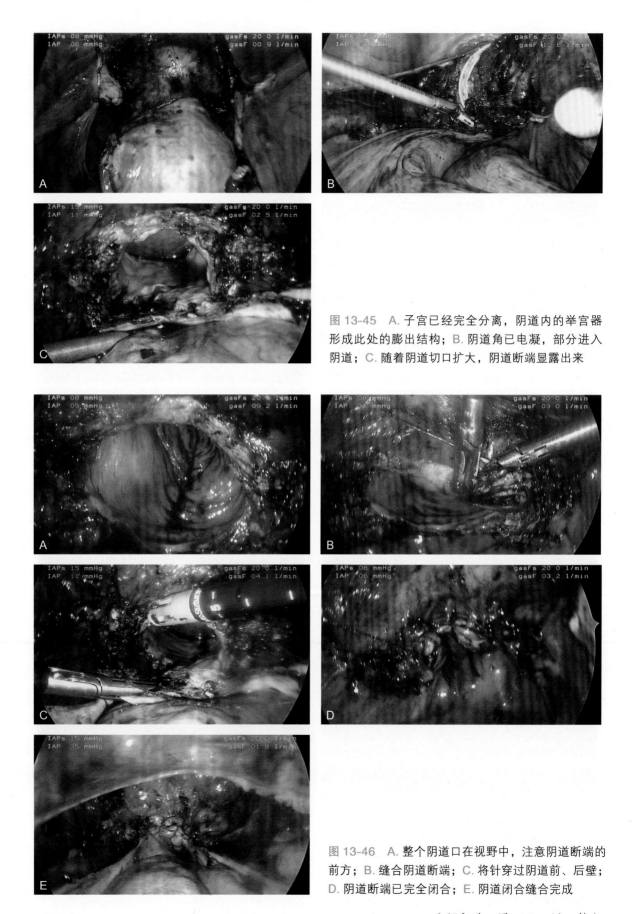

图 13-45 A. 子宫已经完全分离，阴道内的举宫器形成此处的膨出结构；B. 阴道角已电凝，部分进入阴道；C. 随着阴道切口扩大，阴道断端显露出来

图 13-46 A. 整个阴道口在视野中，注意阴道断端的前方；B. 缝合阴道断端；C. 将针穿过阴道前、后壁；D. 阴道断端已完全闭合；E. 阴道闭合缝合完成

（程文瑾 译 王 悦 校）

第 14 章

广泛子宫切除术

Helmut F. Schellhas, Michael S. Baggish

一、广泛子宫切除术和盆腔淋巴结的补充解剖

需要了解腹膜后间隙的解剖，才能开始淋巴结的清扫和大血管的显露（图 14-1A～C）。虽然本章之前已经介绍了输尿管的走行，但需要更多的解剖知识帮助读者理解广泛子宫切除术的手术步骤（图 14-2）。事实上，广泛子宫切除术和淋巴结清扫术解剖是基础。因此，有必要精确了解腹膜后解剖，尤其是大血管和输尿管之间的关系（图 14-3A～L）。

最容易损伤且最难修复的结构是伴行的盆腔主要动、静脉（图 14-4）。这些静脉的精确定位和显露对手术的安全性至关重要（图 14-5A 和 B）。所有这些解剖关系在闭孔窝汇聚（图 14-6）。

二、广泛子宫切除术和盆腔淋巴结切除术

广泛子宫切除术和盆腔淋巴结切除术与单纯开腹子宫切除相比有两点不同。

首先，需要广泛切除宫旁组织，阴道也是如此。这要求将输尿管分离出来，包括其进入膀胱前在骨盆内的整个走行路径。此外，膀胱和直肠必须与阴道分开，距离子宫颈和阴道交界处以下 2～5 cm。其次，将包含脂肪和淋巴结的组织从髂外血管、闭孔窝、髂内血管和髂总血管分离并切除至主动脉水平。有时，淋巴结清扫可能会从主动脉周围向上扩展至肾动脉水平。

该手术本质上就是一种解剖练习。

同单纯开腹子宫切除术一样（如第 13 章所述），将子宫圆韧带夹紧并分开，并在两侧形成膀胱瓣。在头侧切开子宫阔韧带的顶部。将骨盆漏斗韧带钳夹、切断、双重缝扎。如果要保留卵巢，则将卵巢固有韧带夹住、离断，并双重缝扎（图 14-7）。

此时，将子宫阔韧带外侧的腹膜进一步切除，显露腰大肌。显露髂外动脉，清除脂肪，同法处理髂外静脉（图 14-8 和图 14-9）。在解剖过程中，识别输尿管穿过髂总动脉进入骨盆处的位置（图 14-10）。输尿管位于卵巢血管复合体的后面（下方）。随着髂外淋巴结清扫进入髂血管分叉处，识别髂内动脉并清除脂肪（图 14-11）。注意保护薄壁的髂外静脉和髂内静脉。

将静脉拉钩置于髂外静脉下，将静脉轻轻抬高（图 14-12）。如图显露充满脂肪和淋巴结的闭孔窝（图 14-13）。将脂肪从闭孔窝中分离出来，清除闭孔神经和闭孔动脉表面的脂肪及淋巴组织（图 14-14）。向侧方分离，直到到达闭孔内肌筋膜（图 14-15），必须非常小心，不要撕裂或损伤髂内静脉的分支，因为其出血量较大，且很难修补。闭孔部分解剖完成后，操作者将注意力转向髂总淋巴结清扫（图 14-16）。必须非常小心，不要损伤左侧髂总静脉。

接下来，向下分离输尿管，去除周围的纤维脂肪组织，向内与子宫一起切除。子宫动脉和子宫静脉被夹在侧方远端，在远离腹下动脉前支的地方。如果要夹住腹下动脉，则应定位在臀上动脉和臀下动脉起点远端（图 14-17A～D）。

此时，输尿管通过子宫主韧带进入隧道，进入膀胱壁（图 14-18A 和 B）。隧道用直角扁桃体夹和 Metzenbaum 剪显露（图 14-19A～C）。用 3-0 薇乔线结扎固定蒂部（图 14-20A）。输尿管现在和宫旁组织已分离（图 14-20B）。接下来，找到膀胱柱，切断，固定（图 14-21）。将膀胱子宫间隙分离并推到子宫颈以下水平。

分开子宫骶韧带之间的腹膜，直肠子宫间隙在子宫颈以下向下展开。切开子宫骶韧带并缝合结扎（图 14-22）。

子宫主韧带下段、宫旁（阴道旁）深部脂肪和筋膜被钳夹，并在输尿管内侧切断（图 14-23）。在子宫颈下方约 4 cm 处夹住阴道，取出标本（图 14-24～图 14-26）。用 3-0 薇乔线关闭前腹膜和后腹膜。引流腹膜后积液（图 14-27）。留置耻骨上引流导管，并用 Smead-Jones 技术或合适的替代方法关闭腹部（图 13-28～图 14-31）。

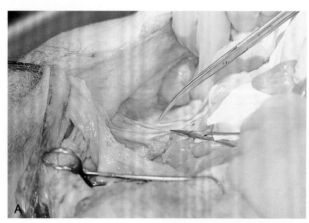
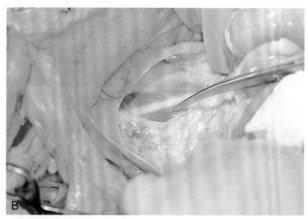
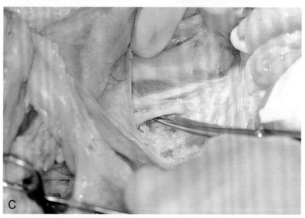

图 14-1　A. 从腹膜后进入，通过钳夹子宫圆韧带，在子宫阔韧带顶部以纵向（头至足的方向）线性切开腹膜；B. 剪刀指向髂外动脉外侧腰大肌的腹部；C. 已经显露髂外动脉，即剪刀尖端所指

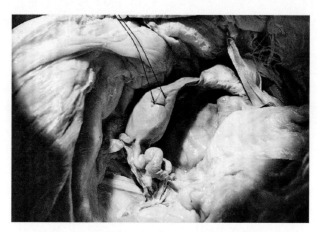

图 14-2　图片显示子宫及子宫底的牵引线

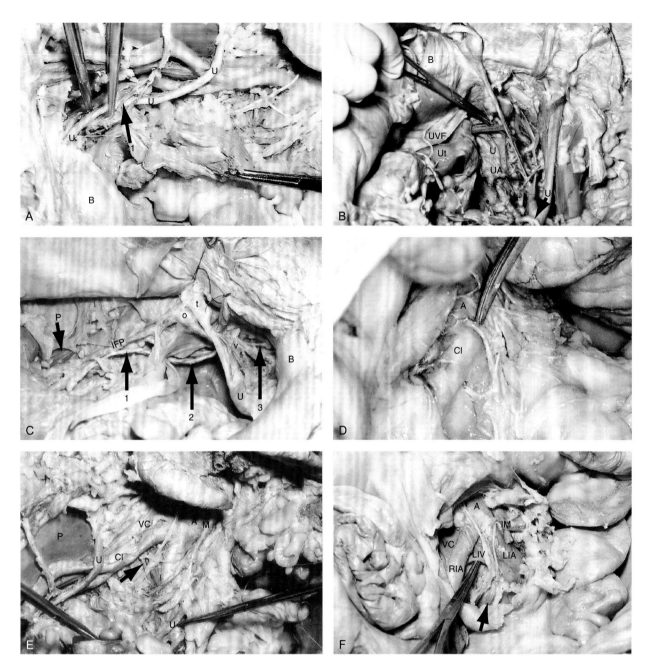

图 14-3　A. 右侧输尿管全程如图所示。B. 膀胱（左侧观）；1. 子宫动脉；U. 输尿管。B. 从顶端看右侧输尿管全程。B. 膀胱；U. 输尿管；UA. 输尿管血管；Ut. 子宫；UVF. 子宫膀胱皱襞，钳子所指为子宫动脉。C. 左侧输尿管全程。箭头1、2、3 所指为输尿管；B. 膀胱；IFP. 骨盆漏斗韧带；O. 卵巢；P. 腰大肌；t. 输卵管；U. 子宫；v. 子宫血管。D. 剪刀所指为主动脉（A）和腹下神经丛纤维。CI. 髂总动脉。E. 在该图中，腹膜后空间内的大血管清晰可见。还显示了髂静脉和腔静脉。A. 主动脉；CI. 髂总动脉；M. 肠系膜下动脉；P. 腰大肌；U. 输尿管；VC. 腔静脉。F. 显露的骶前区。箭头所指为骶正中血管。钳子抬高的是左侧髂内静脉（LIV）。A. 主动脉；IM. 肠系膜下动脉；LIA. 左侧髂总动脉；RIA. 右侧髂总动脉；VC. 腔静脉

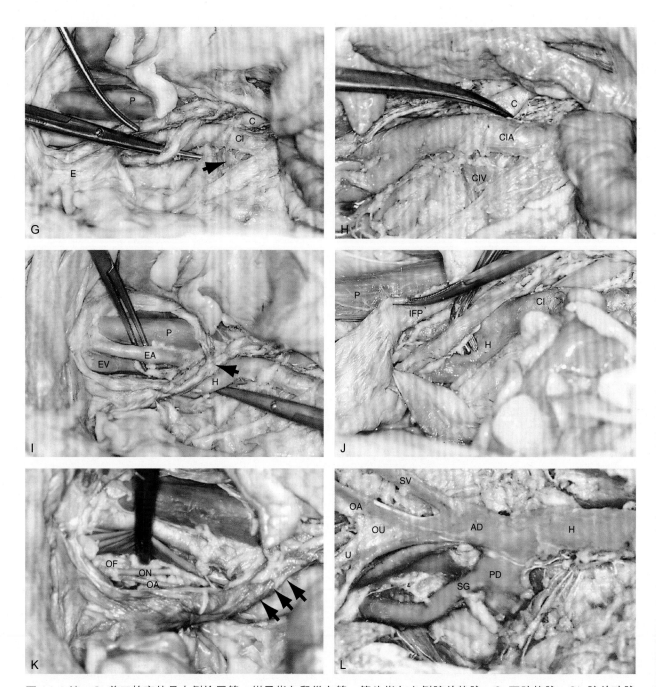

图 14-3 续　G. 剪刀抬高的是右侧输尿管。钳子指向卵巢血管。箭头指向左侧髂总静脉。C. 下腔静脉；CI. 髂总动脉（右）；E. 髂外静脉；P. 腰大肌。H. 骶前区的细节。C. 腔静脉；CIA. 髂总动脉（右）；CIV. 髂总静脉（左）。I. 箭头指向右侧输尿管和骨盆漏斗韧带。EA. 髂外动脉；EV. 髂外静脉；H. 下腹动脉；P. 腰大肌。J. 将直角钳上方的输尿管与卵巢血管［infundibulopelvic ligament（IFP）］分开。CI. 髂总动脉；H. 腹下动脉；P. 腰大肌。K. 箭头指向右侧输尿管。夹钳抬高右侧髂外静脉以显露闭孔（OF），闭孔神经（ON）和闭孔动脉（OA）。L. 腹下动脉（H）的详细解剖显示了前支（AD）、后支（PD）、带闭塞的脐动脉和上方的膀胱动脉（OU，SV）的总干，闭孔动脉（OA）和子宫动脉（U）。PD 上方的臀上动脉（SG）分支

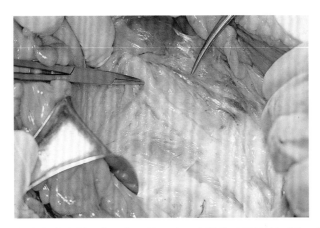

图 14-4　腹膜在腹主动脉末端（钳子位置）开放。左、右髂总动脉清晰可见。大静脉是左髂总静脉

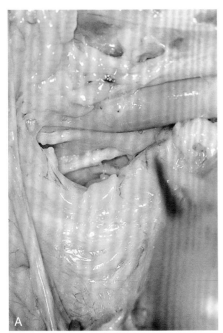

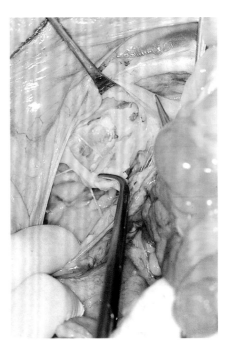

图 14-6　用静脉拉钩提起髂外静脉。用钳子从闭孔窝切开带有淋巴结的脂肪。在脂肪后面可见闭孔内肌

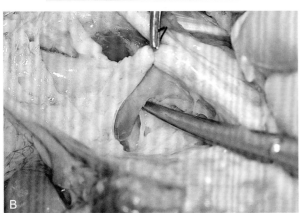

图 14-5　A. 髂外动脉和髂外静脉（蓝色）在闭孔上方交叉。去除一些脂肪和淋巴结，会部分显露闭孔神经（白色）和闭孔动脉（粉红色）。B. 腹下动脉前支已经结扎。夹钳抬高腹下动脉以显露腹下静脉。剪刀的尖端就在腹下静脉和髂外静脉交界处

打开子宫阔韧带和膀胱旁间隙

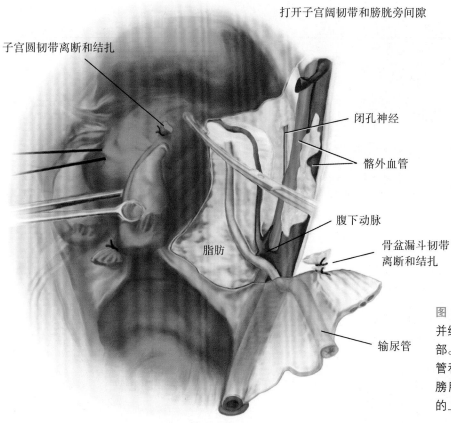

子宫圆韧带离断和结扎

闭孔神经

髂外血管

腹下动脉

骨盆漏斗韧带
离断和结扎

脂肪

输尿管

图 14-7　钳夹子宫圆韧带，切开并缝合。已经打开子宫阔韧带的顶部。辨认髂外动脉和脂肪、髂外血管和输尿管下的腰大肌。已经通过膀胱上动脉的外侧进入膀胱间隙的上部

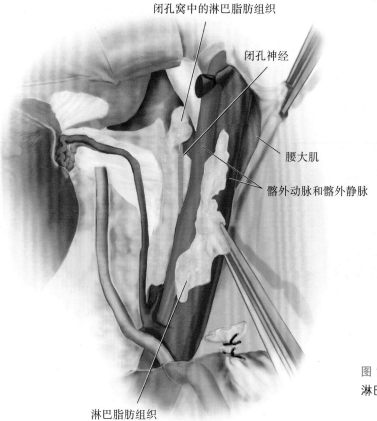

闭孔窝中的淋巴脂肪组织

闭孔神经

腰大肌

髂外动脉和髂外静脉

淋巴脂肪组织

图 14-8　切除髂外动脉和髂外静脉上的脂肪和淋巴结。闭孔神经部分显露

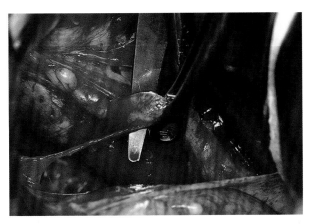

图 14-9　后方可见一根巨大的蓝色血管，即髂外静脉。带有淋巴结的脂肪被卵圆钳夹住，术者正将脂肪组织从血管上锐性分离出来

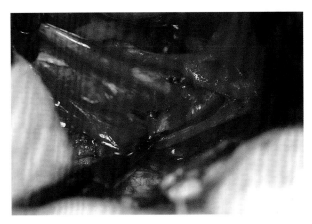

图 14-11　髂内动脉（腹下动脉）位于输尿管内侧、髂外动脉后下方。将淋巴结和脂肪从血管上切除

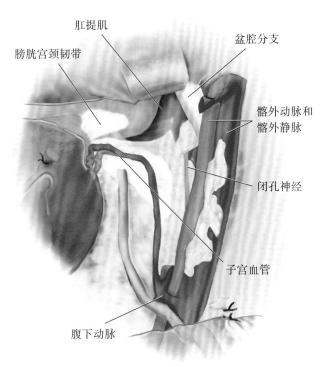

肛提肌

膀胱宫颈韧带

盆腔分支

髂外动脉和髂外静脉

闭孔神经

子宫血管

腹下动脉

图 14-10　将输尿管向下分离进入骨盆，直至子宫动脉穿过的位置

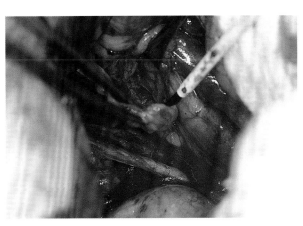

图 14-12　从腹下动脉和静脉中切取淋巴组织。输尿管如图所指在下内侧。在黄色外科电铅笔的左侧和上方可见静脉拉钩。拉钩轻轻牵拉蓝灰色髂外静脉

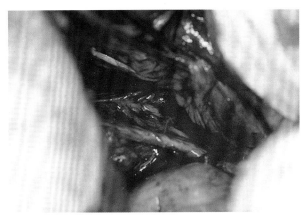

图 14-13　用卵圆钳从闭孔窝中轻轻取出脂肪和淋巴结。髂外静脉通过静脉拉钩轻微牵引而向上缩回

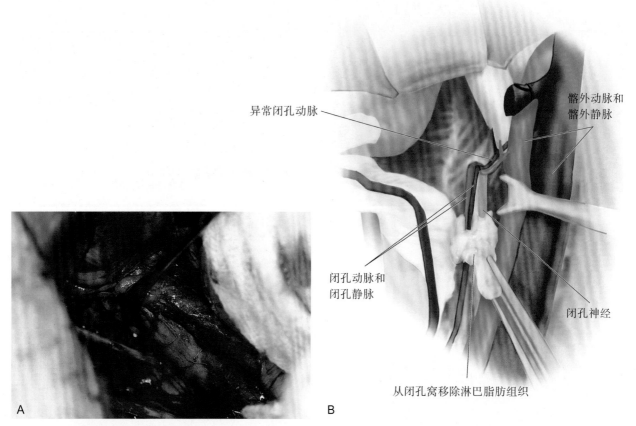

图 14-14　A 和 B. 闭孔神经清晰可见。注意图片下边缘的输尿管。其走行平行于闭孔窝结构，闭孔神经和闭孔血管由于通过闭孔离开骨盆而呈现稍微升高的走向。另一方面，输尿管继续深入骨盆，向膀胱底部走行

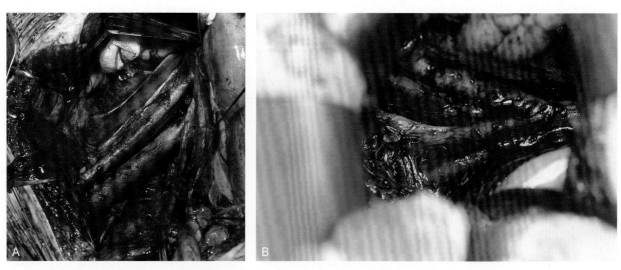

图 14-15　A. 闭孔窝的淋巴结清扫已经完成，髂外肌的淋巴结清扫也已完成。在髂外静脉下方和外侧深部是闭孔内肌。B. 已清除髂内（腹下）动脉和髂内静脉的脂肪和淋巴结。注意静脉的位置（髂内静脉）

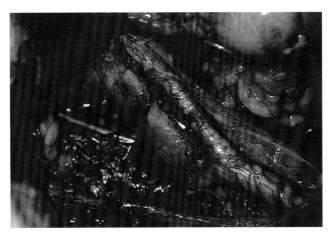

图 14-16 已分离出常见的髂外动脉和髂外静脉、髂内动脉和髂内静脉。闭孔神经显示闭孔窝的位置。图下缘可见输尿管

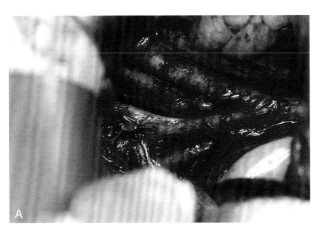

A

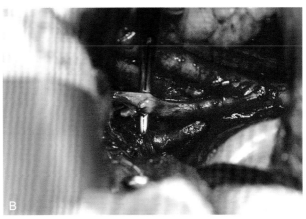

B

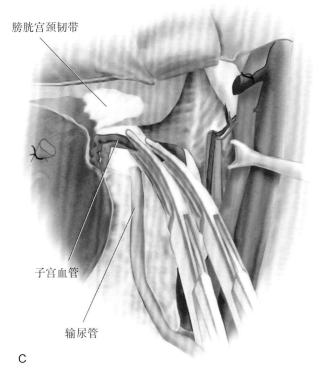

膀胱宫颈韧带

子宫血管

输尿管

C

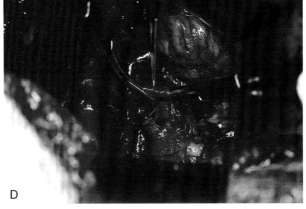

D

图 14-17 A. 已显露髂内动脉后支；B. 从扁桃体夹上分离出来自髂内动脉前支的子宫动脉；C. 子宫动脉在盆腔输尿管的外侧；D. 切断子宫动脉并双重结扎。静脉通常与动脉结扎，但可以分别夹紧、离断、结扎

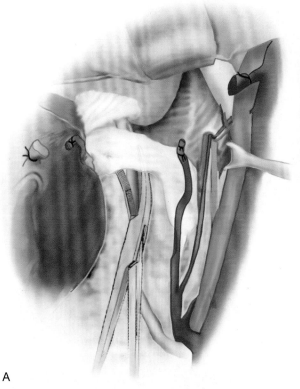

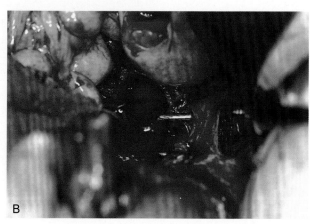

图 14-18　A. 分离输尿管至子宫主韧带水平。此时，输尿管穿过子宫主韧带到膀胱。通过在输尿管和隧道的顶部（子宫主韧带）之间插入一个直角夹来分离"隧道"。B. 输尿管隧道的顶部用扁桃体夹钳拉伸，然后夹住边缘

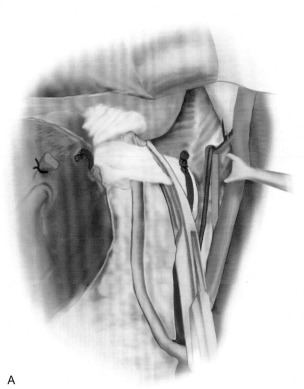

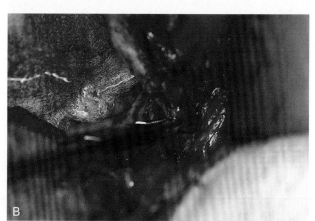

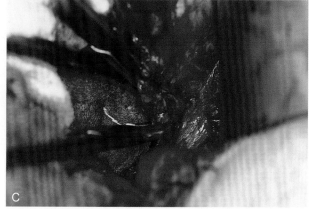

图 14-19　A. 当输尿管从隧道顶部完全游离出来后，用扁桃体夹钳夹住输尿管上方的韧带边缘；B. 在隧道外侧切开前，将扁桃体夹置于隧道外侧缘；C. 用 Metzenbaum 剪刀剪开隧道。如果输尿管被闭合的直角夹钳覆盖，则可使用手术刀

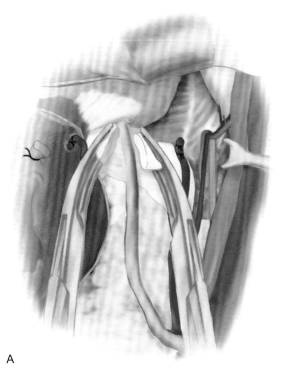

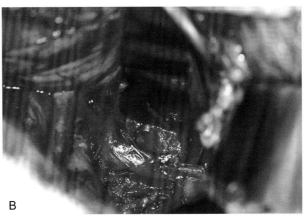

A

图 14-20　A. 用 0 号薇乔线缝扎子宫主韧带的切缘，输尿管从韧带后方游离出来；B. 输尿管被完全游离出来，在膀胱柱下方进入膀胱

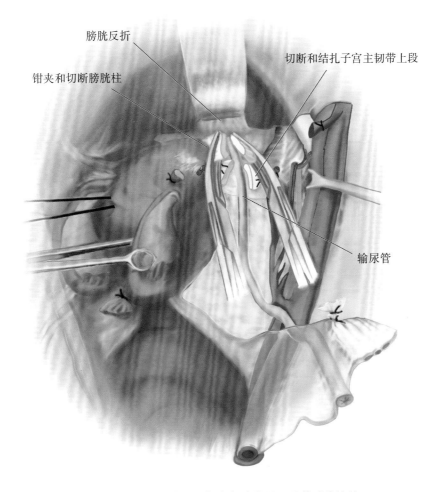

图 14-21　膀胱柱被分割。每个部分均用 0 号薇乔线缝扎

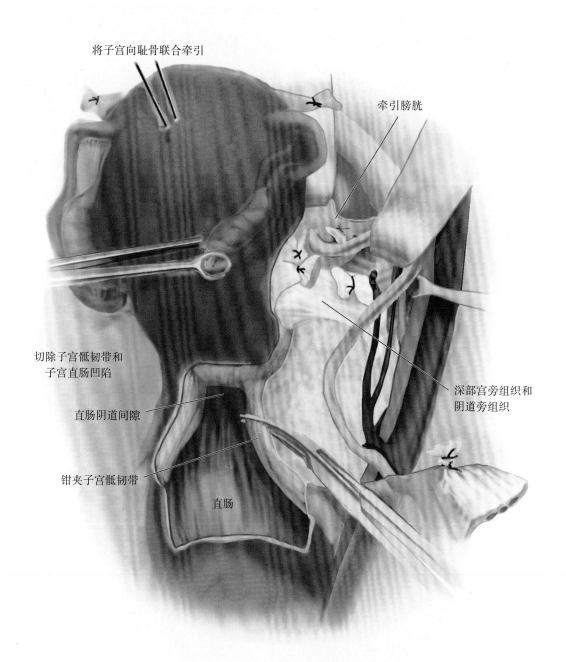

将子宫向耻骨联合牵引

牵引膀胱

切除子宫骶韧带和
子宫直肠凹陷

深部宫旁组织和
阴道旁组织

直肠阴道间隙

钳夹子宫骶韧带

直肠

图14-22　夹住子宫骶韧带。切断子宫骶韧带之间的腹膜，解剖直肠阴道间隙。子宫骶韧带被切断，残端用0号薇乔线缝扎。注意：在直肠袋开一个窗口是为了便于解说，并不是实际操作的一部分

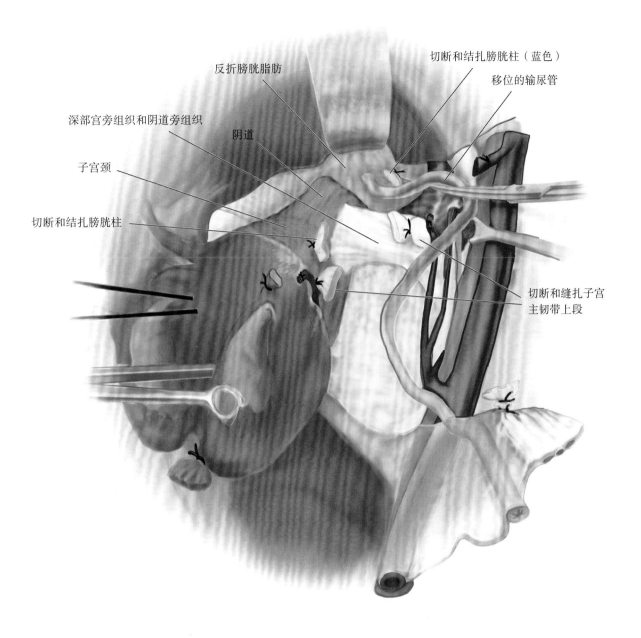

反折膀胱脂肪

切断和结扎膀胱柱（蓝色）

移位的输尿管

深部宫旁组织和阴道旁组织

阴道

子宫颈

切断和结扎膀胱柱

切断和缝扎子宫
主韧带上段

图 14-23　外侧宫旁组织位于子宫颈下方并附着在阴道侧壁上。牵拉输尿管，帮助外科医师显露该组织

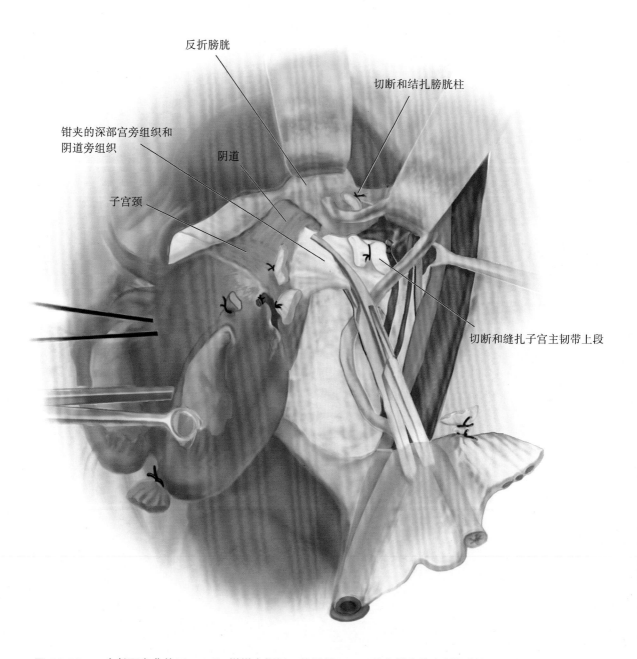

反折膀胱

切断和结扎膀胱柱

钳夹的深部宫旁组织和
阴道旁组织

阴道

子宫颈

切断和缝扎子宫主韧带上段

图 14-24　一个长而弯曲的 Zeppelin 钳钳夹组织。使用长 Mayo 剪在钳夹处内侧切断组织。最后横夹阴道

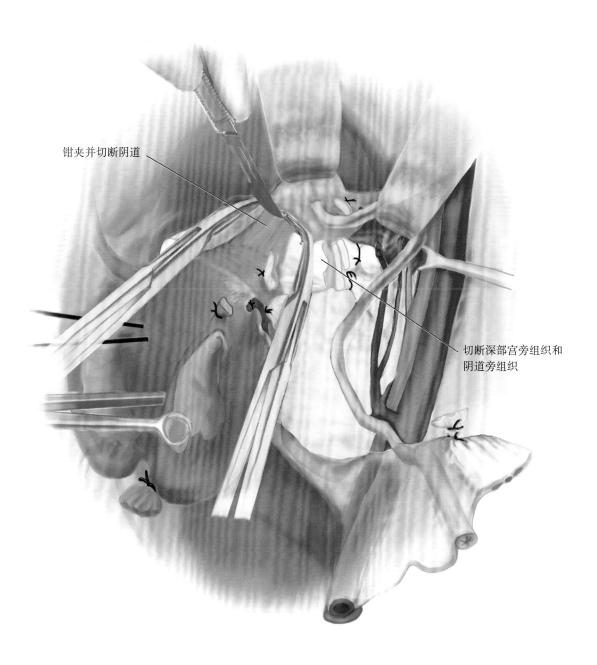

钳夹并切断阴道

切断深部宫旁组织和
阴道旁组织

图 14-25 　Zeppelin 钳被放置在阴道穹窿下方约 4 cm 处。切断阴道旁组织，切除子宫及宫旁组织

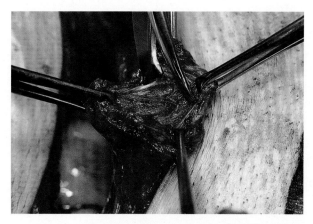

图 14-26　抓住膀胱穹窿，行一个小的膀胱切开术

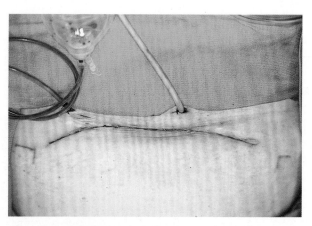

图 14-29　腹部切口已经关闭。耻骨上导尿管和 Jackson-Pratt 引流管通过单独的切口引流

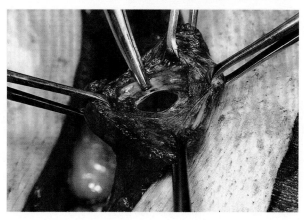

图 14-27　通过这个切开术，放入一个 Foley（耻骨上）导尿管

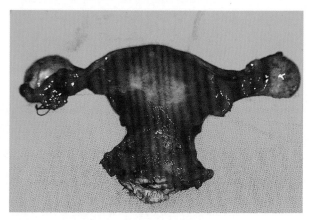

图 14-30　切除的标本包括宫旁组织、阴道旁组织和足够的阴道切缘

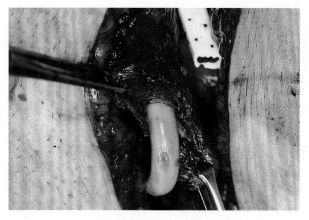

图 14-28　通过荷包缝合固定导尿管。切口的上边缘显示在关闭腹膜之前腹膜后放置的引流管

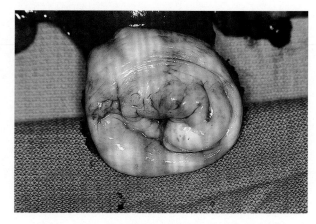

图 14-31　子宫颈和所连接的 4 cm 阴道断端

（程文瑾　译　朱　毅　王　悦　校）

第 15 章

子宫内膜癌淋巴结活检

James Pavelka, Kevin Schuler

　　子宫内膜癌是美国最常见的妇科恶性肿瘤。自 1988 年以来，国际妇产科联合会（the International Federation of Gynecology and Obstetrics，FIGO）开始对子宫内膜癌进行手术分期。尽管如此，并非所有患有子宫内膜癌的女性都接受了完整的手术分期。子宫内膜癌手术治疗的异质性原因包括：局部地区欠缺妇科手术医师，总体预后好——尤其是组织学 1 级的患者（图 15-1），以及对于子宫内膜癌患者是否切除盆腔和主动脉旁淋巴结的分歧。

　　对大多数子宫内膜癌患者，全面的分期手术包括全（筋膜外）子宫切除术，双附件切除术，以及盆腔及腹主动脉旁淋巴结切除。留取盆腔冲洗液最近从分期中被去除，但对预后有一定的判断价值。从文献来看，开腹、腹腔镜、机器人手术对肿瘤结局没有影响；因此手术路径根据患者和术者需求来定。对于某些内子宫膜癌患者，术前已经转移到子宫颈（Ⅱ期），术者可能会选择广泛子宫切除术，从而可能减去术后辅助放射治疗的需要。尽管细胞减灭术对子宫内膜癌的作用没有卵巢癌那样明确，但是数据显示对于转移性病例，满意的细胞减灭术对患者的生存有益。

　　盆腔淋巴结切除（图 15-2~ 图 15-4）常见的范围如下：头端 – 髂总动脉中段；尾端 – 旋髂静脉；侧方 – 骨盆侧壁和中部腰大肌；内侧 – 旋髂静脉；背侧 – 闭孔神经。理想情况下，在这一解剖范围内所有淋巴结和脂肪组织都应被切除，电凝和钳夹止血。虽然膀胱上动脉内侧和闭孔神经深部同样有淋巴结组织，但并不是子宫内膜癌的常规取样部位。

　　主动脉旁淋巴结切除（图 15-5）比盆腔淋巴结切除更为少见，因为主动脉旁淋巴结转移更少见，并且因为涉及重要血管，切除难度更高。典型的切除边界包括：头端 – 右侧为卵巢静脉，左侧为肠系膜下动脉；尾端 – 髂总动脉中段；侧方 – 腰大肌；内侧 – 主动脉中段；背侧 – 脊柱。有的中心提倡常规切除高位主动脉旁淋巴结，一直切到肾静脉水平。

　　有的术者，无论是以前还是现在，都认为淋巴结切除术对子宫内膜癌没有治疗意义，根据潜在的发病率，除非出现明显的淋巴结转移，这一期别的手术应被废除。其他人则在存在深肌层浸润和高级别肿瘤的情况下，选择性切除淋巴结（图 15-6 和图 15-7）。其他观点是常规行淋巴结切除可以使治疗个体化，并且系统而适时地切除淋巴结，并发症的风险较低。最近的一项进展是使用前哨淋巴结定位技术来识别子宫内膜癌隐匿性转移扩散风险的特定淋巴结。淋巴结定位技术采用微创方法和近红外荧光吲哚菁绿（ICG）染料，并已被证明是高度重复性的，并且与总的淋巴结阳性高度相关。这些技术允许更有限的淋巴结取样，伴随而来的淋巴结风险较低，而不降低淋巴结切除术的预后能力。虽然已经探索了多个注射部位，但目前的前哨淋巴结技术只需要简单地在子宫颈的 3 点和 9 点处进行注射。

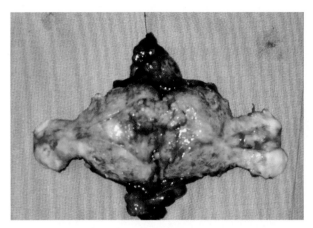

图 15-1 剖视子宫，可见一个相对小的、外生型 I 级子宫内膜样肿瘤。这样的肿瘤淋巴结转移的风险为 3%~6%

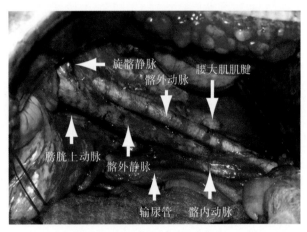

图 15-2 右侧盆腔淋巴结切除的左侧视角。大部分解剖标志，包括髂血管、输尿管和腰大肌都清晰可见

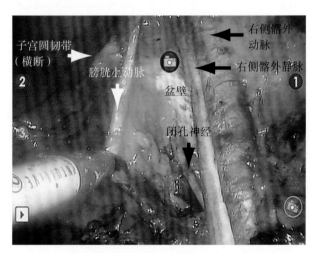

图 15-4 该腹腔镜图像是在机器人右侧盆腔淋巴结切除术中获得。解剖的层次和质量与开腹手术相当

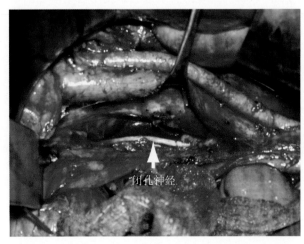

图 15-3 这是与图 15-2 相同的病例，用血管拉钩牵引髂外静脉，显露闭孔区。闭孔神经和盆壁解剖清晰可见

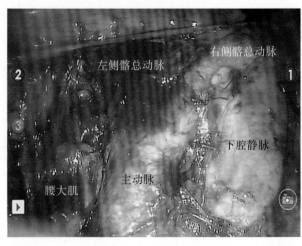

图 15-5 机器人双侧主动脉旁淋巴结清扫术，该图像底部的头端是十二指肠反折和右侧卵巢静脉。术中将移除大血管和腔静脉的侧缘之间的淋巴结组织

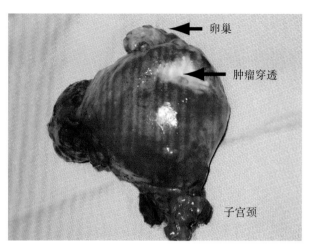

图 15-6　子宫后壁凹陷说明子宫内膜肿瘤分化程度低，如图 15-7 所示

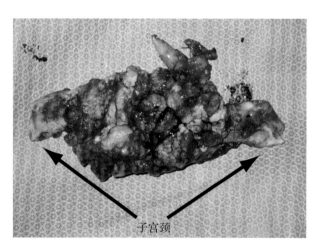

图 15-7　这是一种分化差的肿瘤，几乎完全取代了子宫肌层。这样的肿瘤转移扩散率非常高

（程文瑾　译　朱　毅　王　悦　校）

第16章

子宫肌瘤切除术

Michael S. Baggish

子宫肌瘤切除术是一种作为子宫切除术的替代方法。子宫肌瘤切除术的适应证包括要求保留子宫，同时存在症状性肌壁间子宫肌瘤或浆膜下子宫肌瘤。非黏膜下子宫肌瘤患者的典型症状是膀胱或肠管受压，输尿管部分阻塞及疼痛。虽然已经可以经腹腔镜行子宫肌瘤切除，但是大多数术者会选择开腹手术或机器人手术。

子宫通常形状扭曲（图 16-1）。虽然肌瘤的动脉血供相对少，但静脉回流量大、壁薄且性状异常（图 16-2~ 图 16-4）。术者必须切开包膜才能到达肌瘤核，从而切除它，同时必须穿过包含这些静脉窦的组织平面。由于血管分布增多，许多术者更喜欢使用能量器械以减少出血（如 CO_2 激光、手术电极针）。会额外使用 1：100 血管升压素溶液（每毫升 20U，用 99 ml 生理盐水稀释）。将 20~30 ml 的这种溶液注射于囊壁下（图 16-5A）。在注射血管加压素时，需提醒麻醉医师监测患者的血压和脉搏。接下来，需要规划大致的切口位置。可用冷刀、CO_2 激光或电针进行（图 16-5B）。作者更喜欢缩短后壁的切口，以减少后续粘连的形成（图 16-5C）。在展示的病例中，使用稍微散焦的 CO_2 激光，功率设定在 50 W，激光光斑直径为 1.5~2.0 mm（能量密度为 1250~2200 W/cm^2）（图 16-6）。包膜边缘回缩，将肌瘤从包膜边缘剥离（图 16-7）。操作者用示指分离包膜和肌瘤。激光、电针或剪刀可用于切除粘连（图 16-8）。应小心分离，以免进入宫腔并损伤输卵管间质部（图 16-9A~C）。

当到达肌瘤基底层时，应夹紧动脉蒂并缝合结扎（图 16-9D 和 E）。然后取出标本。通常作者会剖视标本以确定是否有肉瘤或感染。如果存在脓肿、腐坏，需要送冷冻或至少需要仔细的术后组织学评估。可能会切除一些多余的囊壁（图 16-9F）。通过使用 0 号薇乔线将肌肉缝合，重建子宫（图 16-10A 和 B）。可能需要双层缝合。下一步关闭浆膜层，用 2-0 或 3-0 薇乔线连续或间断缝合。闭合时，术者倾向于用壁腹膜移植物或 Interceed 可吸收材料或其他材料覆盖暴露的缝合口。通常，外科医师会测量并剖视标本（图 16-11A 和 B）。黏膜下肌瘤引起的阴道出血占出血的 90%，应行宫腔镜治疗。如果肌瘤太大而无法进行宫腔镜摘除，即使在 3~4 个月的 GnRHa 治疗后仍较大，则需行子宫切除术（图 16-12）。

有时行子宫肌瘤切除术，术中没有证据提示恶性（图 16-13A~D），但术后石蜡病理切片提示平滑肌肉瘤（图 16-14A 和 B）。在这种情况下，必须通知患者，告知病理结果，同时强烈建议患者行开腹全子宫切除术（图 16-15A 和 B）。

可以使用安装在显微镜上的 CO_2 激光通过阴道途径切除宫颈肌瘤。分离子宫颈的前壁或后壁或前后壁，充分显露肿瘤。然后将肌瘤从相应的壁上切除。用 2-0 或 3-0 薇乔线分层修复子宫颈。用 3-0 薇乔线缝合分裂的子宫颈壁（图 16-16A~E）。有时，宫颈肌瘤太大，而且血管丰富，需要行开腹子宫切除术。在这种情况下，选择开腹切除宫颈肌瘤比阴式子宫切除术更安全（图 16-17A~C）。

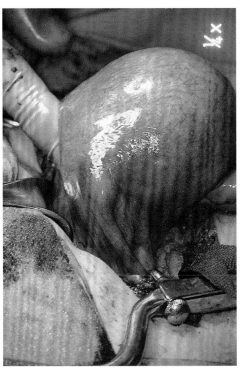

图 16-1 子宫被带出骨盆，因此可以明确肌瘤的解剖特点

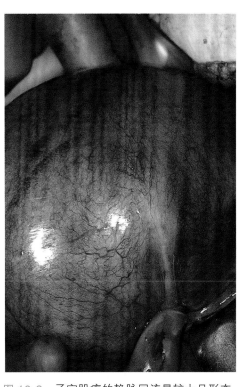

图 16-3 子宫肌瘤的静脉回流量较大且形态异常。浆膜下可见窦状血管

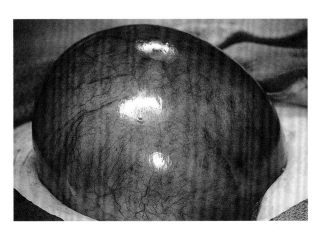

图 16-2 图中肌瘤是一个直径为 6~8 cm 的肿物

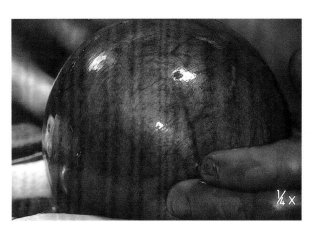

图 16-4 在子宫上做切口时需小心处理大血管

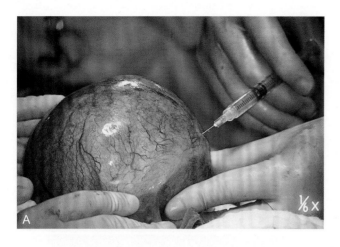

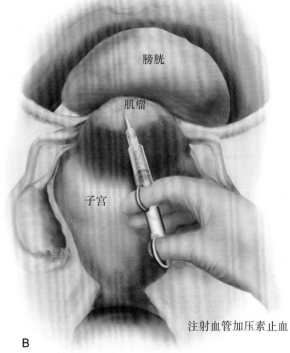

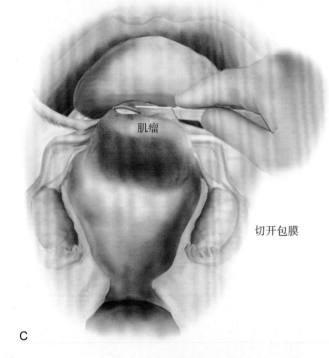

图 16-5 A. 将 1∶100 的血管升压素溶液注入子宫内止血。应注意避免血管内注射。B. 需使用 10ml 三环注射器和 1.5 英寸的，25 号针头进行注射。首先在浆膜下注射。组织立即变白。针入肌瘤，注射药物。通常注射 20~25ml。C. 通常在肌瘤上做一个横向或垂直切口。如果可能，在子宫前壁或宫底前做切口

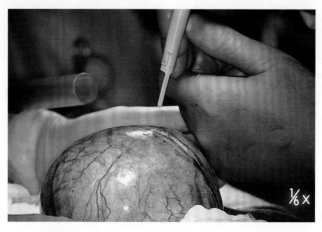

图 16-6 使用 CO_2 激光（手持系统）切开子宫。激光是一种精准的能量装置，可以提供额外的止血功能

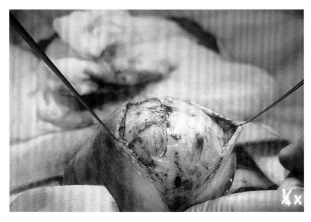

图 16-7 打开肌瘤包膜后，不要切得过深。沿着包膜剥出肌瘤

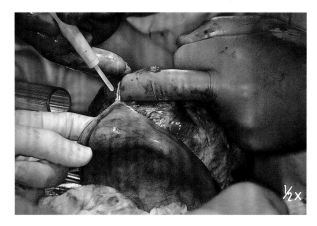

图 16-8 子宫壁和肌瘤包膜之间可能存在粘连，需要锐性分离

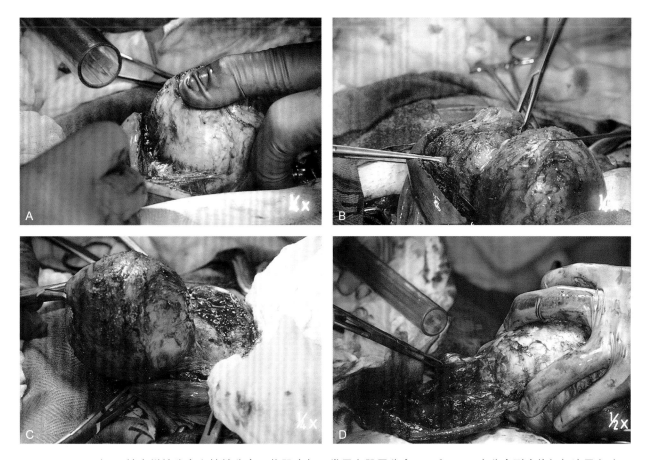

图 16-9 A 和 B. 结合锐性分离和钝性分离，将肌瘤与正常子宫肌层分离；C 和 D. 一直分离到瘤体根部达子宫壁

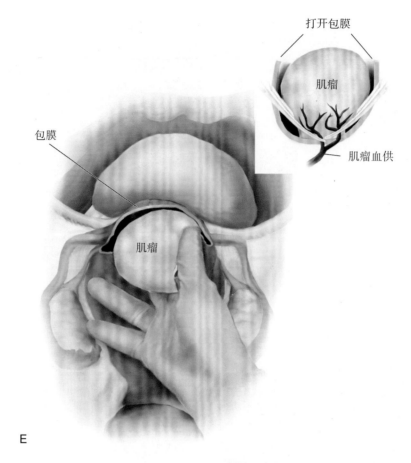

E

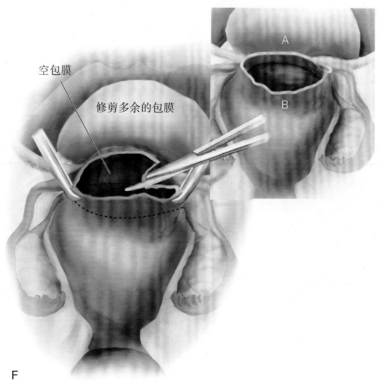

F

图 16-9 续　E. 钳夹并用 0 号薇乔线缝扎供血动脉；F. 切除多余的子宫浆膜。对合前壁（A）和后壁（B）

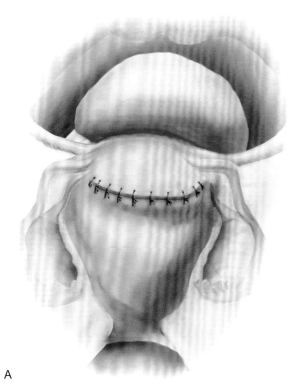

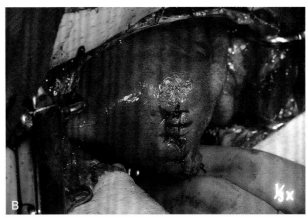

A

图 16-10 A. 将前缘缝合到后缘上以加强伤口完整性，这里显示一个横向的闭合口；B. 垂直切口的间断缝合，将腹膜或 interceed 覆盖在切口上

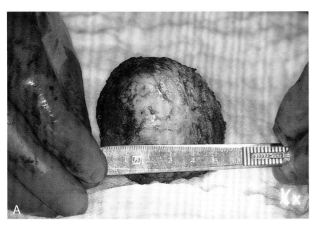

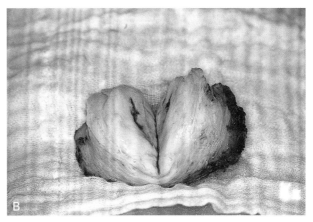

图 16-11 A. 观察和测量取出的肌瘤；B. 剖视肌瘤。然后将标本放入福尔马林中并送病理实验室。如果肌瘤已经发生脓性变，在标本固定前取样送培养。如果怀疑肉瘤，取样并送去进行冷冻切片分析

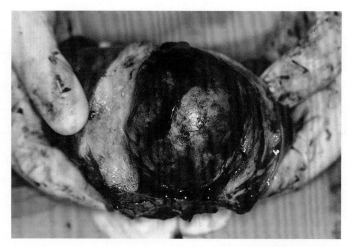

图 16-12   出血和贫血的临床表现说明存在黏膜下肌瘤。黏膜下肌瘤应行宫腔镜或子宫切除术

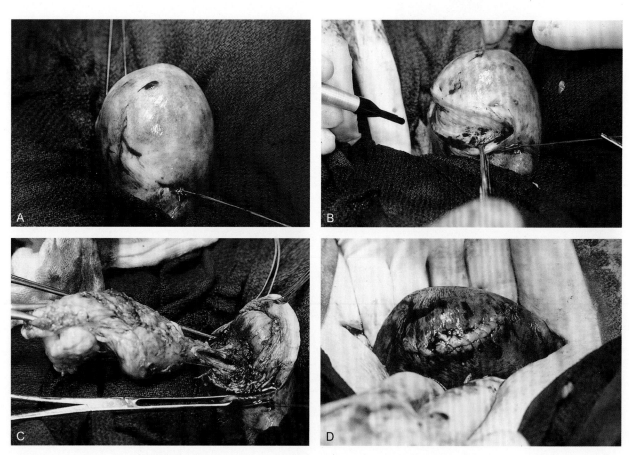

图 16-13   A. 在生长巨大肌瘤的子宫注射 1∶100 的血管升压素溶液；B. 在膀胱腹膜反折之上做一个横切口进入子宫；C. 从子宫壁分离肌瘤，不幸的是进入了子宫腔；D. 去除肌瘤后，用 0 号薇乔线分层关闭子宫。用 2-0 或 3-0 薇乔线关闭浆膜。请注意，子宫已经缩小至正常大小

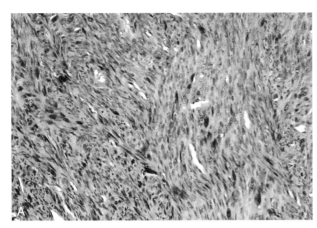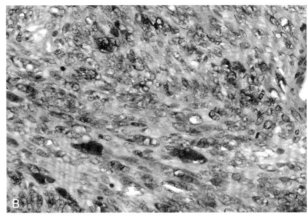

图 16-14　A. 图 10-13A～C 所示的子宫组织切片。苏木精和伊红染色切片（×10）显示细胞增多，核多形性和深染色性。B. 组织切片（×20）清楚地证实了平滑肌肉瘤的诊断。单个视野下可见 4 个核分裂象。间质细胞（肌肉细胞）明显恶性（图片来自于 Baggish MS, Barbot J, Valle V: In Diagnostic and Operative Hysteroscopy, 2nd ed.Mosby, St Louis, 1999）

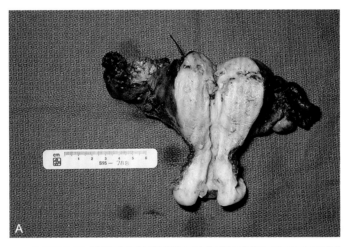

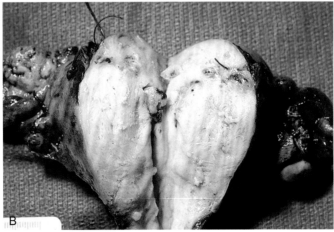

图 16-15　A. 来自图 16-13 和图 16-14 所示患者的子宫切除标本。已被切除的是正常大小的子宫。B. 子宫壁看起来是正常的，显微切片是良性的（即没有残余肉瘤）

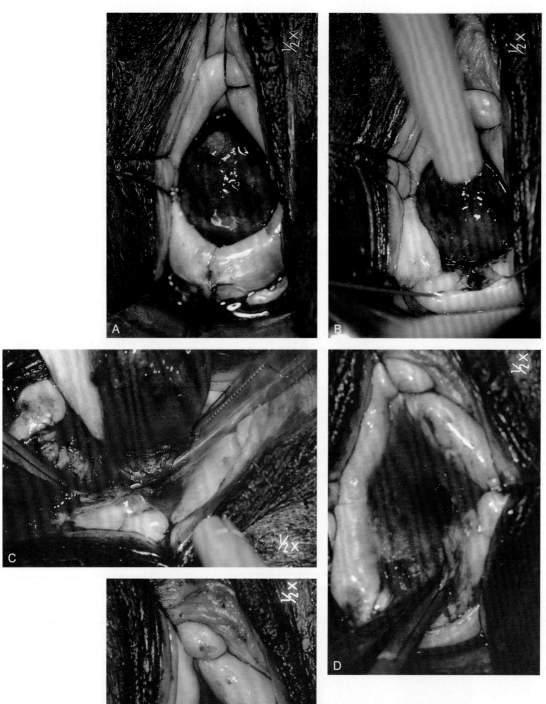

图 16-16　A. 宫颈肌瘤，蒂不可见。牵引缝线已经放置在前面和侧面。B. 已经在子宫颈后唇注射 1∶100 的血管升压素溶液。CO_2 激光束（显微镜耦合）已经开始向后切割子宫颈，到达肌瘤蒂的位置。应用钛钩在切口的任一侧牵引。可见红色的氦氖瞄准光束。C. 用 Kelly 钳钳夹肌瘤蒂部。将一个湿润的压舌板放置在肌瘤和子宫颈间。激光束已经部分穿透肌瘤基部。D. 肌瘤已被移除。用 3-0 薇乔线缝合蒂部残端。E. 手术完成。用 3-0 薇乔线缝合子宫颈（图片来自于 Baggish MS, Barbot J, Valle V: Diagnosic and Operative Hysteroscopy, 2nd ed. Mosby, St Louis, 1999.）

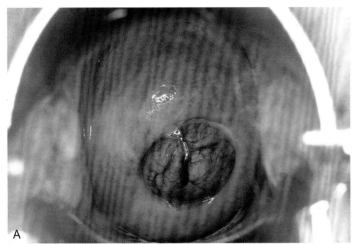

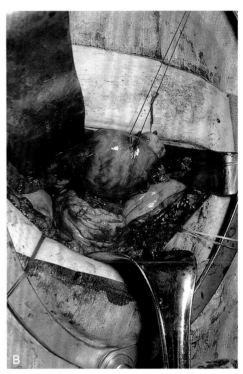

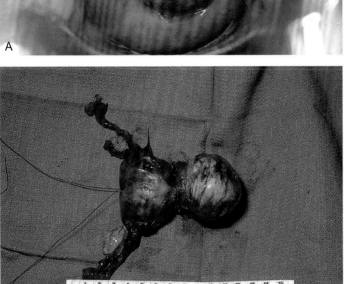

图 16-17　A. 患者长有一个巨大的宫颈肌瘤。薄壁血管容易破裂。这些血管不会回缩，且出血量大、出血时间长；B. 患者选择行子宫切除术而不是子宫肌瘤切除术。C. 这个肿瘤的总体积远远大于预期，实际上，甚至比子宫体还要大。在这种情况下，子宫切除术是最好的选择，由于肌瘤太大，无法行阴式手术

（程文瑾　译　朱　毅　王　悦　校）

第 17 章

特殊肌瘤的手术处理

Michael S. Baggish

临床中可能会遇到一些特殊的肌瘤。良性转移性子宫肌瘤（腹膜播散性平滑肌瘤病）包括多发性腹腔内良性肌瘤和远处转移性肌瘤，典型的是肺转移（图 17-1）。这些病例有可能在妊娠期发生的倾向。症状包括阵发性呼吸困难、咯血。肌瘤可能在妊娠终止后消退（图 17-1）。

静脉内平滑肌瘤病，平滑肌瘤向静脉内生长（图 17-2）。该疾病的一个经典的问题是：肿瘤细胞来源于子宫肌层的平滑肌细胞还是血管壁的平滑肌细胞？这个不常见的疾病体现了临床和组织学恶性肿瘤之间的差异，其中良性子宫平滑肌瘤可能向血管生长，尽管这种情况很少会导致患者死亡。

图中的子宫有一个不规则增大的典型的肌瘤（图 17-3）。子宫表面和子宫阔韧带内的静脉异常明显，硬化、纤曲。切除蒂部后，断端可见白色组织伸出（图 17-4），有的直径可达 2~3cm（图 17-5）。分离静脉后，血管内瘤体像蠕虫一样从受累血管中渗出（图 17-6）。在显微镜下，血管壁上有像栓子一样的良性平滑肌，自由分布（图 17-7）或附着在静脉血管壁上（图 17-8A 和 B）。

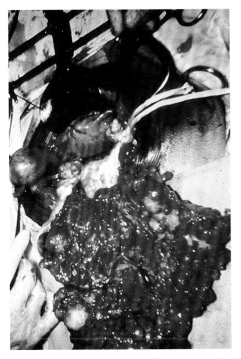

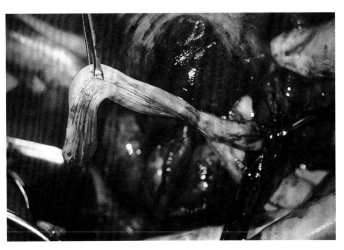

图 17-1　腹膜播散性平滑肌瘤病。网膜上充满各种大小的平滑肌瘤

图 17-2　一个大的静脉内平滑肌瘤从一个扩张的静脉中取出

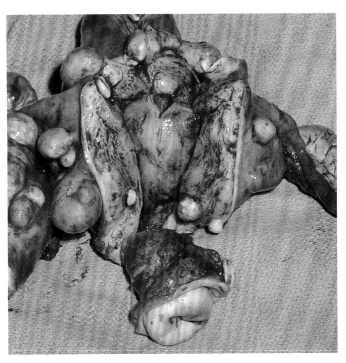

图 17-3　一个不规则增大的子宫充满肌瘤。注意在同一个子宫中出现黏膜下肌瘤、肌壁间肌瘤、浆膜下肌瘤

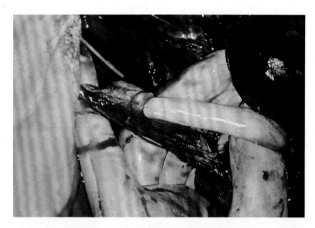

图 17-4　可以看到一个发亮的白色蛇形肌瘤进入一个薄壁静脉窦。注意静脉内肌瘤的颜色，与术者手套的颜色很相近

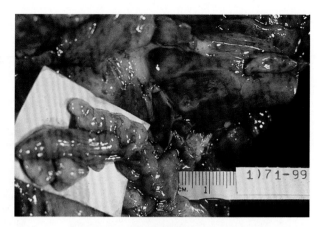

图 17-6　切除血管蒂后，肌瘤像蠕虫一样从血管中渗出。鉴别诊断包括静脉内平滑肌瘤病和淋巴管内间质肌病（间质病）

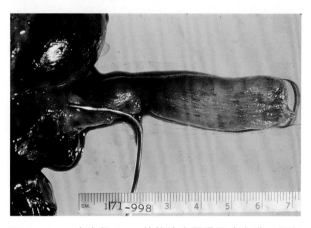

图 17-5　一个直径 2 cm 的静脉内平滑肌瘤充满了子宫静脉，使得膨胀的子宫血管、子宫旁血管及膀胱血管呈现实木感

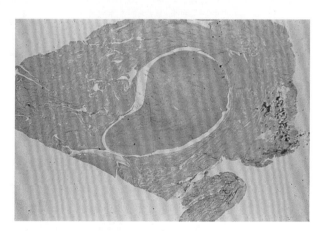

图 17-7　弹性组织染色显示静脉内肌瘤栓子

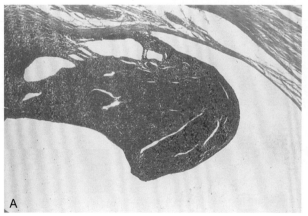
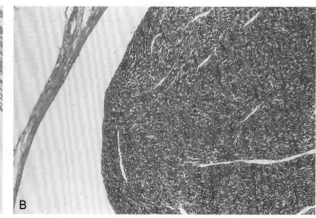

图 17-8　A.静脉内良性肌瘤附着在静脉壁上；B.高能电镜显示肌瘤在子宫静脉内

（程文瑾 译 朱 毅 王 悦 校）

第 18 章

双角子宫融合术

Michael S. Baggish

米勒管不完全融合导致多种疾病，从子宫不全纵隔到双子宫完全融合失败（图 18-1）。子宫不全纵隔可以通过宫腔镜下剪刀、激光或电刀切除纵隔进行治疗。双子宫的治疗只能切除阴道纵隔并预防创伤性撕裂（图 18-2）。

如果出现妊娠相关问题（如流产、早产），双角子宫需要单角化手术以增大子宫腔大小（图 18-1和图 18-3）。

宫腔镜检查和子宫输卵管造影检查不能诊断纵隔子宫和双角子宫（图 18-4）。通过腹腔镜探查宽而凹陷的宫底，可以看到典型的心形。需要宫腔造影以深入了解分腔的大小和结构（图 18-5A~C）。

在剖腹手术时，在宫底的两个角上用缝线向远离切面的方向牵引。将 1 : 100 的血管加压素溶液沿着切口注入子宫（图 18-6）。在垂直平面上通过子宫体和子宫底行楔形切口（图 18-7A 和 B）。去除的组织包括心形缺损（图 18-7C）。图中可见两个单独的腔，可以合并为一个子宫腔（图 18-7D 和E）。从后壁开始缝合，在黏膜下简单缝合或 8 字缝合，进针至黏膜下，并带上部分肌层（图 18-8A 和B）从后壁缝至宫底，直到前壁（图 18-8C）。作者通常使用 0 号薇乔线缝合肌层（图 18-8D），下一步，用 2-0 或 3-0 薇乔线连续或连续锁边缝合浅肌层和浆膜层（图 18-9）。

阴影为双角子宫宫腔

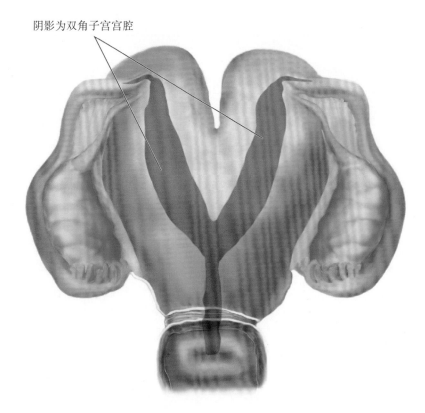

图 18-1　心形的双角子宫外部观。注意印在子宫上的宫腔造影

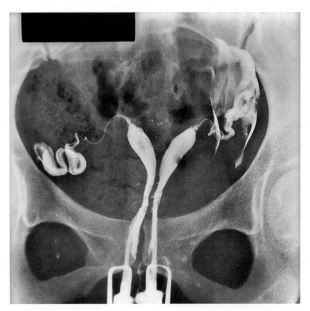

图 18-2　图片显示一个完全融合失败的双子宫和子宫颈的子宫输卵管造影。阴道有纵隔

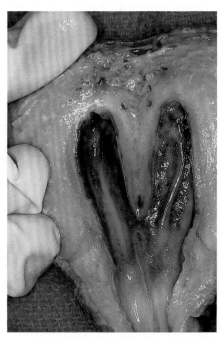

图 18-3　切除的标本显示双子宫宫腔和单个子宫颈

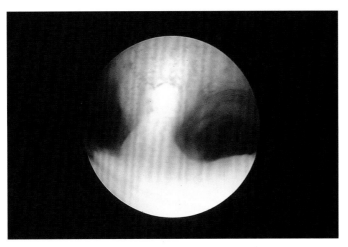

图 18-4　宫腔镜显示双角子宫

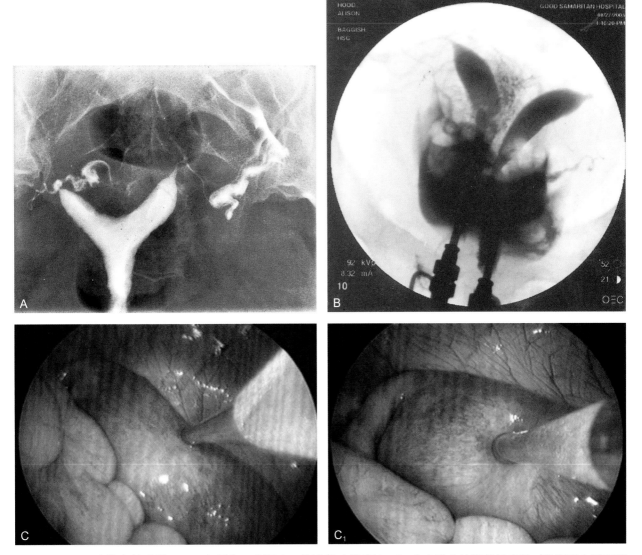

图 18-5　A. 子宫输卵管造影显示双角子宫。实际上，腹腔镜才能确诊。B. 完全融合缺陷的子宫图。注意两个子宫颈和两个明显分开的子宫角。C. A 图的腹腔镜照片显示一个单一的、宽阔的结构，具有双角子宫的外观

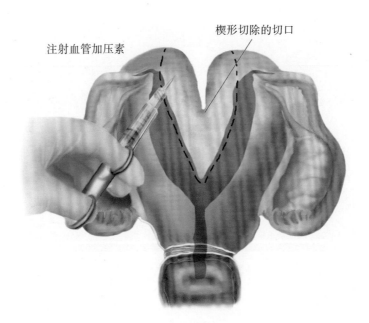

图 18-6　为了准备将两个子宫腔合二为一，沿预定切除线注射 1∶100 的血管加压素溶液

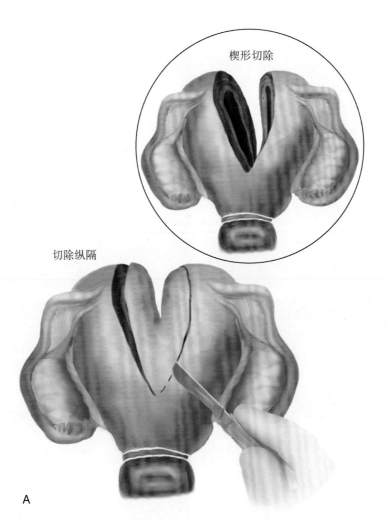

A

图 18-7　A. 通过使用刀、CO₂ 激光或电外科电极针，切除纵隔和缺损。插图显示切除后的宫腔。用 3-0 薇乔线 8 字缝合止血

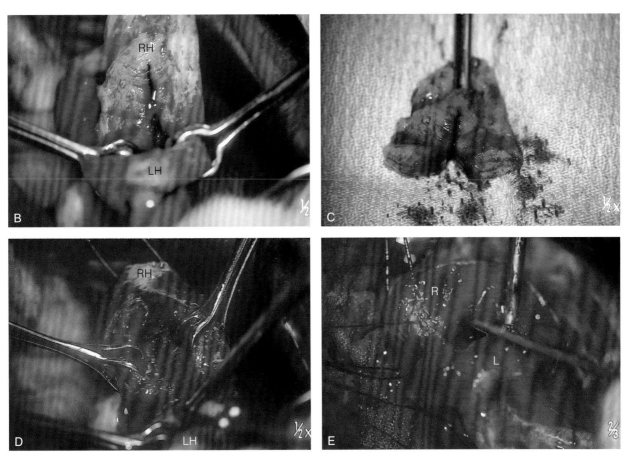

图 18-7 续 B. 子宫右角（RH）显露在照片的中心。楔子已经切除。左侧宫角（LH）在 Babcock 钳子中。C. 心形（倒置）的子宫楔子在 Kocher 钳中。D. 每个子宫角都用 Babcock 钳夹住，并放在一起准备肌层缝合，将两个角（RH 和 LH）合并成一个新的单腔子宫。E. 8 字缝合从黏膜下开始，缝针穿透子宫肌层的内 2/3（L），然后进入右侧子宫肌层（R）并从右侧黏膜下穿出

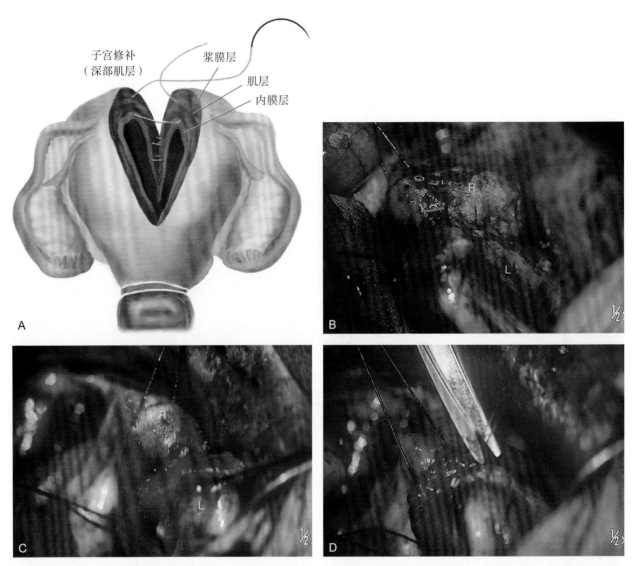

图 18-8　A. 通过 0 号薇乔线单纯缝合或 8 字缝合并穿透内膜在肌层缝合，关闭宫腔。从子宫后壁开始并终止于子宫前壁。B. 用 0 号薇乔线缝合子宫后壁，将右侧宫角（R）和左侧宫角（L）合并。C. 在子宫底上闭合。D. 子宫肌层闭合完成，可以看到有些模糊的左侧输卵管

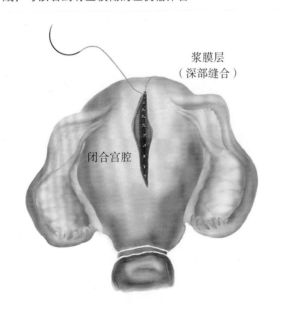

图 18-9　用 3-0 薇乔线连续缝合或 PDS 缝合关闭浆膜层，手术结束

（程文瑾　译　朱　毅　王　悦　校）

第五部分

妊娠期腹部手术

第19章

经腹宫颈环扎术

Michael S. Baggish

通常，宫颈环扎术可经阴道完成。完成简单的 McDonald 环扎术和黏膜下 Shirodkar 环扎术时，出血少、痛苦小且操作时间短。

然而，由于产科损伤、深部子宫颈锥切、多处切除或消融手术或实际意义上的截断术导致子宫颈极短时，经阴道放置缩窄带等操作将非常困难。事实上，古代已有将输尿管结扎与 McDonald 缝扎相结合的报道。

很显然，宫颈环扎术后所观察到的长度不能用子宫颈管的缩窄来解释，其增加的长度归因于包含了被缝合的子宫颈峡部。

要成功且安全地完成经腹部宫颈环扎术，需要5个步骤：①提起子宫，显露峡部及子宫颈；②确认子宫的血管；③准确地确定输尿管的位置；④在子宫骶韧带水平以上放置环扎带子；⑤在子宫血管和峡部之间定位无血管区域。

该手术可在妊娠中期 14~16 周时进行。术者用拇指和示指握住表面覆盖折叠衬垫的子宫底部。打开膀胱子宫反折腹膜及直肠子宫腹膜（图 19-1）。轻轻地前推膀胱，在手术结束时将腹膜进一步覆盖在环扎带子上。一旦恰当的牵引及定位完成后，握住子宫的任务可交给助手来完成。

确认子宫骶韧带，当子宫血管在子宫旁暴露时可触及其搏动（图 19-2）。依据子宫血管和子宫骶韧带的关系来确认输尿管的位置。确认子宫峡部和子宫血管之间的无血管区，如果不能看到该区域，则打开覆盖子宫动脉的腹膜来显露该解剖区域。

在子宫骶韧带水平以上用针或某一器械由前到后地穿过，并在对侧子宫骶韧带水平以上由后向前地穿过（图 19-3）。将 Mersilene 带子系紧并固定到合适的位置（图 19-4）。为防止带子上下移位，用 0 号薇乔线缝扎并将带子锚定在子宫前面和后面（图 19-5）。用 3-0 薇乔线缝合膀胱子宫反折腹膜及直肠子宫腹膜，使其覆盖所缝扎带子的上面。

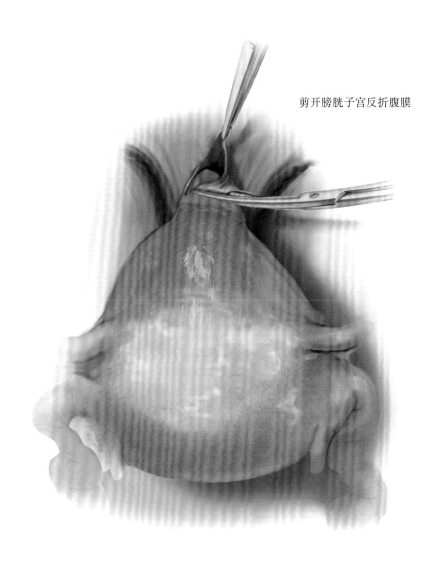

剪开膀胱子宫反折腹膜

图 19-1　剪开膀胱子宫反折腹膜及直肠子宫间腹膜。用海绵棒下推膀胱来显露子宫颈和子宫体连接处

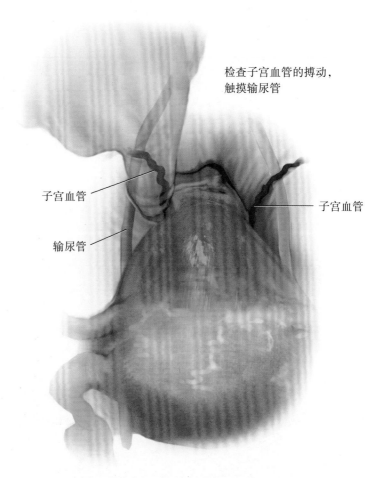

检查子宫血管的搏动，
触摸输尿管

子宫血管

子宫血管

输尿管

图 19-2　在子宫旁触摸子宫血管，并确认子宫和这些血管间的无血管区域

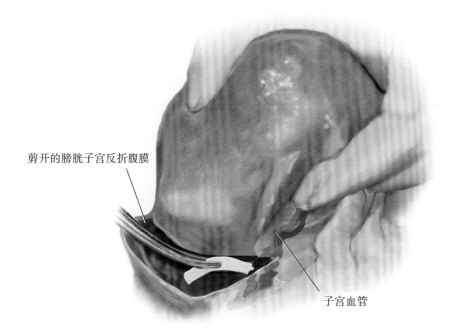

剪开的膀胱子宫反折腹膜

子宫血管

Mersilene 带子在子宫血管的下方穿过

图 19-3　用针或某一器械在子宫血管的下方放置 Mersilene 带子，并在子宫骶韧带水平以上由子宫后部穿出

第二篇 ■ 第五部分

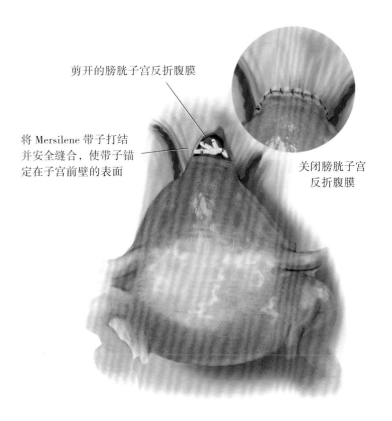

剪开的膀胱子宫反折腹膜

将 Mersilene 带子打结
并安全缝合，使带子锚
定在子宫前壁的表面

关闭膀胱子宫
反折腹膜

图 19-4 在子宫前面系紧 Mersilene 带子并关闭子宫颈。术者在子宫颈内的手指可感知缝扎的松紧程度。用 3-0 薇乔线将 Mersilene 带子锚定在子宫前壁以免其移位。用 3-0 薇乔线连续缝合膀胱子宫反折腹膜

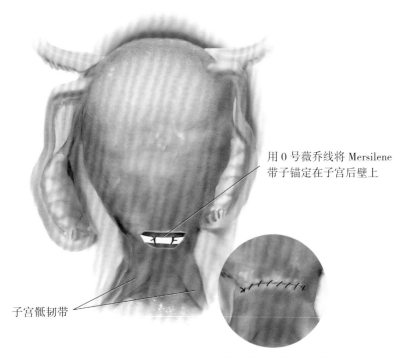

用 0 号薇乔线将 Mersilene
带子锚定在子宫后壁上

子宫骶韧带

关闭直肠子宫间腹膜

图 19-5 用 3-0 薇乔线将 Mersilene 带子锚定在子宫后壁上，并用 3-0 薇乔线连续缝合直肠子宫间腹膜

（许 琦 译 刘国莉 校）

第 20 章

剖宫产

Michael S. Baggish

剖宫产是美国最常见的手术之一，可以是横切口或竖切口，但前者更常见（二者比例为 10∶1）。子宫可以留在腹腔或被取出腹腔外以完成该手术。

下段横切口的剖宫产手术操作如下：留置导尿管以排空膀胱（图 20-1）；用湿的腹部纱垫排垫肠管；确认子宫圆韧带以确定子宫旋转的程度及方向；记录增粗或异常的血管。

用 Kelly 钳将反折腹膜从膀胱顶分离（图 20-2）。用 Metzenbaum 剪刀将膀胱子宫反折腹膜锐性打开，横行切口足够大以适应预计的子宫切口，一般为 8~10 cm（图 20-3 和图 20-4）。轻轻下推膀胱与子宫下段分离，该过程可能导致小血管破裂和少量出血（图 20-5）。

在膀胱反折上方做一小的子宫切口（图 20-6）。用外科手术刀划出更深的中间切口，长约 4 cm，直达突出于切口的羊膜囊（图 20-7A 和 B）。此时，停止锐性切开，以术者的示指分离肌肉并钝性进入羊膜腔（图 20-8A 和 B）。

在每一位患者中，一旦突出的羊膜囊被确认，就用剪刀向左或右扩大，或者用手指分离来扩大子宫切口（图 20-9）。应确认子宫动脉的位置以免延伸子宫切口时累及该血管。打开羊膜，并吸出羊水。

头先露时，切口下可见胎头（图 20-10）。术者的手握在胎儿下颏的下方和枕部，将胎头轻轻娩出，并旋转以协助娩出胎肩，随后娩出臀部。脐带双重钳夹并切断。此后切口下可见胎盘（图 20-11）。将胎盘剥离并娩出。徒手探查宫腔，清除血块。子宫切口的边缘用 Babcock 钳钳夹。用 10 mm 的 Hegar 扩宫棒扩张子宫颈，或者用 36-French Pratt 扩宫棒通过子宫颈口以促进恶露引流。检查子宫切口是否有延裂，并探查子宫血管及膀胱是否有损伤。

切口分层缝合。深部肌肉最好用 0 号薇乔线间断 8 字缝合（图 20-12 和图 20-13A）。浅层的肌肉和子宫浆膜层用 0 号薇乔线连续缝合（图 20-13A 和插图，图 20-13B）。用 3-0 薇乔线或 PDS 缝线连续缝合膀胱反折腹膜。

按摩子宫并将其放回腹腔。清除拉钩及敷料，并仔细清点数目以确保每件器械都准确计数。

在子宫下段也可以做纵切口，但应避免切口延伸至膀胱。该切口的唯一优势在于可以继续延长切口至子宫体以获得更大的空间来娩出胎儿（如横位分娩时）。

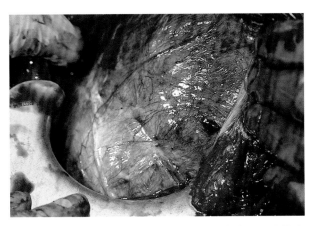

图 20-1　足月的妊娠子宫被显露并取出腹腔。可见前方有膀胱拉钩。在产科医师的手下方为进入的切口的边缘

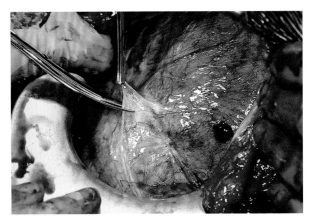

图 20-3　在无血管区锐性剪开反折腹膜。在前置胎盘或胎盘植入的情况下，可能见到腹膜的血管化

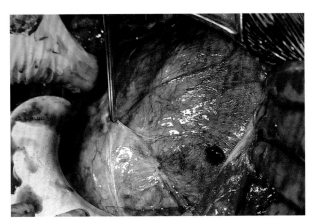

图 20-2　提起膀胱和子宫之间的腹膜反折

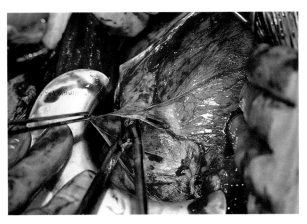

图 20-4　分离切口与预期的深层子宫切口同样的长度

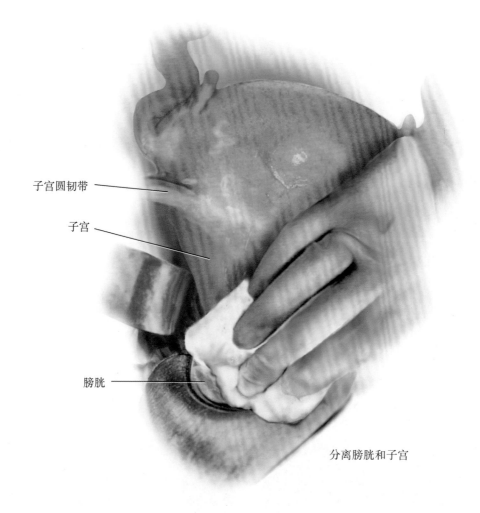

子宫圆韧带

子宫

膀胱

分离膀胱和子宫

图 20-5　术者轻轻下推膀胱，使其与子宫下段分离

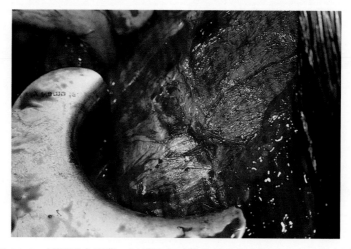

图 20-6　显露子宫下段。触摸子宫动脉的搏动以判断子宫切口的侧缘

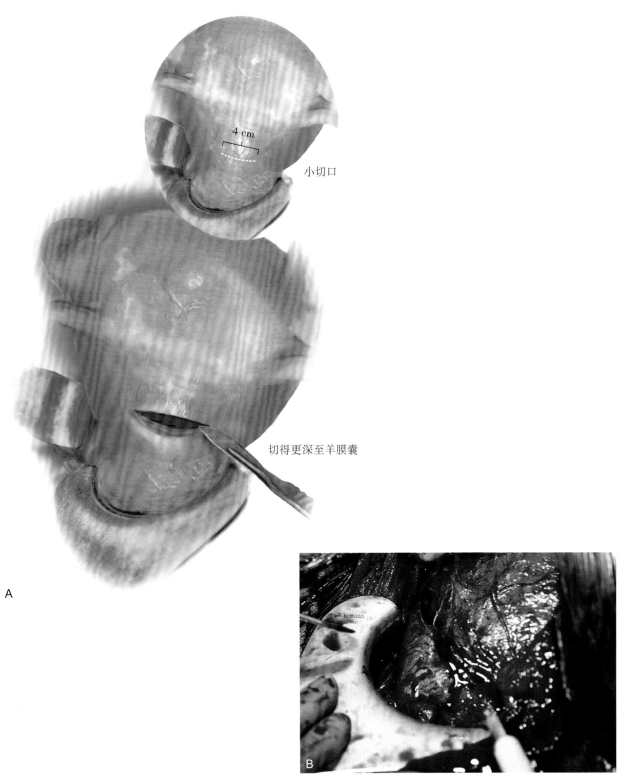

图 20-7　A. 切一个 3~4 cm 的小切口，然后延伸至更深的子宫肌层；B. 在该处，出血活跃，必须吸引以判断是否进入子宫腔

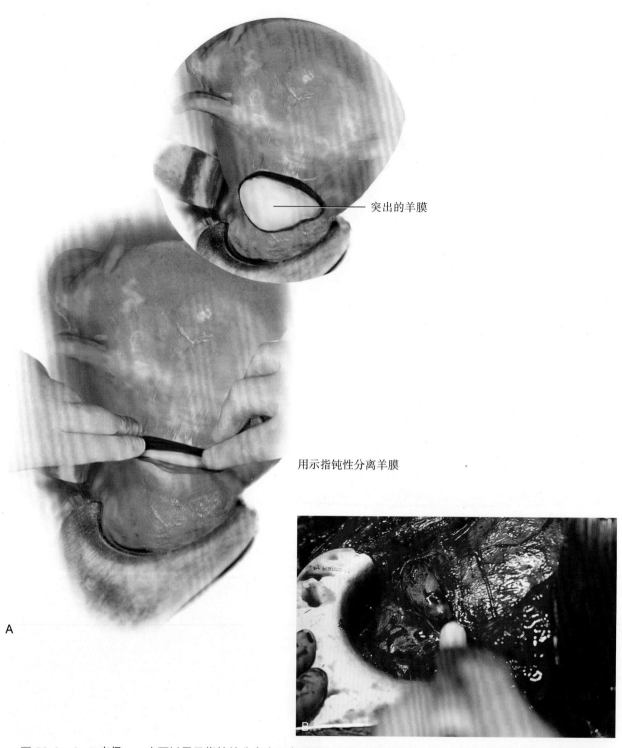

突出的羊膜

用示指钝性分离羊膜

A

B

图 20-8 A. 二者择一，也可以用示指钝性分离直至穿透子宫肌层的最后薄层；B. 突出的羊膜证实进入了子宫腔

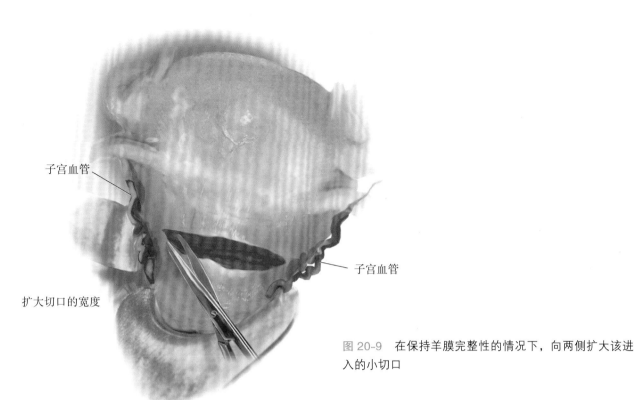

子宫血管

子宫血管

扩大切口的宽度

图 20-9　在保持羊膜完整性的情况下，向两侧扩大该进入的小切口

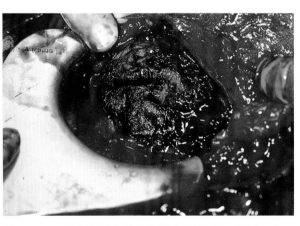

图 20-11　观察到胎盘的位置并加以记录。然后，人工娩出胎盘。探查子宫腔并清除任何附着的胎膜

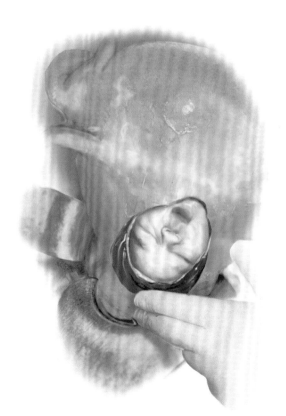

图 20-10　刺破羊膜并扩大破口，可见胎头，完成分娩

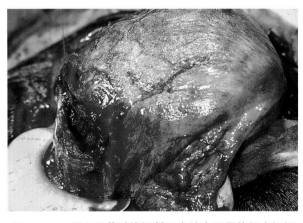

图 20-12　用 0 号薇乔线间断 8 字缝合深层的肌肉组织

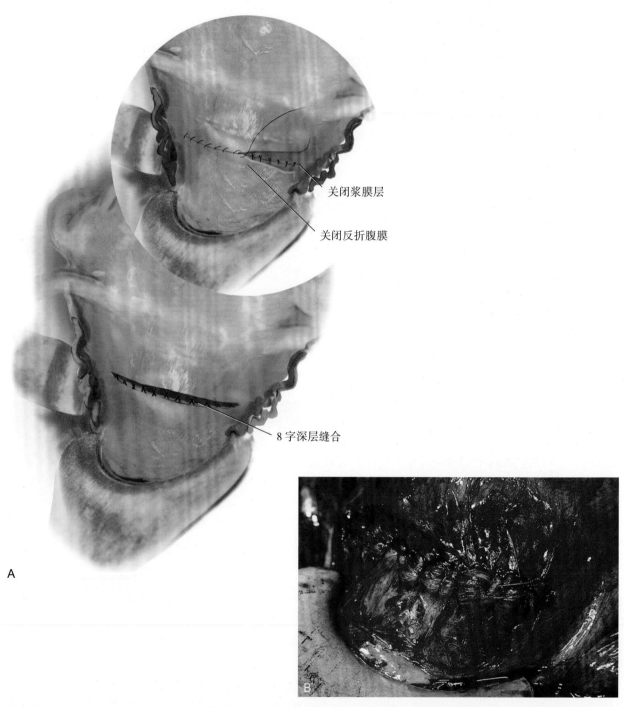

关闭浆膜层

关闭反折腹膜

8 字深层缝合

A

B

图 20-13　A. 用 0 号薇乔线连续或连续锁边缝合子宫的表层肌肉和浆膜层；B. 在子宫浆膜层关闭后，将膀胱的腹膜缝合至子宫切口上缘的水平

（许　琦　译　刘国莉　王山米　校）

第21章

剖宫产术中子宫切除术

Michael S. Baggish

　　无论是与剖宫产手术相关还是在阴道分娩后进行的开腹子宫切除术，其显著特点包括：①与非孕妇女相比，血管丰富；②扩张的子宫颈及阴道与输尿管密切相关；③产后患者容易形成血栓。这种情况下的子宫切除术多是急诊手术，通常是为了治疗顽固的产后出血（图 21-1A~C）。

　　必须确认在盆腔左侧和右侧的输尿管，其跨过髂总血管并下降进入盆腔。该情况下的手术最好是子宫次全切除术（图 21-2）。如有必要，可在数月或数年后再经阴道或腹部切除子宫颈。子宫次全切除术能够迅速完成，并且导致输尿管损伤的可能性极小。

　　首先，如果先前做的是剖宫产术，用 0 号薇乔线连续缝合关闭子宫；其次，钳夹、缝合并靠近子宫切断子宫圆韧带；然后，如果要保留卵巢，则将子宫卵巢韧带及输卵管三重钳夹、切断并用 0 号薇乔线缝扎。

　　在子宫动脉水平以下必须仔细检查并追踪输尿管。

　　作为剖宫产手术的一部分，膀胱反折腹膜已经被下推。子宫动脉被显露。3 把钳子在子宫主韧带和子宫骶韧带水平以上且子宫颈和子宫体交界处钳夹子宫动脉（图 21-3）。然后，子宫体离体，与子宫颈分离（图 21-3，插图）。用 0 号薇乔线 8 字缝合子宫颈残端。用 0 号薇乔线双重缝合子宫血管。用 3-0 薇乔线连续缝合腹膜。因为主要的支持韧带还保持完整性，所以不需要悬吊各断端（图 21-4）。

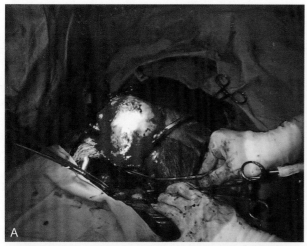

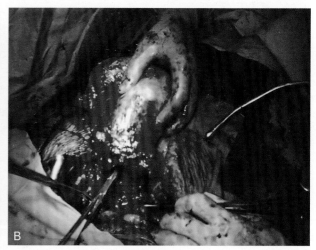

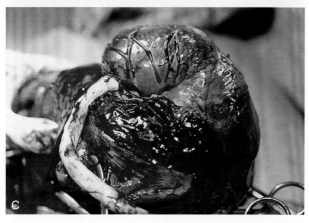

图 21-1　A. 在原剖宫产横行切口的瘢痕子宫破裂。B. 破裂的子宫下段的放大图像。请注意 Kelly 钳所指的是破裂部位。C. 由于破裂，子宫已经被不规则地打开。在行子宫切除前正在娩出胎盘

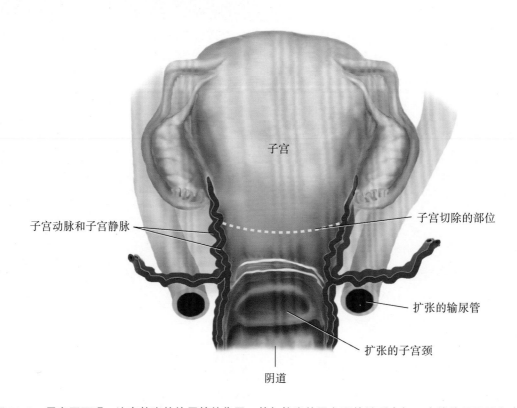

图 21-2　子宫正面观。注意扩张的输尿管的位置，其与扩张的子宫颈的关系密切。虚线处显示子宫次全切除的部位

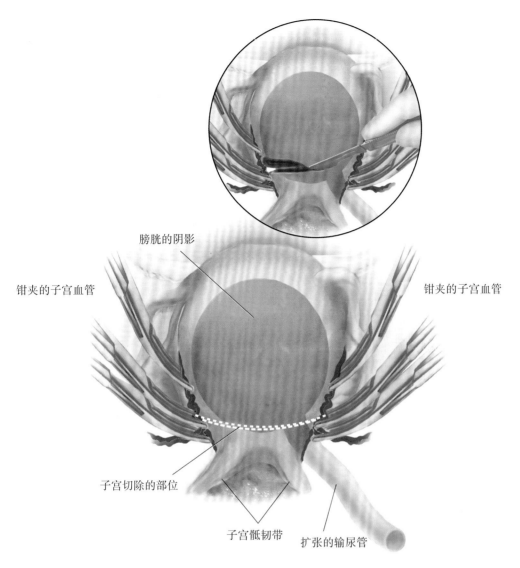

膀胱的阴影

钳夹的子宫血管　　　　　　　　　　　　钳夹的子宫血管

子宫切除的部位

子宫骶韧带　　扩张的输尿管

图 21-3　子宫后面观。双重钳夹子宫动脉，第 3 把钳子放置的位置更高以控制断端后面的出血。插图，用手术刀切除子宫，使子宫体与子宫颈分离。切除线位于上面的钳子和较低的两把钳子中间

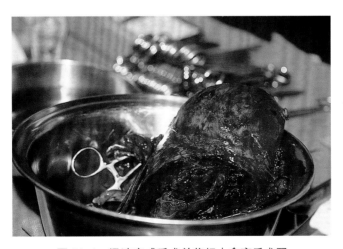

图 21-4　迅速完成手术并将标本拿离手术野

（许　琦　译　刘国莉　王山米　校）

第22章

髂内动脉结扎术

Michael S. Baggish

该术式通常是在处理产后出血的紧急情况下替代子宫切除术而完成的一种手术，也可以是在处理非产科因素不可控制的出血（如放射后的出血、阴道裂伤的出血、宫颈出血和子宫切除术后的出血）时完成的。髂内动脉结扎术通过降低同侧脉压（降低85%）和血供（降低50%）来影响血凝块的形成。

该手术需要通过开腹完成。在腰大肌正上方且在髂外动脉水平以上打开腹膜并进入腹膜后方（图22-1）。在髂总动脉分叉处显露髂外动脉及髂外静脉（图22-2）。在分离的过程中，可见卵巢血管和输尿管跨过髂总动脉（图22-3）。用静脉拉钩将髂外动脉牵开以显露髂内动脉（图22-4）。使用长直角钳

仔细分离髂内动脉及其下方的区域（图22-5）。必须避免损伤髂内静脉，因为这些大静脉位于盆腔的深处，缝合起来相当困难。通过钳子的开合，可迅速地完成分离。将0号薇乔线夹在直角钳子的尖端并穿过、放置在髂内动脉的下方（图22-6）。再次确认输尿管以保证其没有被缝扎。然后，打3~4道结来系紧缝线并切断（图22-7和图22-8）。再次检

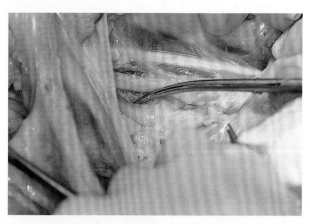

图22-2　剪刀放置在右髂外静脉处

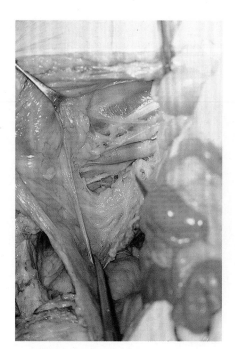

图22-1　覆盖髂外动脉及腰大肌下方的腹膜被打开，显露髂外动脉及髂外静脉

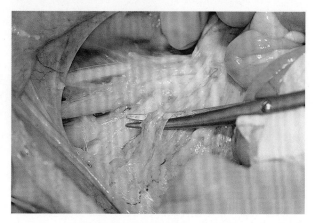

图22-3　右侧输尿管跨过盆腔边缘和右侧髂总动脉时被确认

查髂总动脉和髂外动脉,以确保只有正确的血管(如髂内动脉)被结扎。另外,建议仔细检查髂内静脉的完整性(图 22-9)。用 3-0 薇乔线连续缝合腹膜。在对侧重复该过程。

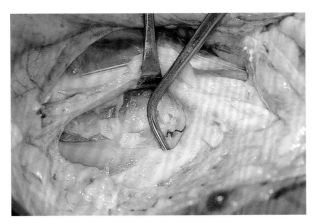

图 22-4 使用长直角钳仔细分离右侧的髂内动脉及髂内静脉,必须非常仔细地操作,避免损伤髂内静脉

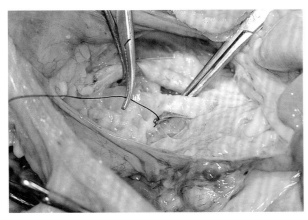

图 22-5 钳子在髂内动脉和髂内静脉之间分离产生一区域,将 0 号薇乔线夹在直角钳子的尖端

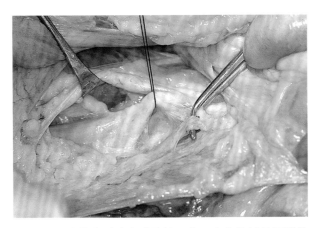

图 22-6 缝线穿过髂内动脉的下方,夹住缝线的两端并轻轻提起血管。再次确认右侧的输尿管

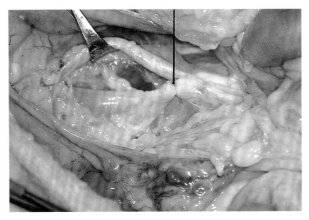

图 22-7 打 3 个结来系紧缝线,每个结打的都是方结。用静脉拉钩将髂外动脉牵开

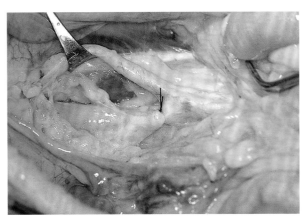

图 22-8 剪断缝线

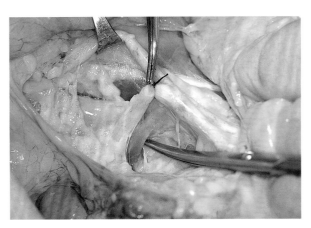

图 22-9 进行最终检查以确保髂总动脉和髂外动脉没有被意外地结扎。同样(用剪刀的尖端)来检查髂内静脉以确认其完整性

(许 琦 译 刘国莉 校)

第23章

滋养细胞疾病

Michael S. Baggish

　　了解正常植入的过程和绒毛的发育，以及滋养细胞所起的作用，对于理解异常滋养细胞增生的过程至关重要（图23-1～图23-5）。解剖的、微解剖的和生理性变化所产生的疾病谱，统称为"滋养细胞疾病"。

　　滋养细胞疾病可分为良性和恶性两类（表23-1）。在发达国家（如北美、英国和西欧），葡萄胎的发病率为1/1000次妊娠，而绒毛膜癌的发病率为1/30 000次妊娠。在东亚，葡萄胎的发病率上升3～10倍，而绒毛膜癌的风险增加为10～60倍。葡萄胎又分为完全性葡萄胎和部分性葡萄胎。完全性葡萄胎的特点为绒毛的极度肿胀（水肿改变）、滋养细胞增生和胎儿血管通道的缺乏（图23-5～图23-8）。完全性葡萄胎来自于单个的23X的精子与不含母体基因的空卵受精所导致的。随后的内源性的复制使得该葡萄胎的染色体核型为46XX。在部分性葡萄胎中，双精子与23X核型的卵子受精，产生染色体核型为69XXX的三倍体葡萄胎（图23-9）。

　　根据阴道出血、妊娠剧吐、显著大于停经月份的子宫、早期出现的子痫前期、甲状腺功能亢进和宫内感染等临床症状和体征，应高度可疑该诊断。并进一步通过见到排出的葡萄胎水泡、盆腔超声、血清和尿中连续升高的人绒毛膜促性腺激素（HCG）水平，以及卵巢黄素化囊肿的出现来确诊（图23-10）。

表 23-1　滋养细胞疾病的分类

良　性	恶　性
完全性葡萄胎	侵蚀性葡萄胎
部分性葡萄胎	绒毛膜癌
	胎盘部位滋养细胞肿瘤

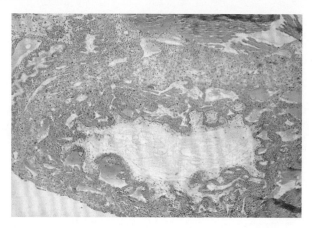

图 23-1　早期植入部位。早期种植部位——深粉色组织为滋养叶细胞，它侵蚀浅粉色的蜕膜组织。在图的最左边可见子宫内膜腺体

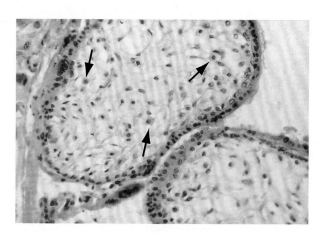

图 23-2　不成熟的绒毛由围绕绒毛结缔组织轴心的两层滋养细胞组成。外层，深粉色一层为合体滋养细胞，内层为细胞滋养细胞。注意到开放的绒毛血管通道和霍夫包尔细胞（Hofbauer 细胞，箭头所指示）

当确诊葡萄胎后，应制订计划以及时清除葡萄胎组织。在处理该疾病时，将葡萄胎留在原位的全子宫切除手术的应用指征是明确的（图 23-11）。该技术与常规的子宫全切术有如下区别：在子宫操作前应保护卵巢的血供；尽可能轻微地操作以确保子宫血管被阻断。如果首先确保血供，则葡萄胎转移的概率将控制到最小化（图 23-12）。如果将来有生育的要求，则清除葡萄胎最常用的技术是清宫术。在操作过程中应持续静脉滴注缩宫素，否则短时间内将会严重出血。由于大多数葡萄胎患者在术前有出血并继发贫血，额外的失血将导致休克的发生。在扩张宫口前应进行轻柔的、仔细的探查，避免子宫穿孔的发生。在探查后，宫颈口的扩张方向必须与子宫位置的轴向一致，以最大可能地避免穿孔。在操作中最好用 Pratt 扩宫棒。使用 10~12 mm 的吸管，扩宫至少要比颈管的直径大 2 mm，以利于吸管容易地进出子宫。很明显的是，只有在扩张颈管的动作完成时才能进行吸宫术。因为在葡萄胎组织被吸出后，子宫的大小会变化得很快，所以需要在操作中经常复查子宫的大小，包括子宫颈和子宫底的高度。作者不提倡在吸宫术后进行子宫腔的锐刮，因为该操作引起子宫穿孔及葡萄胎组织外溢的风险最大。

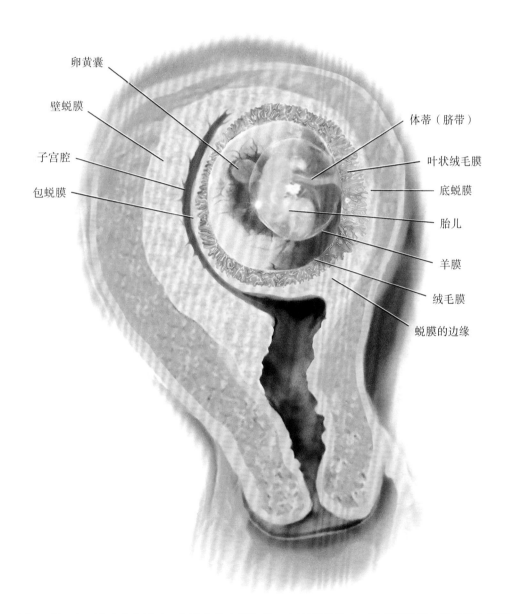

卵黄囊

壁蜕膜

子宫腔

包蜕膜

体蒂（脐带）

叶状绒毛膜

底蜕膜

胎儿

羊膜

绒毛膜

蜕膜的边缘

图 23-3　滋养细胞组成了绒毛膜和绒毛，即胎盘的主要部分。在这张图片中，绒毛膜组织包裹着正在发育中的胚胎和羊膜。绒毛主要的侵袭和发育是在底蜕膜完成的。外周的叶状绒毛膜将萎缩形成平滑绒毛膜

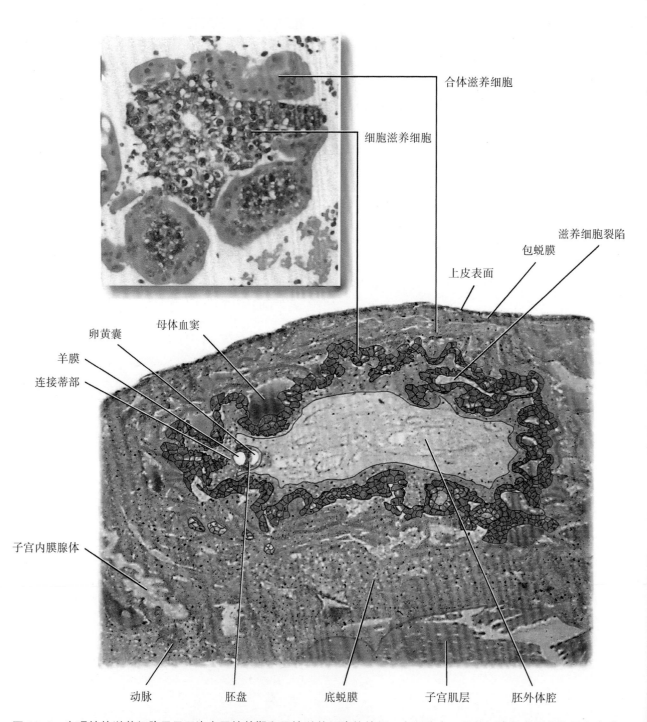

图 23-4　生理性的滋养细胞显示了许多恶性前期和恶性滋养细胞的特征。在图片中，滋养细胞侵袭母体的子宫内膜，打开母体的血窦，产生液泡，形成血池并形成初级绒毛。插图显示被合体滋养细胞围绕的细胞滋养细胞核心。很明显的是，正常的滋养细胞在侵袭过程中不会破坏母体组织，而恶性的滋养细胞会造成广泛的坏死

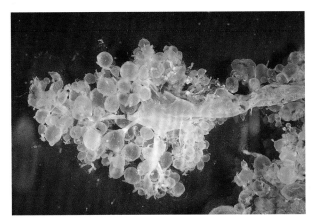

图 23-5 发育良好的、放大版的完全性葡萄胎。葡萄胎水泡为充满液体的扩张的绒毛。它们可以穿破主干并经阴道排到外面，在这种情况下可以确诊葡萄胎。在葡萄胎的情况下，没有羊膜形成，因此子宫腔和阴道之间为直接的入口和出口

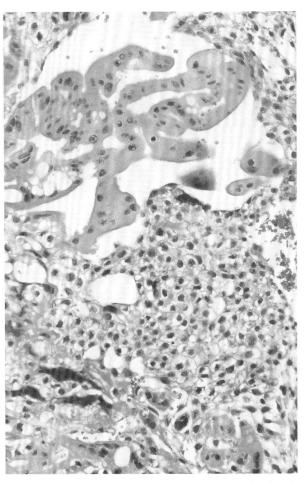

图 23-8 图 23-4 的高倍图像。可见代表不成熟的、分裂特性的细胞滋养细胞的增殖。细胞滋养细胞是细胞膜很清晰的小细胞。合体滋养细胞是由许多细胞滋养细胞融合形成的多核合体的成熟细胞，其中单个的细胞膜已经缺失。在滋养细胞增殖过程中常见到液泡形成，并联想到正常的种植过程中观察到的原始滋养细胞的特性

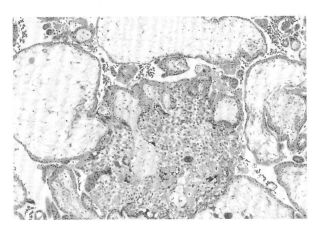

图 23-6 膨胀、水肿的绒毛簇集在滋养细胞团块周围的低倍图像

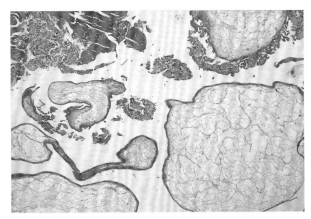

图 23-7 显示绒毛水肿、无胎儿血管和滋养细胞增生的高倍图像，这三要素是诊断葡萄胎必备的

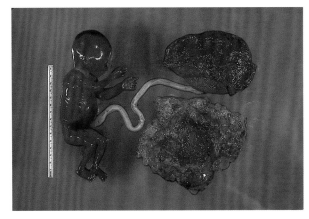

图 23-9 图中为罕见的双胎妊娠，其中一个是葡萄胎，另一个是相对正常发育的胎儿

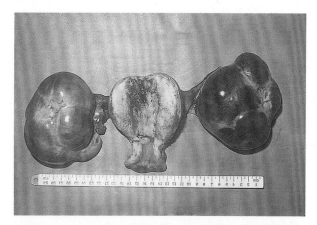

图 23-10   卵巢黄素化囊肿与各种类型的滋养细胞疾病均相关。卵巢皮质的卵泡膜细胞在绒毛膜促性腺激素（两种类型的滋养细胞均产生该激素）的作用下生长

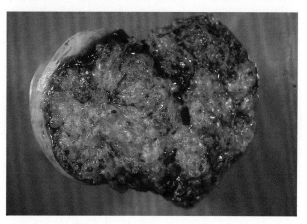

图 23-11   如果将来没有生育方面的要求，对患有完全性葡萄胎的高危妇女（如年龄 >40 岁或多产的女性）应采取葡萄胎组织在原位的全子宫切除术

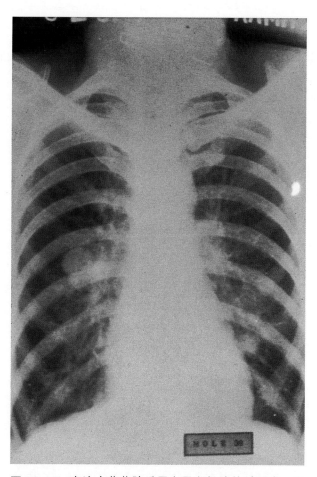

图 23-12   在治疗葡萄胎采用全子宫切除的过程中，在手术的开始就应明智地保护血管供应以避免绒毛的扩散。该胸部 X 线片显示有几个结节，取样后肺部的病灶显示为良性、伴纤维化的水肿绒毛。随访 12 个月，肺部病灶自然消退

在安全管理该类患者时，液体的管理也是关键因素，因为这些患者容易出现液体负荷过重和肺水肿。因此，应建议妇科医师来限制这些患者水、乳酸林格液和生理盐水的入量。最好将缩宫素 20~50 U 加入到 500 ml 的液体中输注。如果临床上观察到甲状腺危象的征象，建议使用 β 受体阻滞药。在手术前后应化验患者的血红蛋白、血细胞比容、白细胞及电解质。另外，每天监测患者的出入量和体重。

在完全性葡萄胎和部分性葡萄胎的随访过程中，应连续监测 HCG 水平和胸部 X 线片。在随访中，应推迟妊娠。因口服避孕药的有效性及使用简单，作者推荐使用口服避孕药来避孕，该药的优势已大大超出了理论上的弊端。

在全子宫切除或吸宫术后，应每周监测血和尿中 HCG 的滴度，直至其滴度连续 3 次均阴性。然后，在头 3 个月内，每 2~4 周测得 1 次 HCG，其后的 1 年内每个月监测 HCG 1 次。同时，每个月检查胸部 X 线片 1 次。

当反复阴道出血、闭经、HCG 水平升高或平台期或胸部 X 线片上有肺部病灶时应高度怀疑侵蚀性葡萄胎或绒毛膜癌。在宫腔镜下取活检将得到子宫病灶的组织学诊断。偶尔的情况下，侵蚀的葡萄胎会表现为异位妊娠破裂的症状和体征（图 23-13）。在这些病例中，侵入的滋养细胞侵蚀子宫肌层并伴有大量出血（图 23-14 和图 23-15）破裂至腹腔（图 23-16）。绒毛膜癌是滋养细胞疾病中去分化程度最高，也是恶性程度最高的一种疾病。该病早期就侵蚀子宫壁（图 23-17）。与葡萄胎、侵蚀性葡萄胎

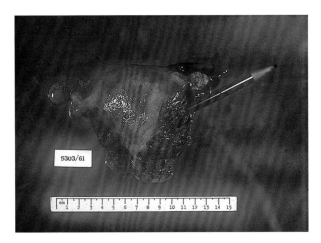

图 23-13　这种侵蚀性葡萄胎（穿透性葡萄胎）临床表现为异位妊娠破裂的症状和体征。剖腹探查时，见到大量的腹腔内出血。事实上，葡萄胎组织侵蚀了子宫壁的全层

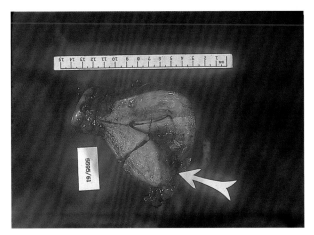

图 23-14　包含侵蚀性葡萄胎的子宫的切面。箭头所指示的是滋养细胞侵蚀造成的宫底部破坏

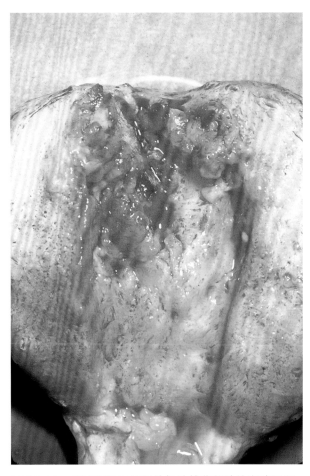

图 23-15　使子宫肌层坏死的侵蚀性葡萄胎的高清视图

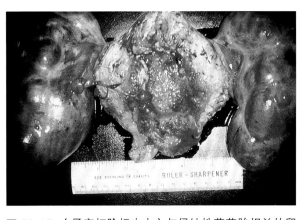

图 23-16　（子宫切除标本中）与侵蚀性葡萄胎相关的卵巢黄素化囊肿。由于葡萄胎组织被清除后，黄素化囊肿可以自然消退，因此卵巢原本可以保留而不用切除

一样，绒毛膜癌同样与黄素化囊肿的形成有关（图 23-18）。

实际上，绒毛膜癌可以不表现为局部的任何症状和体征。最初的线索或表现可能是由转移产生的肺、肝或脑部的症状（图 23-19~ 图 23-27）。在针对阴道转移的绒毛膜癌病灶进行活检方面，应对每一位妇科医师做出警告，因为这些病灶很容易大出血，并且难以用缝合和电凝的方法来控制（图 23-28）。

在处理侵蚀性葡萄胎和绒毛膜癌时，手术发挥着重要作用。全子宫切除术加化学治疗将提供最好的治愈机会。但化学治疗会产生不良反应，尤其是细胞生长迅速的器官容易被伤害，如骨髓、胃肠道上皮、皮肤和头发。

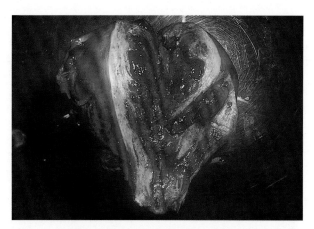

图 23-17　充满绒毛膜癌的子宫切面。注意大面积出血。由于滋养细胞具有侵袭血管的能力，因此在绒毛膜癌病例中出血通常广泛且严重

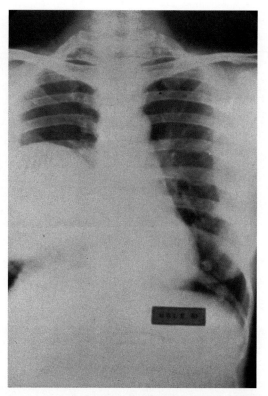

图 23-19　绒毛膜癌最常见的转移部位是肺。该胸部 X 线片显示一个大的、炮弹形状的病变占据右肺的大部分

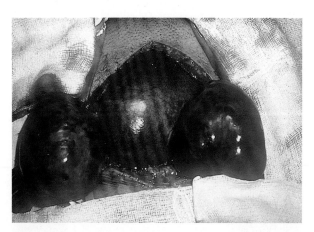

图 23-18　大的黄素化囊肿也与累及子宫的绒毛膜癌相关

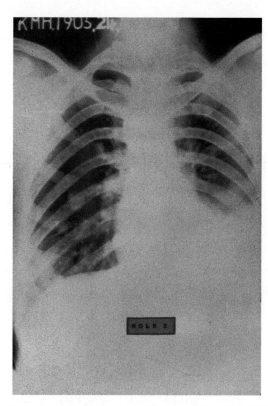

图 23-20　在该转移性绒毛膜癌的病例中，可见多发的肺和肋骨的转移病灶

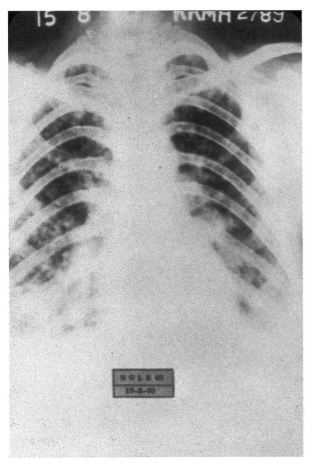

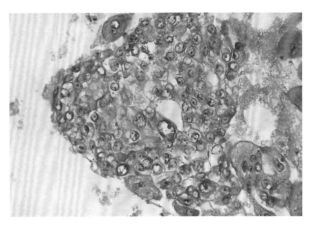

图 23-22 绒毛膜癌是滋养细胞疾病中未分化表现最明显的一种类型，滋养层不能分化形成绒毛，这里显示了由滋养细胞层组成的实性团块

图 23-21 转移的绒毛膜癌在胸部 X 线片上呈粟粒状

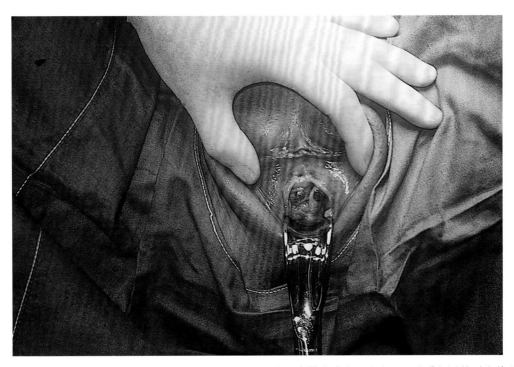

图 23-23 绒毛膜癌最常见的转移部位之一是阴道。由于这些病灶非常容易出血，因此进行活检时应格外小心

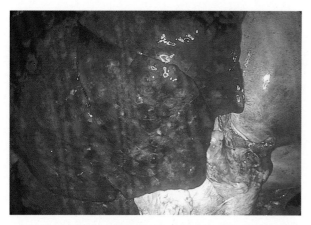

图 23-24　一具死于转移性绒毛膜癌患者的肺部尸检标本。由于肺间质内广泛出血，肺充血并呈红色

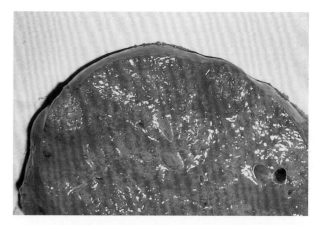

图 23-26　肝切片显示转移性绒毛膜癌的包膜下结节

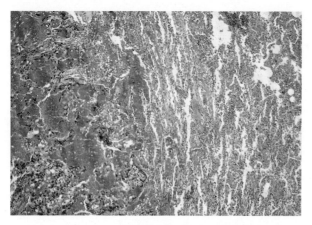

图 23-25　图 23-22 中肺的组织切片。图的左边是被出血包绕的侵蚀性滋养细胞组织，右边是淤血的肺泡

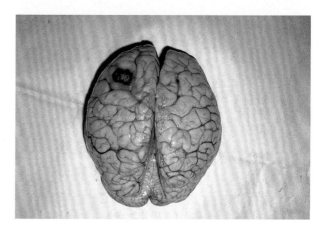

图 23-27　在左侧大脑半球的表面可见一转移的滋养细胞结节

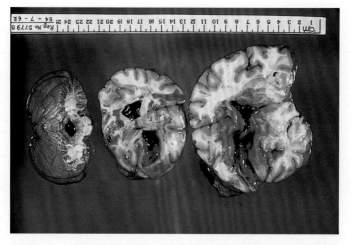

图 23-28　脑组织切片显示出比图 23-25 肉眼所见更加严重的破坏。可见非常大的脑室内出血，这也是导致患者死亡的终点事件

（许　琦　译　刘国莉　李小平　校）

第六部分

附 件

第24章

卵巢囊肿剥除术

Michael S. Baggish

任何卵巢囊肿都有潜在恶变的风险，在选择保守性治疗前应做冷冻切片检查。卵巢囊肿剥除术可以只选择性地切除囊肿而保留卵巢组织。卵巢囊肿剥除术适用于功能性卵巢囊肿（滤泡囊肿、黄体囊肿）、良性畸胎瘤和子宫内膜异位囊肿。

前面所述的几种囊肿剥除的方法基本是一样的。钳夹子宫卵巢固有韧带，固定卵巢（图 24-1）。若在开腹手术下行囊肿剥除术，则可将 3-0 薇乔线穿入卵巢组织并从囊肿表面穿出、固定。助手用钳子钳夹薇乔线。将 1∶200 的垂体后叶素注射到卵巢囊肿的包膜上（图 24-2）。在囊肿的包膜上用激光、电刀或手术刀做一个切口（图 24-3 和图 24-4）。

从囊肿壁和卵巢组织之间的切口分离囊肿（图 24-5 和图 24-6）。必要时可以扩大切口，以使囊肿可以顺利地从卵巢上剥离下来（图 24-7A 和 B），继续在卵巢表面分离囊肿（图 24-7C）。最后，钳夹或电凝囊肿基底部，完整地取出囊肿并送病理检查（图 24-7D）。任何卵巢囊肿即使肉眼所见为黄体囊肿，也应送冷冻切片。卵巢的包膜能自我恢复无须缝合。或者可以剪去多余的包膜，用 4-0 薇乔线缝合卵巢。

在某些情况下，尤其是剥除子宫内膜异位囊肿时，将囊肿完整地从卵巢上剥除有一定的难度（图 24-8）。在这些情况下，术者更喜欢先切除部分卵巢组织和 50% 的异位囊肿，然后再分离剩下的异位囊肿，这种技术将会在下面讲到。

用持物钳夹住子宫 - 卵巢间的卵巢固有韧带，用之前固定卵巢的 3-0 薇乔线穿入卵巢表面计划切除的区域（图 24-9）。用 CO_2 激光或其他合适的能量器械切开卵巢。或者注射 1∶100 的垂体后叶素后用手术刀切除部分卵巢（图 24-10）。直线剖开囊肿并吸出囊液（图 24-11A~C）。卵巢囊肿的一半被切除（图 24-12），将剩下的子宫内膜异位囊肿内壁汽化去除（图 24-13）。冲洗卵巢表面以冲走组织碎屑（图 24-14A~C）。用 3-0 薇乔线缝合卵巢的边缘和囊肿剥除面，然后用 3-0 或 4-0 薇乔线缝合创面（图 24-15）。剩下的卵巢组织则恢复到正常大小（图 24-16）。

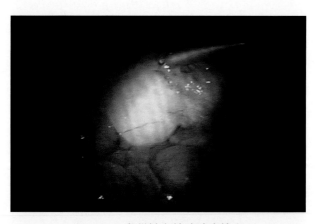

图 24-1　卵巢被良性畸胎瘤撑大

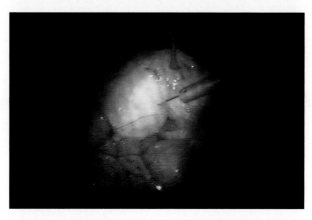

图 24-2　在囊肿剥除之前，先向囊肿壁注射 1∶200 的垂体后叶素

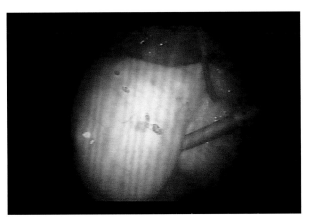

图 24-3 用 CO_2 激光在卵巢表面画点做切口的标记或扩大切口。这一步也能用双极电刀或尖刀来完成

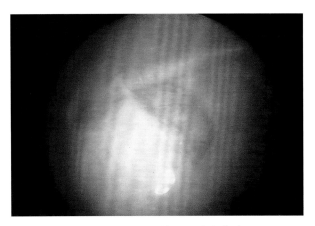

图 24-5 用冲洗管加压分离囊肿

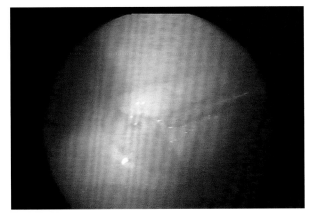

图 24-4 沿着之前做的标记打开切口。需要记住卵巢覆在囊肿表面的包膜在打开切口后会部分回缩。画面看上去模糊是由于电刀产生的烟雾所致

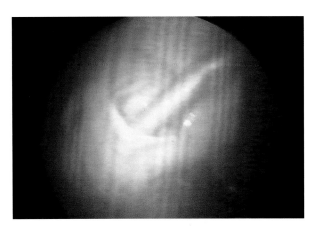

图 24-6 继续沿卵巢表面分离囊肿

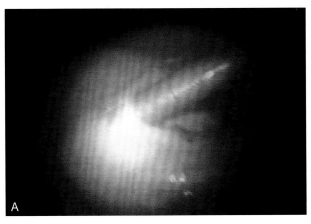

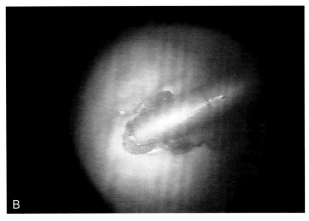

图 24-7 A. 扩大切口使囊肿容易活动；B. 扩大切口后继续剥离囊肿

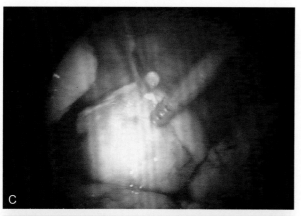

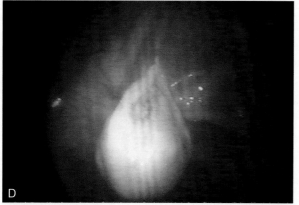

图 24-7 续　C.囊肿的 90% 都已经从卵巢上分离；D. 囊肿已完全从卵巢上剥下并从腹部穿刺孔中取出。在此手术中，由于是微创手术，故只扩大第 2 个腹腔镜穿刺孔来取出囊肿

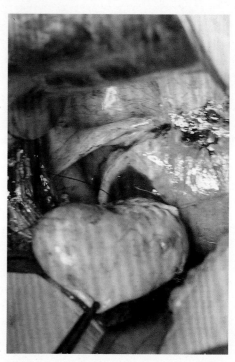

图 24-9　在卵巢中放置缝线以进行牵引

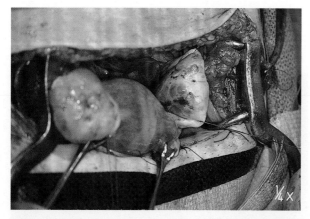

图 24-8　双侧的子宫内膜异位囊肿。囊肿几乎和子宫一样大

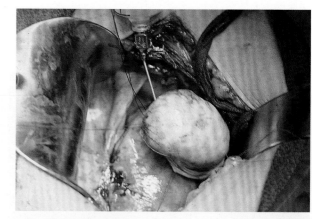

图 24-10　在剖开囊肿之前，先将 1 : 200 的垂体后叶素注入卵巢以进行止血

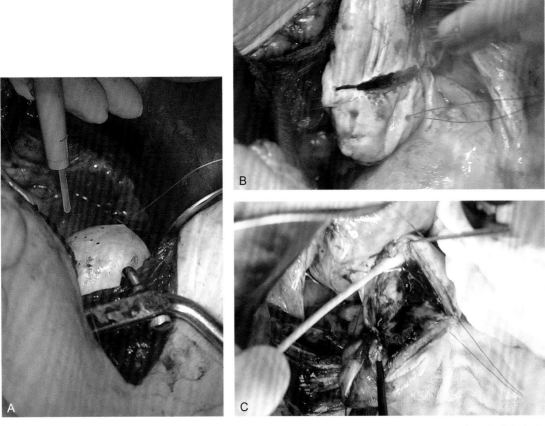

图 24-11　A. 用 CO_2 激光在囊肿的表面做切口的标记；B. 打开囊肿切口，棕褐色的陈旧性血液从囊肿中流出，用吸管吸出血液；C. 此时卵巢只有原来的一半大小，表面还残留部分囊肿包膜，用吸管冲洗干净

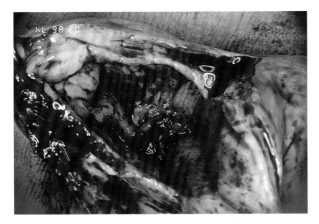

图 24-12　仔细检查取出的囊肿并送病理检查

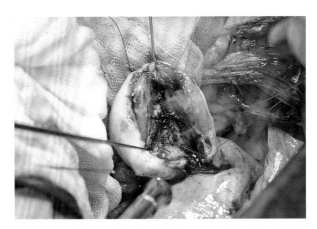

图 24-13　用 CO_2 激光电凝剥离面，内层的子宫内膜异位症已被汽化

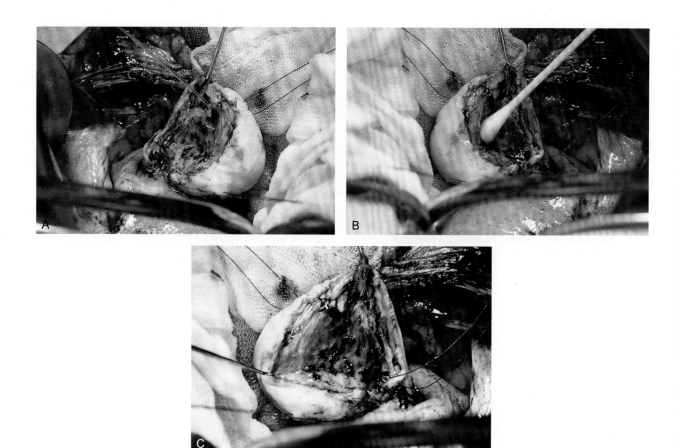

图 24-14 A.用加压的大量无菌生理盐水冲洗卵巢表面的囊肿残留物；B.用浸过盐水的棉棒擦去卵巢表面失活的物质；C.准备闭合剥除囊肿的卵巢表面

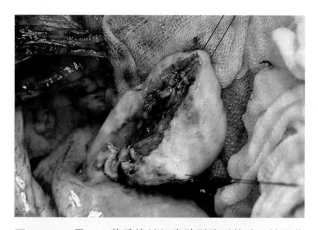

图 24-15 用 4-0 薇乔线关闭囊肿剥除后的腔，被汽化的包膜会自然闭合

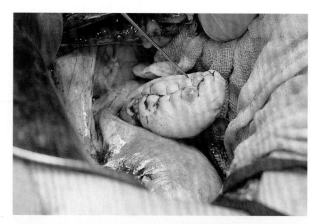

图 24-16 用 4-0 薇乔线缝合卵巢包膜，这个手术的最终效果就是剥除囊肿后的卵巢恢复到正常大小

（赵旸译崔恒校）

第25章

输卵管积脓、输卵管卵巢脓肿及盆腔脓肿手术

Michael S. Baggish

输卵管感染引起的各种脓肿可能都需要手术干预。除了盆腔脓肿通常的治疗是切开引流外，有些输卵管脓肿若抗生素治疗无效，也需要手术治疗。

手术治疗这些脓肿需要联合多种技术，如粘连分离术、输卵管切除术、附件切除术，甚至宫腔镜手术。

盆腔脓肿切开引流的时机是：①脓液局限（如形成脓肿）；②波动感（在囊肿自发破裂之前进行触诊）。在这种情况下，典型的表现是通过三合诊能清楚地触到阴道直肠隔隆起。

盆腔脓肿切开引流可以通过阴道完成。用宫颈钳夹住子宫颈，用聚维酮碘（碘伏）或其他适合消毒阴道的消毒液消毒阴道，将阴道拉钩置于阴道后壁。

在切开直肠子宫陷凹之前，术者应先戴双层无菌手套行三合诊来确定切口的位置（图25-1A）。接下来，打开切口进入脓腔，可以先用18号穿刺针接上注射器，穿刺脓肿，回抽见到脓液，然后沿穿刺点打开脓肿（图25-1B）。

切口长1~1.5 cm，术者将示指进到脓腔中，以便于：①为扩大脓腔提供指引；②分离脓腔中的纤维性隔膜以促进引流（图25-2）。当获得适当的脓液后，用1根或2根橡胶引流管插入脓腔，在切口处用2-0丝线固定引流管，引流管末端用别针别住（图25-3和图25-4）。

输卵管卵巢脓肿若未局限在盆腔中而扩散到上腹部，腹膜中的脓肿容易自发破裂，导致盆腔腹膜炎及下腹部腹膜炎蔓延到上腹部，形成弥散性腹膜炎，严重时可能危及生命。大的输卵管卵巢脓肿有自发破裂的危险，因为卵巢和输卵管不同，输卵管有管腔，而卵巢被白膜覆盖，当脓肿不断增大时，由于没有足够的空间，脓肿容易自发破裂。因此，大的输卵管卵巢脓肿的后果不可预测，应该切除（图25-5）。

用一把持物钳夹住输卵管远端，另一把持物钳夹住骨盆漏斗韧带。0号或1-0薇乔线穿过卵巢固有韧带。在卵巢上方及后腹膜将卵巢血管和输尿管分开，因为在此处卵巢血管和输尿管在髂总动脉上方交叉后进入盆腔（图25-6）。用3把血管钳夹住骨盆漏斗韧带后断开，仔细分离输卵管卵巢脓肿周围的组织，脓肿粘在肠管上时，需锐性分离（图25-7）。

接下来，同样用3把血管钳钳夹输卵管、卵巢固有韧带（图25-8）。此时输卵管卵巢脓肿被分离完成并切除（图25-9A和B）。在骨盆漏斗韧带及卵巢固有韧带左侧的2把钳子后方打双结就能起到止血的效果。

对子宫、大肠、小肠及对侧附件进行仔细检查以防有残留病变或损伤（图25-10）。再次充分冲洗腹腔，将一根引流管置于直肠子宫陷凹，另一根引流管置于脓肿剥除面上。两根引流管分别穿过腹壁固定。

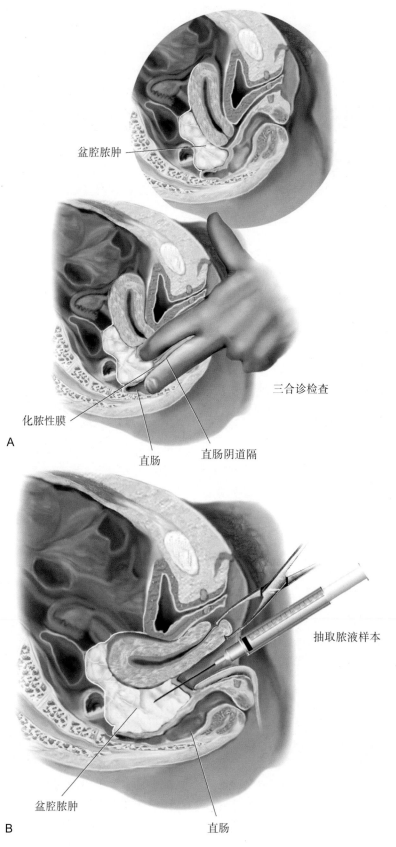

图 25-1　A. 盆腔冠状面的盆腔脓肿。通过三合诊已经明确脓肿局限在子宫直肠陷凹并能触及波动感；B. 用宫颈钳钳夹子宫颈后唇，向外向上提拉子宫颈和子宫。用一根 18 号穿刺针沿阴道后穹隆膨胀的地方穿刺，回抽可见脓液

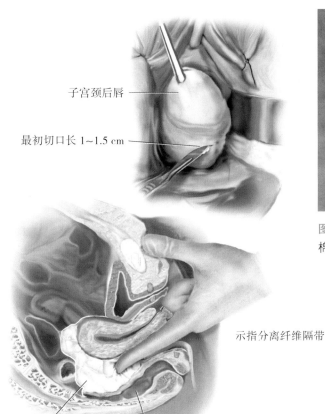

子宫颈后唇

最初切口长 1~1.5 cm

盆腔脓肿

直肠

示指分离纤维隔带

图 25-3 脓液从被脓肿充填的阴道后穹隆排出。用一个棉签注药器插入脓腔

图 25-2 沿着手指的指示，用手术刀切开脓腔。以流出的脓液作为指示进入脓腔。外科医师的手指进入脓腔，把粘连的纤维隔带分离开

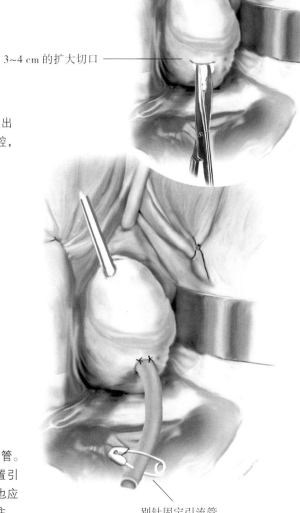

3~4 cm 的扩大切口

别针固定引流管

图 25-4 原来的切口扩大到 3~4 cm 以便放置引流管。用 2-0 丝线缝 2~3 针以固定引流管。建议最好在放置引流管之前能测量并记录引流管的长度，拔出引流管时也应测量并记录引流管的长度。在引流管的末端用别针别住

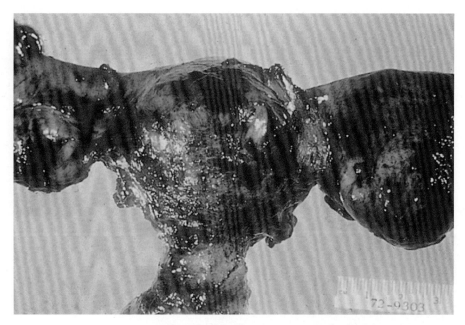

图 25-5 右侧附件感染后形成包块：输卵管卵巢脓肿

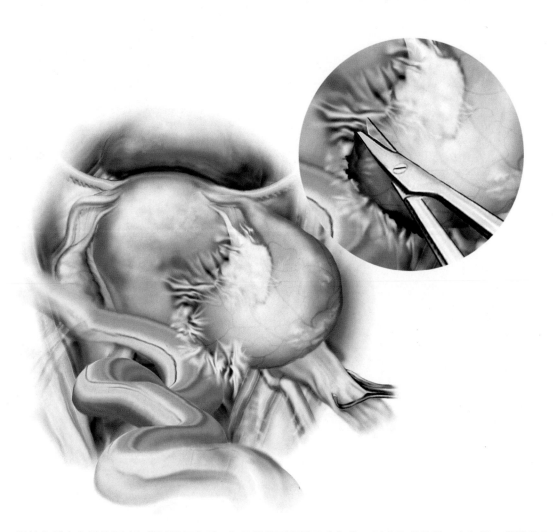

图 25-6 用持物钳夹住骨盆漏斗韧带以进行牵引。如果能找到卵巢固有韧带，同法处理卵巢固有韧带。锐性分离脓肿与周围粘连的脏器（图中所示与脓肿粘连的是肠管）

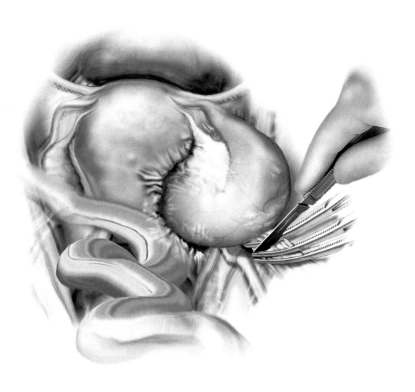

图 25-7　把骨盆漏斗韧带与周围脏器（输尿管）分离,将骨盆漏斗韧带中同时走行的卵巢血管一起用 3 把血管钳夹住,断开韧带,用 0 号薇乔线结扎 2 次

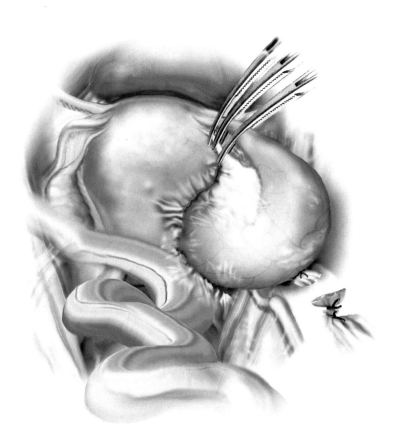

图 25-8　输卵管和卵巢固有韧带同样被 3 把血管钳夹住、断开和结扎 2 次

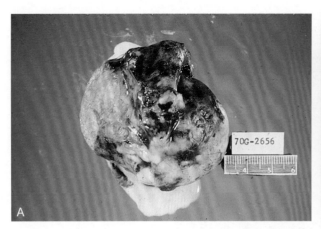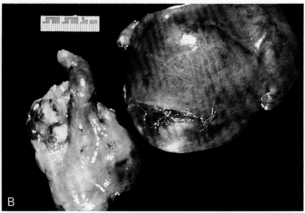

图 25-9　A. 大的、充满脓液的肿块被整体切除。切除的肿物应在新鲜时即剖视，并取足够的脓液送培养，标本应尽快送细菌培养。B. 有时，需同时行子宫 + 双附件切除术，主要视患者的病情决定，可以是子宫全切除术或子宫次全切除术

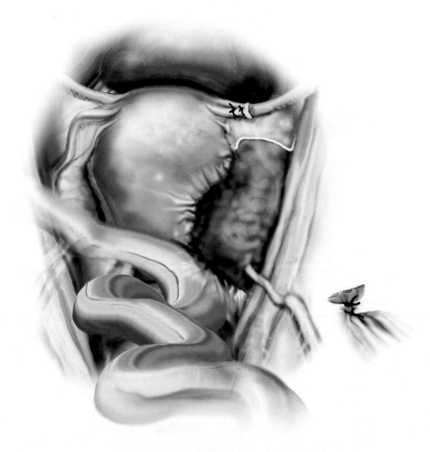

图 25-10　切除患侧附件后，需要仔细完整地检查子宫后才能关腹膜，放置引流管也应在关腹膜前完成

（赵　旸　译崔　恒　校）

第26章

粘连松解术

Michael S. Baggish

粘连是盆腔脏器失去了原有的解剖结构。粘连的严重程度从薄膜状的、轻微的粘连到严重的、致密的粘连不等。纤维性渗出很容易引起组织粘连。粘连松解手术成功的关键是所有粘连分离尽可能地都锐性分离，尽量避免钝性分离，因为后者容易导致粘连的组织被撕破（如当分离粘连到子宫上的小肠组织时，最好是沿粘连方向先去除粘在肠管上多余的组织，然后贴着子宫仔细分离粘连，图26-1A~E）。作者在分离肠管、膀胱、输尿管及大血管周围的粘连时尽量避免能量器械的操作。一开始切开就应该试图恢复原始的解剖结构，而不是创造一个新的组织间隙。

粘连松解术中涉及的脏器均应仔细检查，避免造成医源性的肠管、膀胱、输尿管损伤。输卵管卵巢粘连分解术时需要放大手术视野，避免严重的、隐蔽的出血。在这种情况下，可用CO_2激光、双极电刀操作，避免或减少出血（图26-2A~C）。

分离粘连或包绕到卵巢组织上的粘连时，激光电切比锐性分离更好些（图26-3A~C）。大网膜的粘连则需要双重地钳夹、切开、缝线悬吊网膜以帮助分离网膜。侧壁粘连需考虑一些特殊的情况，卵巢和输卵管可能粘连在盆腔后腹膜上（图26-4A和B）。术者必须仔细辨别粘连后方的解剖结构。在这种情况下，进入后腹膜空间则有助于鉴别各解剖层次。分离粘连过程中髂外动脉、髂内动脉和髂内静脉、输尿管、卵巢血管等重要组织一定要辨别清楚，以免损伤。用合适的针头注射蒸馏水到膀胱、肠管及侧壁结构的粘连带里，能形成一个界线以便于分离（图26-5A~D）。

分离粘连过程中若没有牵拉及对抗牵拉，则不能最好地完成分离（图26-5）。应用激光技术能帮助术者找到包绕到内脏上的粘连面，因此能使出血、组织损伤降到最小。分离粘连最好是从表面的粘连逐渐分离到深部的粘连。组织剪的尖端应一直在术野范围内。如果要使用能量操作器械（如CO_2激光等），粘连后方最好能有遮挡。在这种情况下，水就能起到遮挡的作用，因为水能吸收激光（图26-6A~J）。

术者行粘连松解术时，用到的手术技术是分层次分离，包括：在粘连的边缘处取切口，分离剪伸到粘连中，逐渐锐性分离粘连，显露出粘连中的组织。这种分离方法也能用激光来完成（图26-7）。用这种方法，需建立一个分离粘连的支持面，才能创造锐性分离的可能。同法，也可以使用穿刺针（18或22号针）将生理盐水注入粘连中帮助分离粘连。

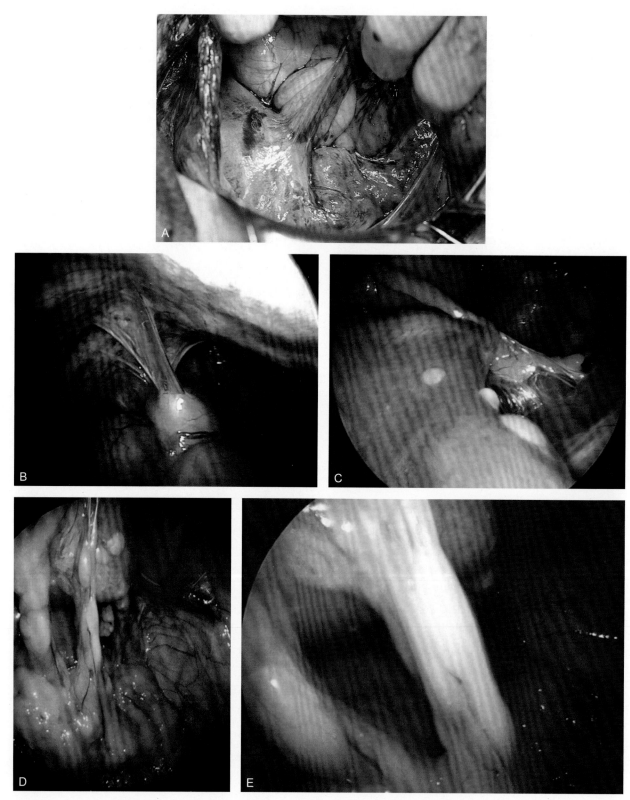

图 26-1　A. 经典的粘连形成，乙状结肠和子宫之间的粘连，以及小肠和子宫之间形成的粘连。术者用手提起组织后能清楚地显示粘连带及其血管。B. 该图片清楚地显示了薄膜状小的粘连，当切此粘连时很容易出血，是粘连中新生的薄壁血管渗血导致的。C. 子宫底与小肠之间形成致密的粘连。D. 子宫后壁与结肠之间形成的粘连表面可见大量的血管。E. 关闭子宫与乙状结肠之间的新鲜的粘连组织

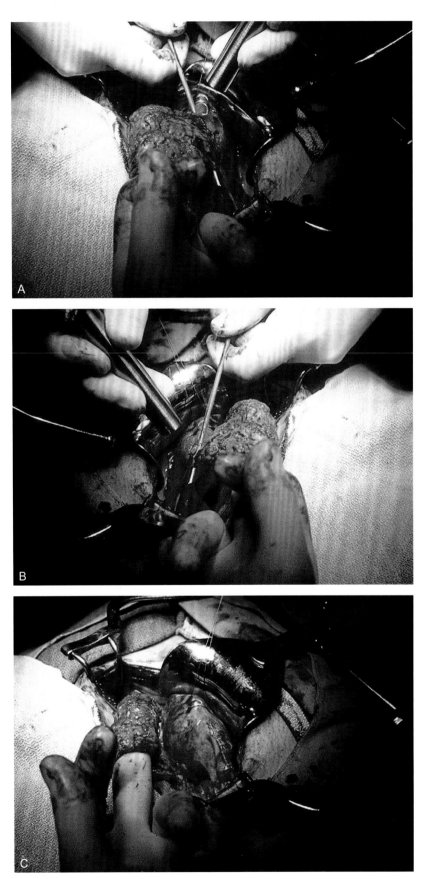

图 26-2　A. 大网膜与子宫之间的粘连被牵引放好，并用金属钳挡住粘连；B. 用 CO_2 激光分离粘连，用金属钳挡住粘连后方的结肠，避免激光电波损伤结肠；C. 粘连的网膜被完整且无损伤地分离

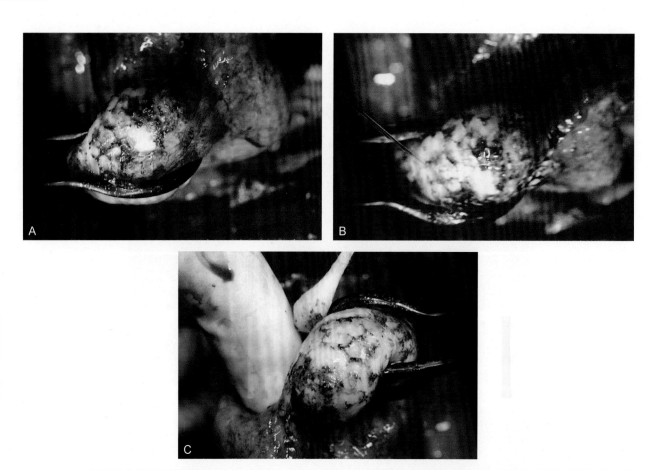

图 26-3　A. 被粘连包裹的卵巢最好的处理是用 CO_2 激光分离。B. 激光有效地分离开粘连，看到这种技术能保护卵巢的包膜不受损（白色的组织）。用清水冲洗残留的组织，就能看到大量的水涌出来。C. 大的、被 CO_2 汽化的残渣用湿棉签清理

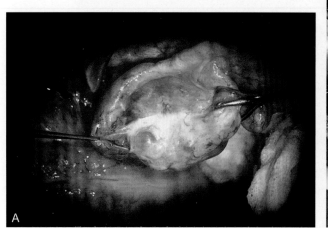

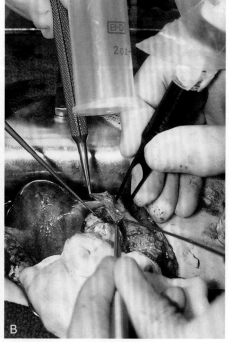

图 26-4　A. 输卵管卵巢周围致密的粘连最好通过在粘连下方注射蒸馏水或生理盐水，创造一个操作平面来分离粘连。B. 可以使用能量器械来分离粘连，但必须能分开粘连并最小限度地散热。另外，也可用组织剪锐性分离，此时有可能需要丝线缝扎止血

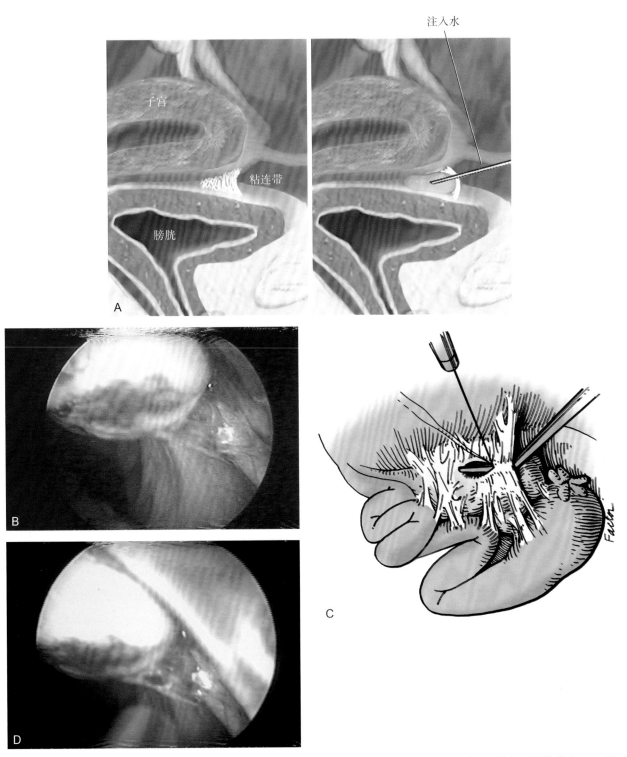

图 26-5　A. 在子宫与膀胱之间的粘连带中注射蒸馏水，在提供方便分离的解剖面的同时，还能起到散热作用；B. 卵巢组织被周围粘连固定在其凹陷中；C. 输卵管、卵巢之间的粘连用 CO_2 激光切开，并在适当的位置放置遮挡物；D. 通过腹腔镜操作通道用 CO_2 激光锐性分离粘连

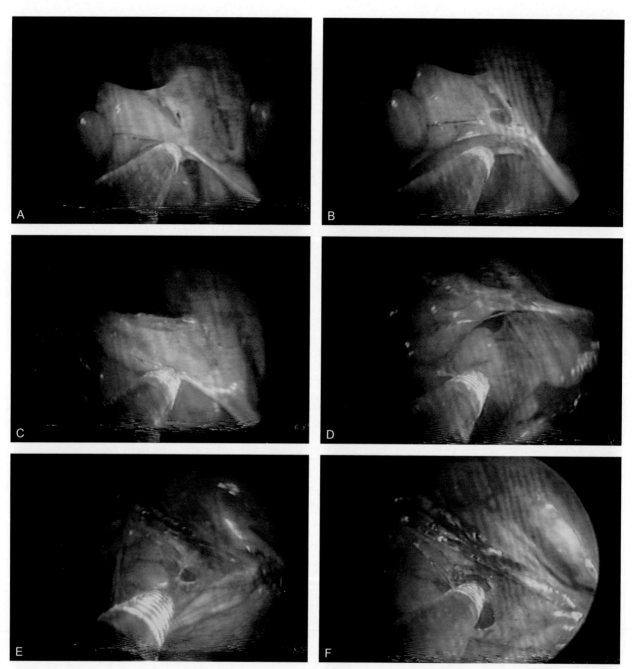

图26-6　A.逐层分离乙状结肠和盆腔后壁之间的粘连，输卵管和骨盆漏斗韧带在术野的右侧，牵引组织以保证术者能找到方便分离的支持面；B.用CO_2激光在粘连面上沿事先用激光标记的切口（前方）打开粘连；C.第一层粘连打开到接近输卵管；D.沿第一层打开的粘连往下分到第二层组织；E.用CO_2激光穿透第二层粘连组织，注入到粘连下方的蒸馏水能保护周围盆壁组织；F.CO_2激光在粘连组织中打了一个比较大的孔

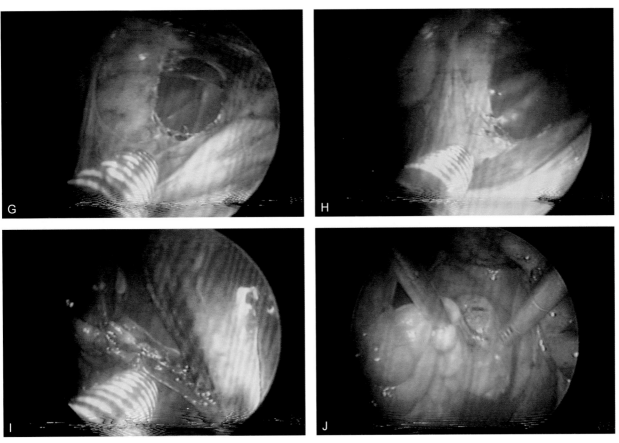

图 26-6 续　G. 通过打的孔能看到盆壁组织；H. 完整地分离完粘连；I. 最后剩下的一个肠管与膀胱之间的粘连被切开；J. 乙状结肠完全游离出来，用大量清水冲洗子宫、小肠

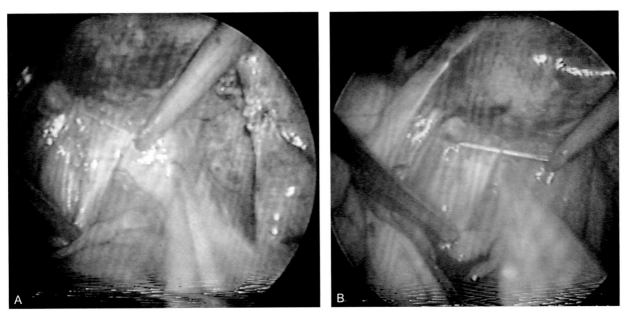

图 26-7　A. 子宫后壁粘连到直肠子宫陷凹，将一个可调的遮挡物置于粘连下方；B. 在遮挡物上方锐性分离粘连

（赵旸　译崔恒　校）

第27章

盆腔子宫内膜异位症手术方式

Michael S. Baggish

　　子宫内膜异位症不仅能形成卵巢囊肿，也能导致盆腔粘连。子宫内膜异位症会在种植病灶周围引起炎症反应，有时甚至非常严重（图 27-1）。众所周知，子宫内膜异位症的严重程度与炎症严重程度不一定一致。盆腔子宫内膜异位症的表现是多种多样的，小到只能看到棕褐色点状病灶，大到可以见到无色的小囊肿（图 27-2A~E）。

　　子宫内膜异位症手术治疗常在药物治疗失败后，手术主要是缓解症状，取出肉眼可见病灶。本章讨论的子宫内膜异位症的手术治疗是保守性手术（即保留生育功能的手术）。根治手术还需要切除子宫等女性生殖器官，已在第13章中有讲解。曾有一段时期用一个混淆这两个概念的词"根治性手术治疗"，主要是用来指子宫切除术，但也能指保守性手术。因此，现在已经废除了这一说法。保留子宫和双附件，只切除子宫内膜异位病灶，主要通过锐性分离或用激光手术来完成。最好的激光是超脉冲 CO_2 激光，另外能用的激光还有 KTP-532 激光，最不受欢迎的是 Nd∶YAG 激光，因为这种激光能产生比较强的热能，容易导致凝固性坏死。除非特别说明，否则本章提到的激光将是通过腹腔镜或直接通过手持件递送的超脉冲 CO_2 激光。在异位内膜侵及部位，可注射盐水或蒸馏水到病灶上，不仅能起到散热的作用，为分离去除病灶提供介质，并且能保护周围脏器免受损伤（图 27-3A 和 B）。

　　使病灶能顺利去除的最佳激光能量应调节到 5~10 W、100~300 脉冲/秒，光束直径是 0.1~0.5 毫秒 1~2 mm（图 27-4A~G）。当腹膜、输卵管表面也有病灶需去除时，需降低功率到只能损伤单层或少量细胞层（图 27-5A~E）。有时需要电凝或切除的深度会增加，电凝或切除的深度取决于肉眼所见病灶的大小及浸润深度。子宫内膜异位病灶表现为大量含铁血黄素细胞（图 27-6A~G）。对于最严重的子宫内膜异位症（Ⅳ期）需要联合治疗，如电凝、切除、粘连松解、囊肿剥除、部分器官切除及盆腔重建（图 27-7A~F）。

　　有时异位内膜会浸润到更深的组织，如在直肠子宫陷凹，异位内膜可能浸润到直肠阴道隔，在这种情况下，就需要联合激光、剪刀锐性分离粘连（图 27-8A 和 B）。

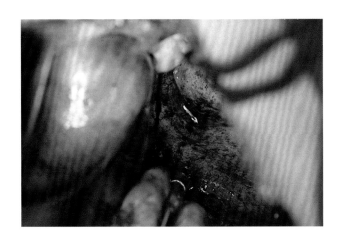

图 27-1　子宫内膜异位病灶位于卵巢凹陷深处。注意子宫内膜异位引起周围腹膜的炎症反应

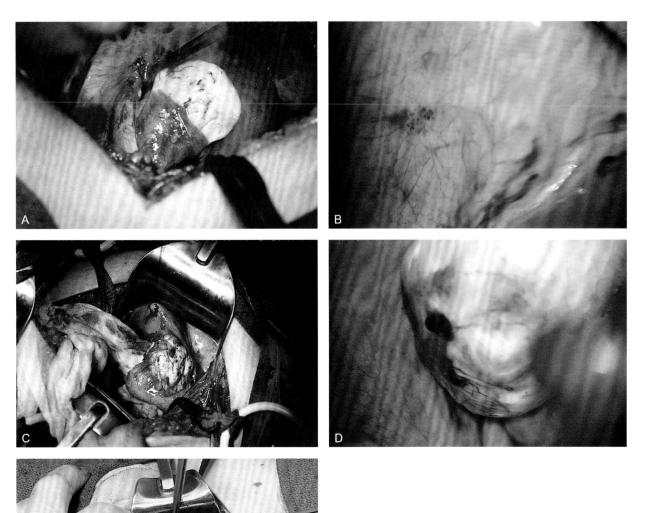

图 27-2　A. 输卵管伞端的病灶，经活检证实是子宫内膜异位症。输卵管粘连到卵巢上。B. 图片显示直肠子宫陷凹中的子宫内膜异位病灶，为蓝紫色病灶。C. 种植到卵巢上的巧克力色子宫内膜异位病灶。D. 卵巢子宫内膜异位囊肿破裂后，可看到巧克力色囊液流出。E. 种植在乙状结肠表面的子宫内膜易引起排便困难

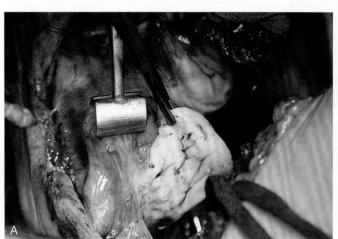

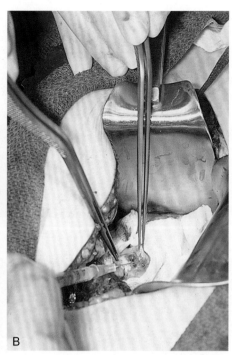

图 27-3　A. 提起左侧输卵管，其左侧是广泛种植到膀胱上的子宫内膜。种植到子宫和子宫圆韧带的子宫内膜形成瘢痕组织，使子宫和子宫圆韧带失去原有的形态，瘢痕组织被证实延伸到膀胱。B. 用 27 号针头将蒸馏水注入乙状结肠的异位病灶下面，这些水能起到散热作用，能保护其下方小肠的黏膜层和黏膜肌层。处理膀胱的子宫内膜异位症也可以用这种方法（A 图）

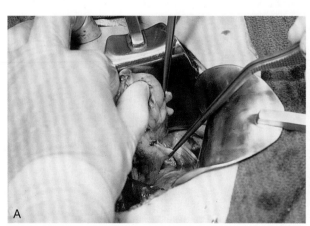

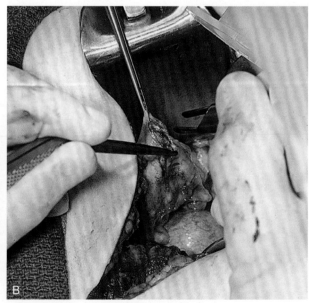

图 27-4　A. 提起结肠，准备去除或切除结肠上的子宫内膜异位病灶，在此病例中主要是去除病灶。B. 结肠上的子宫内膜异位病灶已经被去除（图 27-2E、图 27-3B 和图 27-4A）

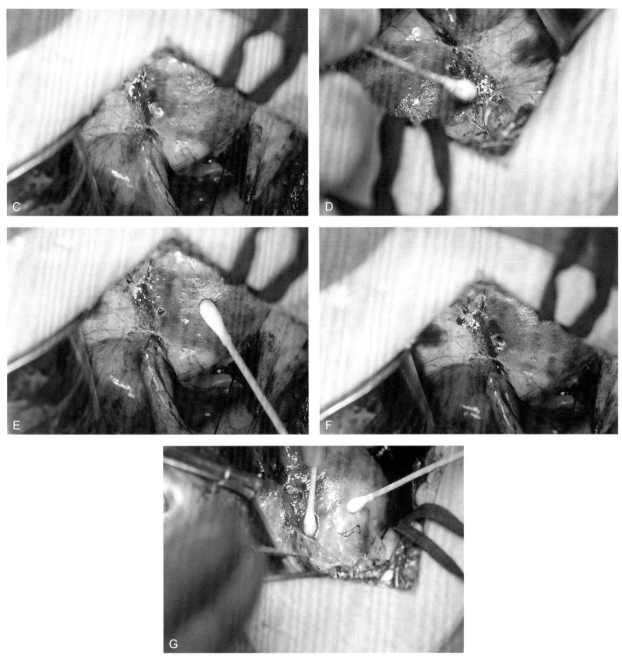

图 27-4 续　C. 膀胱上的子宫内膜异位病灶已经被去除。图中能看到激光电凝后留下的烧灼的痕迹。注意右侧的子宫圆韧带和子宫均粘连到膀胱上（图 27-3A）。D. 膀胱上多发的子宫内膜异位病灶均已去除。E. 子宫附近的子宫内膜异位病灶也已清除。F. 注意从右侧的子宫圆韧带上子宫内膜异位病灶中流出的含有含铁血黄素的液体。G. 清除完所有的病灶后充分地用水清洗，并用湿棉签去除残渣

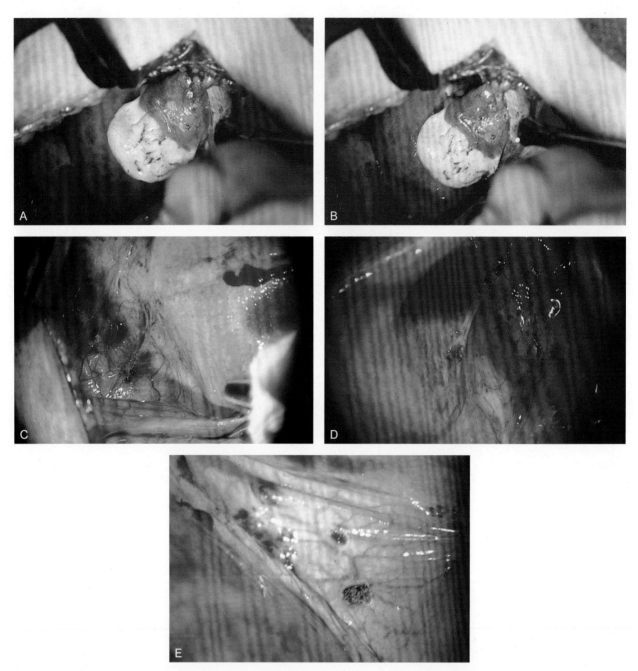

图 27-5　A. 输卵管伞端的子宫内膜异位囊泡已经被切除（图 27-2A）；B. 切除子宫内膜异位囊泡后，用大量生理盐水或肝素化的乳酸林格液冲洗输卵管；C. 直肠子宫陷凹近子宫处的子宫内膜异位病灶，在病灶下方注射蒸馏水，不仅方便切除，还能散热；D. 图 27-5C 中的病灶已被切除；E. 切走病灶后关闭切口，冲洗组织，吸走切下的组织

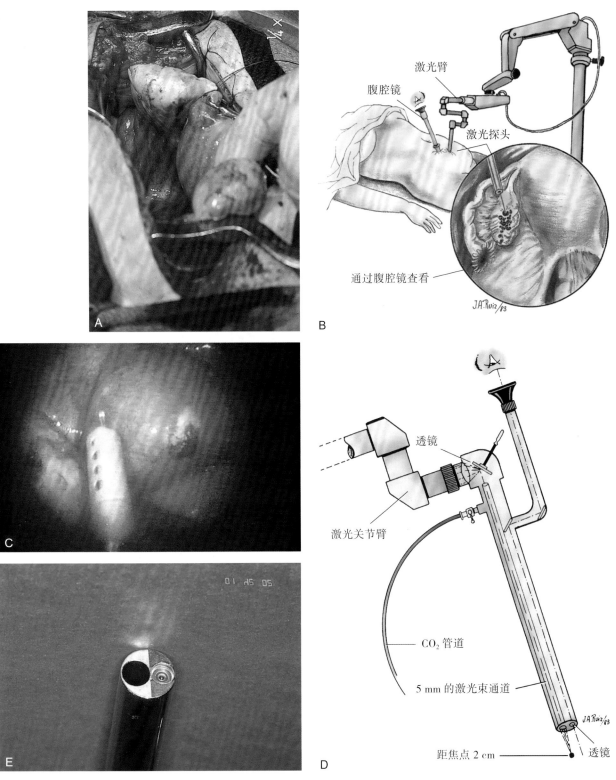

图 27-6 A. 左侧卵巢表面可见异位内膜种植并且卵巢变大，提示已经形成子宫内膜异位囊肿。B. 腹腔镜治疗子宫内膜异位症的放入第二穿刺孔中的器械的模型。激光光纤可以通过腹腔镜上的一个管道进到腹腔进行操作，这就是所谓的单孔腹腔镜（E 图）。C. 激光光纤从镜头的穿刺孔中进到腹腔，激光光纤和冲洗管共用一个管道，这样激光电凝和冲洗就能放在同一个装置中，因此只需要单手操作。D. 将 CO_2 激光光纤放到腹腔镜镜头中的模型。用这种装置就能做到单孔腹腔镜，一个装置中既能提供光源、镜头及操作的激光。E. 图示为单孔腹腔镜的末端，注意放置激光光纤的通道（左边）和镜头通道（右）的大小比例

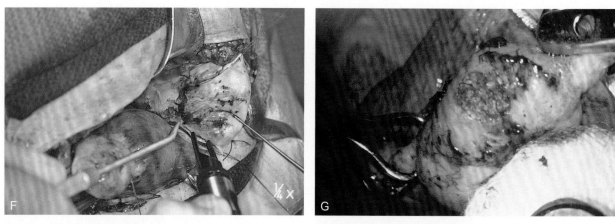

图27-6 续　F. 用上述装置电凝卵巢上的子宫内膜异位病灶，刺破子宫内膜异位病灶可见囊液流出；G. 去除卵巢子宫内膜异位病灶后关闭卵巢

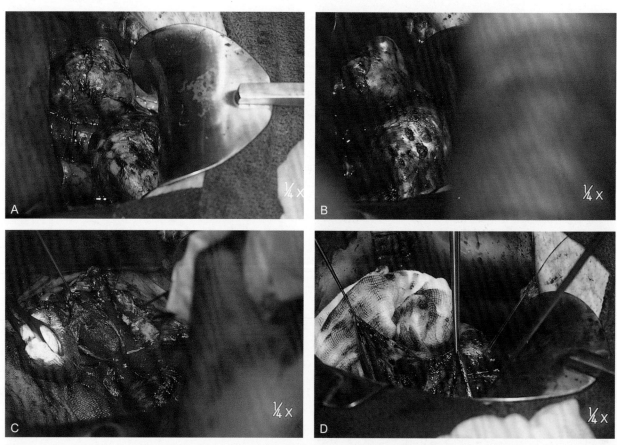

图27-7　A. Ⅳ期子宫内膜异位症，子宫上可见多发的种植病灶。卵巢两侧均形成子宫内膜异位囊肿。子宫后壁和乙状结肠紧密地粘连在一起（图中粘连已经被分开）。B. 子宫上的子宫内膜异位病灶已经被激光电凝。C. 卵巢深处的子宫内膜异位病灶被电凝。D. 一个子宫内膜异位症的囊腔被打开，囊液引流干净，正在剥离囊壁

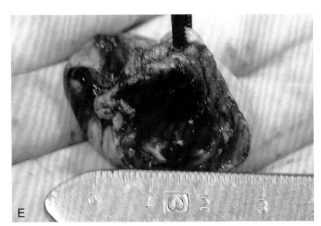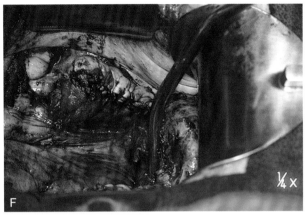

图 27-7 续　E. 术者手握剥下的囊肿，剖视后将送到病理实验室检查；F. 约 50% 的卵巢子宫内膜异位囊肿均能保留卵巢。剥下囊肿后包膜用 3-0 和 4-0 的聚二恶烷酮缝线（PDS）分两层缝合

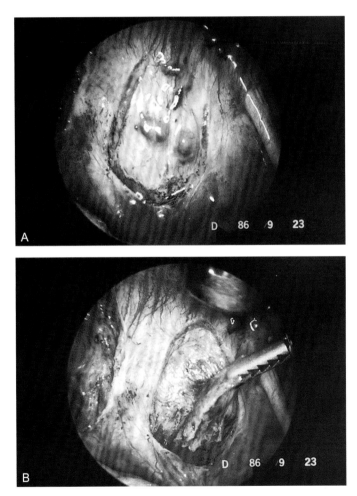

图 27-8　A. 深度浸润的子宫内膜异位症，图中用 CO_2 激光在囊肿表面画线；B. 粘连于直肠子宫陷凹的子宫内膜异位病灶已经被锐性分离（Courtesy Dan Martin, MD.）

（赵旸 译 李艺 校）

第 **28** 章

异位妊娠手术治疗

Michael S. Baggish

一、输卵管造口术治疗输卵管异位妊娠

异位妊娠可能发生在不同的部位。最大的可能发生在输卵管某个部位内部（图 28-1）。早期诊断和迅速治疗的目的是预防输卵管破裂和严重的腹腔内出血（图 28-2）。虽然大多数输卵管异位妊娠可以使用腹腔镜手术治疗，但在某些情况下可能需要开腹手术。这些情况包括：非常大的输卵管妊娠，继发于破裂的大出血或低血容量，或者子宫角部的妊娠。治疗流产型或未破裂的异位妊娠开腹手术与腹腔镜手术过程相同。输卵管造口术作为首选的手术方式。如果输卵管已经被严重损害或无法控制出血，则应行输卵管切除术。

识别受累的输卵管，同侧卵巢外观正常（图 28-3）。清理并吸出腹腔内的血液，检查对侧的卵巢和输卵管。接下来显露异位妊娠的输卵管，注射 1：100 的垂体后叶素溶液（图 28-4）。在特殊情况下可防止牵引膨胀管；或者用 Babcock 钳放置固定。在输卵管靠近系膜的边缘，用能量器械做切口（图 28-5 和图 28-6）。延伸切口至妊娠物并取出（图 28-7）。

此时，血液和凝块的压力会延长输卵管切口（图 28-8 和图 28-9）。在输卵管切口内放置一个冲洗针，以促进妊娠物与输卵管管壁分离（图 28-10）。牵引妊娠产物，去除整个血块、胎盘和囊胚（图 28-11）。冲洗创面（图 28-12），用 3-0 或 4-0 薇乔线缝合输卵管，或者输卵管的创面边缘可能会自然合拢（图 28-13~ 图 28-17）。

二、宫角异位妊娠中宫角切除术和输卵管切除术

当妊娠囊着床在输卵管间质部时，随着孕囊的增大，发生大出血的风险也随之升高。因为这个部位存在大量由子宫动脉和卵巢动脉吻合支形成的血管网，且诊断时往往孕周较大（图 28-18A 和 B）。宫角妊娠的发生率占总异位妊娠的 2.6%，但死亡率为异位妊娠平均死亡率的 5 倍（母体死亡率 2.5%）（图 28-19）。

用 Babcock 钳钳夹孕囊两侧输卵管，双重钳夹输卵管系膜，在两把钳子中间切开，断端分别用 0 号可吸收线结扎缝合，应远离卵巢固有韧带及骨盆漏斗韧带以保护卵巢功能（图 28-20）。

宫角处用 1 号可吸收线或 PDS 线围绕着孕囊行 8 字缝合。

向宫角注射 1：200 的垂体后叶素溶液（10~15 ml）。

用手术刀或电刀楔形切除宫角（图 28-21），同时拉紧之前的 8 字缝合线以控制出血量。切下输卵管后，用钳子钳夹小动脉，可予结扎或缝扎止血。此时将之前的 8 字缝合线打结（图 28-22），宫角断端需再行 3~4 次贯穿浆膜及肌层的 8 字缝合（图 28-23）。

子宫表面需腹膜化，并在宫角断端与子宫圆韧带行 U 形缝合，以达到支撑作用。最后，应将子宫圆韧带和腹膜覆盖手术区域（图 28-23）。

残角子宫或双角子宫的一角妊娠比较罕见，发生率为 1/100 000，这类异位妊娠发生破裂的风险很高，与宫角妊娠破裂的结局相似（图 28-24 和图 28-25）。

三、输卵管峡部妊娠中的输卵管切除术

输卵管峡部妊娠或输卵管壶腹部妊娠，应行输卵管线性切开术或输卵管切除术，至少行输卵管部分切除术。

行输卵管切除术时，先提起输卵管和卵巢，连续钳夹并缝扎输卵管系膜，到达宫角时可将输卵管切除（图 28-21~图 28-33）。是否切除输卵管间质部各有其优缺点（图 28-34~图 28-36），将其切除能降低发生宫角妊娠的风险，但会增加将来宫内妊娠时发生子宫破裂的风险。

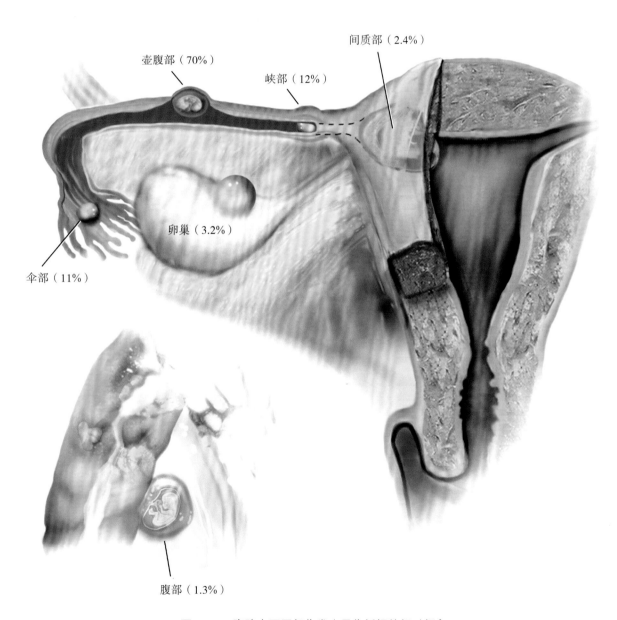

图 28-1　腹腔内不同部位发生异位妊娠的相对频率

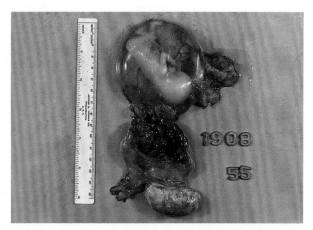

图 28-2 这是一个异位妊娠破裂后胚胎种植在回肠的肠系膜上。当诊断出腹腔妊娠时，胎儿已经长至妊娠 14 周大小

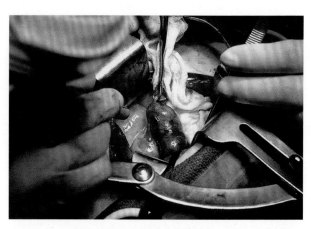

图 28-5 用电刀打开输卵管系膜对侧，同时可以起到止血作用。本例中使用的是 CO_2 激光刀

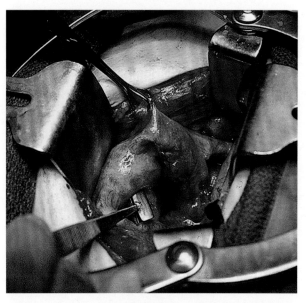

图 28-3 钳夹并提起右侧输卵管以显露肿大的输卵管壶腹部

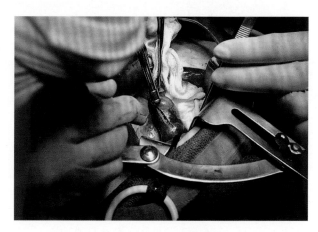

图 28-6 取纵行切口，长度应在 1~2 cm

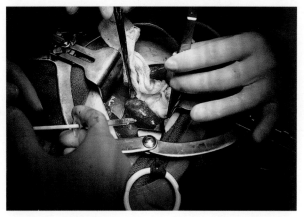

图 28-4 向输卵管注射 1:100 的垂体后叶素溶液，引起手术区域的血管收缩

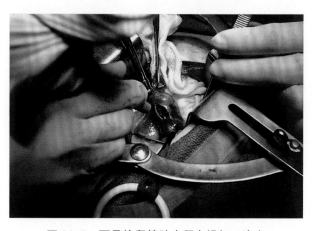

图 28-7 可见输卵管腔内积血沿切口流出

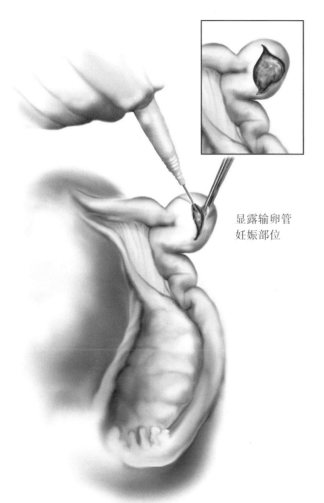

显露输卵管
妊娠部位

图 28-8 也可以选用针状电极行输卵管开窗术，其效果与使用 CO_2 激光刀相似

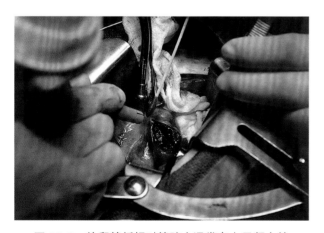

图 28-9 输卵管妊娠时管腔内通常有大量凝血块

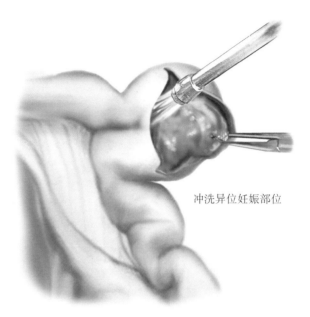

冲洗异位妊娠部位

图 28-10 切口处插入冲洗管，充分冲洗输卵管，将妊娠组织冲出

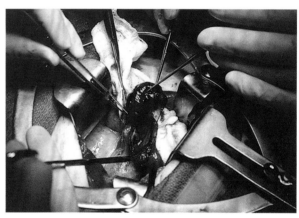

图 28-11 熟练使用电钩或钳子，能完整取出妊娠囊

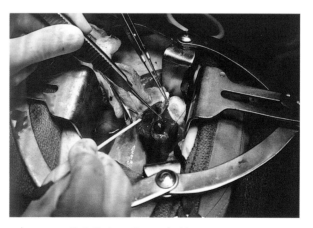

图 28-12 输卵管床通常是干燥的，应用生理盐水冲洗输卵管并检查出血点。修补输卵管

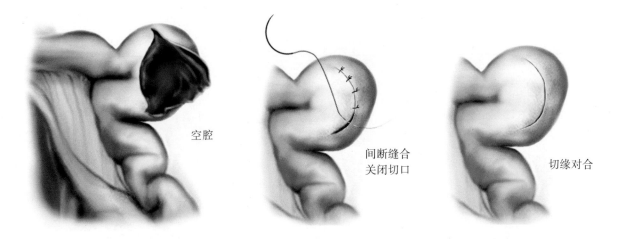

图 28-13 输卵管切口可以用 4-0 薇乔线单纯间断缝合关闭切口。或将切缘对合让其自然愈合

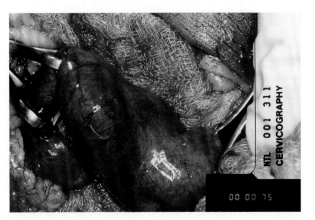

图 28-14 位于输卵管壶腹部的完整妊娠囊,用两把 Babcock 钳固定

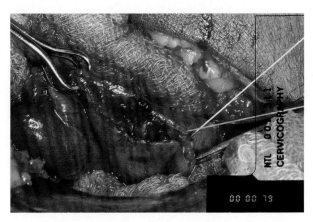

图 28-16 输卵管切口缝合,本例使用 4-0 薇乔线

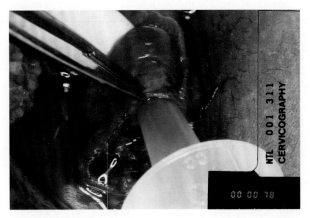

图 28-15 输卵管造口术,妊娠囊已取出,用温生理盐水冲洗输卵管

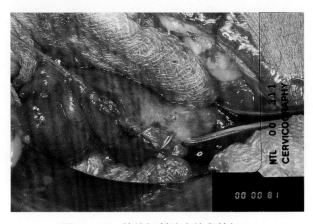

图 28-17 单纯间断缝合输卵管切口

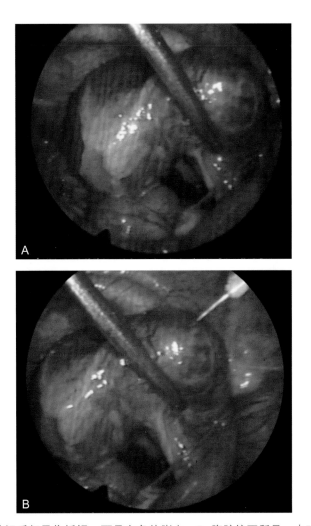

图 28-18 A. 输卵管间质部异位妊娠，可见宫角处膨大；B. 腹腔镜下所见：未破裂的右侧宫角妊娠

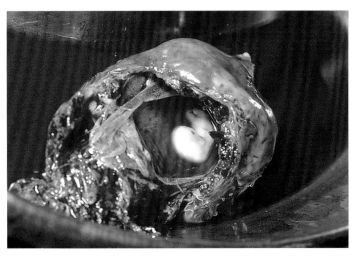

图 28-19 巨大的宫角妊娠，破裂口清晰可见

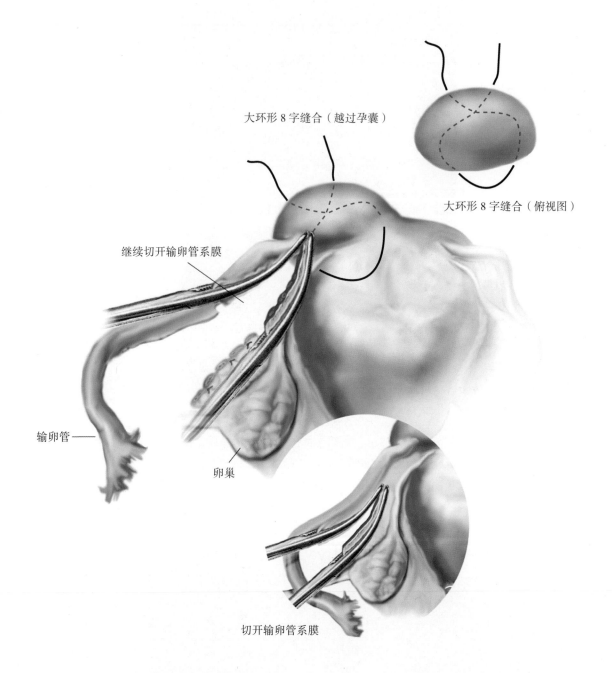

大环形 8 字缝合（越过孕囊）

大环形 8 字缝合（俯视图）

继续切开输卵管系膜

输卵管

卵巢

切开输卵管系膜

图 28-20　用弯钳连续双侧钳夹患侧的输卵管系膜，并用 Metzenbaum 剪刀剪开，每处血管均用 0 号薇乔线贯穿缝合结扎。到达宫角处时，应用 0 号或 1 号薇乔线在妊娠囊下行贯穿 8 字缝合，无须打结，用蚊式钳夹住线尾

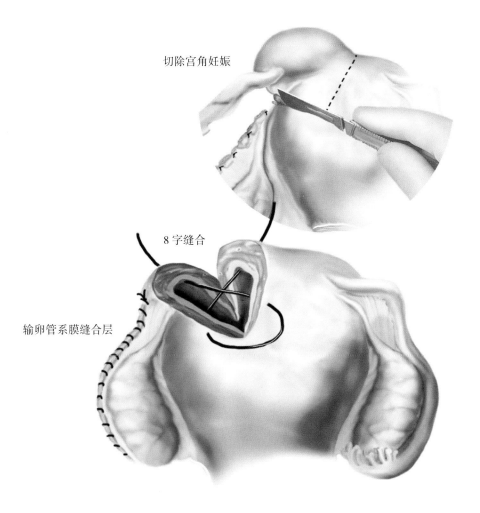

图 28-21 先注射 1∶100 或 1∶200 的垂体后叶素溶液，切除宫角妊娠，拉紧之前缝的环形 8 字缝合线，及时止血

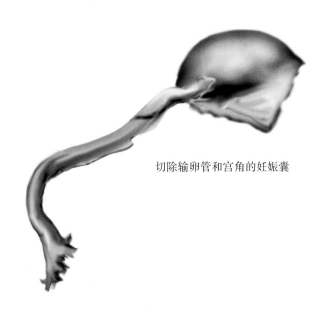

图 28-22 检查宫角妊娠切除的组织并交给护士

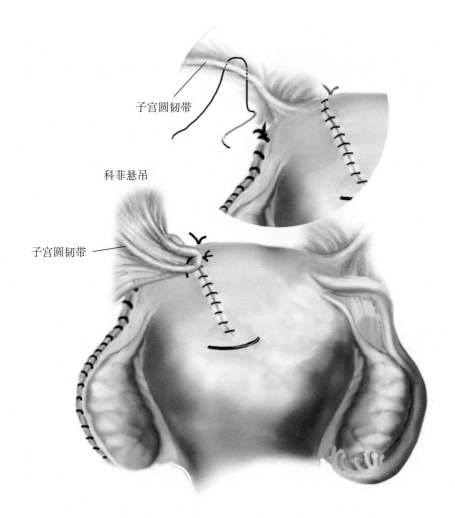

子宫圆韧带

科菲悬吊

子宫圆韧带

图 28-23 浅 8 字缝合切口以进一步止血。用 0 号薇乔线将宫角切口附近的子宫壁与同侧子宫圆韧带和子宫阔韧带的交界处行 U 形缝合,这样能使腹膜覆盖在子宫切口上,并能悬吊该侧子宫

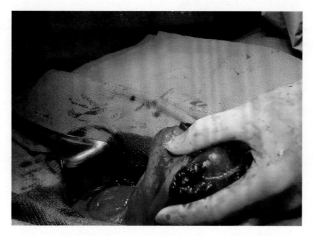

图 28-24 术前诊断为宫角妊娠破裂,开腹探查发现为残角子宫妊娠破裂

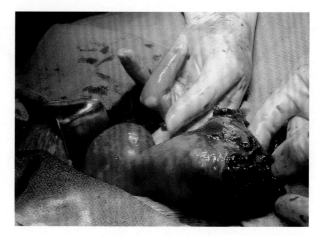

图 28-25 双角子宫中较薄弱的一角妊娠,图为其破裂部位

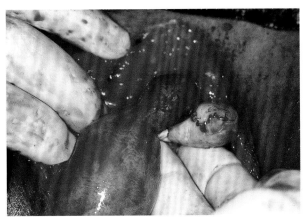

图 28-26 异位妊娠位于接近宫角处的输卵管峡部

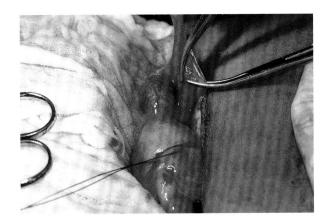

图 28-27 提起输卵管系膜，用两把弯钳自输卵管伞端钳夹输卵管系膜

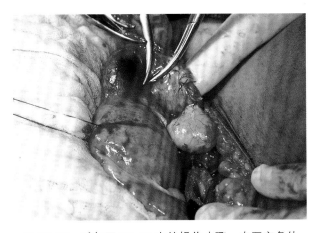

图 28-28 重复图 28-27 中的操作步骤，直至宫角处

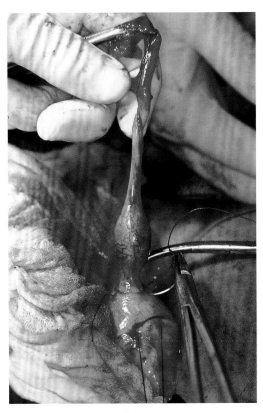

图 28-29 若切除宫角，需使用 0 号薇乔线在要切除部位行宽且深的 8 字缝合

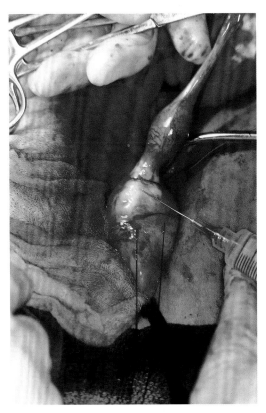

图 28-30 用 25 号针头向宫角处注射 1∶100 垂体后叶素溶液

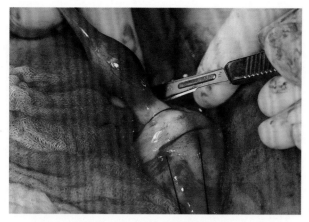

图 28-31　楔形切除输卵管

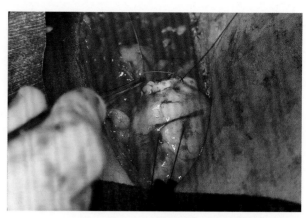

图 28-34　若仍有出血，可使用 0 号薇乔线缝扎止血

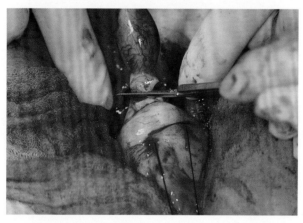

图 28-32　当输卵管从宫角楔形切除后，拉紧 8 字缝合线

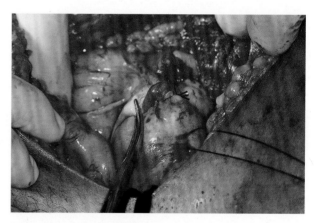

图 28-35　将子宫圆韧带拉至子宫切口并覆在其上，同时能悬吊起该侧子宫

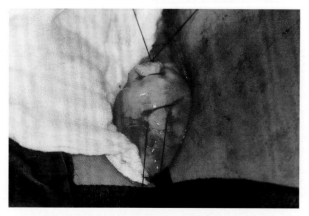

图 28-33　拉紧 8 字缝合线后，能起到良好的止血效果

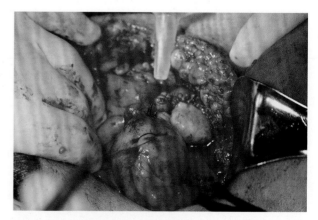

图 28-36　手术结束后，用生理盐水冲洗腹腔，并仔细检查卵巢、卵巢血管、输尿管及周围肠道

（赵　旸 译 李 艺 校）

第 29 章

残留卵巢手术治疗

Michael S. Baggish

　　行全子宫切除术、保留附件的患者中，术后出现慢性腹痛的症状不可谓少见。导致这种症状出现的原因很多，但最常见的是术后附件与周围组织的粘连所致，如与肠道、膀胱甚至腹膜的粘连。术后附件可被纤维组织包绕，并被牢固地粘连在闭孔窝附近的盆壁上。在切除这样的附件时，操作需仔细、轻柔、锐性分离粘连，同时严密止血。要完成这样一个成功且没有并发症的手术，必须精密地了解盆腔解剖，图 29-1 展示了在解剖上输卵管积水和肠道的区别，在实际手术中则很难鉴别（图 29-2）。

　　残留卵巢是指在卵巢切除术后未切净的卵巢组织。残留卵巢的存在实际上证明了前次手术的失误。

　　未切净的卵巢组织会给患者带来显著的问题，尤其是其与周围粘连时，可引起疼痛。

　　残留卵巢易与盆壁附近的骨盆漏斗韧带、输尿管及髂外血管粘连（图 29-3），少见的可与大肠粘连。切除残留卵巢需要先打开后腹膜：①游离与肠管粘连的卵巢组织；②打开卵巢与侧壁的粘连，注意保护周围组织；③切除卵巢组织，修补腹膜（图 29-4）。为了避免损伤，术前应毫不犹豫地请泌尿外科医师行患侧输尿管置管。

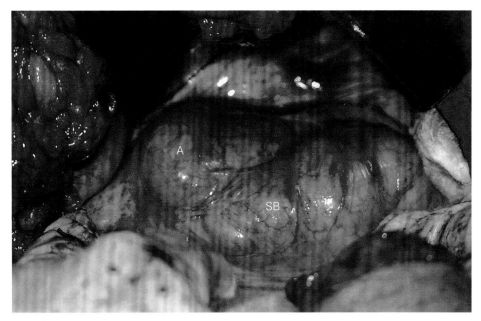

图 29-1　腹腔镜下所见的残留卵巢和输卵管。该患者既往曾行 3 次剖宫产及 2 次手术史，包括 1 次开腹全子宫切除术。腹腔镜下可见广泛粘连，右侧附件（A）与深部小肠（SB）粘连紧密，左侧附件粘连情况相似。注意图中所示输卵管积水与粘连的小肠在外观上相似

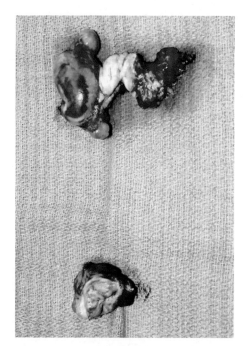

图 29-2 越过腰大肌打开后腹膜，辨别左、右两侧的输尿管。分离左、右两侧附件周围的粘连并将其切除。用3-0 薇乔线缝扎出血处。患者既往有肺栓塞病史，术后2 小时给予依诺肝素 40 mg 抗凝治疗。图为切下的组织。左侧输卵管积水，但术中使用 Babcock 钳时输卵管破裂，积水溢出

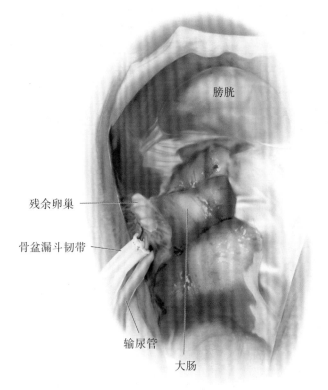

图 29-3 残留卵巢与结肠及盆壁粘连，注意卵巢血管和输尿管与残留卵巢之间相互的解剖关系

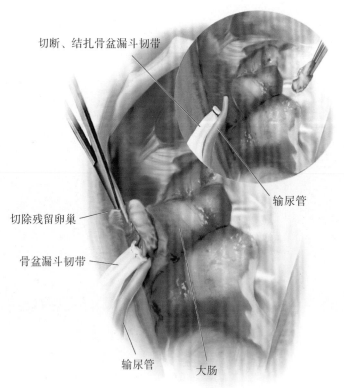

图 29-4 分离卵巢与乙状结肠之间的粘连并严密止血，分离卵巢与盆壁的粘连并将其切除。注意：切除卵巢后应仔细检查输尿管是否受到损伤

（赵 旸 译 李 艺 校）

第30章

卵巢肿瘤细胞减灭术

Robert Heff, Kevin Schuler, James Pavelka

卵巢癌包括卵巢、输卵管和原发性腹膜癌在内的一系列疾病。最近的分子数据支持浆液卵巢癌实际上起源于输卵管远端的前躯病变。卵巢癌通过自身体积的不断增大，以及通过淋巴途径行远处转移。一旦卵巢癌细胞侵蚀到卵巢或输卵管表面，它便会脱落在盆、腹腔内，并种植转移，产生腹膜刺激症状，同时会在腹膜及盆腹腔的脏器表面快速生长。在卵巢外部，卵巢癌细胞最好发生长在膀胱子宫陷凹、直肠子宫陷凹、横膈表面（尤其是右侧横膈）及大网膜。另外，卵巢癌细胞还容易种植在大小肠及其肠系膜表面、脾脏、肝及胃的表面。约有1/4的卵巢癌局限在卵巢内部。对于卵巢恶性肿瘤来说，最重要的是全面的手术分期，根据分期给予最适合的诊疗方案。

卵巢癌是一种需进行分期手术的疾病，大多数病例（约75%）发现时即为晚期Ⅲ期或Ⅳ期。卵巢癌的治疗的核心是最大限度进行肿瘤细胞减灭术或肿瘤切除术。除了IA/IB 1级和2级肿瘤，大多数病例需要进行辅助化学治疗。未确诊的盆腔肿物或可疑卵巢癌的手术通常选择腹部正中纵切口（图30-1A~D），纵切口的好处在于方便取出切除的肿物或卵巢（特别当其体积较大时），更重要的是，纵切口可以最大限度地显露盆腹腔，能让医师做全面的盆腹腔探查。切口通常起始于耻骨联合水平，向头侧延伸，必要时可一直延伸至剑突水平。

在少数癌细胞局限在卵巢内部的病例中，可以行"保守分期手术"（图30-2A和B）。保守分期手术应包括：单侧附件切除、盆腔冲洗、腹膜活检、大网膜切除术和淋巴结清扫术（通常包括盆腔及腹主动脉旁淋巴结，图30-3A和B）。这类手术只限于儿童、青少年及育龄期女性，并且其恶性肿瘤局

限于单侧卵巢内。分期手术可以通过腹腔镜、机器人或开腹手术进行。

迄今为止，仍没有针对卵巢癌的筛查检查，因此大多数卵巢癌患者在诊断时癌细胞已扩散至盆、腹腔内（图30-4A~D）。对于这些患者，手术的目的是最大限度地切除肿瘤组织，也称为肿瘤细胞减灭术，这通常包括：全子宫切除术、双侧附件切除术、大网膜切除术和肿瘤减灭术。若患者已有腹水，应一并去除。若在腹腔外发现肿物，需切除淋巴结，因其多通过淋巴结转移。另外，大网膜也是常见的转移部位（图30-5），大多数卵巢癌转移的患者大网膜内都存在转移病灶（图30-6A和B及图30-7A和B）。

最佳的肿瘤细胞减灭术（术后无瘤残留或术后残留肿瘤为1~2 cm）能为卵巢癌患者提供较好的预后。最佳的肿瘤细胞减灭术通常涉及对肠道、膀胱、肝、脾等器官进行手术（图30-8）。减少残留肿瘤负荷的概念是为了使术后辅助治疗达到最佳疗效。这与接受最佳的肿瘤细胞减灭术的患者的生存优势相符合。从历史上看，最佳的肿瘤细胞减灭术被定义为在手术结束时没有>1 cm的残留病灶。较新的数据支持将肿瘤完全切除至无肉眼残留病灶，可取得最大的生存获益。无法切除的疾病可以通过术前影像学评估或腹腔镜评估来确定初次肿瘤细胞减灭术（PDS）。目前各种附加工具正在用于术前评估患者肿瘤的可切除性。不能接受PDS的患者可以先接受化学治疗以减轻肿瘤负荷。新辅助化学治疗（NACT）在最近的研究中已被证明不劣于初次肿瘤细胞减灭术（PDS）。NACT后进行间歇性肿瘤细胞减灭术较PDS减少了手术时间，降低了并发症发病率，并增加了完全切除肿瘤的可能性。

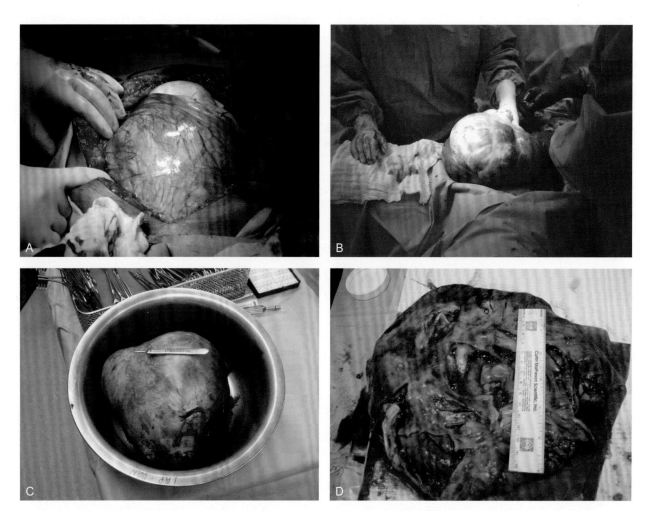

图 30-1　A. 右侧卵巢明显增大，为腺癌，在肿块下 1/4 处可见右侧输卵管及输卵管系膜。本例患者的皮肤纵切口从耻骨联合水平延伸至脐上，提供良好的手术视野的显露。B. 将巨大的卵巢肿块自腹部切口提出。C. 右卵巢腺癌大体标本体积为 20 cm×15 cm×8 cm。D. 切开肿块内部，发现其内充满液体，并未见增厚的房隔，病理类型为腺癌，包括浆液性及囊液性亚型

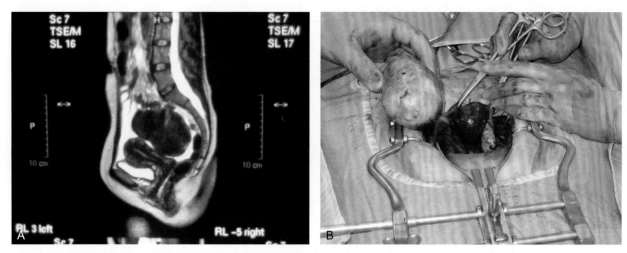

图 30-2　A. 术前的盆腔磁共振成像（MRI）清晰地显示卵巢肿块与膀胱、子宫和直肠乙状结肠成像有明显的不同；B. 本例中为左侧卵巢癌，可见正常的子宫及右侧卵巢，遂行保守分期手术

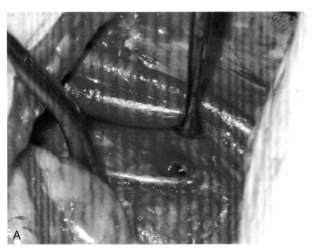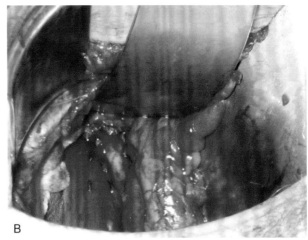

图 30-3　A. 图为行盆腔淋巴结清扫术。切除周围淋巴结，髂外动脉和髂外静脉被剥离出来，并用静脉拉钩轻轻牵开以显露闭孔神经。同时切除闭孔淋巴结，显露闭孔内肌及骨盆侧壁。B. 图为行右侧腹主动脉旁淋巴结清扫术，在腰大肌及下腔静脉表面可见手术痕迹，在下腔静脉的内侧，可见主动脉和输尿管

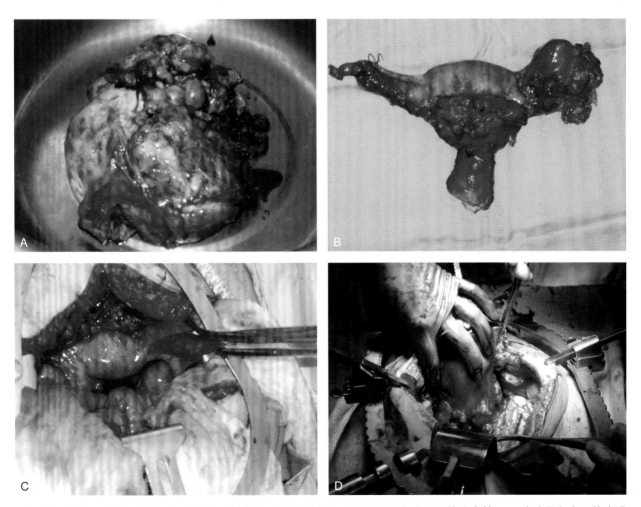

图 30-4　A. 可见癌性卵巢，表面附着巨大肿物；B. 对侧卵巢及子宫后壁浆膜可见转移病灶；C. 膀胱子宫表面的腹膜上的病灶造成膀胱子宫陷凹封闭；D. 直肠子宫陷凹内的转移病灶

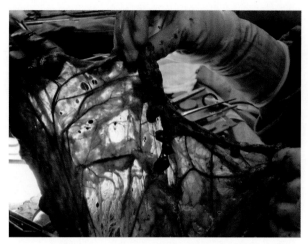

图 30-5　在整个大网膜上，都可以看到卵巢癌小的转移灶

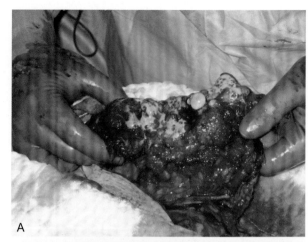

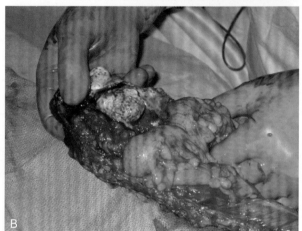

图 30-7　A. 一例转移性卵巢癌转移至大网膜上的病灶；B. 图为与横结肠紧密粘连的大网膜

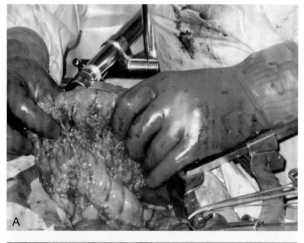

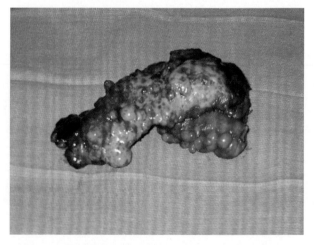

图 30-6　A. 卵巢癌转移至大网膜形成大网膜饼，沿横结肠的结肠带上可见转移病灶；B. 图为左侧卵巢、子宫、子宫颈和大网膜，标本来自左侧卵巢癌伴子宫前壁浆膜及大网膜转移，大多数病灶存于大网膜上

图 30-8　大网膜上的转移病灶，并与一段小肠紧密粘连。为行理想的肿瘤大块切除术，切除大网膜及与之粘连的一段小肠，并行肠吻合术

（赵旸 译 李艺 校）

第31章

输卵管成形术

Michael S. Baggish

输卵管堵塞主要集中在以下 3 个部位：①宫角处；②输卵管伞端；③自宫角至伞端中的任何部位。导致输卵管阻塞的原因很多，包括：感染、异位妊娠、子宫内膜异位症、输卵管结扎术后和部分输卵管切除术后。术前为明确诊断可行以下检查：腹腔镜检查、输卵管通液术和子宫输卵管造影术。这些检查有些需通过腹腔镜进行，有些需开腹进行，有些微创手术进行即可。同样的，切口切开时可用传统器械、CO_2 激光刀或电刀。作者更喜欢根据不同疾病性质及各种器械的优点，在不同的情况下选择使用相应的器械。输卵管手术需选择正确的器械，轻柔操作，缝合时使用较小型号的针线，并积极止血，这样能让手术达到更好的效果。

一、输卵管伞端成形术（输卵管积水）

若存在输卵管积水，则意味着输卵管已被损伤（图 31-1）。若怀疑输卵管积水，应经子宫颈行亚甲蓝通液，当输卵管内充满染料时便可行输卵管伞成形术（图 31-2）。术中使用 4-0 薇乔线行牵引缝合，操作需轻柔，并在手术过程中给予输卵管足够的稳定性（图 31-3）。将 CO_2 激光刀调至能量为 12 W，频率为 300 脉冲 / 秒（Lumennis，Santa Clara，加利福尼亚州），能在组织上打出一个直径为 1 mm 的小孔（图 31-4）。在输卵管伞端粘连的中心部位打一个小孔（图 31-5）。亚甲蓝溶液外溢则表明已到达输卵管管腔内。使用泪管探针自开口进入管腔，以小孔为中心，放射状 4 刀切开皱襞，打开输卵管管腔（图 31-6），切口长度为 3~10 mm。

切开的伞端可缝合固定于输卵管浆膜层或用激光刀在其表面刷过以形成袖筒状（图 31-7）。缝合时最好用 5-0 的 PDS 线或薇乔线。伞端成形后使得大面积的纤毛细胞外翻向卵巢。术后应再次逆行注射亚甲蓝溶液以确定输卵管是否通畅（图 31-8）。

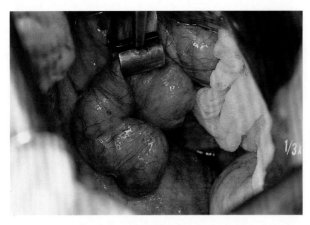

图 31-1　用输卵管钳提起并检查扩张的输卵管。图为典型的输卵管积水

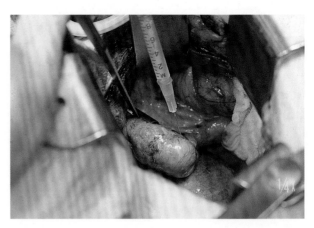

图 31-3　用 25 号针头在手术部位注射 1∶200 的垂体后叶素溶液

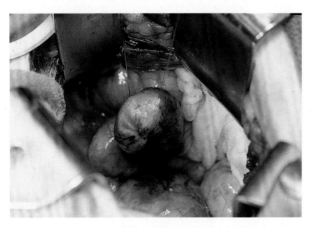

图 31-2　经子宫颈置管，逆行性向宫腔内注射亚甲蓝溶液，图为充满亚甲蓝溶液的输卵管

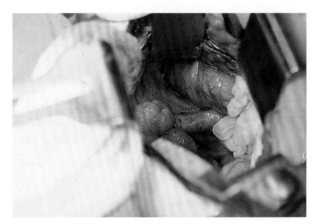

图 31-4　将 CO_2 激光刀定位于输卵管伞端的"酒窝"样凹陷处，它标志着原来的输卵管开口和伞端融合部位所在

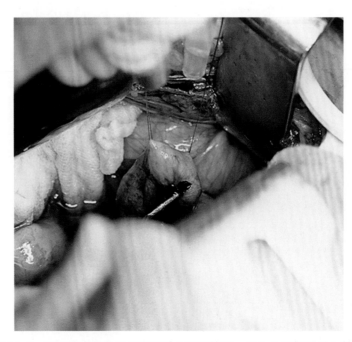

图 31-5　亚甲蓝溶液溢出代表已进入输卵管腔，图为金属探针进入管腔

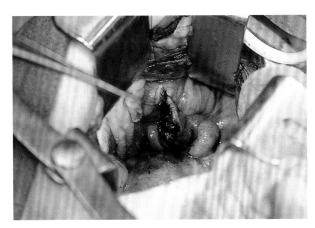

图 31-6 输卵管伞端被重建成 4 瓣后，外翻开口很大

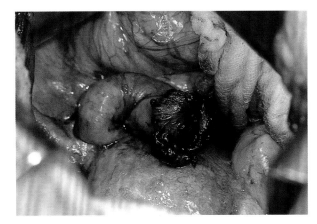

图 31-7 将每瓣造口边缘与输卵管浆膜缝合，形成外翻的袖筒状

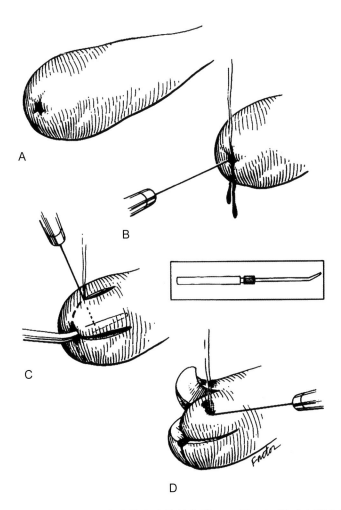

图 31-8 整个伞端重建过程如图所示。A. 一个大的积水的输卵管。B. 用 CO_2 激光在膨大的输卵管的中心点切开；使积水从管腔中流出。C. 用聚集 CO_2 激光切开输卵管的膨大处进入积水的输卵管，在输卵管表面切开，可用金属支架，防止激光损伤输卵管黏膜层。D. 用低功率的激光刀在输卵管浆膜表面滑过，造成缓慢的、温和的浆膜面凝固，凝结产物回缩使得输卵管黏膜面外翻

二、输卵管吻合术

输卵管中段堵塞（如行输卵管结扎术后）可行堵塞段切除，在支架的帮助下行端端吻合术。

逆行注射亚甲蓝以膨起输卵管近端（图 31-9），于阻塞段旁注射 1∶200 的垂体后叶素溶液（图 31-10）。用冷刀环形切开输卵管至输卵管系膜，可见亚甲蓝自切断面流出，将探针置入输卵管近端，用 5-0 薇乔线顺时针贯穿缝合输卵管切缘 4 针，缝线用蚊式钳固定。

注意输卵管的伞端。用一探针自输卵管伞端置入至堵塞处（图 31-11），这代表瘢痕组织的起始部。局部注射 1∶200 垂体后叶素溶液，用冷刀切开输卵管，直至探针尖端露出（图 31-11）。切除阻塞段并用 4-0 薇乔线锁边缝合输卵管系膜。用一根细塑料管或硅胶管穿过新成形的输卵管（图 31-12），应注意避免输卵管扭曲。之前的缝合（由外进入）现通过由内至外缝合至近端（图 31-13）。将之前在近端缝合的 4 针在支架外部打结。如果需要的话，可以在 4 针缝线打结前追加缝合。

手术过程中所有的缝合术都需充分冲洗，支架的末端置入子宫腔内，其伞端部位需修剪合适（图 31-14）。

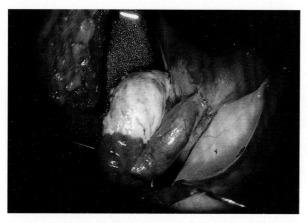

图 31-9　经子宫颈逆行性注射亚甲蓝使输卵管远端扩张，可见阻塞处为输卵管壶腹部

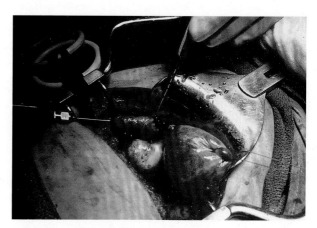

图 31-11　自输卵管伞端置管至堵塞处，切除堵塞段输卵管，可见亚甲蓝溶液溢出

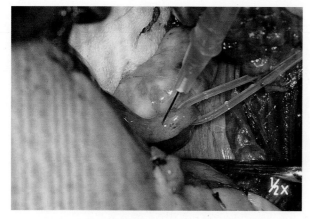

图 31-10　用聚乙烯管自输卵管系膜穿过输卵管下方，将 1∶200 的垂体后叶素溶液注入远端输卵管阻塞处

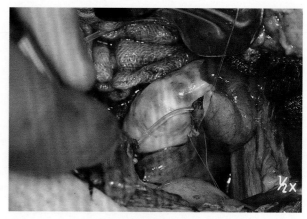

图 31-12　用聚乙烯管贯通输卵管伞端至宫角端，同时可以作为支架，便于吻合术的操作

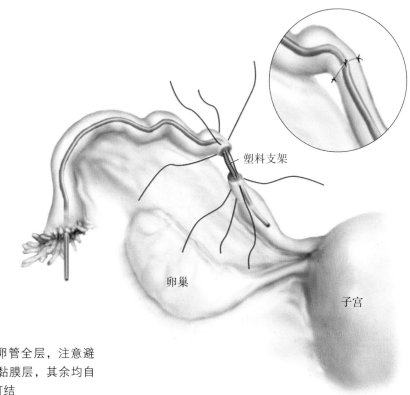

图 31-13　用 5-0 薇乔线贯穿缝合输卵管全层，注意避开支架。其中一针自输卵管浆膜层至黏膜层，其余均自黏膜层至浆膜层，缝线最后在浆膜层打结

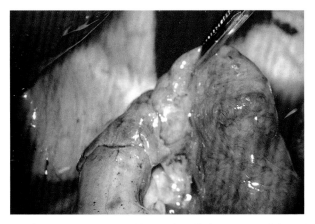

图 31-14　已吻合成功并已证实通畅的输卵管，缝合处基本看不见，本例手术均在显微镜下操作

三、输卵管 - 宫角吻合术

塑料支架自输卵管伞端置入，注射亚甲蓝，于输卵管阻塞处注射 1 : 200 的垂体后叶素溶液。充分止血，切除阻塞段输卵管，用 3-0 薇乔线缝合输卵管系膜（图 31-15）。

在子宫角处注射 1 : 200 的垂体后叶素溶液（图 31-16），连续锐性切除宫角处组织（图 31-17）。同时，自子宫颈逆行注射亚甲蓝溶液，当横断至输卵管间质部时，可见亚甲蓝溶液溢出。将泪管探针自输卵管间质部置入，伸进宫腔内。撤出探针，将塑料支架置入输卵管近端直至宫腔内（图 31-18）。

用 5-0 或 6-0 的薇乔线间断缝合断端（图 31-19），然后用 5-0 薇乔线将输卵管浆膜固定至子宫浆膜上，同时用 4-0 薇乔线缝合宫角处缺损（图 31-20）。

关腹前需彻底冲洗腹腔，术后 3~4 周在宫腔镜下取出塑料支架。

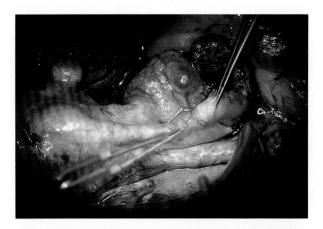

图31-15　图为已通过伞端放置支架以确定堵塞部位的输卵管，整个输卵管自宫角至峡部都堵塞，自图中标记位置切开

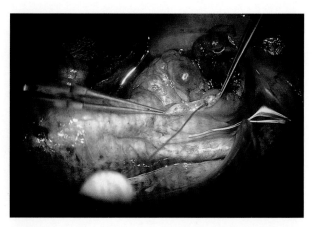

图31-18　切除阻塞部分后，输卵管的两个断端在宫角处吻合

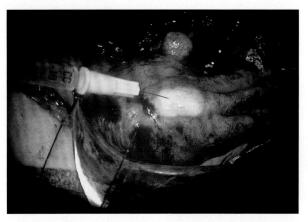

图31-16　用合适的针（25号针头）向宫角处注射1：200的垂体后叶素溶液

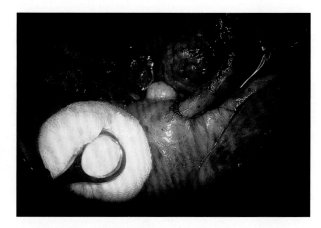

图31-19　使用两层缝合法将输卵管吻合至宫角

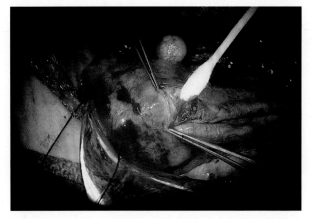

图31-17　连续小心切开宫角，直至经子宫颈注射的亚甲蓝溶液自输卵管间质部流出

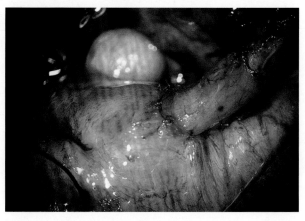

图31-20　用4-0薇乔线缝合宫角切口，用5-0薇乔线缝合输卵管浆膜与子宫浆膜

（赵旸译李艺校）

第32章

输卵管绝育术

Michael S. Baggish

　　双侧输卵管切断或双侧输卵管切除术是一种相对简单、直接的外科手术绝育方式。通常，该手术可在剖宫产术中或阴道分娩后立即进行。手术方式可采用改良 Irving 术式和 Pomeroy 术式，由于妊娠子宫很快地恢复到妊娠前的大小和形态，这两种手术方式可进一步分离输卵管，使手术效果更满意。大多数非妊娠状态的绝育术可经腹腔镜完成（图 32-1A~H）。Uchida 手术适于产后绝育或非妊娠期绝育，简单的伞端或壶腹部 - 峡部切除适合于临时性手术。

　　无论采用哪种输卵管绝育方式，均应符合手术操作规范。首先，在绝育手术前，必须经过患者的知情同意，患者需了解输卵管绝育手术为永久性手术，将来会失去妊娠的机会，但同时应告知患者每例手术均有失败的可能。其次，手术中应仔细鉴别输卵管与位于子宫阔韧带顶端的其他两种结构：前面的是子宫圆韧带，后面的是输卵管 – 卵巢韧带（图 32-2）。再次，手术中应从子宫端沿输卵管起点追踪到输卵管伞端，然后用 Babcock 钳固定输卵管或保留缝合的韧带。最后，应查看绝育输卵管同侧的卵巢，用 Babcock 钳夹住输卵管的近端和远端，使输卵管展平并向上提，以便于清楚显露输卵管系膜。

一、改良 Irving 术式

　　使用直蚊式钳在输卵管距子宫 3 cm 处的下方开窗，固定输卵管系膜的脂肪和血管（图 32-3A）。然后，用 Kelly 钳夹住输卵管近端和游离输卵管段的远端（图 32-3B），结扎输卵管并用 3-0 薇乔线缝合两个断端，切除中间输卵管送病理检查。将远端的线贴近线结剪断，将近端输卵管结扎、缝合在子宫角部（图 32-3C），用蚊式钳将输卵管近端拉至子宫后面，输卵管保持伸展但无张力，每一针经过洞缝合于子宫后面，移除针指引器后，收紧缝合线，固定近端输卵管，残端放入子宫后壁肌层，将远端缝合并系紧，这样不仅输卵管近端和远端分开，而且近端埋于子宫壁中（图 32-3D）。

二、输卵管双折结扎切除绝育术

　　在输卵管双折结扎切除绝育术中，用止血钳或弯钳钳夹并提起输卵管壶腹弯曲部（图 32-4A）。将第 2 把弯钳钳夹弯曲处的底部（图 32-4B），切除弯钳上面的输卵管。用 1-0 铬肠线缝合结扎输卵管及弯钳周围组织，并紧紧系在此处（图 32-4C）。打 3 个结，松钳。检查止血，并在结的上方剪断缝线（图 32-4D）。

三、输卵管伞端切除术

　　这一手术可由腹部小切口（经腹切口）或通过后穹隆（经阴道）或经腹腔镜手术。用 Babcock 或 Allis 钳钳夹位于紧邻子宫的输卵管。用 Kelly 钳钳夹输卵管伞端；将第 2 把 Kelly 钳穿过输卵管，钳夹壶腹部与伞端交界部。在两把 Kelly 钳中间切断输卵管，然后将输卵管伞部送病理检查。将输卵管用 2-0 丝线或 3-0 尼龙线缝合结扎（图 32-5）。

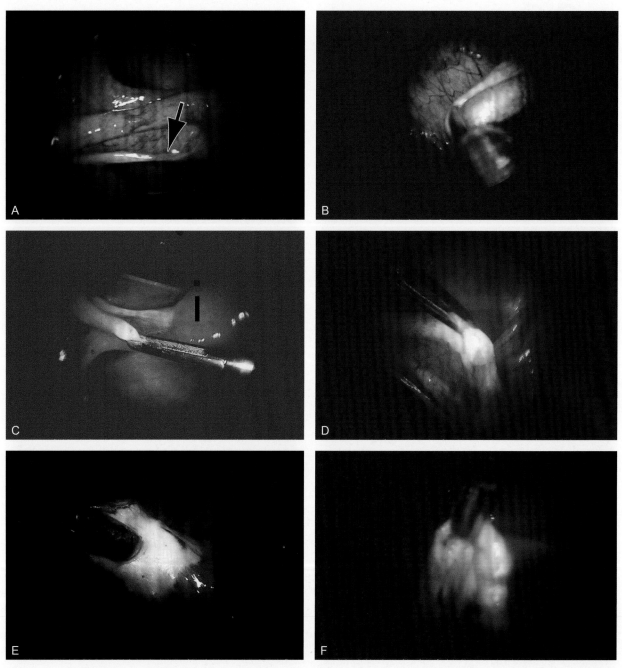

图 32-1　A. 腹腔镜下的输卵管形态，前面是弯曲的子宫圆韧带，下面（箭头）发白部分是子宫卵巢韧带；B. 钳夹输卵管近景；C. 整体看，从子宫前面发出的 3 条管状结构（黑线），被钳夹者为输卵管，前面是子宫圆韧带，后面是子宫卵巢韧带；D. 由钳夹处电凝，钳夹处上、下方的输卵管变白（凝固）；E. 可见大面积凝固；F. 为达到满意的止血效果，持续凝固至输卵管系膜凝固

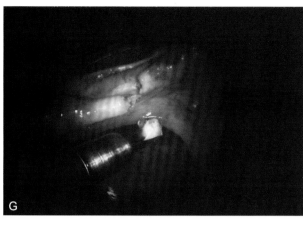

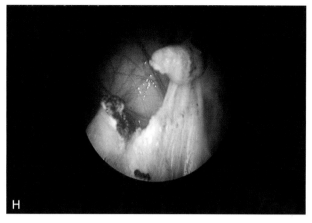

图 32-1 续　G. 切除输卵管凝固段后送病理检查；H. 通过电凝，完成腹腔镜下双侧输卵管部分切除

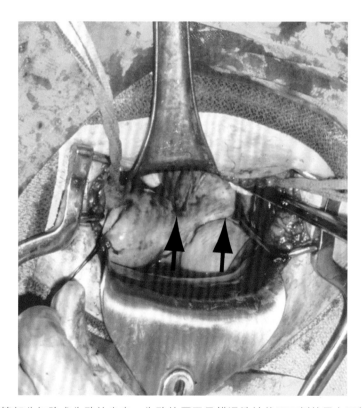

图 32-2　一例开腹输卵管部分切除术失败的患者，失败的原因是错误地结扎了双侧的子宫圆韧带，而不是结扎输卵管

第二篇 ■ 第六部分

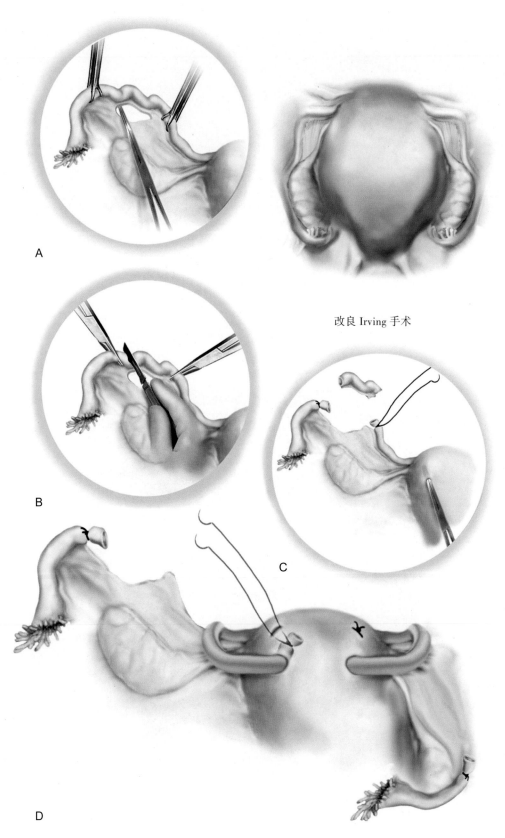

改良 Irving 手术

图 32-3　改良 Irving 手术。A. 用蚊式钳在被切除输卵管下面的系膜处开窗。B. 用两把蚊式钳或 Kelly 钳钳夹游离输卵管的两端，切除中间部分输卵管。C. 缝合结扎需保留的输卵管两端并系于弯钳下，然后取下弯钳；双缝合断端并将缝线系于子宫输卵管残端。用有槽探针或蚊式钳打洞至子宫后壁。D. 隐蔽缝线并通过槽道进入子宫壁，子宫输卵管端埋于子宫壁中，拉紧缝合线末端并系于此处

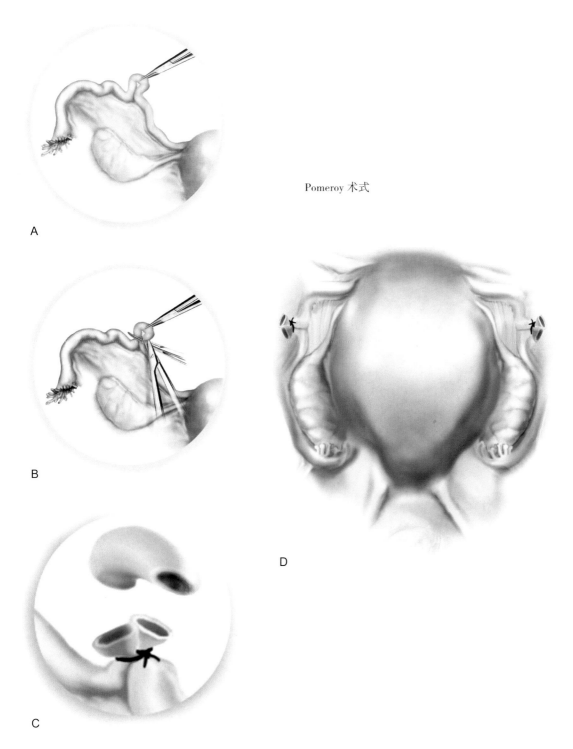

Pomeroy 术式

A

B

C

D

图 32-4　Pomeroy 手术。A. 用弯钳夹住输卵管壶腹弯曲部分并将其向上拉；B. 用第 2 把弯钳钳夹弯曲处的底部，切除弯钳上面的输卵管并送病理检查；C. 然后，用 1-0 铬肠线缝合结扎输卵管及弯钳周围组织，并紧紧系在此处；D. 当为妊娠子宫时，采用拉伸度小的铬肠线，以免撕裂输卵管

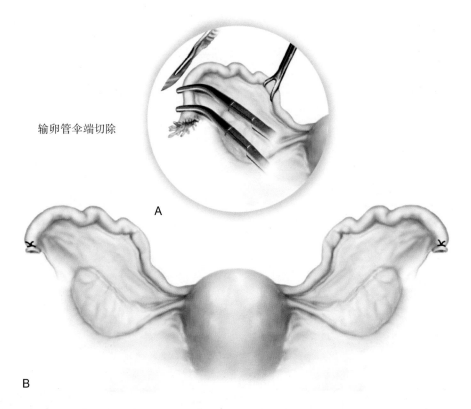

输卵管伞端切除

A

B

图 32-5　输卵管伞端切除是一个简单的手术。A. 用两把 Kelly 钳钳夹输卵管伞的末端，切断伞端；B. 用 2-0 或 3-0 丝线或尼龙线缝合结扎

四、双侧输卵管部分切除术

双侧输卵管部分切除术是一个可经腹腔镜或开腹进行的简单手术。用 Allis 钳夹住输卵管中点，用蚊式钳在钳夹部分下面的输卵管系膜处打洞，洞的大小为 1.5~2 cm，钳夹输卵管系膜洞的两端，用剪刀剪断钳夹输卵管的中间部分，用 2-0 或 3-0 丝线缝合结扎（图 32-6），或采用双极电凝输卵管断端。

五、Uchida 手术

Uchida 手术可用于产后或其他手术中，手术的原则与 Irving 手术相同（例如，不仅分离输卵管，而且使输卵管一端游离）。

钳夹输卵管壶腹 – 峡部连接处，将 1 : 200 的血管升压素 / 盐水溶液 5~10 ml 注射于输卵管浆膜下，长度 2 cm（图 32-7A 和 B），用尖刀沿输卵管轴中间浅浅切开输卵管浆膜层，用 Allis 钳钳夹浆膜下的输卵管，沿着切开的长度前后移动钳子，从周围浆膜中分离输卵管（图 32-7C）。用蚊式钳钳夹输卵管断端的一端，切除 1.5 cm 的输卵管，用 2-0 丝线或尼龙线缝合结扎（图 32-7D），将输卵管近端埋在输卵管系膜中，并用 3-0 薇乔线缝合。另一端保留在重建的输卵管系膜外面（图 32-7E）。

六、Silastic Band 手术

Silastic Band 手术一般在腹腔镜下进行，但也可在开腹下进行。手术需要一种特殊的工具：松紧绑带。这是一种带有两个圆柱形管的钳子，当钳夹输卵管弯曲部分被拉至内圆筒时，外圆筒随之移动，但必须是钳夹在输卵管壶腹部的最薄处。手术开始前，将硅胶松紧带放在内圆筒的末端（图 32-8A），钳夹输卵管段并被慢慢拉至空的内圆筒中（图 32-8B）。关键的步骤是，使外圆筒推硅胶松紧带至输卵管弯曲部和远端输卵管系膜，除了不切除输卵管外，其余与 Pomeroy 手术相似（图 32-8C 和图 32-9），因拉紧的硅胶松紧带可使输卵管缺血、坏死。

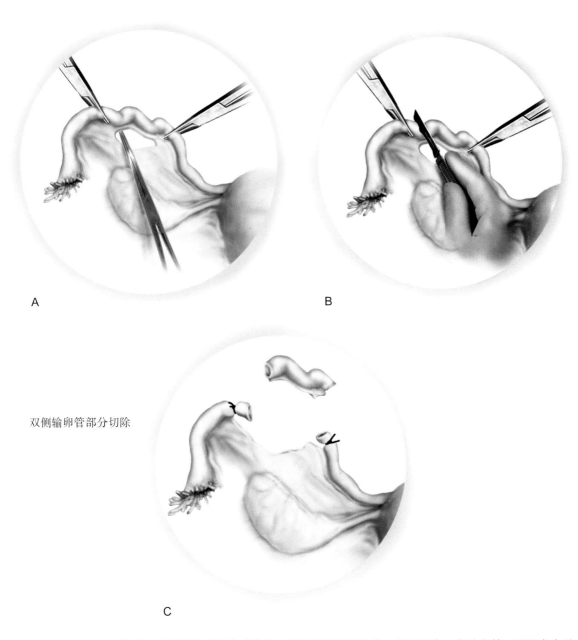

A

B

双侧输卵管部分切除

C

图 32-6　A～C. Irving 手术时，以同样的手术方式进行双侧输卵管部分切除，但不游离一段输卵管，采用永久缝合线单纯结扎末端输卵管

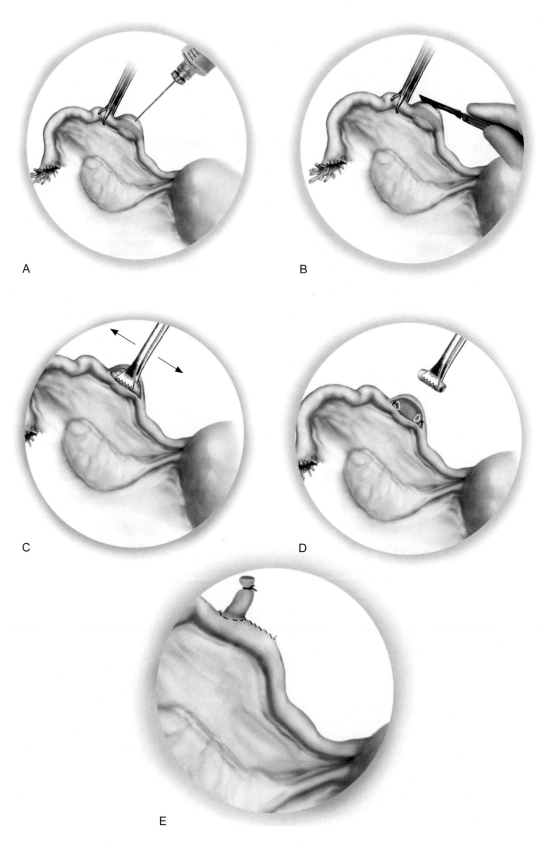

图 32-7 A. Uchida 手术将 1∶200 的血管升压素 / 盐水溶液注射于输卵管系膜，以止血和建立切开平面；B. 沿着血管升压素注射膨大部分的输卵管上缘线性切开；C. 使用 Uchida 钳或 Allis 钳，从输卵管系膜游离输卵管，在输卵管系膜中上下移动钳子，游离段末端用 2-0 丝线或尼龙线缝合结扎，切除输卵管；D 和 E. 在关闭肠系膜过程中，输卵管伞端游离在输卵管系膜外，而输卵管近端埋在输卵管系膜中

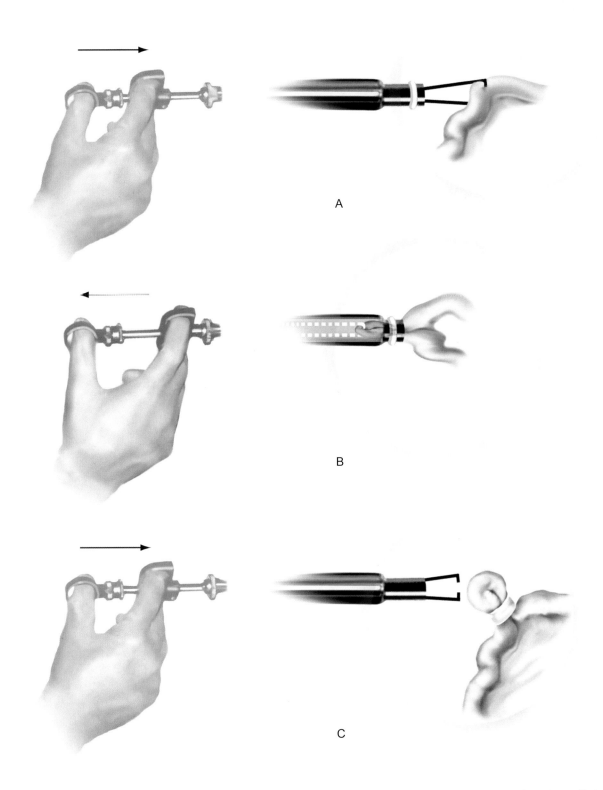

图 32-8 输卵管硅胶松紧套需要特殊的有齿钳。A. 用钳子钳夹输卵管的峡部，随硅胶松紧带进入到内圆筒末端。B. 然后，用钳子夹起输卵管弯曲部，送入圆筒内。同时，将内圆筒拉出外圆筒，使硅胶松紧带至输卵管弯曲基底部。C. 取下输卵管钳和圆筒

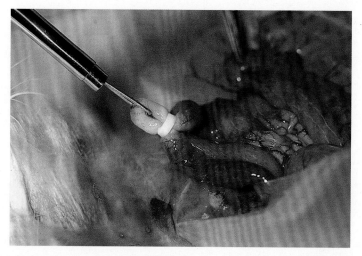

图 32-9 硅胶松紧带方法用于兔子子宫角部输卵管手术，血供切断后，松紧带上弯曲输卵管部分变白

第七部分

耻骨后间隙

第33章

耻骨后间隙的解剖结构和手术操作

Mickey M. Karram, Michael S. Baggish

耻骨后间隙前为耻骨联合，后为耻骨支，侧面为耻骨及闭孔内肌，这其间的间隙为耻骨后间隙，也称为 Retzius 间隙。在暴露耻骨后间隙时，可以看到膀胱的近端尿道和部分腹膜外膀胱。图 33-1 为耻骨后间隙上面观。注意，耻骨后间隙的底部由阴道壁的纤维脂肪内衬（历史上被称为盆内筋膜或

膀胱周围筋膜）和来自肛提肌的纤维形成。近年来已认识到这种为近端尿道和膀胱提供支撑的梯形结构只不过是阴道壁的肌性内层。图 33-2 为盆腔解剖的正中矢状面，图 33-3、图 33-4、图 33-5 显示了耻骨后间隙与膀胱、骨盆壁、大腿上部及子宫之间的解剖关系。

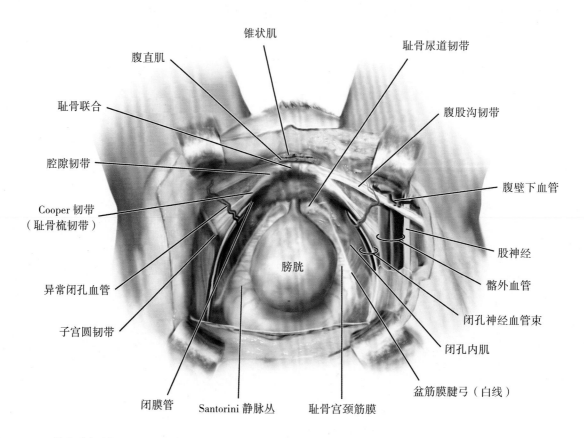

图 33-1　正常盆腔解剖上面观。注意耻骨后间隙与邻近的尿道及腹膜外膀胱的解剖关系，注意梯形结构的盆内筋膜，即阴道壁及四周肌肉内侧的筋膜组织，其为前壁提供支撑作用

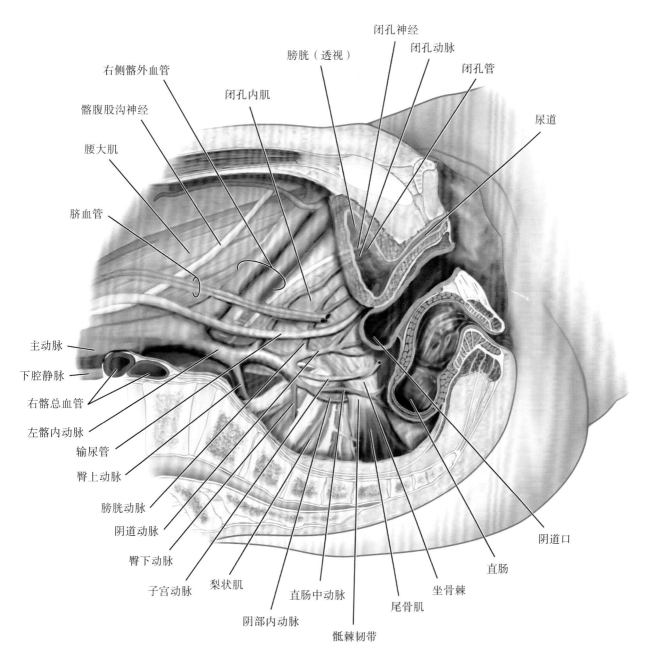

右侧髂外血管

髂腹股沟神经

腰大肌

脐血管

膀胱（透视）

闭孔内肌

闭孔神经

闭孔动脉

闭孔管

尿道

主动脉

下腔静脉

右髂总血管

左髂内动脉

输尿管

臀上动脉

膀胱动脉

阴道动脉

臀下动脉

子宫动脉

梨状肌

阴部内动脉

直肠中动脉

骶棘韧带

尾骨肌

坐骨棘

直肠

阴道口

图 33-2　正常盆腔的正中矢状面解剖。注意膀胱及耻骨后间隙周围各种血管、神经、肌肉的走行。髂外血管自耻骨后间隙最高点外侧经过，从腹股沟韧带下出骨盆，闭孔神经血管束则穿过耻骨后间隙自闭孔管出骨盆

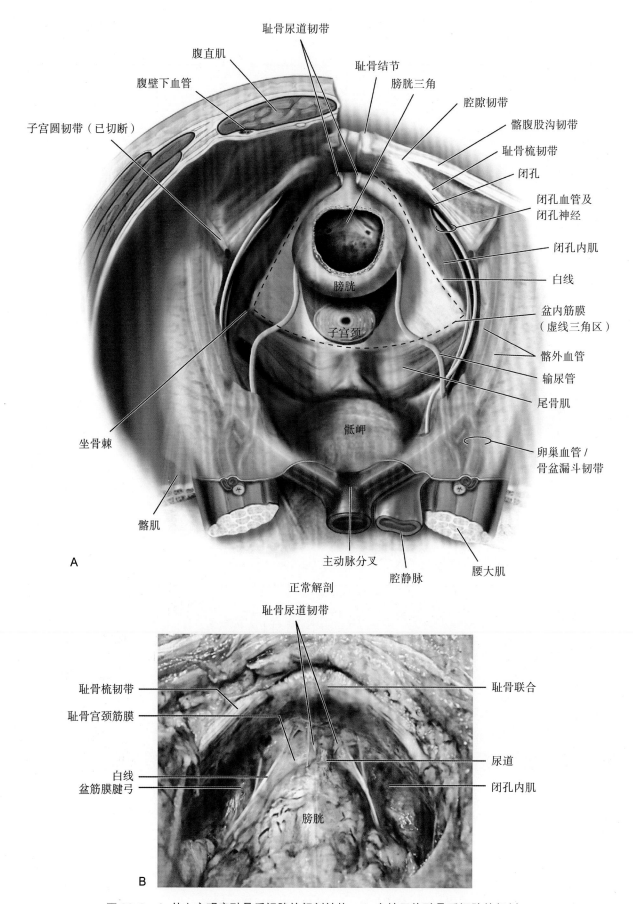

A

正常解剖

B

图 33-3　A. 从上方观察耻骨后间隙的解剖结构；B. 女性尸体耻骨后间隙的解剖

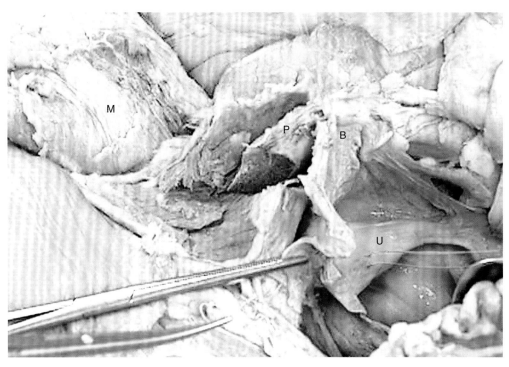

图 33-4 在宫底处缝线（蓝）将子宫（U）提起，并用缝线（白）将膀胱（B）提起，可见耻骨后间隙最前方为耻骨联合（P），图中阴阜（M）已被切开并向前翻开

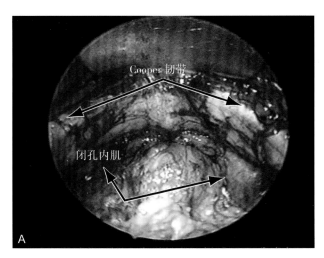

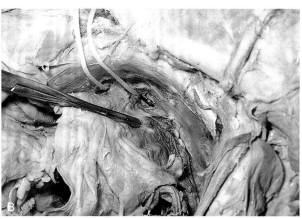

图 33-5 A. 耻骨后间隙的手术所见。箭头显示间隙两侧的耻骨梳韧带，其下方可见闭孔内肌，间隙内可见大量脂肪组织；B. 图中清晰地显露耻骨后间隙，用大号直钳钳夹住膀胱，在尿道膀胱连接处上方穿过一根脐线，在阴道内放置一探针，指示阴道右侧前穹隆

存在于耻骨联合与膀胱之间的脂肪组织，可用手指将其钝性分离。间隙自耻骨联合上缘延伸至下缘（图33-4~图33-6），向两侧延伸经过膀胱并止于盆壁，更精确的说，终止于两侧的闭孔内肌（图33-7A~C，图33-8A和B）。耻骨后间隙的分离方法如图33-9A~F所示。闭孔内肌筋膜向外延伸形成腱弓，根据个人自身情况不同，在筋膜逐渐增厚过程中形成单线状"Y"形，或形成双线结构的腱弓。耻尾肌（肛提肌）分别附着于腱弓上，并向盆腔深处延伸，另一端附着于尿道旁耻骨支的下缘，此为控制排尿的重要解剖结构之一（图33-8A和B）。耻骨后间隙的底部由尿道膀胱交界处、阴道穹窿前外侧及肛提肌组成（图33-8A和B，图33-9A，图33-10）。尿道膀胱交界处与大部分的膀胱均处于耻骨后间隙内（图33-11A和B及图33-12）。图33-12通过大体标本显示出耻骨后间隙的上部，展示出阴道顶端–主韧带–输尿管的关系。图33-3显示尿道周围的耻骨尿道韧带（耻骨前列腺韧带），其自耻骨联合后方发出，向两侧分别经过尿道旁，终止于耻骨宫颈筋膜，这亦是控制排尿的重要解剖结构。盆筋膜腱弓，亦称为白线，自耻骨联合后方发出，沿闭孔内肌筋膜斜向下行，终止于坐骨棘。耻骨宫颈筋膜与腱弓的连接部为阴道侧壁提供支撑作用。若两者分离，可导致阴道旁缺陷。腱弓是盆腔筋膜的指示标志（图33-11和图33-12）。肛提肌自腱弓发出并下行，从而构成盆腔底部的一部分（图33-8B），它覆盖于尿道、阴道和直肠之上。阴道和直肠穿过泌尿生殖膈进入会阴。两侧的肛提肌延伸至阴道侧壁及尿道旁并插入其中，分别至阴蒂及前庭球。故若将耻骨联合自中间切开，两侧的肛提肌在切口下缘仍会相连。

髂耻线及耻骨梳韧带位于耻骨支上缘下方（图33-13）。向外下方切开耻骨上支，可见髂外动脉和髂外静脉。它自腹股沟韧带下方向大腿处延伸成为股动脉和股静脉（图33-14A和B）。该空间的其他重要血管结构有Santorini静脉丛（图33-1）和闭孔神经血管束。前者走行于阴道侧壁，后者自闭孔出盆腔（图33-14C，图33-15A和B）。有时可见到异常的闭孔动脉和闭孔静脉，它越过耻骨向髂外血管方向延伸（图33-16）。在Burch式尿道悬吊术中，若损伤以上血管可造成严重出血，故术中在涉及前腹壁显露耻骨梳韧带时应小心操作，避免损伤血管。

阴道、膀胱和尿道承载于耻骨后间隙内，且器官之间存在相连组织。膀胱周围及阴道周围筋膜为阴道前段及膀胱提供重要支撑作用，最重要的支撑结构为宫旁组织，如子宫主韧带（图33-17A）。更多关于阴道前段的支撑组织的讨论和图片可参见"第49章阴道的解剖"。子宫主韧带连接于盆腔侧壁、耻骨后间隙深部的闭孔筋膜上（图33-18A~C）。

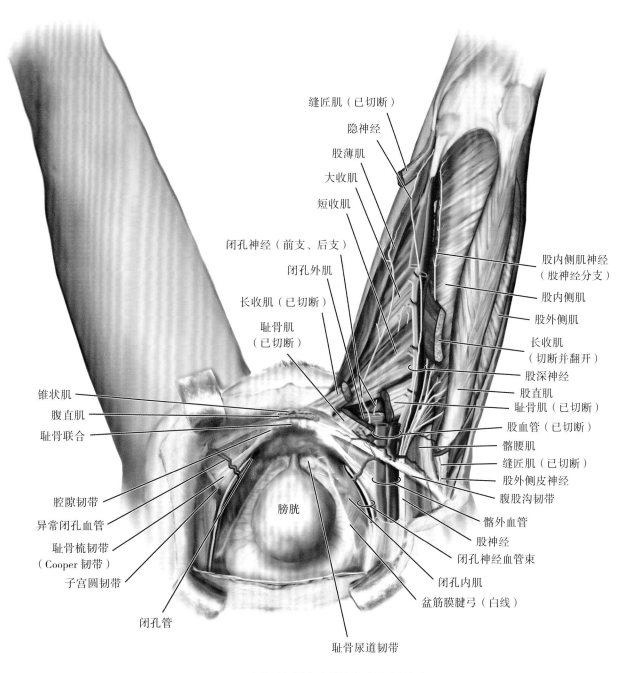

缝匠肌（已切断）

隐神经

股薄肌

大收肌

短收肌

闭孔神经（前支、后支）

闭孔外肌

长收肌（已切断）

耻骨肌
（已切断）

锥状肌

腹直肌

耻骨联合

腔隙韧带

异常闭孔血管

耻骨梳韧带
（Cooper 韧带）

子宫圆韧带

闭孔管

膀胱

股内侧肌神经
（股神经分支）

股内侧肌

股外侧肌

长收肌
（切断并翻开）

股深神经

股直肌

耻骨肌（已切断）

股血管（已切断）

髂腰肌

缝匠肌（已切断）

股外侧皮神经

腹股沟韧带

髂外血管

股神经

闭孔神经血管束

闭孔内肌

盆筋膜腱弓（白线）

耻骨尿道韧带

图 33-6　耻骨后间隙与大腿之间的解剖关系

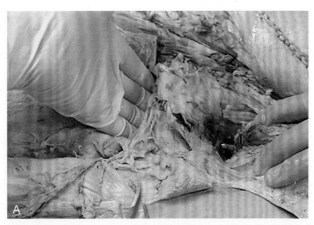

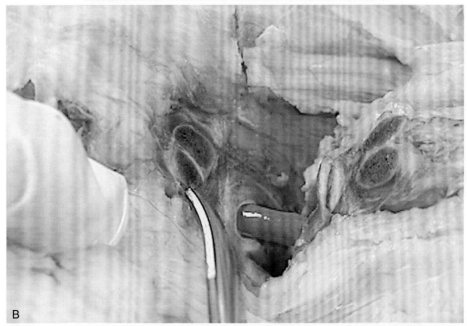

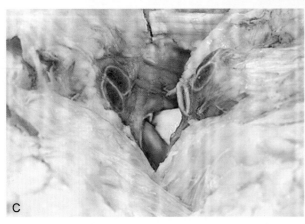

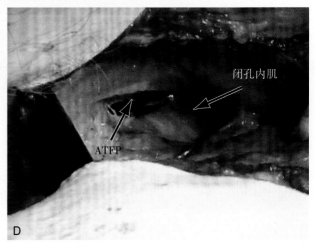

图 33-7 A. 图中术者的手置于耻骨后间隙中。阴阜已被切开，由助手将其翻开以显示耻骨后间隙。已将一红色橡胶管插入尿道中。B. 图中展示了在耻骨联合下方走行的尿道。剪刀所指为阴蒂海绵体。C. 已将戴手套的手指置于阴道内，前庭球位于尿道上方。D. 图为尸体解剖中的耻骨后间隙。请注意，梅奥（Mayo）剪刀的尖端已穿过泌尿生殖膈并到达耻骨后间隙的右下方，在尿道悬吊术中常会涉及此区域。剪刀穿过尿道外侧与腱弓的连接处，并到达盆筋膜腱弓（ATFP）中部。图中亦可见闭孔内肌

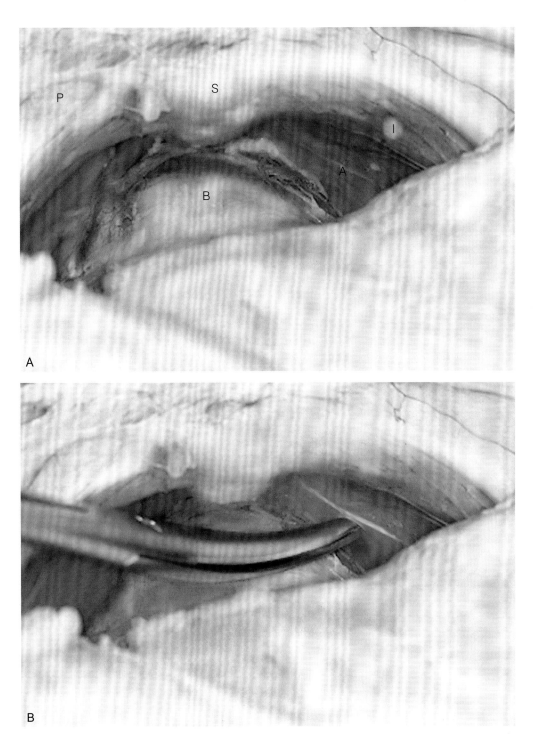

图 33-8 A. 图中完整地显露了耻骨后间隙，耻骨联合（S）和耻骨支（P）组成前界，右侧可见闭孔内肌（I）及腱弓（A）筋膜，膀胱（B）占据了间隙的后半区域；B. 剪刀所指处为白线（腱弓），其下为肛提肌起点

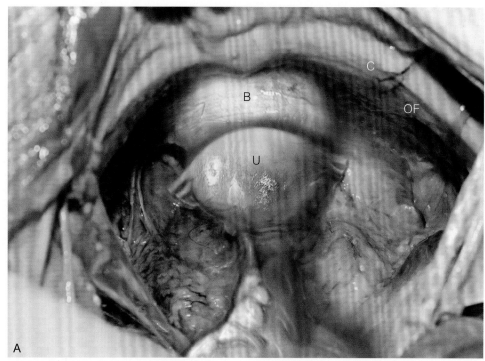

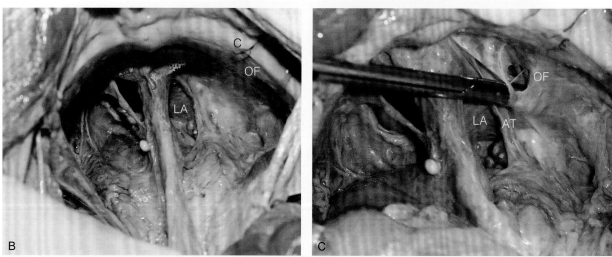

图 33-9　A. 新鲜尸体解剖标本，显示耻骨后间隙及膀胱周围间隙。耻骨梳韧带（C）位于髂耻线上的前方区域。覆盖闭孔内和肛提肌的筋膜标记为（OF）。子宫（U）和膀胱（B）由盆内筋膜及各种"韧带"支撑。B. 近距离观察耻骨后间隙，可见子宫、膀胱和尿道旁组织。耻骨梳韧带位于耻骨支的髂耻线上（C）。间隙后界为闭孔筋膜（OF），图中可见肛提肌（LA）。C. 图中剪刀穿过闭孔筋膜（OF）及其下方的闭孔内肌，可见腱弓（AT）由闭孔筋膜组成，图中可见腱弓下方的肛提肌（LA）

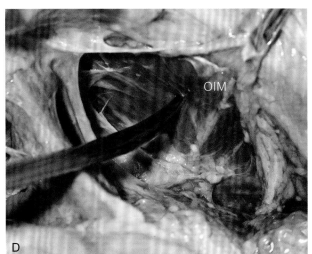

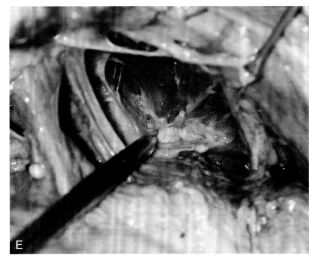

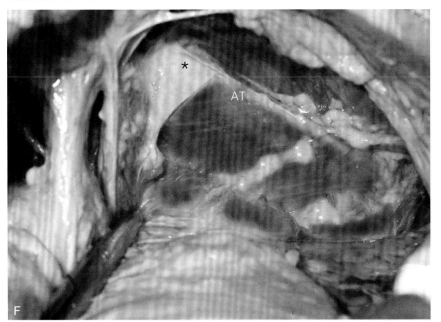

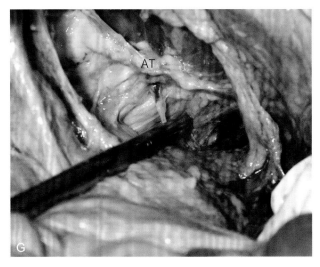

图 33-9 续　D. 去除闭孔筋膜，剪刀所指处为闭孔内肌（OIM）。E. 剪刀压住处为腱弓。F. 肛提肌（耻骨肌）向盆腔深处延伸，可见其起自腱弓（AT），闭孔内肌覆盖于腱弓之上，星号处为肛提肌上筋膜，其下为肛提肌。G. 白线（腱弓，AT）止于距坐骨棘末端 2 cm 处（暗区），表面光滑，向盆腔深处延伸

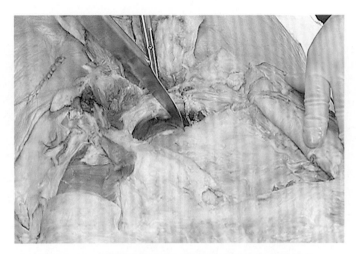

图 33-10　切断耻骨以显示耻骨联合下方的组织结构

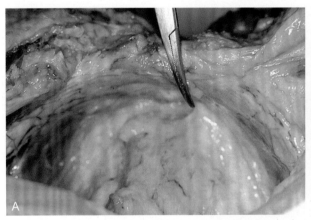

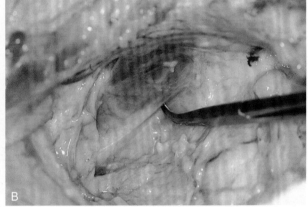

图 33-11　A. 新鲜尸体解剖展示左、右两侧的腱弓，钳子尖端位于耻骨联合的右侧；B. 近距离观察位于腱弓上方的闭孔内肌（钳子尖所指处）

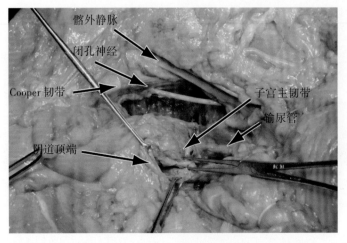

图 33-12　右侧耻骨后间隙顶部新鲜尸体解剖。注意髂血管和闭孔神经与阴道顶部、主韧带和右侧输尿管的关系（ Courtesy Dr. John Delancy, University of Michigan. ）

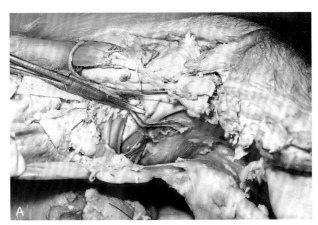

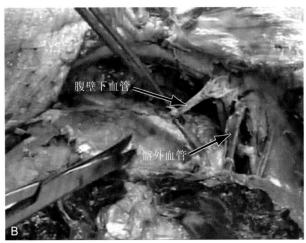

图 33-13　A. 左侧耻骨上支的结缔组织已被清除。钳子置于耻骨梳韧带下方，注意图中右上角可见阴阜皮肤及毛发。
B. 髂外血管的最低点，可见腹壁下血管从髂外血管处上升向头侧延伸

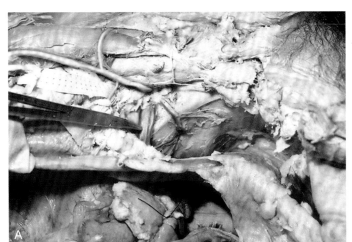

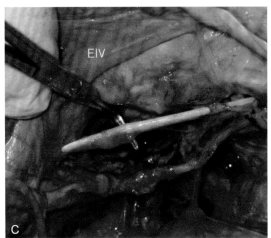

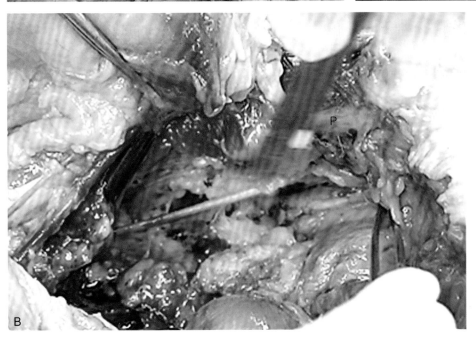

图 33-14　A. 髂外血管越过耻骨支后外方。钳子所指处为髂外静脉。B. 左侧髂外静脉用静脉拉钩固定，耻骨支（P）周围的脂肪组织已被清除，可见闭孔神经穿过耻骨后间隙。C. 用右角直角钳牵拉左闭孔神经。可见神经和动脉自左耻骨支下方进入闭孔。髂外静脉（EIV）越过耻骨支外侧下行

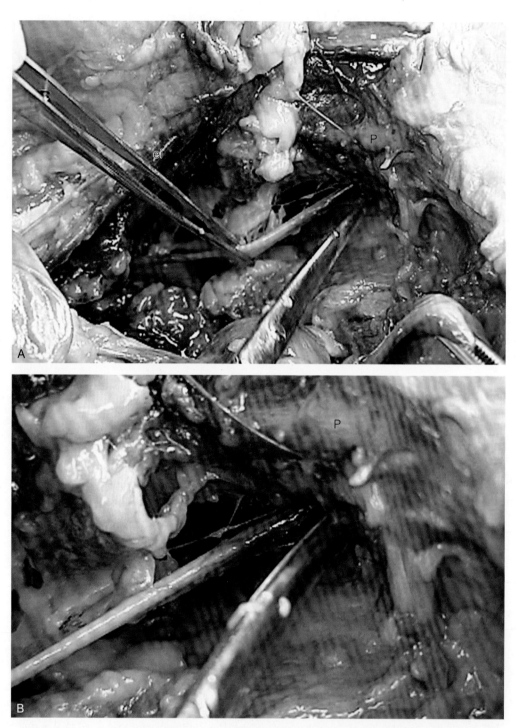

图 33-15　A. 髂外动脉（ei）和髂外静脉越过耻骨（P）进入大腿。钳子所夹为闭孔神经，其自闭孔穿出耻骨后间隙。
B. 图 A 的近距离观察，剪刀尖指向闭孔，剪刀下方为被耻骨梳韧带（粉色）覆盖的耻骨支（P）

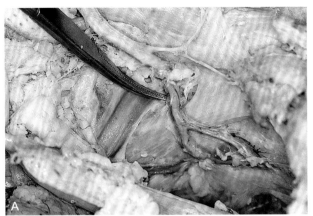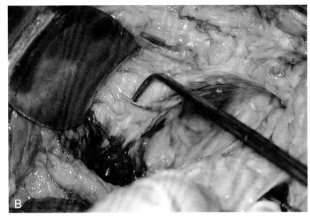

图 33-16　A. 在耻骨上支外侧和髂耻线旁可见异常闭孔血管，由于是动脉，若损伤此血管可导致难以控制的出血，注意此血管的走行及与髂外血管间的关系；B. 直角钳所指为异常闭孔血管的另一种变异走行，在拉钩下方可见一小部分左髂外静脉

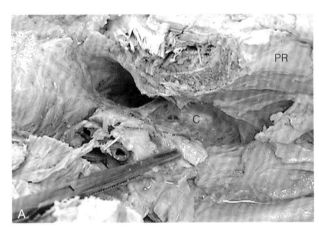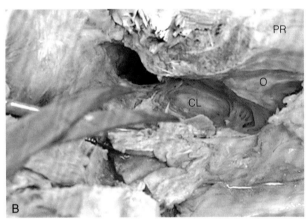

图 33-17　A. 尿道前壁已被切开，可见膀胱基底部及尿道后壁与阴道前壁紧密相连。膀胱周围及阴道周围的主要支撑结构为子宫主韧带（C），其另一端连接于闭孔内肌筋膜。图中 PR 标志处为耻骨支。B. 剪刀置于宫旁（子宫主韧带，CL）处，若切断此韧带，阴道、尿道及膀胱可被游离。PR. 耻骨支；O. 闭孔内肌

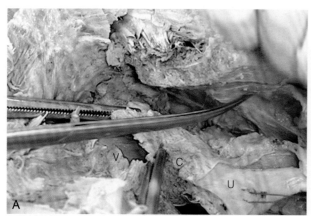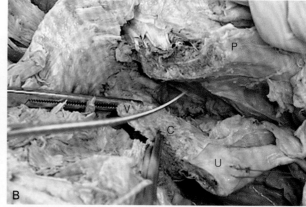

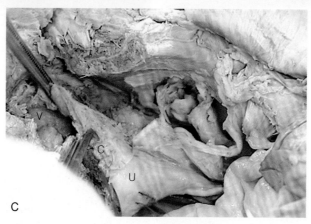

图 33-18 A. 剪刀指向闭孔内肌，用 Kocher 钳钳夹住被切断的阴道前壁，可见被打开的阴道（V）、被纵行切开的子宫（U）和子宫颈（C）。子宫底用薇乔线（蓝色）固定。B. 与图 33-16A 相似，但为全景图。图中耻骨（P）被切断，剪刀置于闭孔内肌筋膜处，阴道（V）与切开的子宫颈（C）、子宫（U）相连。C. 耻骨后间隙上面观，膀胱及尿道已被切除，子宫主韧带亦被切断，图中只剩下子宫颈（C）、子宫（U）及阴道（V），注意它们与耻骨之间的解剖关系

耻骨后间隙的手术显露

涉及耻骨后间隙的手术最好让患者处于仰卧位，且患者腿呈膀胱截石位（蛙腿式），最好使 Allen 脚蹬处于较低位。因为这些手术中的许多操作在阴道里施行，这样能更容易地进入阴道区域。阴道、会阴和腹部做好无菌准备，并按照能更容易地进入较低位腹部和阴道的方式搭好位置。我们倾向于用一个带有 30 ml 气囊的三腔导管，把它无菌地插入膀胱并保持在无菌区域。这样可以轻松触诊膀胱颈，并且在膀胱边缘未清晰勾画的情况下，可以轻松地逆行充盈膀胱，从而有助于解剖，以及帮助判断膀胱的小损伤或意外的缝合位置。管道的引流轻于重力引流，冲洗口与固定在静脉上的无菌水相连，对于耻骨后间隙的围术期患者，给予静脉注射预防性抗生素。

采用横切口（Pfannenstiel 或 Cherney 切口）进

入耻骨后间隙（图 33-19 和图 33-20，第 9 章）。如果同时进行腹腔内手术，只有在耻骨后修复完成之后才能打开腹膜。只有在这种情况下，才能封闭子宫直肠陷凹（第 40 章）。通过与耻骨的后面紧密相贴来显露耻骨后间隙（图 33-21）。用外科医师的手轻柔地向下推开膀胱和尿道（图 33-22）。如前所述，导尿管有助于操作（图 33-23）。在初次手术中通常不需要锐性分离。如果患者之前做过耻骨后间隙的手术，或针刺悬吊术，或尿道吊带手术，或者在罕见的情况下盆腔的外科手术导致紧密的耻骨上膀胱粘连，则应使用锐性分离进入耻骨后间隙。把粘连带从耻骨上切除，直到膀胱前壁、尿道和阴道能够从粘连带里显露出来并且能够活动。如果难以识别尿道和膀胱下缘，可以进行高位膀胱切开术，将手指放在膀胱内，有助于确定膀胱的下缘，以便于解剖，活动及随后抬高阴道旁组织（第 34 章）。

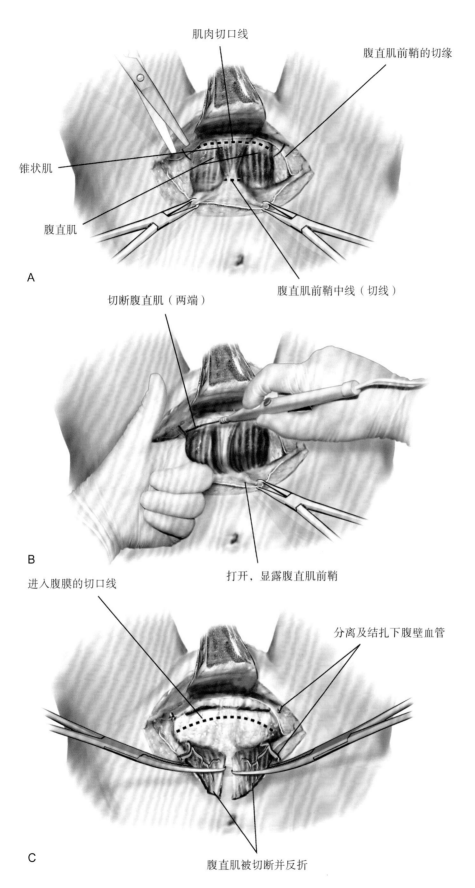

图 33-19　使用 Cherney 切口技术进入耻骨后间隙。A. 被游离和显露的腹直肌很低，接近它到耻骨的嵌入点；B. 用单级电刀切割腹直肌的最低点；C. 腹直肌被显露之后很容易进入耻骨后间隙。图片显示以横切口进入腹膜

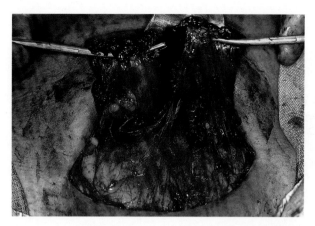

图 33-20　通常用横切口（cherney incision）行腹膜后手术，尤其遇到下腹部及腹膜后瘢痕时。图片显示腹直肌已经从耻骨联合后部分离，非常靠近其附着点。小心地从前部腹膜上分离这些肌肉，必须注意避免腹壁下血管损伤

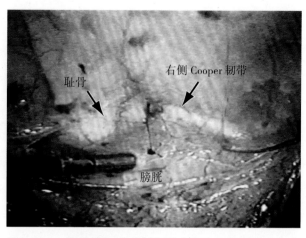

图 33-21　腹腔镜下耻骨后间隙上部。注意：对于一名从来没有腹膜后手术史的患者，从耻骨开始切割一个无血管区域。将膀胱向下分离，使用工具或手指固定在耻骨后的中线水平

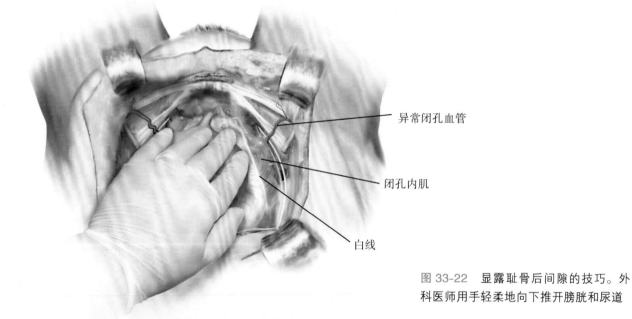

图 33-22　显露耻骨后间隙的技巧。外科医师用手轻柔地向下推开膀胱和尿道

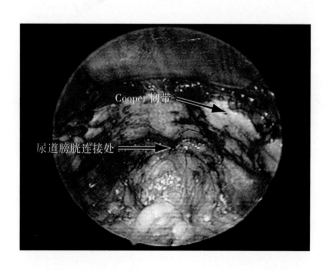

图 33-23　耻骨后间隙的完整视图。导尿管有助于操作，对于一名从来没有耻骨后手术史的患者来说，更容易进行。理想情况下，这个切口应选择在膀胱、尿道交接中线水平或两边盆筋膜腱弓的位置

（杨　欣　译　王建六　校）

第34章

耻骨后尿道固定术治疗压力性尿失禁及耻骨后阴道旁修复术

Mickey M. Karram

一、改良的 Burch 悬吊术

进入耻骨后间隙后，分离和下移尿道和阴道前壁。要避免中线处的分离，从而保护尿道及尿道与膀胱联合处的精细肌肉组织不受外科损伤。现在尤其要注意的是尿道两侧的组织。手术医师将非优势手指置于阴道里，中指和环指置于近端尿道的一侧。用两根海绵棒把膀胱轻柔地移到对侧（图 34-1~图 34-3）。用一个带有纱布的弯镊可以清除上面大部分的脂肪。整个分离过程需要手术医师在阴道内的手指抬高阴道来完成，直到看见发亮的尿道周围筋膜和阴道壁（图 34-1，图 34-4 和图 34-5）。这个区域的血管非常丰富，有一支富有血供的薄壁静脉，应尽可能避开。通过触摸 Foley 球囊或使膀胱部分充盈，来判断尿道和膀胱底部边缘的位置，以及达到阴道前壁的位置。

分离尿道两侧直到尿道完全游离，可以使用阴道内的手指向上、向前抬高阴道前壁，来充分判断阴道的移动性（图 34-1 和图 34-5）。使用 0 号或 1 号延迟可吸收缝线或不可吸收缝线缝合阴道壁的两侧，作者用 SH 针、不同等级的聚酯缝线，每侧缝合 2 针（Ethibond by Ethicon, inc. Somerville, NJ）。每针缝线打双结。用双臂缝线是为了使缝线的末端能充分地穿到 Cooper 韧带上（图 34-4，图 34-6，图 34-7）。这些缝线的合适位置非常重要，它们能够提供足够的支持，并避免尿道的过分扭曲或升高而导致的排尿功能障碍或尿潴留。作者倾向于把这些缝线固定在阴道的外侧端，就是阴道手指的顶端，使得阴道两侧到膀胱颈提升最大活动性（图 34-1~图 34-8）。远端的缝线在近端 1/3 尿道两

侧 2 cm 处。近端的缝线固定在膀胱壁外侧约 2 cm 处，或者到膀胱、尿道交界处水平（图 34-4 和图 34-7）。固定这些缝线时，建议打结应穿透除上皮层的阴道壁全层。这一操作是通过术者在阴道内手指上选择合适的点缝合进入来完成的（图 34-4 和图 34-5）。在两处缝线被固定后的每一侧，都应穿透耻骨梳韧带（Cooper 韧带）。这样 4 条缝线的末端从 Cooper 韧带上穿出（图 34-4 和图 34-7）。耻骨后间隙富含血管，可见的血管均应尽可能避开。当发生大出血时，可以通过直接加压、缝合、夹持血管来控制。严重的出血通常通过直接加压，或缝扎后停止。将 4 条缝线都固定在阴道内并穿越 Cooper 韧带后，助手先将远端缝线打结，然后是近端缝线，同时手术医师用阴道内的手指将阴道抬起（图 34-8）。如果需要的话，可以通过膀胱顶的腹膜部分固定一个耻骨上膀胱导管。在打结这些缝线时，不必担心阴道壁是否与 Cooper 韧带相接，因为几乎总是存在缝合桥。

二、M-M-K 手术方式（尿道筋膜耻骨后骨膜悬吊术）

显露耻骨后间隙如前所述，手术医师的非优势手放在阴道内，移除尿道周围的脂肪，如前 Burch 悬吊手术中所描述。一些手术医师常规进行膀胱切开术，以帮助尿道周围分离或缝合。采用延迟可吸收或不可吸收缝线，以正确的角度固定到尿道或并行到膀胱颈。一个单一的缝线双边固定在膀胱、尿道联合处。通过手术医师的手指打一个双结，包括除上皮层以外的全层阴道壁。在缝线固定好之后，

应确定尿道到耻骨联合的固定点，举起阴道内的两个手指到膀胱颈与耻骨联合的交接处，在这个位置缝线被固定在耻骨骨膜上。从外向内的缝针会碰到骨膜，可通过一个简单的手腕动作转动。这可能会涉及中线的软骨，取决于骨膜的宽度、厚度和可移动度。固定在每侧的这些缝线，并用阴道内的手指抬高膀胱尿道连接处打结（图 34-9）。

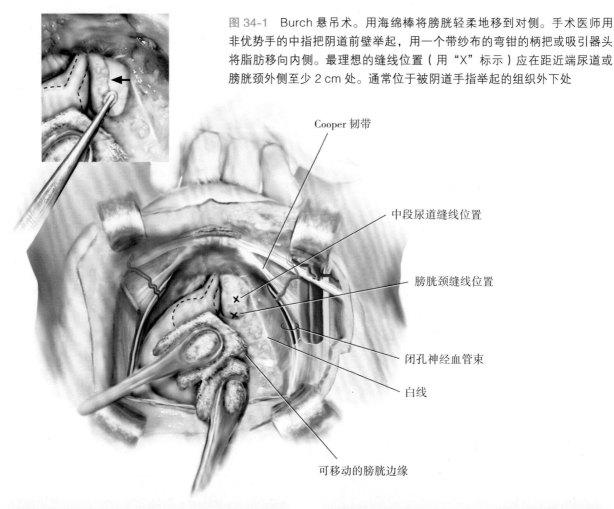

图 34-1　Burch 悬吊术。用海绵棒将膀胱轻柔地移到对侧。手术医师用非优势手的中指把阴道前壁举起，用一个带纱布的弯钳的柄把或吸引器头将脂肪移向内侧。最理想的缝线位置（用"X"标示）应在距近端尿道或膀胱颈外侧至少 2 cm 处。通常位于被阴道手指举起的组织外下处

Cooper 韧带

中段尿道缝线位置

膀胱颈缝线位置

闭孔神经血管束

白线

可移动的膀胱边缘

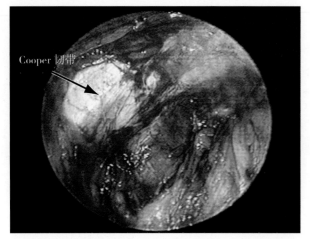

图 34-2　一名患者耻骨后间隙的侧视图。左侧 Cooper 韧带上的组织已被清除。这个区域是在进行 Burch 悬吊术时缝线穿过的地方

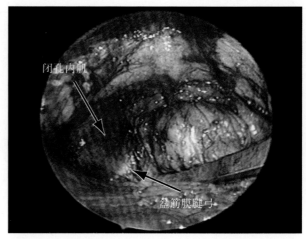

图 34-3　左边内侧的耻骨后间隙。显示闭孔内肌插入到盆筋膜腱弓

缝合针穿透不包括黏膜层的阴道壁

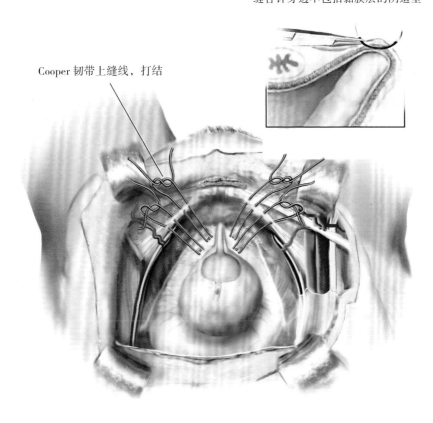

Cooper 韧带上缝线，打结

图 34-4 尿道近端和膀胱颈两侧适当缝合。图片显示 8 针缝线穿过阴道。采用双臂缝合线的目的是使每条缝合线的末端可以穿过同侧的 Cooper 韧带，从而使缝线在韧带上方打结

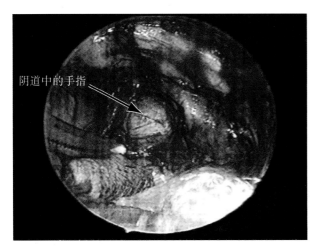

阴道中的手指

图 34-5 Burch 阴道悬吊术（经耻骨后尿道、膀胱悬吊术）的第 1 步是将阴道抬高，并将脂肪推移到内侧方向。图片显示：先用一根海绵棒向内侧方向移开膀胱，然后用一个小型工具去除脂肪，将抬高阴道以显露附着于阴道壁的筋膜，缝线将穿过这里横向连到中心区域或膀胱颈

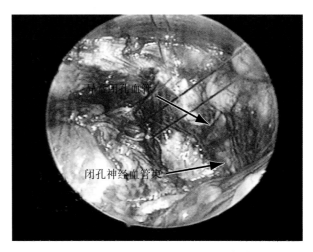

异常闭孔血管

闭孔神经血管束

图 34-6 两条 Burch 阴道悬吊术的缝线穿过患者右侧的阴道壁全层，横向连到中心区域的缝线已穿过同侧的 Cooper 韧带。一条异常的闭孔血管从 Cooper 韧带的最外侧悬垂下来，闭孔神经血管束通过闭孔管离开骨盆

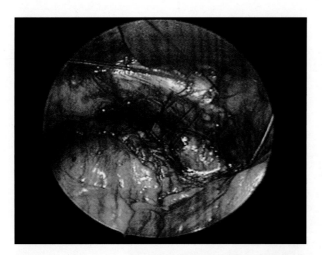

图 34-7　两条 Burch 阴道悬吊线均穿过右侧。注意每条线结的末端已伸展到 Cooper 韧带并系到上面，完成右侧的阴道悬吊

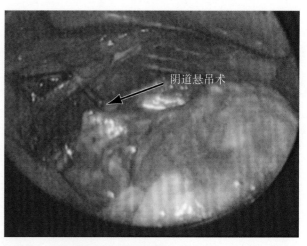

图 34-8　患者左侧已完成的阴道悬吊，注意线结系在 Cooper 韧带上方，抬高缝线使其松紧度达到有张力。显而易见，该图也显示了在抬高的阴道和 Cooper 韧带之间存在一个缝合桥

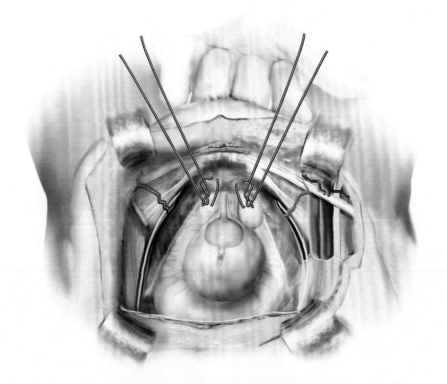

图 34-9　MMK 手术方式：在膀胱颈水平双侧缝合并进入耻骨联合的骨膜

三、耻骨后阴道旁修复术

阴道前壁脱垂可能是阴道与正常的横向连接（lateral attachment）脱离造成的。阴道旁缺损修复术的目的在于在盆筋膜腱弓水平，用筋膜修复两侧的阴道前壁旁沟，使其达到正常的连接。

进入耻骨后间隙，膀胱和阴道被向下、向内牵引，使耻骨后两侧及两侧骨盆壁形成可见的空隙，内含闭孔内肌及闭孔的神经血管束（图 34-10～图 34-12；第 33 章，耻骨后间隙解剖结构），从这个点钝性分离直到触及坐骨棘背。盆筋膜腱弓，或称为白线，常被看作是从耻骨联合背面到坐骨棘的白线（图 34-11 和图 34-12）。分离闭孔内肌的下缘与肛提肌髂尾骨起始部。阴道旁缺损可能表现为阴道与肌肉层撕裂或耻骨宫颈筋膜与盆底筋膜弓撕裂，亦或是筋膜与闭孔内肌撕裂（图 34-10~ 图 34-12）。图 34-10C 显示阴道旁缺损在解剖缺损上可以有多重表现。需要指出的是，有时白线显示不清，解剖上不易辨别。

阴道旁缺损修补：外科医师的非优势手插入阴道。用海绵棒轻柔推压膀胱内侧（如图 34-1 所示），抬起阴道前外侧沟（sulcus）。从阴道上端开始缝合除阴道黏膜外的全部阴道组织。应缝合阴道肌肉底

层侧边组织或耻骨宫颈筋膜。然后穿过闭孔内肌筋膜或盆筋膜腱弓，至坐骨棘前 1~2 cm。第 1 针后继续平行间断缝合 4~5 针穿透阴道壁全层及盆筋膜腱弓或闭孔内肌筋膜（图 34-10B）。缝合方向垂直耻骨支间距 1 cm。尽量将阴道和筋膜向盆腔侧壁缝合（图 34-10，图 34-13 及图 34-14）。缝合的最远端应尽量将耻骨支和耻骨尿道韧带缝合。通常使用 2-0 或 3-0 不可吸收缝线及角针缝合。

对于有压力性尿失禁及阴道旁缺损的患者，应同时进行 Burch 阴道悬吊术和耻骨后阴道旁修复术。这被称为"阴道旁操作"（图 34-13 和图 34-14）。

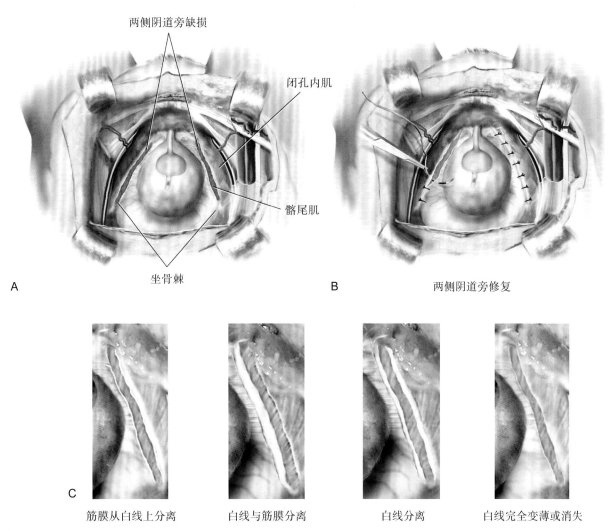

图 34-10 耻骨后阴道旁缺损修复。A. 双侧阴道旁缺损图示；B. 右侧缺损已完全修复，左侧缺损正从坐骨棘远端向耻骨联合方向修复；C. 4 张阴道旁缺损修复手术图。需注意的是，所有阴道脱垂都伴有其覆盖的筋膜从盆侧壁分离

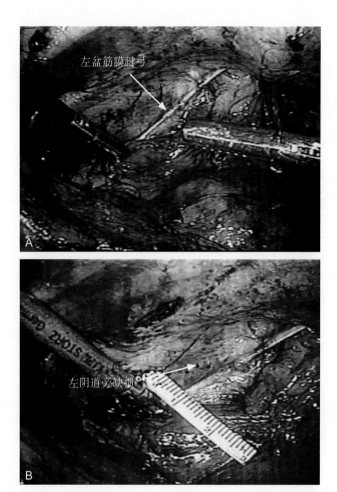

图 34-11　一例左侧阴道旁缺损修复术。A. 注意盆筋膜腱弓已被分离（箭头）；B.2 cm 长的阴道旁缺损

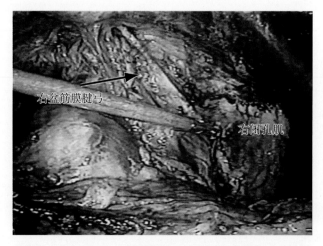

图 34-12　与图 34-11 相同的一名患者的右侧阴道旁缺损（箭头），再次注意分离的盆筋膜腱弓

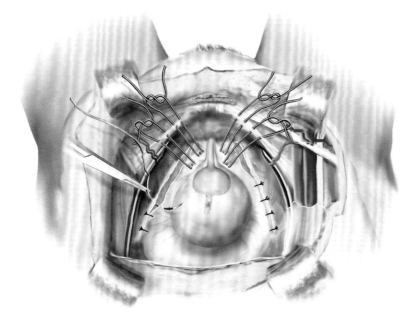

图 34-13 阴道旁缺损及修补，联合 Burch 阴道悬吊术加耻骨后阴道旁缺损修复术

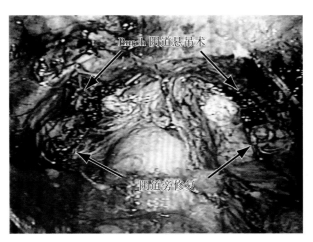

图 34-14 已完成阴道准备及过程。注意（箭头），Burch 阴道悬吊术穿过 Cooper 韧带，阴道旁缝合需同时缝合盆筋膜腱弓及闭孔内肌筋膜

四、耻骨后膀胱尿道松解术

耻骨后或经腹膀胱尿道松解技术已被描述为一个可缓解耻骨后修补导致的尿潴留或明显的排尿功能障碍的术式。手术的目的是松解和游离膀胱和尿道近端。手术过程如下。

将一个带有 30 ml 气囊的大的 Foley 导尿管放置在膀胱中，行横向肌肉切口（Cherney 切口，图 34-15），有利于暴露耻骨后间隙。然后将膀胱从耻骨联合的后面大幅度游离直到尿道近端。最好做一个高位膀胱切开术来帮助其分离（图 34-16 和图 34-17）。最重要的是应从耻骨后方完全游离膀胱和近端尿道。这时通常可以见到前次悬吊手术的缝合线或骨的锚钉（图 34-18）。两侧横向分离达盆腔侧壁盆筋膜腱弓水平（白线）或闭孔内肌筋膜下缘（图 34-19 和图 34-20）。考虑此区域再次粘连，此时最好的方式是在腹膜上开窗，将大网膜放置在耻骨联合后方和近端尿道之间（图 34-21）。通常这些患者无须再行悬吊术。如果有明显的膀胱膨出，应同时行耻骨后阴道旁修复术。

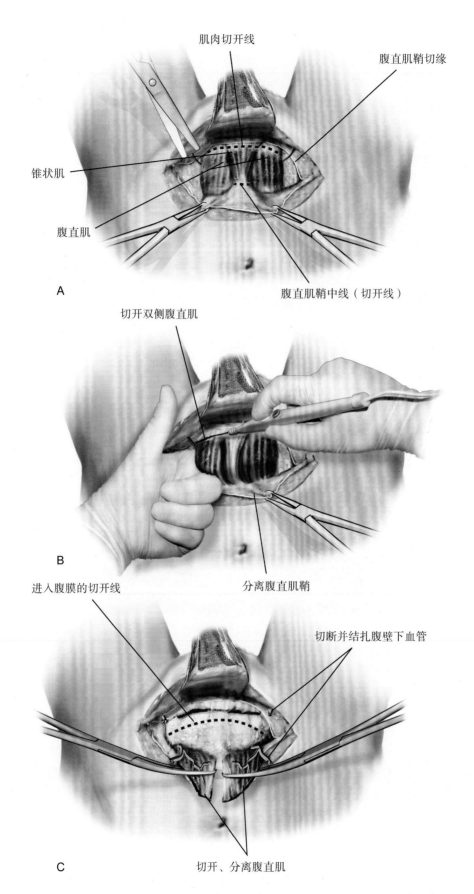

图 34-15　Cherney 肌肉切开技巧。A. 手指放置在腹直肌后方和腹膜前方，抬起整个腹直肌肌肉，用电刀在耻骨联合后方切开肌肉；B. 肌肉完全从切口分离；C. 一旦双侧的腹直肌被切断，很容易进入耻骨后间隙

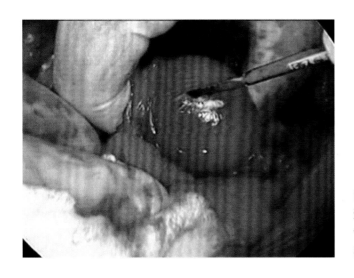

图 34-16　腹膜外高位膀胱切开术，在耻骨后膀胱尿道松解术中经常使用。在膀胱内放置一个大的 Foley 气囊尿管，气囊在膀胱顶部活动，用电刀切开膀胱，实施膀胱切开术

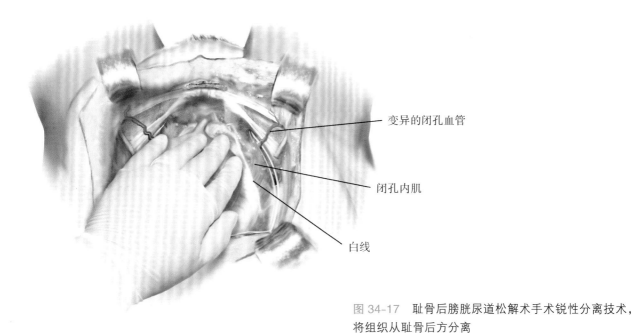

变异的闭孔血管

闭孔内肌

白线

图 34-17　耻骨后膀胱尿道松解术手术锐性分离技术，将组织从耻骨后方分离

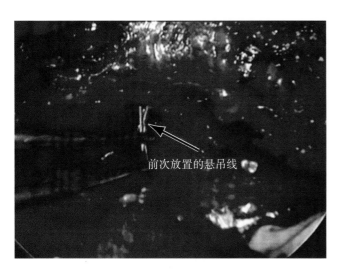

前次放置的悬吊线

图 34-18　在耻骨后膀胱尿道松解术中可以看见前次放置的悬吊线并进行剪除

第二篇 ■ 第七部分

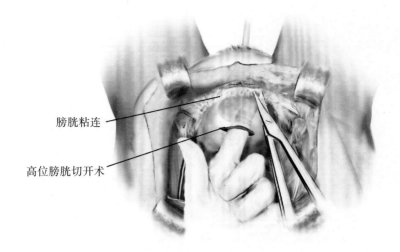

膀胱粘连

高位膀胱切开术

图 34-19　耻骨后膀胱尿道松解术，将膀胱从耻骨联合后方锐性分离，行高位腹膜外膀胱切开术

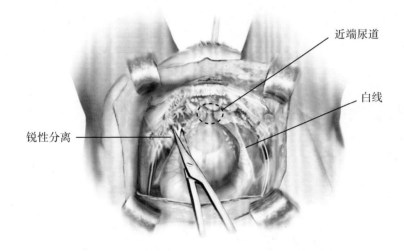

近端尿道

白线

锐性分离

图 34-20　沿中线从耻骨后方锐性分离直到尿道近端 1/3，两侧到盆筋膜腱弓（白线）阴道旁附着处

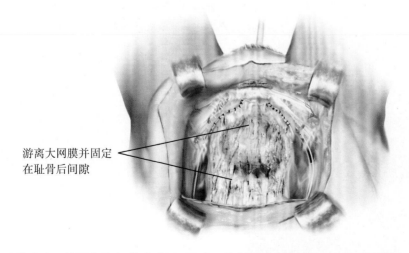

游离大网膜并固定
在耻骨后间隙

图 34-21　为防止此区域再次粘连,从腹膜开口取出一块大网膜,然后用延迟可吸收缝线把大网膜中部缝合在耻骨下方,两侧到闭孔筋膜

（杨　欣　译　王建六　校）

第八部分

后腹膜腔和骶前间隙

第35章

后腹膜腔和骶前间隙解剖

Michael S. Baggish

可经由多种途径安全、简便地进入腹膜后间隙。先缝扎并切断子宫圆韧带，或者简单地用钳子固定，提起子宫圆韧带就可显露子宫阔韧带，然后沿卵巢血管及输尿管走行的方向垂直打开腹膜。笔者建议，先触诊髂外动脉的搏动，然后沿着腰大肌打开腹膜，一直到侧面的髂外动脉部位。一旦确定了腰大肌的位置（即生殖股神经的位置），就可以在腰大肌边缘的中部找到髂外动脉（图35-1~图35-4）。

乙状结肠与直肠的交接部位于子宫后方。乙状结肠从这一交接处向上移行，并偏向左侧。表面覆盖的腹膜在腰大肌和髂肌上面形成折返。腹膜与结肠的关系并非紧密地粘连，而是生理性地互相贴附。在与之相对应的腹膜下方区域内有左侧的卵巢动脉、卵巢静脉和输尿管，二者均穿过该区域与左髂总动脉相交汇。在腰大肌上方切开腹膜，然后向内掀起结肠，这是另一种进入左腹膜后间隙的途径。延长子宫阔韧带的切口能够使腹膜后腔隙的视野更为宽阔，从而更清楚地显露左输尿管（图35-5~图35-9）。

由子宫圆韧带水平向上，经腰大肌及髂外动脉，切开腹膜并进行分离。向盆腔的左侧或右侧牵拉子宫，以便更清楚地显露局部结构。在卵巢血管和输尿管穿过髂总动脉的位置辨认二者（图35-10~图35-12）。毗邻髂外动脉后面（下方）的髂外血管是大（浅蓝色）的髂外静脉，为薄壁的血管，与髂外动脉沿同一走行方向。牵开该血管，去除或推开周围的脂肪，可显露闭孔内肌。一般认为，该肌肉即为盆腔侧壁（图35-13）。

在盆腔内向左侧推开直肠乙状结肠，然后在紧邻乙状结肠、腹膜与骨盆后方结合处右侧垂直切开腹膜，从而进入骶骨前间隙（图35-14）。切口由主动脉的分叉处开始，向下一直到骶骨前间隙（图35-15和图35-16A、B）。

在该区域，最容易受损伤的是从左至右穿过骶岬的左髂总静脉，因此术中应先确认该结构（图35-17和图35-18）。

在骶骨上方到骶骨窝区域内可辨认出骶骨中血管和腹下神经丛结构。其中血管在左侧髂总静脉下方出现，神经穿行于血管间（图35-19A~G）。

腹下神经丛经由主动脉前方，穿过髂动脉间的骶骨前间隙，下降进入骨盆。神经丛穿过左髂总静脉，到达骶骨中血管的前方（图35-19~图35-21）。在其左方和侧面，分布着肠系膜下动脉及分支（图35-22）；在其右方和侧面则为右输尿管（图35-22）。如果在骨盆上方延长腹膜切口，并向侧方继续暴露，可沿输尿管的走行一直到达肾、沿卵巢动脉到达腹主动脉、沿卵巢静脉到达腔静脉或左肾静脉（图35-23和图35-24）。

髂动脉分叉是分辨髂动脉内、外分支的良好参照标志（图35-25）。骨盆段输尿管总是穿行于髂内动脉内侧（图35-26）。髂内动脉又马上分为前、后两个分支（图35-27A和B）。在髂内动脉后方的深处，分布着数量众多的且经常变异的骨盆静脉，了解这一点对于手术尤为重要（图35-28）。如果顺着髂内动脉后侧分支向盆腔深处进行分离，势必穿过危险的静脉丛，随后到达坐骨棘和骶骨的侧面区域，该处分布着粗大的骶神经根（图35-29）。

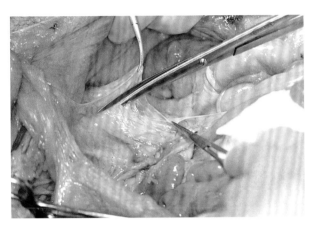

图 35-1 在子宫圆韧带与骨盆漏斗韧带之间的子宫阔韧带顶部提起腹膜，在此剪开腹膜，沿着与腰大肌平行的方向打开腹膜，进入腹膜后间隙。图示为右侧

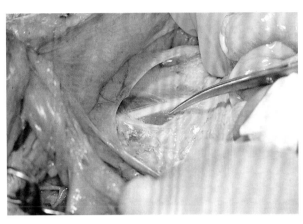

图 35-3 右侧腰大肌旁的脂肪已被清除，剪刀尖部所示为腰大肌（肌腹）

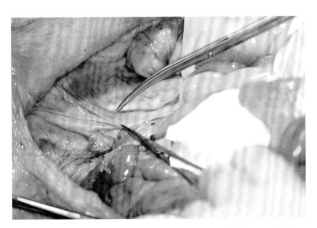

图 35-2 用镊子提起已剪开的腹膜中部边缘。图中剪刀尖部所指的是右侧腰大肌中部的边缘

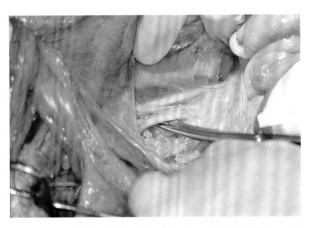

图 35-4 右髂外动脉位于腰大肌的正中稍下方位置。剪刀位于右髂外动脉下方

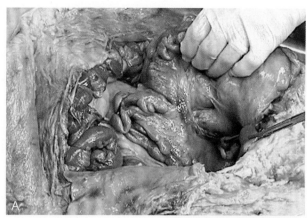
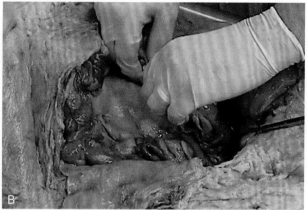
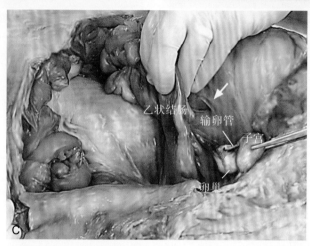

图 35-5　A. 图中的乙状结肠已从盆腔牵出。骨盆漏斗韧带的牵拉方向正对乙状结肠肠系膜的根部。正常情况下，结肠覆盖着子宫及左侧附件。乙状结肠为腹膜内器官，位于腹中线的左侧。图中所示为乙状结肠的"S"形结构。乙状结肠逐渐偏向右边，在子宫后部移行为直肠（用 Kocher 钳提起）。B. 这个视野显示乙状结肠覆盖着左侧附件。可见子宫被钳子提起并被向前上方牵拉。C. 乙状结肠被拉向右侧，显露出与腹膜一侧相连的组织。此处（箭头所示）是进入左侧腹膜后间隙非常方便的位置

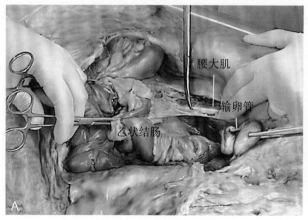
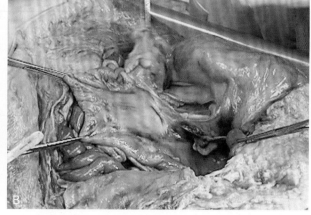

图 35-6　A. 在腰大肌上方打开腹膜，轻柔地进入腹膜后空间，显露出腰大肌、腰小肌肌腱；B. 左侧腹膜后间隙已由侧向打开，直至卵巢血管和输尿管进入盆腔处。腰大肌与乙状结肠成 90°

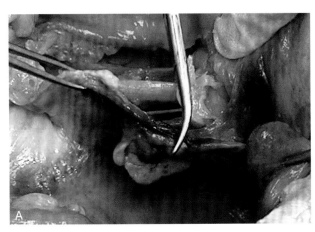
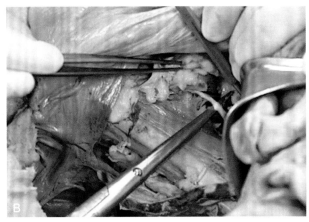

图 35-7 A. 左侧腹膜后的局部结构。用止血钳提起左侧输卵管和卵巢，镊子夹的是卵巢的供血组织（即骨盆漏斗韧带），输尿管（图上看不到）位于卵巢血管的正后面。腰大肌是示意图的背景部分。在腰小肌韧带后方可见生殖股神经（在腰肌上）。B. 从腰大肌侧面剪开直至髂肌。剪刀挑起的是股外侧皮神经

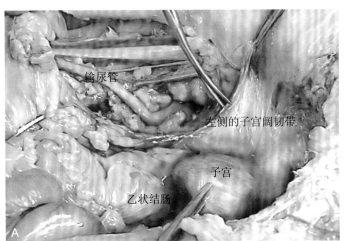
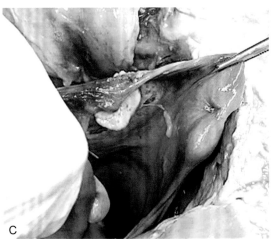

输尿管

左侧的子宫阔韧带

子宫

乙状结肠

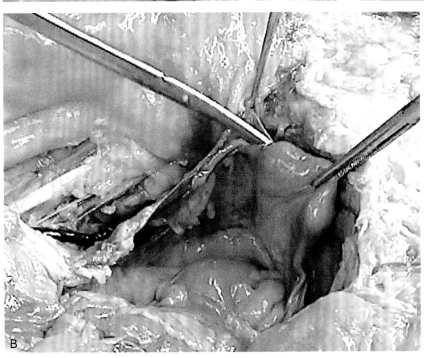

图 35-8 A. 打开腹膜后间隙并显露髂外血管及盆腔输尿管。进一步将打开子宫阔韧带的前叶以显露更多的间隙。B. 子宫阔韧带已经被切断。正在切开子宫 - 膀胱腹膜，从而充分显露整个左腹膜后间隙。乙状结肠 - 直肠结合处位于子宫颈和阴道后方。直肠子宫陷凹被结肠所填充。C. 已将乙状结肠牵出，完全显露直肠子宫陷凹。注意突出的左子宫骶韧带

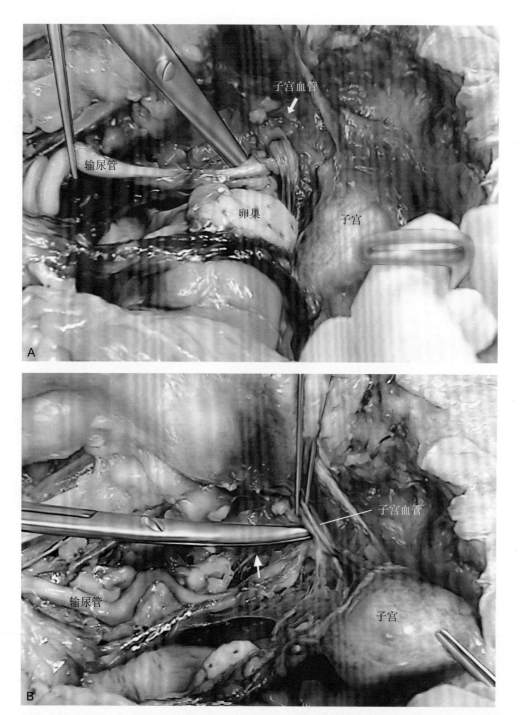

图 35-9   A. 在与子宫血管交叉处显露出输尿管，切断子宫阔韧带并继续进行解剖；B. 剪刀行进于子宫血管与输尿管之间（子宫血管下方，输尿管上方）。用剪刀的开合来拓宽子宫血管下方的空间，为钳夹并切断它们做准备

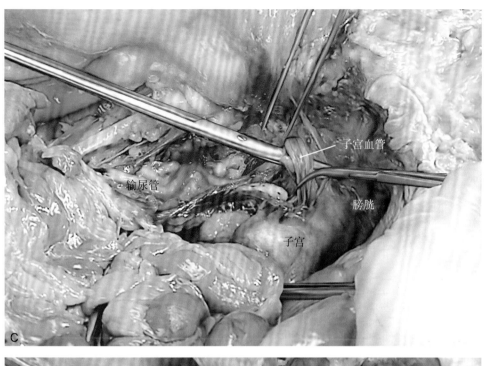

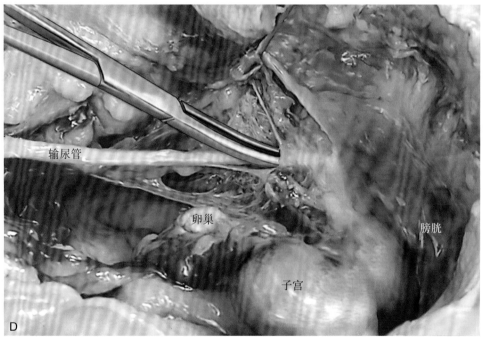

图 35-9 续　C. 子宫血管已经完全游离出来并可用扁桃体钳夹住；D. 显露输尿管的终止点（膀胱）

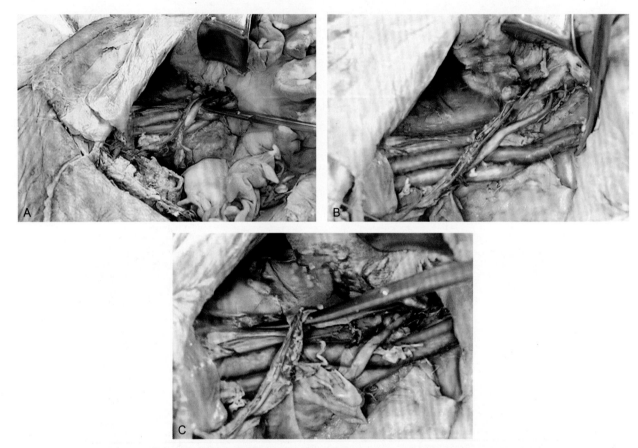

图 35-10   A. 切开附着于盲肠及升结肠表面的腹膜以打开右腹膜后间隙。输尿管（在后部靠中间位置）和卵巢血管一起越过髂总动脉并下降到骨盆。B. 卵巢血管被牵开。输尿管在骨盆漏斗韧带的中部稍后的位置。剪刀置于左髂总静脉上。输尿管穿过髂动脉分叉稍偏向尾侧的位置。C. 卵巢血管的近距离观察。图中血管被剪刀提起。输尿管穿行于与卵巢血管交叉处的中后方。图中的卵巢血管已被向前方牵拉

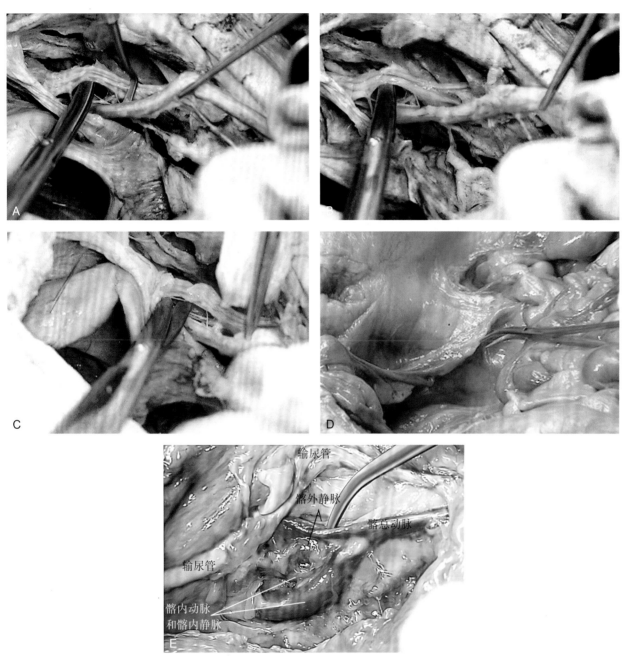

图 35-11　A. 右输尿管的近距离观察。输尿管在图中穿过右卵巢动脉（被剪刀挑起）的后方。输尿管被镊子提起，用直角探针指示。剪刀柄前面为子宫，下面为子宫骶韧带。B. 近距离观察，输尿管从右侧子宫血管下方穿过。C. 张开的剪刀位于子宫动脉下面。在子宫上挂线并将其提起。附件在剪刀的刀锋下方呈收缩状态。D. 钳子所指为卵巢血管从腹膜的下方进入腹膜后间隙的位置，位于回盲部肠系膜的根部。盲肠在上面。子宫底（已被结扎）在远侧偏左。E. 右髂总动脉已被仔细地分离至髂外动脉、髂内动脉分叉处。输尿管已被分出并牵拉至髂总动脉上方

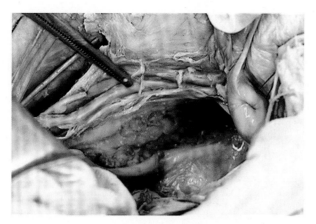

图 35-12 蓝染的子宫动脉。附件被牵拉于画面外。止血钳所指为左输尿管。卵巢血管已被切断

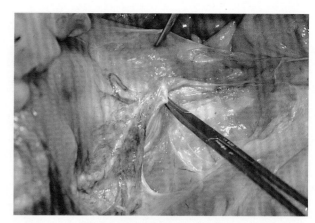

图 35-14 乙状结肠被牵至右侧，提起并打开在骶骨和主动脉分叉处表面覆盖的腹膜

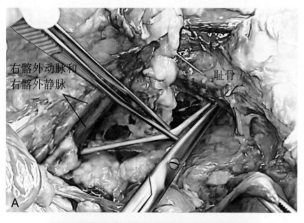

右髂外动脉和
右髂外静脉

耻骨

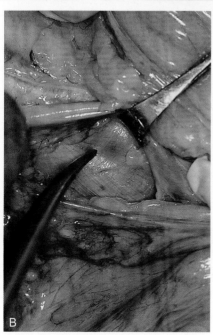

图 35-13 A.闭孔间隙（窝）已被打开，闭孔神经穿行于闭孔间隙（窝）并由此穿出腹腔；B.髂外静脉被拉开，可见闭孔内肌的上缘

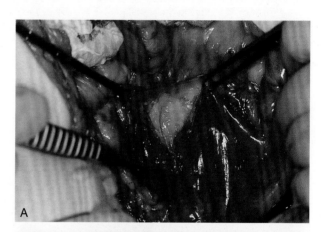

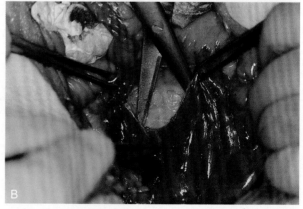

图 35-15 A.用两把 Allis 钳提起腹膜，打开骶骨前间隙，显露其下方的腹膜外脂肪；B.用剪刀仔细显露骶骨、骶骨中血管和腹下神经干

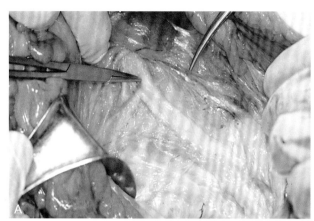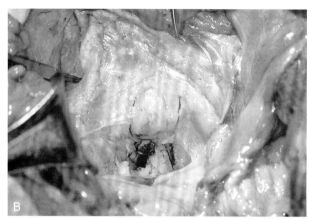

图 35-16 A. 直血管钳所指为主动脉。在其分叉之下，可见左髂总静脉从骨盆的左侧延伸到骨盆的右侧。剪刀所指的是左卵巢血管蒂。B. 已显露骶岬和骶骨前间隙

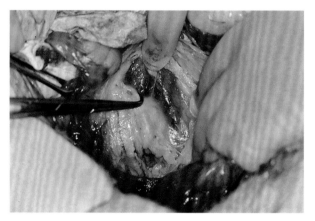

图 35-17 应用扁桃体钳显露骶骨前间隙。尖部所示为左髂总静脉由左至右穿过骶骨的位置

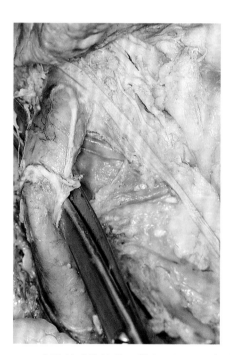

图 35-18 右髂总动脉被剪刀抬起，以显露穿越其下方的左髂总静脉

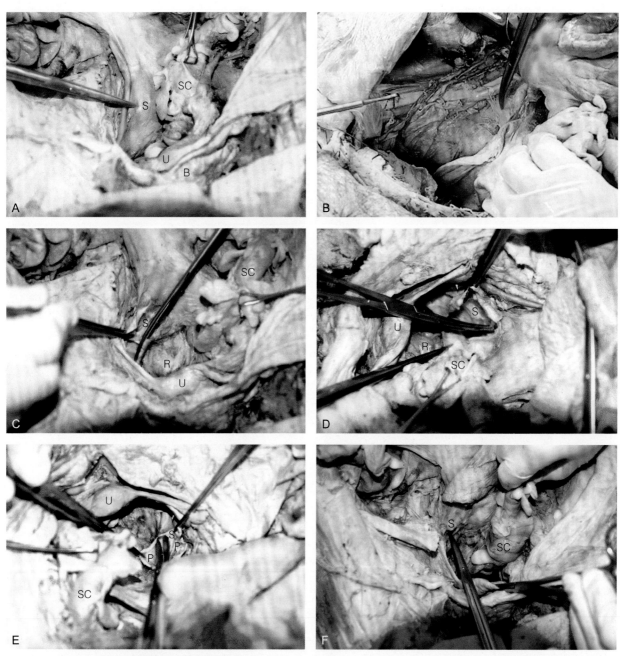

图 35-19　A. 向左侧牵拉远端乙状结肠（SC）。剪刀置于后腹膜上，覆盖于骶骨（S）上。请注意游离的右侧输尿管恰从剪刀的下方穿过。子宫（U）和膀胱（B）在上述结构的前方（图中近景处）。B. 已显露整个骶骨前间隙。剪刀所指为左髂总静脉，从第 5 腰椎穿出。在左髂总静脉上方（头侧）的是主动脉分叉处。探针所示为右髂外动脉。C. 用长柄剪刀（Metzenbaum 剪刀）剪开骶骨（S）上面的腹膜。把乙状结肠（SC）拉向左边。直肠（R）位于腹膜切口左侧下方。子宫（U）位于它的前方（图中近景处）。注意镊子下方为右侧输尿管。D. 从正上方拍摄的照片。显示了子宫（U）、直肠（R）、乙状结肠（SC）、骶骨前间隙之间的关系。弯钳所示为骶岬（第 1 骶椎）。切开骶骨前间隙的腹膜，并用直血管钳提起。可见骶骨（S）的右边缘。在右侧，输尿管从腹膜钳的下面穿过。E. 从上方拍摄的照片。子宫（U）位于前方。乙状结肠（SC）在其后方（图中近景处）。沿着正中线稍偏右侧打开骶骨前间隙，切口恰位于右输尿管内侧。P 标记的是腹膜边缘。骶骨（S）已被显露。F. 从尾侧偏右的角度拍摄。剪刀所示为骶岬。乙状结肠（SC）被提起。在骶骨（S）前很容易观察到乙状结肠的走行，可见其偏向右侧，然后和直肠相接。75% 的直肠位于腹膜后。Kocher 钳所夹住的是子宫

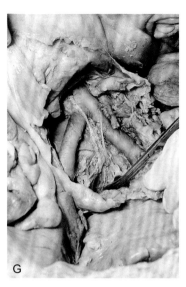

图 35-19 续 G. 弯钳所指的是中间的骶骨中血管。在此上方位置，可见两侧的腹下神经丛下降到骶骨前间隙

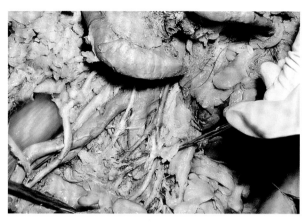

图 35-22 腹下神经与主动脉分叉处全景图。稍左为腹主动脉发出、营养结肠的肠系膜下动脉。止血钳所示为左输尿管从左髂总动脉的上方穿过的位置。右侧是右髂总动脉。右输尿管从（右侧）髂血管下段穿过

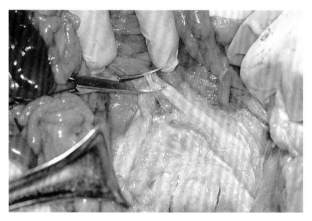

图 35-20 用张开的血管钳显露的是在主动脉上方的腹下神经丛

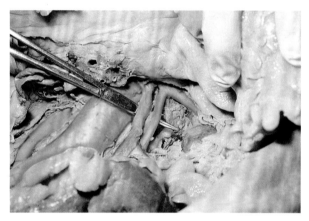

图 35-23 左卵巢静脉汇入左肾静脉，左卵巢动脉由主动脉发出

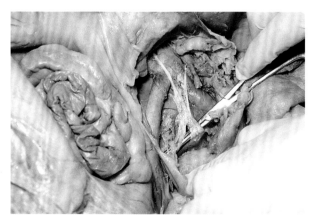

图 35-21 血管钳上方为腹下神经丛的主干

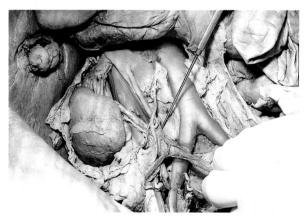

图 35-24 右卵巢静脉汇入下腔静脉（所指示位置），右卵巢动脉由主动脉发出

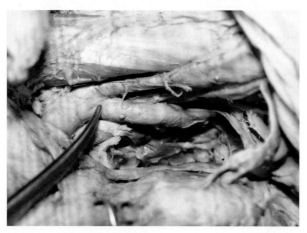

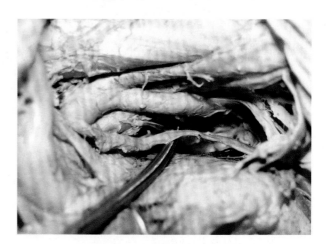

图 35-25　剪刀所指为髂动脉分叉处，下方为数量繁多且经常变异的深盆腔静脉丛，上方是腰大肌。剪刀所指为髂内动脉，其上为髂外动脉

图 35-26　用剪刀挑起输尿管

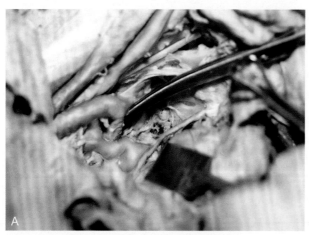

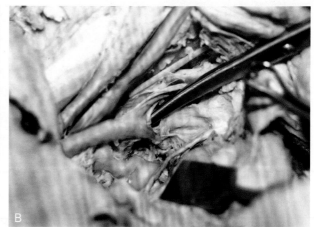

图 35-27　A.（放大图像）剪刀所指为髂内动脉后侧分支；B.（放大图像）剪刀所指为髂内静脉，剪刀上方是髂内动脉的前侧分支

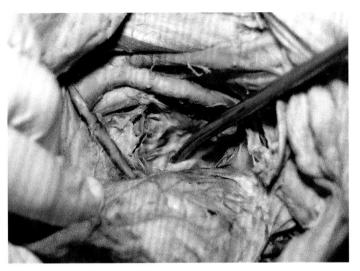

图 35-28　（放大图像）用剪刀分离出的粗大的骶神经根，坐骨神经由此发出

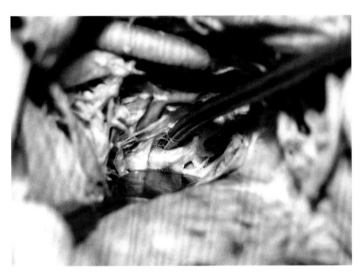

图 35-29　坐骨神经的放大图像，周围包绕着大量的盆腔静脉

（黄子雄　译　徐　涛　校）

第36章

识别并避免输尿管损伤

Michael S. Baggish

输尿管被细小的动静脉吻合网络所包绕，血管网由几支较大的动、静脉供血或引流。通常情况下，与髂总血管交叉部位以上部分输尿管的动脉血供来源于内侧动脉（如腹主动脉、卵巢动脉和肾动脉等）；而盆腔部分输尿管的动脉血供则来自外侧（如髂内动脉、子宫动脉、膀胱动脉和阴道动脉等）（图 36-1）。

尽管输尿管的血供较为丰富，倘若剥脱了其外膜（输尿管的供血网络位于外膜），则会导致输尿管的节段性坏死。

输尿管的长度为 22~30 cm，自肾盂一直到输尿管开口处。双侧开口分别位于膀胱三角区输尿管间嵴的两端。输尿管腔的直径为 3.0~4.0 mm（9~12 F）。

输尿管可分为 3 个解剖分区（图 36-2）。

一区：肾盂和髂动脉之间的区域。

二区：输尿管 – 髂动脉交叉点与子宫动脉 – 输尿管交叉点间的区域。

三区：子宫动脉 – 输尿管交叉点与输尿管进入膀胱间的区域。

输尿管在肾盂输尿管连接处、输尿管跨髂血管处、输尿管膀胱连接处等 3 个部位分别存在自然狭窄。另外，输尿管膀胱壁内走行段也是狭窄的。妊娠期间，肥大的卵巢血管可能在与输尿管的交叉部位造成其梗阻，并进一步引起输尿管积水和肾积水，造成疼痛和泌尿系统感染等。右输尿管较左输尿管更易发生梗阻，梗阻程度也更严重。

一、显露输尿管

有 3 种方式可用于直接显露盆腔输尿管。但都需要进入腹膜后间隙进行操作。

第 1 种：是最直接的进入途径。牵起覆盖于腰大肌上的后壁层腹膜（髂外动脉外侧），沿平行于髂外动脉的方向打开腹膜（图 36-3）。在腰大肌中部很容易触到髂外动脉的搏动（图 36-4）。沿髂外动脉向上分离至髂分叉处，输尿管即在此位置穿行于骨盆段髂总血管表面和髂内血管内侧（图 36-5）。与髂血管相比，输尿管更细，颜色较浅（偏白）；它没有搏动，但可见蠕动。

第 2 种：切开子宫圆韧带，进入子宫阔韧带内部（图 36-6）。应用长柄（Metzenbaum）剪刀或长扁桃体钳，很容易分离开子宫阔韧带前、后叶间松散的结缔组织。当分离到子宫阔韧带底部时（如穿过髂外动脉和髂外静脉），可见一条依附于腹膜边缘内侧的管状结构，即为输尿管，可通过观察其蠕动来识别（图 36-7）。

第 3 种：固定一侧的附件，稍牵拉骨盆漏斗韧带以造成一定的张力。这要通过向前及尾端方向牵拉卵巢和输卵管来实现。

顺着骨盆漏斗韧带的走行，一直到它进入腹膜后间隙的位置（图 36-8A）。用齿状镊等器械固定并提起腹膜，沿着与卵巢血管平行的方向切开（图 36-8B）。输尿管在卵巢血管蒂的中、后方，并在此处附着于卵巢血管上（1 条动脉，2 条静脉）（图 36-9）。与卵巢血管相比，输尿管色泽偏白，还可见有蠕动。

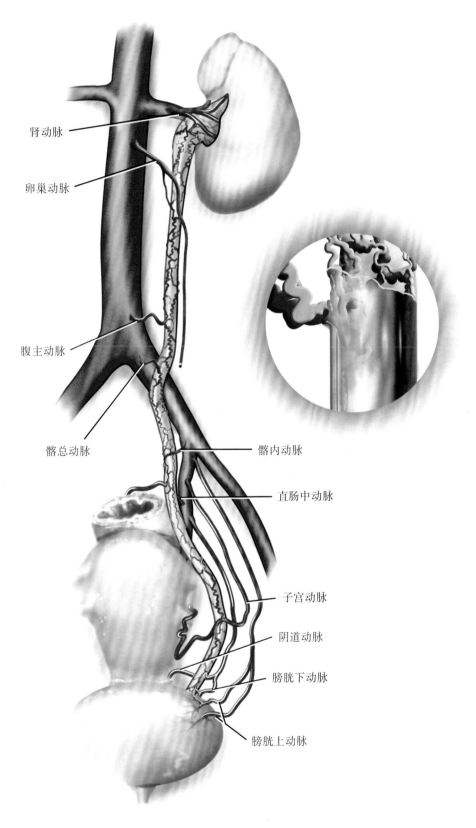

肾动脉

卵巢动脉

腹主动脉

髂总动脉

髂内动脉

直肠中动脉

子宫动脉

阴道动脉

膀胱下动脉

膀胱上动脉

图 36-1　输尿管存在独立的血供。血供来源于周围的血管丛，包括肾动脉、卵巢动脉、腹主动脉、髂总动脉、直肠中动脉、子宫动脉和阴道动脉等。这些吻合血管系统穿行于输尿管外膜中，负责自肾盂段至膀胱段的输尿管供血

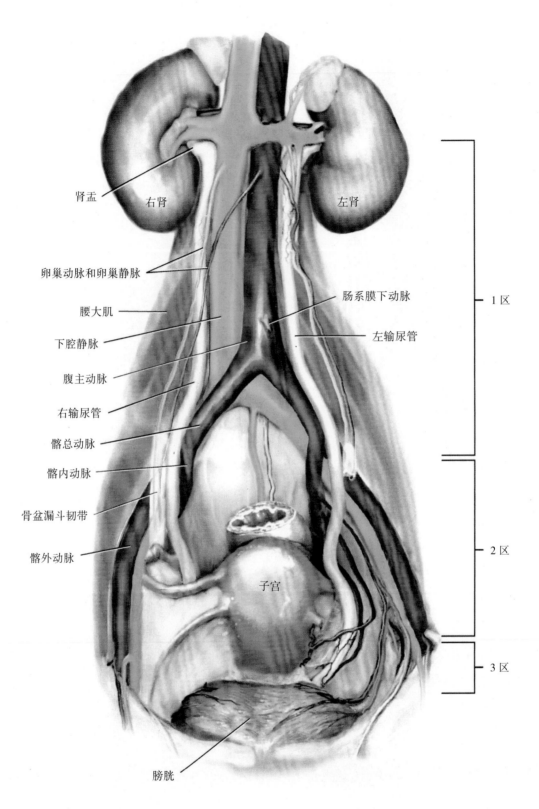

肾盂
右肾
左肾

卵巢动脉和卵巢静脉

肠系膜下动脉

腰大肌

左输尿管

下腔静脉

腹主动脉

右输尿管

髂总动脉

髂内动脉

骨盆漏斗韧带

髂外动脉

子宫

1 区

2 区

3 区

膀胱

图 36-2　输尿管的 3 个解剖分区。虽然 3 区是最短的区域，但最易发生损伤。注意左、右输尿管在解剖上的区别。在 1 区和 2 区，左输尿管更偏向外侧，在乙状结肠供血血管的左侧（图 36-5）

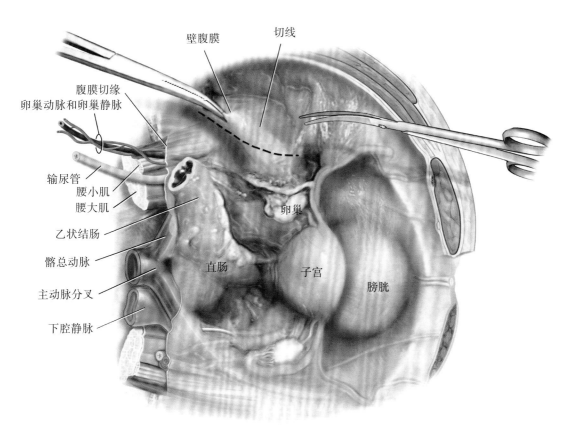

图 36-3　用钳子夹起腰大肌上方的壁层腹膜，并用长柄 Metzenbaum 剪刀沿着与肌肉平行的方向剪开

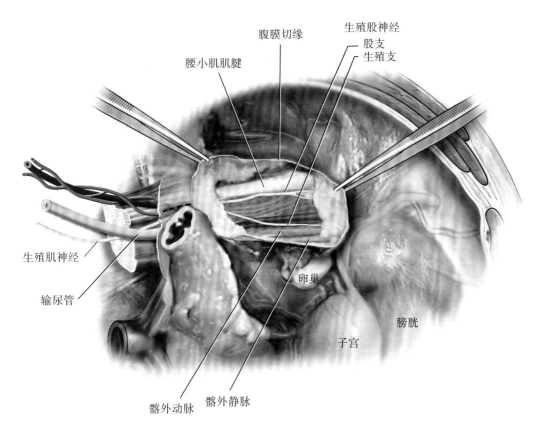

图 36-4　确认腰小肌的肌腱和生殖股神经。在腰大肌的内侧缘，可以摸到髂外动脉的搏动。髂外静脉在髂外动脉正后方稍偏内侧的位置

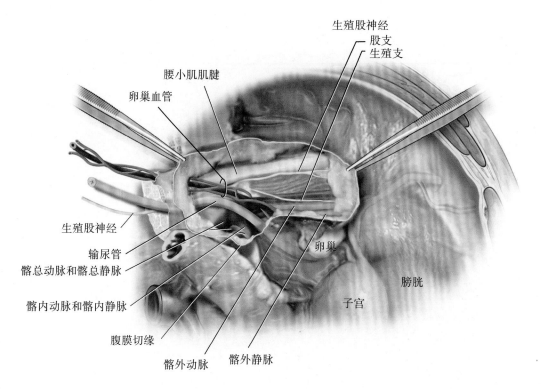

图 36-5 沿着髂外动脉的头端可以发现在髂总血管表面的输尿管。注意卵巢血管在输尿管前方稍偏外侧的位置

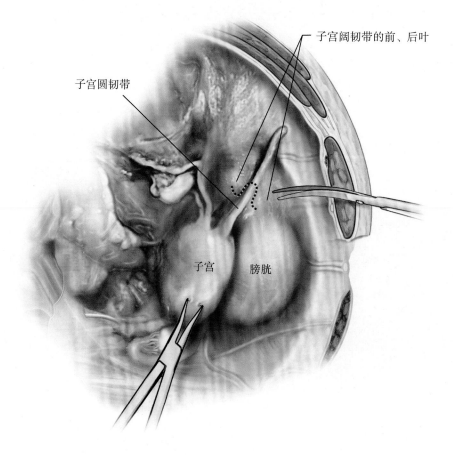

图 36-6 用弯钳或扁桃体钳夹起并撑起子宫圆韧带。在两把钳子之间切开该韧带（虚线）。实际上是打开了子宫阔韧带的前、后两个分叶

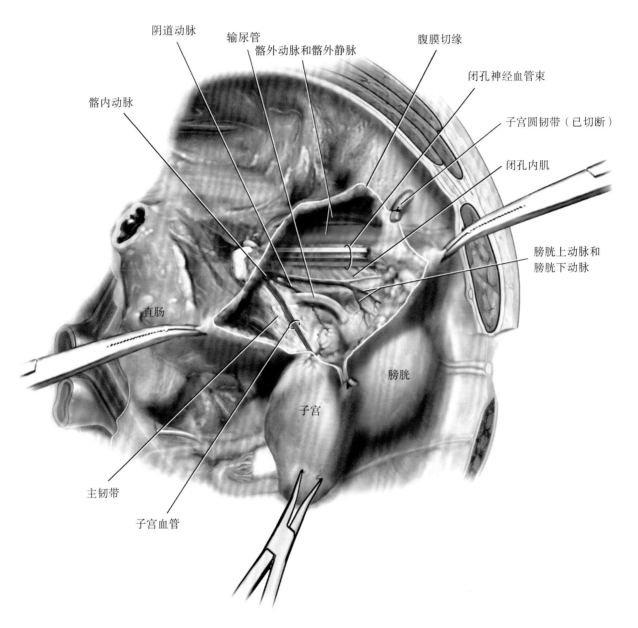

图 36-7　通过触摸，先确认腰大肌和髂外血管的位置，再进行分离。通过张开的扁桃体钳来分离子宫阔韧带里面疏松的结缔组织。在髂外血管深处，术者可触及髂内动脉。其内侧为输尿管

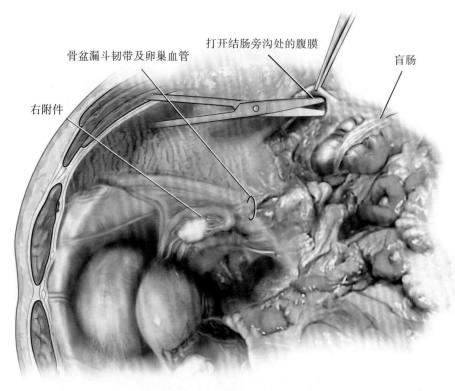

骨盆漏斗韧带及卵巢血管　　打开结肠旁沟处的腹膜　　盲肠

右附件

A

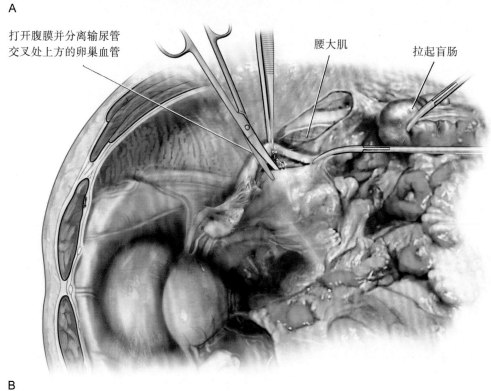

打开腹膜并分离输尿管
交叉处上方的卵巢血管　　腰大肌　　拉起盲肠

B

图 36-8 A. 牵引骨盆漏斗韧带，可以在腹膜后找到其起点；B. 在腰大肌正上方、骨盆漏斗韧带外侧打开腹膜

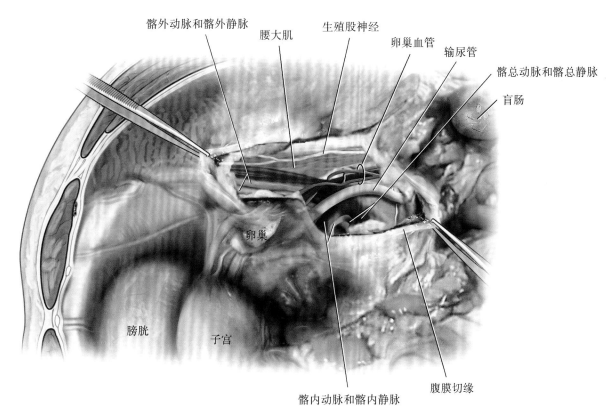

图 36-9　输尿管在卵巢血管正中偏后的位置

二、双侧输尿管的解剖关系

双侧输尿管之间解剖关系的差异应引起关注。

由于 1 区在骨盆外，妇科医师的操作一般不进入这个区域，但也应熟悉其解剖关系（图 36-2）。输尿管离开肾盂后走行于卵巢动脉和卵巢静脉和下腔静脉外侧。输尿管与腰大肌表面紧密毗邻。卵巢血管在肾与髂血管之间约 1/3 处穿过并走行于输尿管的前外侧。当输尿管穿行到髂总动脉分叉为髂内动脉和髂外动脉的水平时，开始被腹膜鞘所包绕，并走行到卵巢血管的后方（图 36-10）。这里是输尿管医源性损伤的常见部位，常见于对骨盆漏斗韧带进行的钳夹、切断、缝合、止血等操作。当应用腹腔镜吻合器切断骨盆漏斗韧带时，应采取特殊措施以保护输尿管（图 36-11）。

由于乙状结肠及周围肠系膜的位置特点，使右侧输尿管较左侧更容易游离（图 36-12）。肠系膜下动脉位于输尿管和左髂总动脉之间的间隙中，穿过乙状结肠的系膜供应结肠（图 36-13）。肠系膜下动脉是腹主动脉下段左侧一个较大的分支，从主动脉–

髂总动脉分叉偏头侧处发出。另外，肠系膜下动脉的主要分支也是一些大的血管。这些血管都可能和左输尿管相混淆。

双侧输尿管下降到盆腔后，走行于髂内动脉内侧并与之平行的位置。输尿管和闭孔窝的位置关系密切。在闭孔动脉和闭孔神经水平，输尿管平行地走行于闭孔窝内侧。在闭孔窝尾端部位，输尿管下降到骨盆，子宫血管由其表面斜跨至内侧。子宫血管继续沿内侧前行，在子宫颈与子宫体结合部到达子宫侧缘（图 36-14）。

90% 的输尿管损伤发生在 3 区。这不仅是因为子宫动脉交叉与膀胱入口间仅有 2.5 cm 的距离，使得在此区域难以显露输尿管，而且此处充满着数量众多且经常变异的血管。

输尿管内侧面介于子宫动脉（前面）和阴道动脉（后面）的夹缝中。同时，输尿管还和膀胱动脉相交叉（图 36-15）。

输尿管穿入主韧带的上半部分中，这里面有致密的脂肪、纤维组织及蜂窝状的静脉窦。随后，输尿管经由膀胱的支柱（子宫膀胱韧带）下方，斜行进入到膀胱基底部（膀胱三角）（图 36-16A 和 B）。

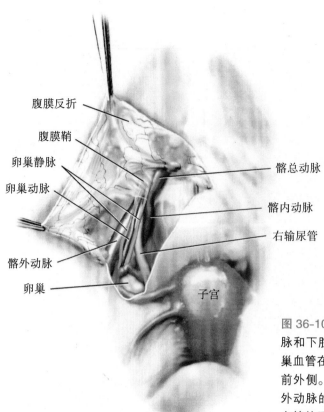

腹膜反折

腹膜鞘

卵巢静脉

卵巢动脉

髂外动脉

卵巢

髂总动脉

髂内动脉

右输尿管

子宫

图 36-10　输尿管离开肾盂后，走行于卵巢动脉和卵巢静脉和下腔静脉外侧。输尿管与腰大肌表面紧密毗邻。卵巢血管在肾与髂血管之间约 1/3 处穿过并走行于输尿管的前外侧。当输尿管穿行到髂总动脉分叉为髂内动脉和髂外动脉的水平时，开始被腹膜鞘所包绕，并走行到卵巢血管的后方

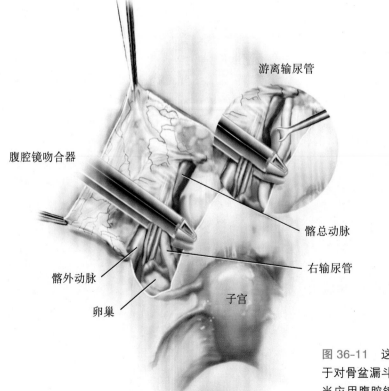

游离输尿管

腹腔镜吻合器

髂外动脉

卵巢

髂总动脉

右输尿管

子宫

图 36-11　这里是输尿管医源性损伤的常见部位，常见于对骨盆漏斗韧带进行的钳夹、切断、缝合、止血等操作。当应用腹腔镜吻合器切断骨盆漏斗韧带时，应采取特殊措施以保护输尿管

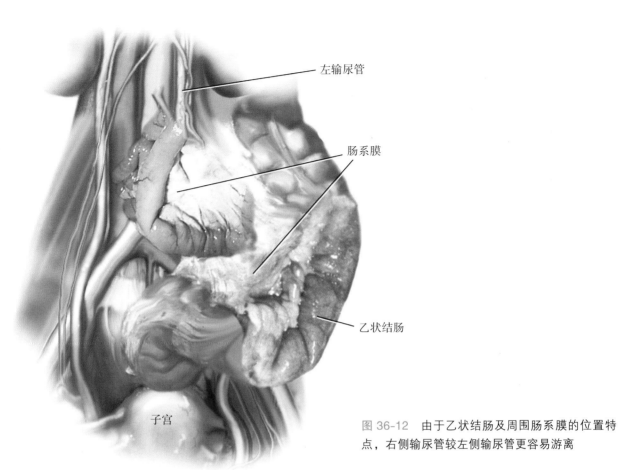

左输尿管

肠系膜

乙状结肠

子宫

图 36-12　由于乙状结肠及周围肠系膜的位置特点，右侧输尿管较左侧输尿管更容易游离

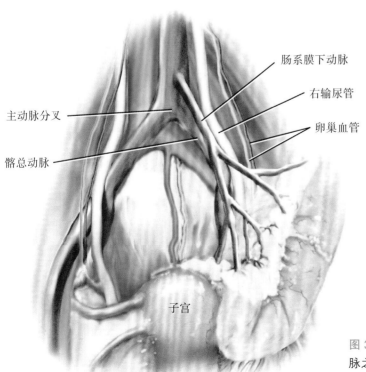

肠系膜下动脉

右输尿管

卵巢血管

主动脉分叉

髂总动脉

子宫

图 36-13　肠系膜下动脉位于输尿管和左髂总动脉之间的间隙中，穿过乙状结肠的系膜供应结肠

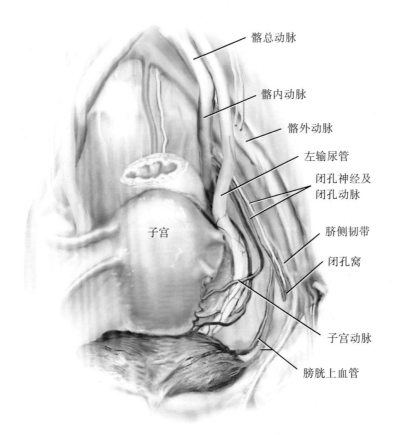

髂总动脉

髂内动脉

髂外动脉

左输尿管

闭孔神经及
闭孔动脉

脐侧韧带

闭孔窝

子宫

子宫动脉

膀胱上血管

图 36-14 腹主动脉下段左侧有一个较大的分支，从主动脉 - 髂总动脉分叉偏头侧处发出。另外，肠系膜下动脉的主要分支也是一些大的血管。这些血管都可能和左输尿管相混淆。双侧输尿管下降到盆腔后，走行于髂内动脉内侧并与之平行的位置。输尿管和闭孔窝的位置关系密切。在闭孔动脉和闭孔神经水平，输尿管平行地走行于闭孔窝内侧。在闭孔窝尾端，输尿管下降到骨盆，子宫血管由其表面斜跨至内侧。子宫血管继续沿内侧前行，在子宫颈与子宫体结合部到达子宫侧缘

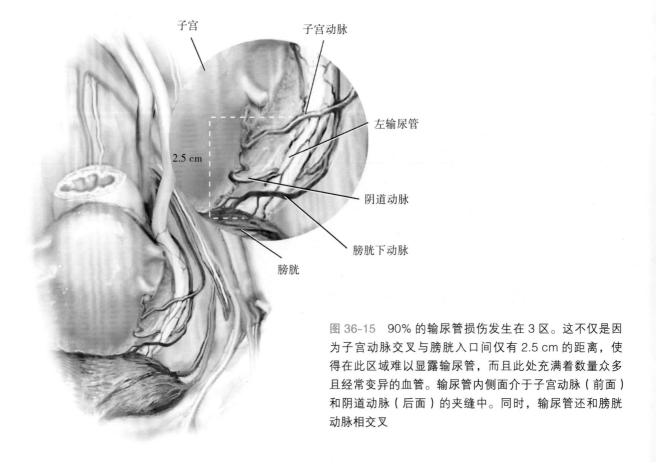

子宫

子宫动脉

左输尿管

2.5 cm

阴道动脉

膀胱下动脉

膀胱

图 36-15 90% 的输尿管损伤发生在 3 区。这不仅是因为子宫动脉交叉与膀胱入口间仅有 2.5 cm 的距离，使得在此区域难以显露输尿管，而且此处充满着数量众多且经常变异的血管。输尿管内侧面介于子宫动脉（前面）和阴道动脉（后面）的夹缝中。同时，输尿管还和膀胱动脉相交叉

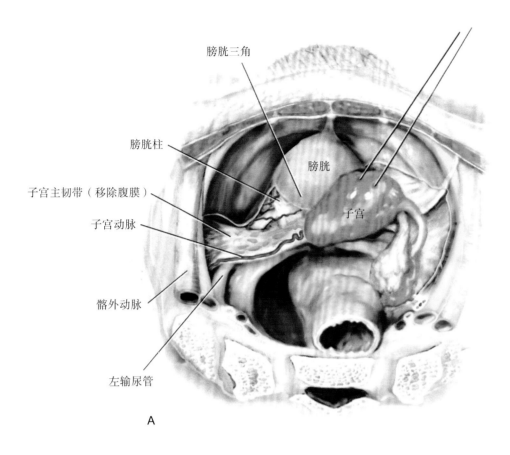

A

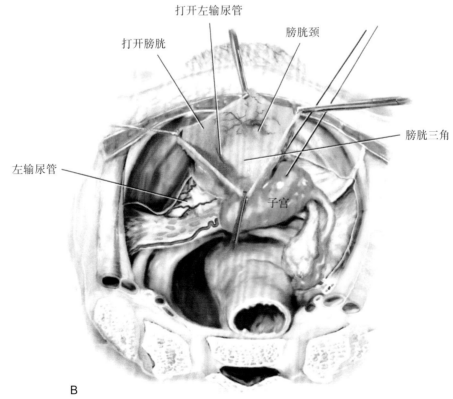

B

图 36-16 A 和 B. 输尿管穿入子宫主韧带的上半部分中，这里面有致密的脂肪、纤维组织及蜂窝状的静脉窦。随后，输尿管经由膀胱的支柱（子宫膀胱韧带）下方，斜行进入到膀胱基底部（膀胱三角）

　　将膀胱子宫区域分离到足够的深度才能显露进入膀胱的输尿管末段，这一操作并不困难。先用手术刀横向切开子宫颈前表面上方的耻骨膀胱宫颈筋膜（图 36-17），再用刀柄在筋膜与子宫颈外壁间行钝性分离来形成最初的平面（图 36-18）。随后用长剪刀或示指继续向下钝性分离，在膀胱和阴道之间形成宽敞的空间（图 36-19）。这样可以在直肠子宫的间隙将手术视野可以扩大到阴道入口水平（图 36-20）。

　　进入腹膜后间隙后（第 35 章），输尿管在其斜行穿过髂总动脉上方中间的位置最容易辨认。以全棉脐带线作为悬带，应用长扁桃体钳进行仔细分离，可在子宫动脉交叉处清楚地显露输尿管（图 36-21A 和 B）。

　　在子宫骶韧带或其附近区域进行任何手术操作都应留意输尿管与操作部位的相互位置关系。也就是说，必须做到准确定位（图 36-22）。而仅通过触摸来确认输尿管是不确切的。输尿管距离子宫骶韧带相对较近，在其后外侧走行（图 36-23）。

　　输尿管在子宫主韧带水平斜行进入膀胱底，与阴道横向形成一定的角度（图 36-24）。通过子宫主韧带对输尿管进行分离比较困难，因为韧带布满了薄壁的血管。因此，可通过牵拉并剪除部分子宫主韧带来显露输尿管。

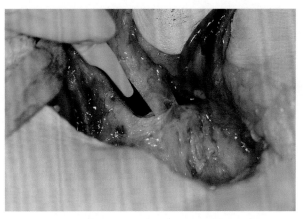

图 36-17　将膀胱子宫区域分离到足够的深度才能显露进入膀胱的输尿管末段，这一操作并不困难。先用手术刀横向切开子宫颈前表面上方的耻骨膀胱宫颈筋膜

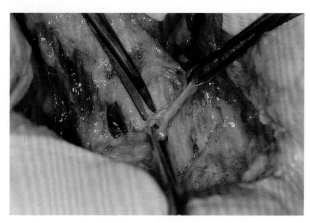

图 36-19　随后用长剪刀或示指继续向下钝性分离，在膀胱和阴道之间形成宽敞的空间

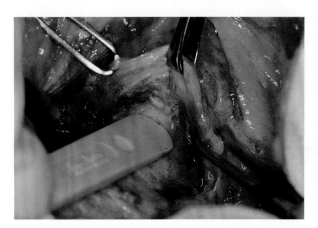

图 36-18　用刀柄在筋膜与子宫颈外壁间行钝性分离，来形成最初的平面

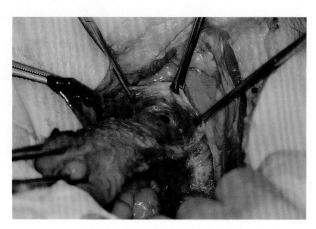

图 36-20　在直肠子宫的间隙，将手术视野可以扩大到阴道入口水平

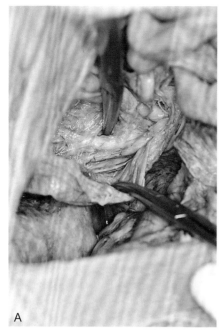

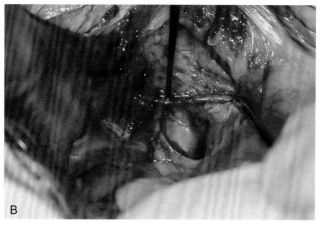

图 36-21 A 和 B. 进入腹膜后间隙后（第 35 章），输尿管在其斜行穿过髂总动脉上方中间的位置最容易辨认。应用全棉脐带线作为悬带，用长扁桃体钳进行仔细分离，可以在子宫动脉交叉处清楚地显露输尿管

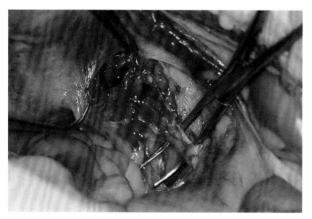

图 36-22 在子宫骶韧带或其附近区域进行任何手术操作都应留意输尿管与操作部位的相互位置关系。也就是说，必须做到准确定位

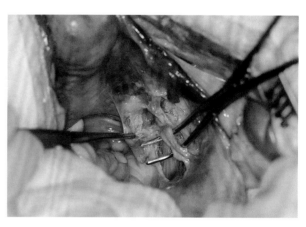

图 36-23 仅通过触摸来确认输尿管是不确切的。输尿管距离子宫骶韧带相对较近，在其后外侧走行

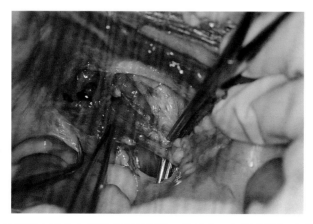

图 36-24 输尿管在子宫主韧带水平斜行进入膀胱底，与阴道横向形成一定的角度

（黄子雄 译 徐 涛 校）

第37章

骶前神经切断术

Michael S. Baggish

　　起自子宫的痛觉神经纤维汇入髂内神经丛，腹下神经丛向下方呈瀑布样发散，是位于腹主动脉远端前表面的腹腔丛的延续（图37-1）。腹下神经丛的形态结构可有多种变异，可向上方、中间及下方呈多个方向疏松分布。典型的腹下神经丛中间支分为两条主要神经干，向下分布于骶前区，一般位于髂总动脉的内侧，经前方横跨左侧髂总静脉（图37-2）。中部髂血管位于这些神经纤维的后方深部。腹下神经丛的下方支向下延伸至盆腔下部，与直肠、膀胱、子宫神经的传入神经，以及交感神经的传出神经纤维，共同汇入盆腔丛。

　　向左上方提起乙状结肠，显露出腹下神经丛中间支（图37-3），向骶岬方向垂直切开骶骨前方的腹膜后，向上方提起（图37-4），需注意鉴别左侧髂总静脉、左侧输尿管、肠系膜下动脉和肠系膜下静脉（图37-5A和B）。

　　用胸长钳或直角钳分离出腹下神经丛，需注意避免损伤中部骶血管（图37-6）。分离出段3~4 cm的神经，在游离节段的上端及下端分别永久性结扎（图37-7）。将两道结扎线之间的神经从其后方的骶骨上分离，用长弯剪刀剪除此段神经，固定后以备随后的病理诊断（图37-8）。

　　检查手术部位有无出血，并用生理盐水冲洗。提起之前打开的腹膜边缘，以3-0薇乔线连续或间断缝合（图37-9）。

　　如果伤及中部骶血管，出血将十分明显。因这一部位的血管较难钳夹或缝合，止血困难。笔者建议用无菌不锈钢钉钉向骶骨，从而压迫血管止血。

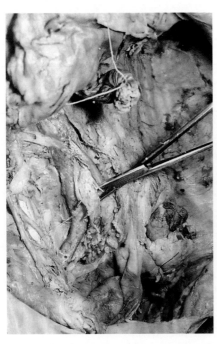

图 37-1　从下向上的视角展示盆腔。弯钳位于腹主动脉的分叉处，弯钳挑起的是已经游离出的腹下神经丛。注意下腔静脉位于主动脉右侧

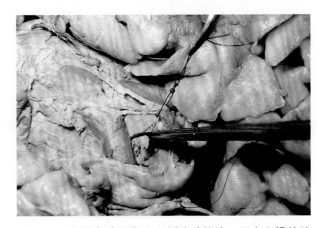

图 37-2　弯钳尖端所指为左侧髂总静脉。图中上提的缝线结扎之处是腹下神经丛中间支向下经骶前区进入盆腔的位置

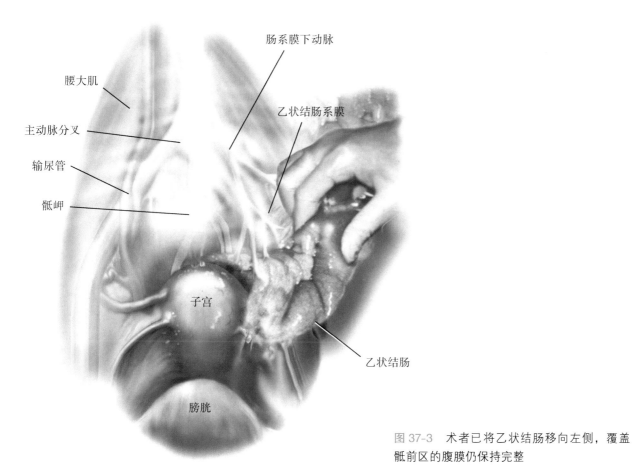

腰大肌

主动脉分叉

输尿管

骶岬

肠系膜下动脉

乙状结肠系膜

子宫

膀胱

乙状结肠

图 37-3　术者已将乙状结肠移向左侧，覆盖骶前区的腹膜仍保持完整

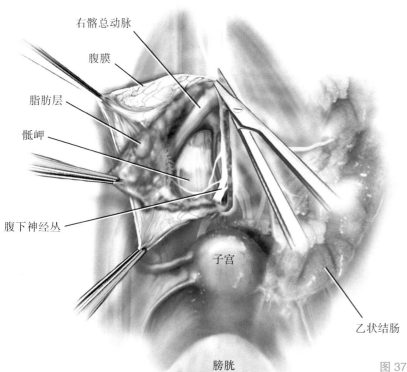

右髂总动脉

腹膜

脂肪层

骶岬

腹下神经丛

子宫

膀胱

乙状结肠

图 37-4　腹膜已向上切至骶岬，可见骶骨及第 5 腰椎前表面的结构

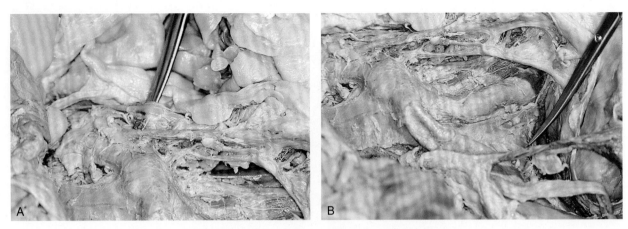

图 37-5 A. 剪刀位于已游离的左侧输尿管下方（外侧方），而剪刀尖端所指为肠系膜下动脉（起始部），后者营养降结肠及乙状结肠。前方区域可见右侧髂总动脉。B. 剪刀尖端所指为骶岬。可见右侧卵巢血管及其下方的右侧输尿管穿过右侧髂动脉，并在骶前区的右侧缘，向下进入盆腔

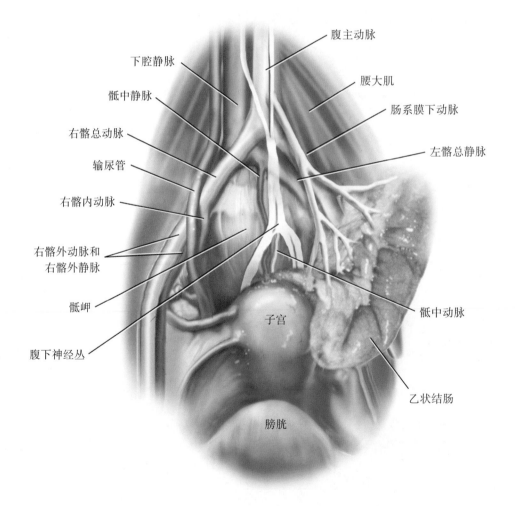

图 37-6 已小心分离出腹下丛神经。需注意辨认周围重要的解剖关系，神经后方是中部骶血管和骶骨，神经右侧是髂总动脉、髂总静脉及输尿管，左上方的是左侧髂总静脉、肠系膜下动脉和肠系膜下静脉

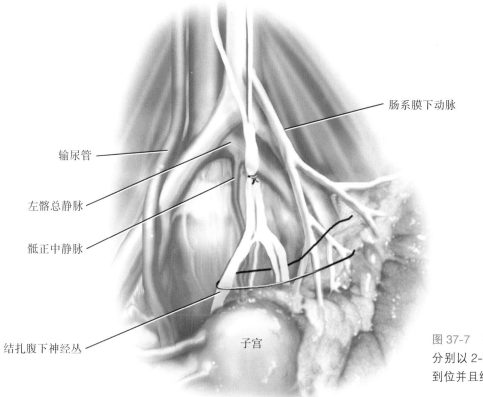

肠系膜下动脉

输尿管

左髂总静脉

骶正中静脉

结扎腹下神经丛

子宫

图 37-7　在准备切断的神经上下缘分别以 2-0 丝线结扎，需注意结扎到位并且结实

去除腹下神经丛相应节段

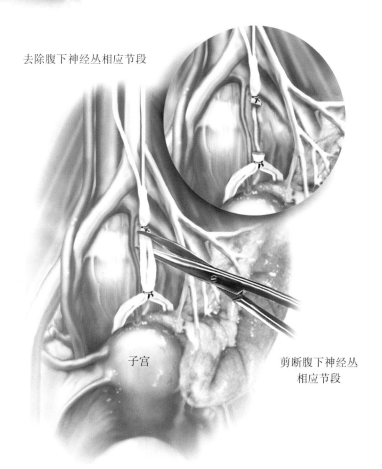

子宫

剪断腹下神经丛相应节段

图 37-8　使用 Metzenbaum 剪剪除腹下神经丛相应节段，剪除部分需固定后行病理检查。用生理盐水冲洗手术部位，并仔细检查有无出血

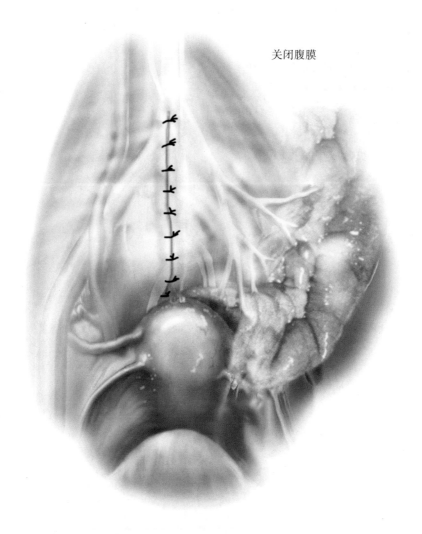

关闭腹膜

图 37-9　用 3-0 薇乔线连续或间断缝合骶骨前方的腹膜，注意缝合时不要伤及右输尿管或肠系膜下动脉

（陈 哲 译 魏丽惠 校）

第38章

子宫骶韧带神经切断术

Michael S. Baggish

起自子宫颈和子宫体下部的痛觉神经纤维，经子宫骶韧带向后方的骶骨走行，并最终汇入下腹下神经丛（图 38-1A 和 B）。切断靠近阴道上段与子宫颈交界处的子宫骶韧带起始部，有助于缓解痛经。这一术式对于疼痛的缓解程度不及骶前神经切断术显著，但子宫骶韧带神经切断术操作更为简便，可通过腹腔镜实施。

需注意辨认周围的解剖结构，以免损伤双侧的输尿管及子宫动脉，前者位于子宫骶韧带外侧 1~2 cm 处，后者位于子宫骶韧带的前外侧。

可应用激光或电刀切断子宫骶韧带。应在距离外侧缘 1~2 mm 处切开韧带起始部，并向内侧扩大切口（图 38-2）。切口的位置应选择在距离子宫骶韧带附着于子宫的部位远端 4~5 mm 处，切口的深度也应为 4~5 mm（图 38-2 插图）。部分医师建议在子宫后表面沿两侧子宫骶韧带连接处做一约 2 mm 的浅切口（图 38-3）。

还可选择另一种手术方法，分别将双侧的韧带钳夹并切开，用不可吸收缝线缝扎两断端。切除 5~10 mm 的韧带并固定后行病理检查（图 38-4～图 38-6）。

在手术结束时，需检查出血点并止血，再次检查双侧输尿管以确保其完整性。

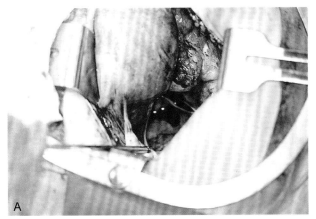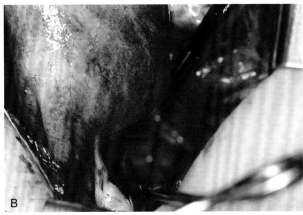

图 38-1　A. 原位的正常子宫，钳夹的是左侧子宫骶韧带；B. A 图的放大图片。来自子宫体及子宫颈的痛觉神经纤维穿过子宫骶韧带，痛觉感受由此经盆神经及腹下神经丛传至腰部

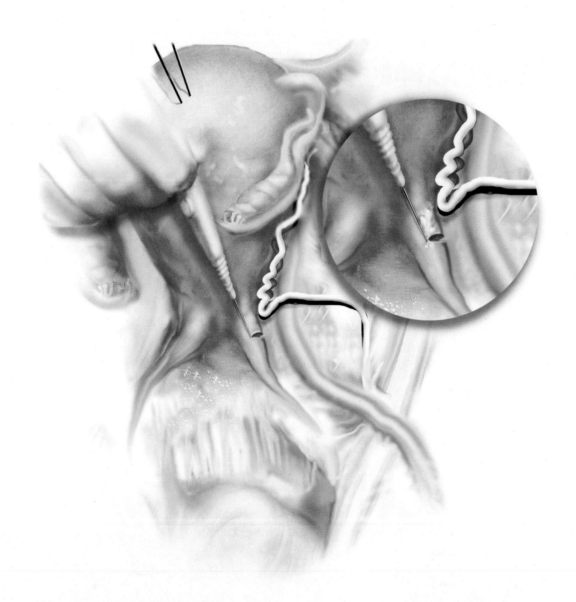

图 38-2　以手术电针切断子宫骶韧带。注意切断方向自外侧向内侧。插图所示为操作细节，切断时的电流功率应选择在 30~40 W，快速电切，以减少热传导损伤。注意电切的部位应与后方保留足够距离，以免伤及子宫动脉。操作时需注意保护乙状结肠（位于中部），以免受到电流的热传导损伤

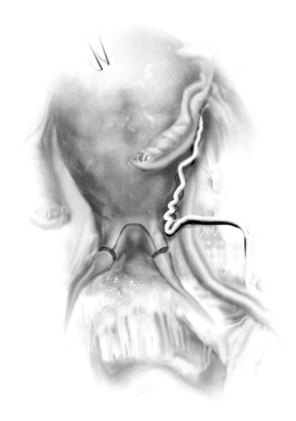

图 38-3 在子宫颈的后方，沿两侧子宫骶韧带之间电切出一个深度为 2~3 mm 的切口，将左、右子宫骶韧带的切断处连接起来

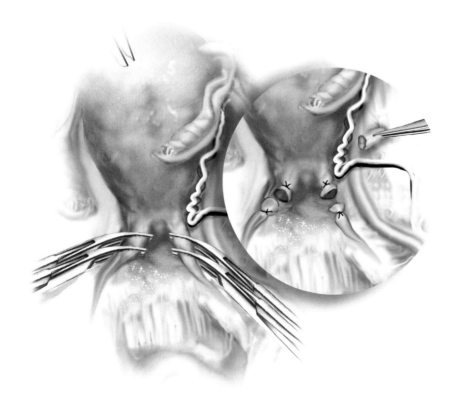

图 38-4 另一种手术方法是钳夹和切断双侧的子宫骶韧带，将切除的韧带组织行病理检查，并诊断韧带内是否存在子宫内膜异位症等病灶

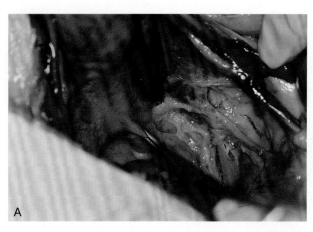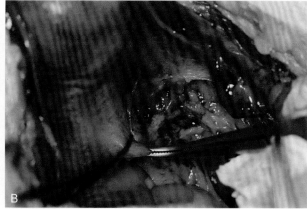

图 38-5　A. 图片显示这一技术的实际应用。注意镊子尖端所指为输尿管。B. 双重钳夹右侧子宫骶韧带。输尿管位于其外侧方，需仔细辨认

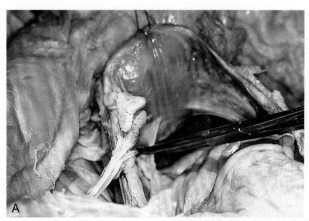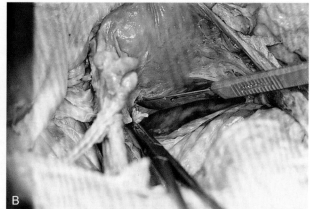

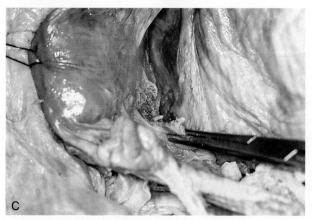

图 38-6　A. 固定后的尸体标本子宫，左侧的子宫骶韧带被钳夹；B. 用手术刀在靠近子宫侧切开子宫骶韧带；C. 韧带完全被切断。准确分离并切开子宫骶韧带的关键是保持合适的张力，最佳的手术位置是将子宫拉向上方（向头端），并如图所示在钳夹的前方锐性切断

（陈　哲　译　魏丽惠　校）

第39章

淋巴结取样活检

Michael S. Baggish

不同于全面的淋巴结清扫术（第14章），选择性的淋巴结取样活检适用于单纯行子宫切除的子宫内膜腺癌患者（第14章）。

有代表性的取样活检的淋巴结包括髂外淋巴结、髂内淋巴结、髂总淋巴结、闭孔淋巴结及腹主动脉旁淋巴结。这些淋巴结紧密毗邻于盆腔的大动脉和大静脉（图39-1）。

髂外淋巴结活检需分离显露髂外动脉，切除在髂外动脉、髂外静脉及腰大肌形成的外侧缘之间的淋巴和部分脂肪组织（图39-2A，图39-3~图39-5）。

用血管拉钩将髂外静脉轻轻提起，然后用卵圆钳取出位于闭孔窝内、闭孔神经周围的淋巴结和脂肪组织（图39-2B，图39-6~图39-9）。

接下来，在髂内动脉与髂外动脉汇总成髂总动脉处分离淋巴组织。此处需辨认清楚输尿管，并将其向中间拉开以显露术野（图39-2C，图39-10）。

接下来对髂总动脉和腹主动脉交界处的淋巴组织进行取样活检（图39-2D，图39-11）。在肠系膜下动脉水平分离腹主动脉旁淋巴结（图39-12，图39-13）。在腹主动脉和下腔静脉间的脂肪组织需小心分离、切除（图39-2E）。当切除含有淋巴结的脂肪组织时，常发生出血，因此在进行腹膜后淋巴结取样时，常需结扎小动脉或小静脉分支（图39-14）。为更好地止血，有时需要使用3-0或4-0薇乔线进行缝扎（图39-14）。

接下来应继续上行，对来自腹主动脉的卵巢动脉，以及来自下腔静脉和左肾静脉的卵巢静脉区域的淋巴组织进行取样（图39-2F）。对于外阴癌患者，髂外血管最低处的淋巴结需切除。在腹膜外找出下腹下动脉并沿其向下，在髂血管穿过腹股沟韧带处。淋巴结的位置就在髂外静脉的内侧、股管顶端（图39-15A和B）。

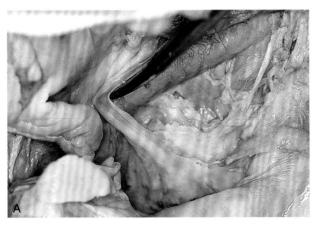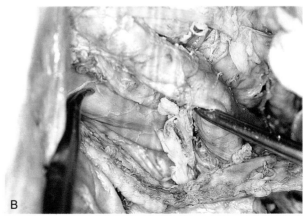

图39-1　A. 在右髂总动脉分叉处打开腹膜，覆盖髂血管的脂肪组织含有淋巴结；B. 这团淋巴结位于髂外动脉和髂外静脉之间。组织剪轻轻上提的是髂外动脉，弯钳指向髂外静脉。图中最前方的是输尿管

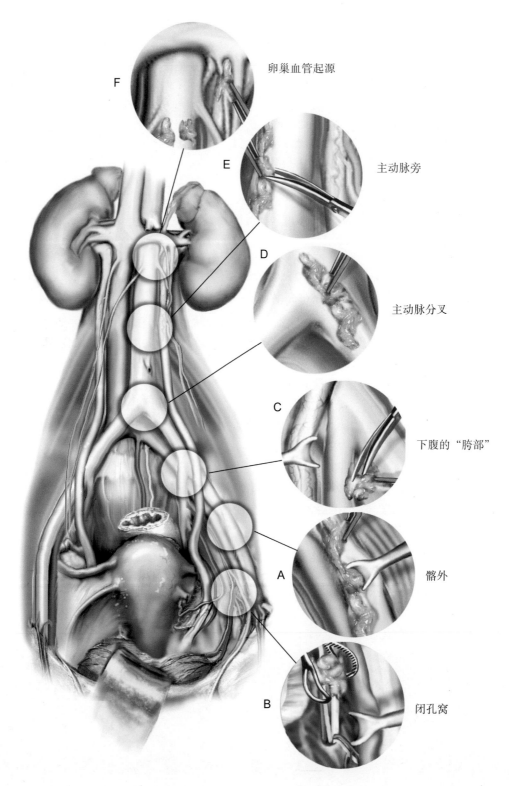

卵巢血管起源

主动脉旁

主动脉分叉

下腹的"胯部"

髂外

闭孔窝

图 39-2　A. 用血管拉钩将髂外动脉提起，以便于切除位于髂外动脉及其下方的髂外静脉之间含淋巴结的脂肪组织；B. 用血管拉钩轻柔地上提髂外静脉，显露出闭孔窝，以卵圆钳小心剥离出闭孔窝内的脂肪及淋巴组织，显露出闭孔神经和闭孔动脉；C. 沿髂外动脉向上分离至其与髂内动脉的交界处，钝锐性结合分离分叉处的淋巴结及脂肪组织，需小心移走输尿管，以免损伤其下方的静脉；D. 腹主动脉分叉处，在腹主动脉和下腔静脉之间、腹主动脉分叉处和左侧髂总静脉之间的淋巴结被摘除；E. 腹主动脉旁淋巴结在肠系膜下动脉起始部及其上方进行取样，输尿管与腹主动脉左侧缘相毗邻，如果从主动脉左侧分离，需注意分清输尿管位置；F. 在靠近肾动脉下方处，卵巢动脉自腹主动脉发出，这些血管间的淋巴结和脂肪位于图中手术分离区域的上界。注意左侧卵巢静脉跨过输尿管并汇入左侧肾静脉

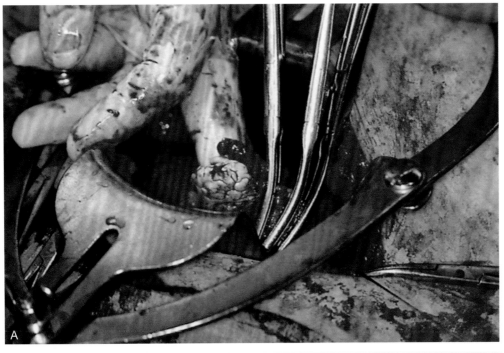

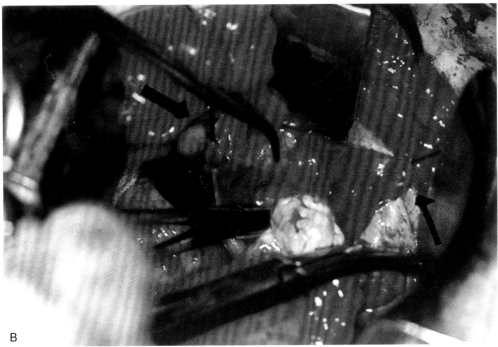

图 39-3　A. 左侧的骨盆漏斗韧带被三重钳夹，断开此韧带并向子宫圆韧带方向打开后，即可轻松显露腰大肌和髂外动脉；B. 子宫圆韧带的远端已结扎，骨盆漏斗韧带断端结扎后被牵拉起（在箭头所指处）。髂外动脉处的淋巴结和脂肪组织已被摘除

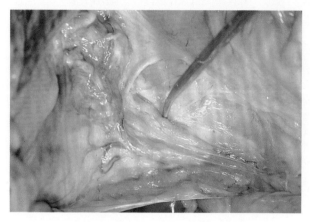

图 39-4 在髂外动脉处用弯钳分离脂肪和淋巴结

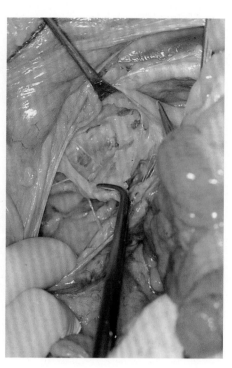

图 39-6 用血管拉钩向上方拉起髂外静脉后显露出闭孔窝

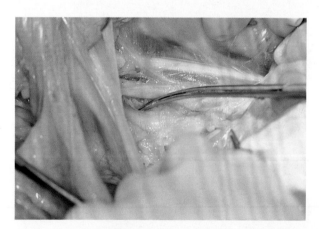

图 39-5 在髂外动脉和髂外静脉之间用组织剪分离淋巴组织

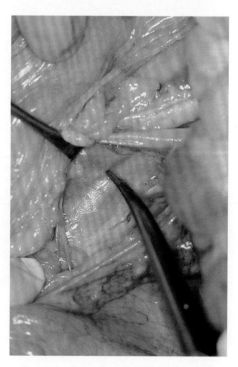

图 39-7 闭孔窝的外侧缘是闭孔内肌

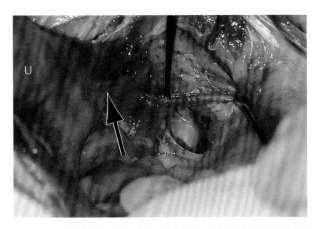

图 39-8 拉钩位于输尿管下方以指示其位置与闭孔窝的关系。箭头所指是子宫主韧带。"U"指的是子宫

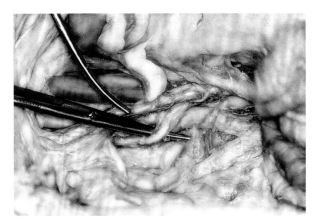

图 39-10 剪刀挑起的是输尿管，其位置是输尿管跨过髂总动脉处

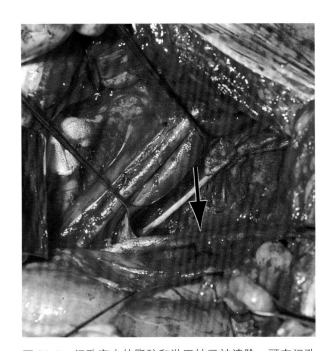

图 39-9 闭孔窝中的脂肪和淋巴结已被清除。可在闭孔窝中清楚地看到闭孔神经。箭头所指是髂内动脉，提起腹膜边缘的缝线，从而将输尿管向内侧拉开（引自 Baggish et al: Diagnostic and Operative Hysteroscopy, 2nd ed. St. Louis, Mosby, 1999, with permission.）

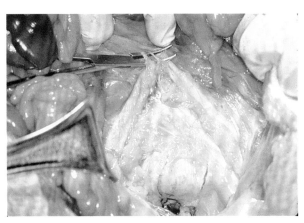

图 39-11 腹主动脉分叉处，淋巴结和脂肪组织位于髂总动脉和左侧髂总静脉下方

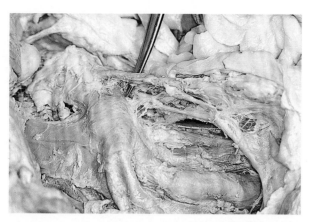

图 39-12　乙状结肠被拉向左侧，打开后腹膜并清除脂肪，以显露腹主动脉分叉处和肠系膜下动脉

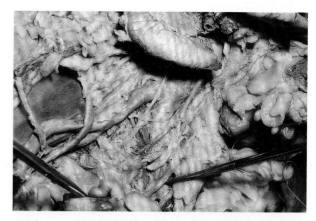

图 39-13　图中所指是已被充分分离的肠系膜下动脉

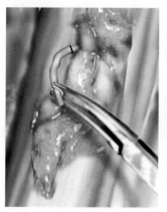

血管夹

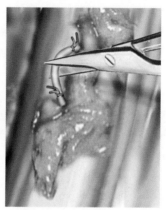

缝合结扎

图 39-14　在淋巴结切除术中通常会遇到小动脉和小静脉，可钳夹、剪断后以 3-0 或 4-0 薇乔线结扎

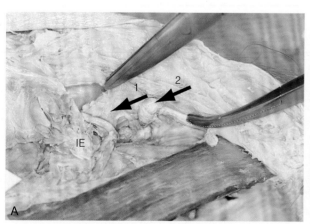

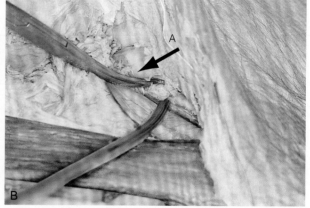

图 39-15　A. 图中位于最前方处的是腹直肌。腹横筋膜覆盖腹膜，呈青蓝色。字母 "IE" 处指腹壁下动脉，其起自髂外动脉。剪刀指向的是髂动脉从下方经过腹股沟韧带处。1. 髂外静脉，2. Cloquet 淋巴结，弯钳位于腹股沟韧带处。B. 字母 A 位于髂外动脉的下方，箭头所指是髂外静脉，淋巴结位于股管顶端、弯钳和组织剪之间

（陈　哲　译　魏丽惠　校）

第九部分

肠疝及穹窿脱垂的经腹手术

第 40 章

自体组织修补在阴道穹窿脱垂的应用：腹腔镜、机器人及经腹术式

James L. Whiteside, Mickey M. Karram

美国每年约有 40 万例子宫切除术（每年手术量比 2002 年高峰时期减少约 20 万例）。2018 年，最常见的子宫切除术为腹腔镜术式（包含传统及机器人术式），其次为开腹及阴式手术。虽然大多数子宫切除术的施行不会造成阴道支撑缺陷，但有数据证明该手术无法延缓阴道残端发展为阴道脱垂的风险。本章内容回顾了经腹、腹腔镜或机器人手术在子宫切除术同时支撑阴道残端或子宫切除术后脱垂自体组织修补术的技术。

对阴道顶端支撑可使阴道顶端及前壁获得支撑，子宫切除术后脱垂可以通过多种阴道修补术治疗。在子宫切除术中同时预防性支撑阴道主要通过连接阴道残端及子宫主骶韧带复合体，重建水平 1 级支撑（图 40-1）。可以从每侧子宫骶韧带至阴道残端的单针缝合（类似子宫骶韧带悬吊）或自子宫骶韧带至阴道残端的环形缝合（类似 McCall 后穹隆成形术）来完成。两种术式均通过子宫骶韧带自体筋膜悬吊对子宫的支撑来建立阴道前壁及后壁间支撑组织的完整性（目前已知的盆腔脏器的主要支撑来自肛提肌的肌肉支撑）。

3 种术式（Moschcowitz 后穹隆成形术、Halban 后穹隆成形术及子宫骶韧带横向折叠术）已被证实可以消除女性盆腔盲端，其中一种为子宫骶韧带横向折叠并固定于阴道残端（例如 McCall 后穹隆成形术）。进行这些术式是为了预防肠疝及阴道顶端脱垂。

一、非支撑型盆腔盲端闭合术式

（一）Moschcowitz 后穹隆成形术

Moschcowitz 术式是在直肠子宫陷凹周围用同

心荷包缝合，将阴道后壁、右侧盆壁、乙状结肠浆膜及左侧盆壁包绕（图 40-2）。该术式最显著的风险为输尿管扭曲，因为 Moschcowitz 缝合线被拉紧时侧盆壁组织被拉向盆腔中心。进行该术式时，应行膀胱镜检查以确保输尿管通畅。

（二）Halban 后穹隆成形术

Halban 术式通过使用位于子宫骶韧带之间的矢状缝线来关闭直肠子宫陷凹。从乙状结肠浆膜面开始入针，穿过直肠子宫陷凹的腹膜面深层，并向上缝至阴道后壁上，纵行方向缝合 4 或 5 针，打结，闭合直肠子宫陷凹（图 40-3）。该术式的优点是输尿管扭曲风险低，无组织被拉向盆腔中心。关闭直肠子宫陷凹、支撑阴道的混合术式如图 40-4 所示。折叠缝合子宫骶韧带，再通过 Halban 术式关闭直肠子宫陷凹。

二、阴道顶端支撑术

关于阴道顶端支撑，一个经常被忽视的问题是阴道轴线。站立女性的阴道上 2/3 与水平面近乎平行。功能正常的肛提肌可以在增加腹压时使阴道被挤压来对抗肛提肌平面。在子宫切除术后重新连接阴道顶端，可能因忽略阴道轴线而增加阴道失去支撑的风险。成功的子宫骶韧带悬吊术的优势是保持正常的阴道轴线。经腹缝合的阴道悬吊术式的重要挑战是需从上方识别子宫骶韧带。克服该挑战的基本术式是向侧方牵引阴道残端，使子宫骶韧带保持张力。患者仰卧位时定向向外距水平面牵引约 30° 可拉紧韧带，显露缝合位置。因为缝合需穿过

或邻近坐骨棘，判断坐骨棘的位置也很重要。如果经腹操作对坐骨棘结构不熟悉，了解该部位的最佳学习方法是进行盆腔检查。通常，坐骨棘水平的子宫骶韧带距离输尿管较远。

（一）子宫骶韧带折叠术

经腹子宫骶韧带折叠术（如 McCall 后穹隆成形术）从打开或闭合阴道残端开始。

步骤如下。

1. 确定子宫骶韧带、直肠、输尿管及阴道残端的位置（图 40-5～图 40-7）。这些解剖结构是穿过子宫底结构时最应被牢记于心的。术者应在缝合过程中警惕输尿管被结扎。

2. 将 2-0 单股延迟吸收缝线（也可用编织线，但腹腔镜下更难通过组织及体外打结）穿过左侧子宫骶韧带、阴道残端、右侧子宫骶韧带（图 40-8）。传统的 McCall 子宫骶韧带折叠术将阴道前壁及直肠上方的腹膜环形缝合（图 40-8 插图）。该术式的改良术式将阴道前、后壁进行缝合，直肠上方的腹膜未被缝合。

3. 将缝合线在阴道残端后方打结（自左向右缝合有助于线结打在荷包和阴道后方，而非荷包和阴道之间）。

4. 加固缝合可遵循同样的路径。

5. 通过膀胱镜确定下尿路完整性。输尿管扭曲有可能在阴道顶端自体筋膜修补术中出现（图 40-9）。

（二）子宫骶韧带悬吊术

经腹子宫骶韧带悬吊术从打开或闭合阴道残端开始。但在子宫切除术后阴道顶端修补术中，阴道残端无须被打开。

步骤如下。

1. 术前确定子宫骶韧带、直肠、输尿管及阴道残端的位置（图 40-1）。

2. 将 2-0 单股延迟吸收缝线弧形穿过子宫骶韧带，避开输尿管（图 40-10）。

3. 通常进行双侧缝合，每侧不少于 2 针（总共4 针缝合线来悬吊子宫骶韧带）（图 40-11～图 40-14）。

4. 与 McCall 后穹隆成形术相似，膀胱镜检查对于确认下尿路的完整性至关重要。

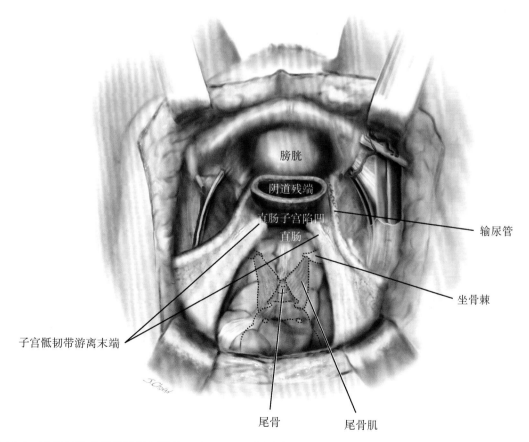

膀胱
阴道残端
直肠子宫陷凹
直肠
输尿管
坐骨棘
子宫骶韧带游离末端
尾骨
尾骨肌

图 40-1　子宫切除术后盆腔解剖结构回顾，显示了被分离的子宫骶韧带及其与输尿管、坐骨棘、阴道残端的关系

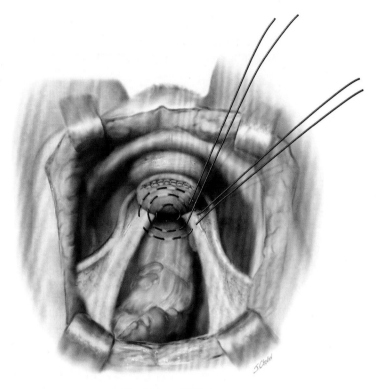

Moschcowitz 步骤

图 40-2 Moschcowitz 后穹隆成形术。应用荷包缝合法关闭直肠子宫陷凹。缝合应在子宫骶韧带末端水平包含阴道后方、远端子宫骶韧带水平的骨盆侧壁和乙状结肠浆膜

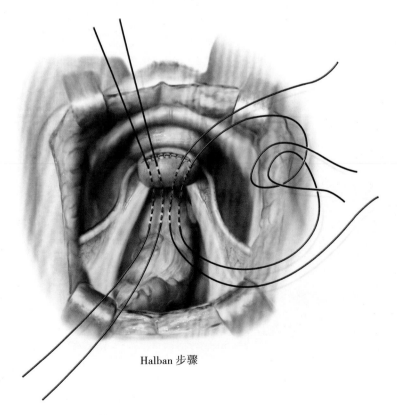

Halban 步骤

图 40-3 Halban 后穹隆成形术。缝线纵行穿过乙状结肠浆膜，至直肠子宫陷凹深部腹膜，缝至阴道后壁上方

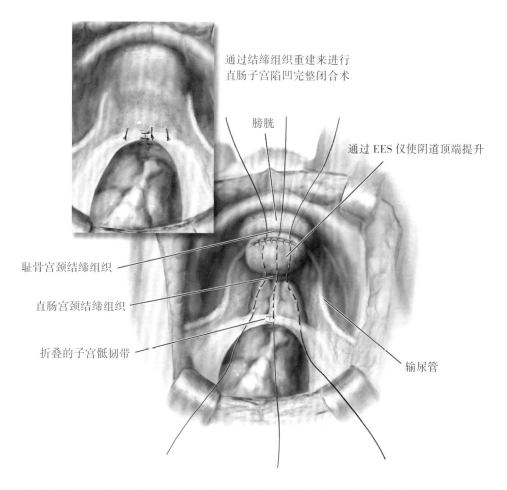

图 40-4　改良 Halban 子宫骶韧带折叠术。缝线纵行穿过乙状结肠浆膜，至直肠子宫陷凹深部腹膜，并向上延伸至阴道后壁。这些相同的缝合方法也可折叠附着于子宫骶韧带中线

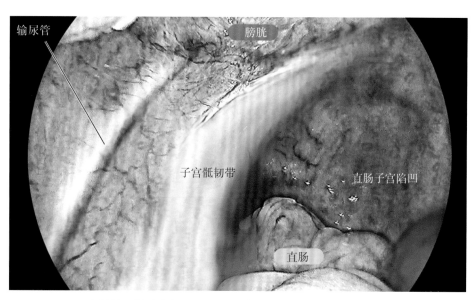

图 40-5　左侧骨盆侧壁的解剖显示输尿管与子宫骶韧带、直肠子宫陷凹的关系

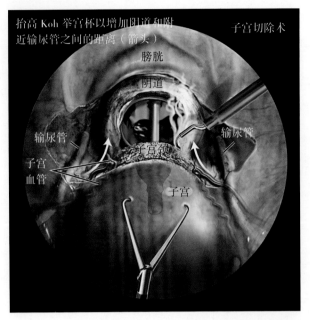

图 40-6　切除子宫后形成的阴道残端。举宫杯的尾部压力使子宫升高并增加输尿管和子宫血管之间的距离

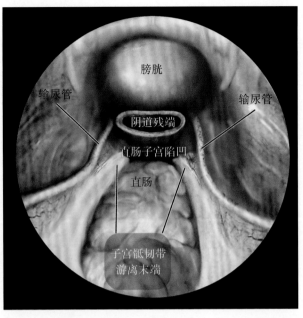

图 40-7　切除子宫后打开的阴道残端，在输尿管附近突出显示附近的子宫骶韧带

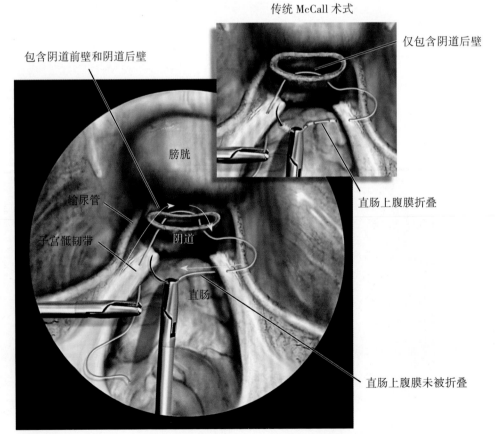

图 40-8　完整的 McCall 后穹隆成形术（子宫骶韧带折叠术）。单针（或多针）缝线穿过子宫骶韧带及阴道残端。插图显示传统的 McCall 术式，环形缝线仅穿过阴道后壁及直肠上腹膜

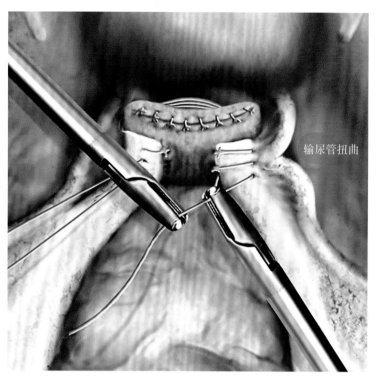

图 40-9　类似完整的子宫骶韧带阴道悬吊术，显示右侧盆壁处因缝线距离输尿管过近使输尿管扭曲

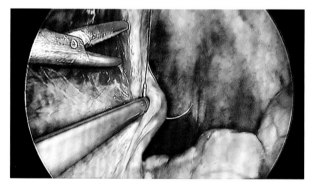

图 40-10　穿过子宫骶韧带向下缝合。该方法有助于减少悬吊缝线过于靠近输尿管

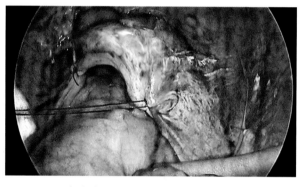

图 40-12　腹腔镜下子宫骶韧带缝合线穿过左、右侧阴道顶端

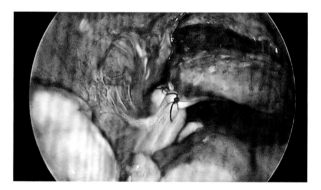

图 40-11　腹腔镜下阴道顶端左侧子宫骶韧带悬吊缝合

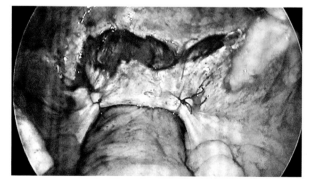

图 40-13　完成的子宫骶韧带悬吊术的手术照片显示 4 根缝合线（每侧 2 根），将阴道顶端悬吊于子宫骶韧带上。膀胱瓣的建立避免了膀胱被缝入。直肠子宫陷凹缩窄在图中也可看到

骶骨阴道悬吊术

同一缝合路径加固缝合

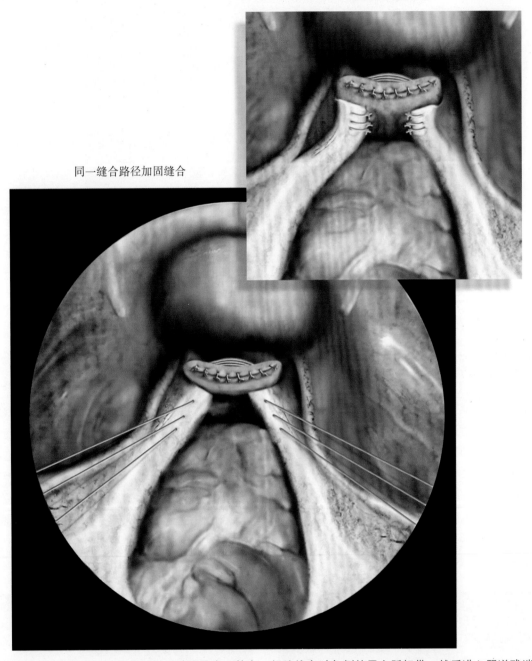

图 40-14　6 根缝线的骶骨阴道顶端悬吊术，其中 3 根缝线穿过每侧的子宫骶韧带，然后进入阴道残端

（梁斯晨　译　王建六　校）

第41章

经腹骶骨阴道固定术及阴道子宫固定术

Mickey M. Karram

通过开腹、腹腔镜或机器人术式进行阴道或阴道及子宫骶骨岬悬吊术已被证明是治疗子宫阴道脱垂及阴道顶端脱垂的有效方式。虽然准确的经腹骶骨阴道固定术的手术适应证存在争议，相比阴式修补，因盆腔补偿性支撑机制的明显失败，笔者更倾向于本术式，尤其对于年轻患者。当同时存在直肠脱垂（图41-1）或阴道在既往修补术中被缩短时（图41-2）需要经腹术式。许多不同的移植材料已被用于经腹骶骨阴道固定术。生物补片包括阔筋膜、直肠筋膜、硬脑膜筋膜、猪膀胱。合成补片包括聚丙烯补片、聚酯纤维补片、聚四氟乙烯补片、Mersilene补片、硅酮橡胶补片及Marlex补片，但目前材料多选择聚丙烯。大多数术者更喜欢专用于骶骨固定术的"Y"形网补片（图41-3）。如存在合成补片禁忌证或患者拒绝使用永久补片，笔者建议使用从猪膀胱中提取的Matristem盆底模型（Acell Inc; Columbia, Md.）（图41-4）。

一、使用补片的经腹骶骨阴道固定术

使用补片的经腹骶骨阴道固定术步骤如下。

1. 患者取膀胱截石位（图41-5），以便术者在手术过程中在阴道区域操作。术中如操作需要，可在阴道顶端放置海绵棒或端端吻合导引棒（图41-6）。放置带有大号气囊（30 ml）的尿管用于导尿。围术期预防性应用抗生素。

2. 手术切口选择下腹横切口或正中纵切口。术中尽量向上腹排垫小肠，向盆腔左侧排垫乙状结肠。暴露并辨认出双侧输尿管位置。如果尚留有子宫，需行子宫切除术，并关闭阴道断端。评估并测量完全上提后的直肠子宫陷凹深度和阴道长度。

3. 以导引棒向头端支撑起阴道，切开阴道顶端的腹膜，分离膀胱与阴道前壁。纵行切开阴道后壁至直肠子宫陷凹的腹膜，以弯钳或缝线上提阴道断端（图41-7~图41-9）。

4. 如前文所述，这一手术曾应用过多种移植材料，并有多种缝合阴道和移植补片的方法。笔者使用的方法为一系列以延迟可吸收缝线（通常2-0或3-0 PDS）缝合的方法，穿过阴道壁纤维肌肉全层，但不穿透黏膜层（图41-10）。之后将合成补片（Y形网）（图41-11）或生物补片固定于阴道前壁或后壁。将缝线对称穿过补片并打结。补片需延展至阴道前壁，同时延展至少阴道后壁长度的一半（图41-11~图41-13）。如果使用两块单独补片，两者应分别附着于阴道前壁及后壁，然后缝合成整体并固定到骶骨岬。

5. 下一步纵行切开骶骨岬前方的腹膜。切开前需辨识清楚这一区域的解剖标记：右侧输尿管和乙状结肠内侧缘（图41-14）。切开前，可能有助于腹膜边缘缝合（图41-15）。抬高缝合线使后续操作在适合的平面。分离腹膜下的血管组织时需十分小心，通常以吸引器头或弯钳夹持纱布进行钝性分离（图41-16）。术者需仔细探查找出腹主动脉分叉处、髂总血管及髂内血管，并将乙状结肠拉向左侧、右侧输尿管拉向右侧，以免损伤以上结构。左侧髂总静脉位于左侧髂总动脉的内侧，在术中操作时极易损伤。在骶岬处分离暴露子宫骶韧带时需轻柔操作。中部骶血管应较为容易辨认（图41-17，图41-18）。术中需完全避开这些血管，绝不能试图以结扎或电凝的方法在此处止血，因为血管断端会回缩至骨质并造成难以控制的出血。如果这一区域发生出血，可采用止血海绵压迫止血；如果无效，

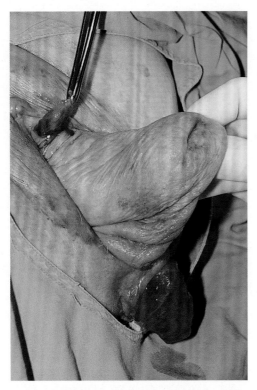

图 41-1　该患者的尿道脱垂、子宫脱垂及直肠脱垂均表明其存在明显的盆底结缔组织薄弱。笔者认为，该患者是经腹骶骨阴道固定术的极好人选

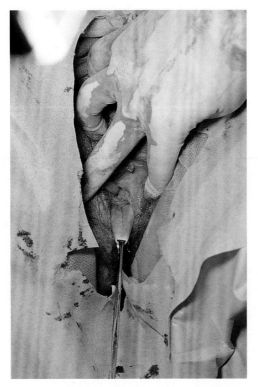

图 41-2　该患者之前进行过 2 次阴道前后壁修补术。现在患者阴道缩短、肠疝、阴道顶端脱垂。适合的经腹骶骨阴道固定术将保留其阴道长度及持久的修补效果

可考虑用骨蜡或放置无菌骨钉。钝锐性结合分离腹膜下脂肪组织后，可见范围近 4 cm 的骶岬及其前方的纵行韧带。分离过程中需特别注意避免损伤骶前静脉丛。以小弧度硬质角针、2-0~4-0 的不可吸收缝线穿过骶岬前方这一区域的纵行韧带（图 41-18，图 41-19），可依据暴露情况缝合 1~2 针。修剪补片至合适的长度，将缝线对称穿过补片并打结（图 41-20，图 41-21）。阴道上提的适宜高度应使阴道保持最小张力并避免过度牵拉。

6. 如果需要，可应用 Moschcowitz 法或 Halban 法成形子宫陷凹，或去除直肠子宫陷凹处腹膜。无论采用哪种方法，最终需将补片放置于腹膜外，然后将自阴道断端至骶骨的腹膜切口连续缝合关闭（图 41-20）。

7. 应进行膀胱镜检查以明确输尿管开口和膀胱完整性。

8. 必要时，术中可同时行耻骨后尿道固定术或阴道旁修补术。另外，阴道后壁修补术及会阴成形术治疗直肠脱垂和会阴体缺陷也常需进行，这些措施也可以减少生殖道裂孔疝的大小。经阴道中线进行膀胱膨出修补有时也是必要的。

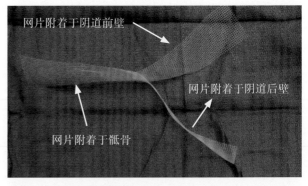

图 41-3　用于经腹骶骨阴道固定术的 Restorelle Y 网片（图片来源于 Coloplast, Minneapolis, Minn.）

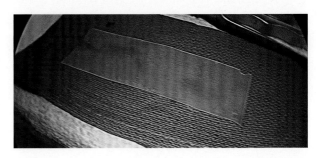

图 41-4　一块 4cm×12cm 的 MatriStem 盆底模型（图片来源于 Acell Inc; Columbia, Md.）

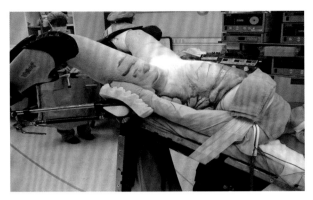

图 41-5 患者处于膀胱结石位，准备行经腹或腹腔镜下骶骨阴道固定。注意头低足高位的角度（图片来源于 Dr. Beri Ridgeway）

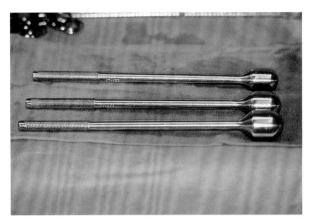

图 41-6 端端吻合导引棒用于提升阴道。它们也可放置在直肠中，以帮助在直肠前壁切除阴道

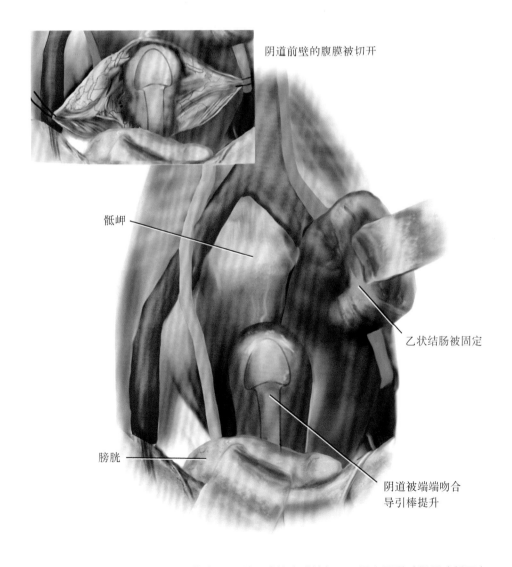

阴道前壁的腹膜被切开

骶岬

乙状结肠被固定

膀胱

阴道被端端吻合
导引棒提升

图 41-7 用端端吻合导引棒将阴道抬高。阴道顶端的腹膜被切开，露出阴道壁肌层（插图）

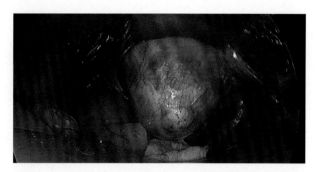

图 41-8 用端端吻合导引棒将阴道抬高

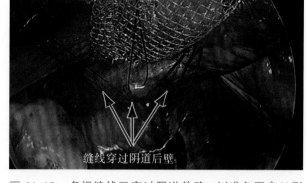

图 41-12 多根缝线已穿过阴道前壁,以准备固定 Y 形网后壁

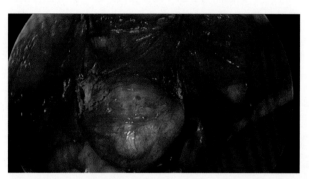

图 41-9 腹膜及膀胱已从阴道前壁分离

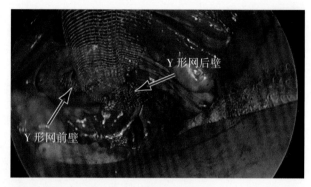

图 41-13 Y 形网的前壁和后壁已被固定于阴道前壁和后壁

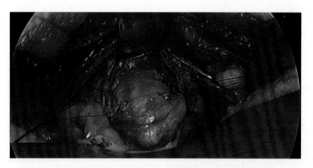

图 41-10 在阴道前壁肌层缝合 6 针,以准备将网片固定于阴道

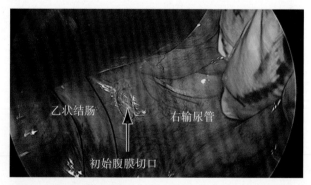

图 41-14 骶岬上的内切口位置应位于右侧输尿管和乙状结肠内侧缘之间的区域

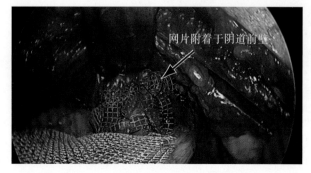

图 41-11 前壁网片臂附着于阴道前壁

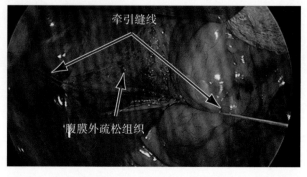

图 41-15 腹膜被打开,缝线穿过腹膜边缘,缝线提升有助于组织在适当平面分离

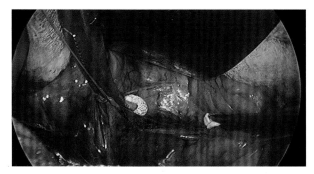

图 41-16 在末端钳夹拭子的弯钳用于钝性分离纵疏松组织至纵行的骶骨韧带

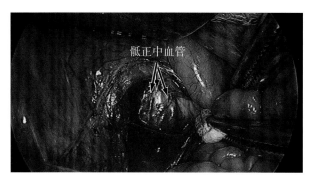

骶正中血管

图 41-17 分离应延伸至骶正中血管水平

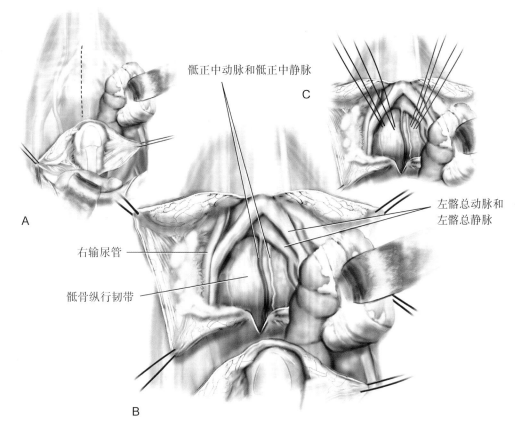

骶正中动脉和骶正中静脉

C

A

左髂总动脉和左髂总静脉

右输尿管

骶骨纵行韧带

B

图 41-18 骶岬的解剖。A. 切开腹膜。B. 分离、显露骶岬的纵行韧带。注意这一区域的血管。C. 穿过骶骨纵行韧带的不可吸收缝线

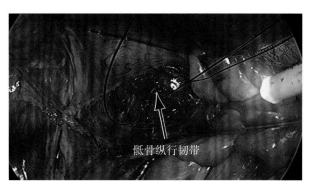

骶骨纵行韧带

图 41-19 CT-2 针用于将缝线穿过骶骨纵行韧带

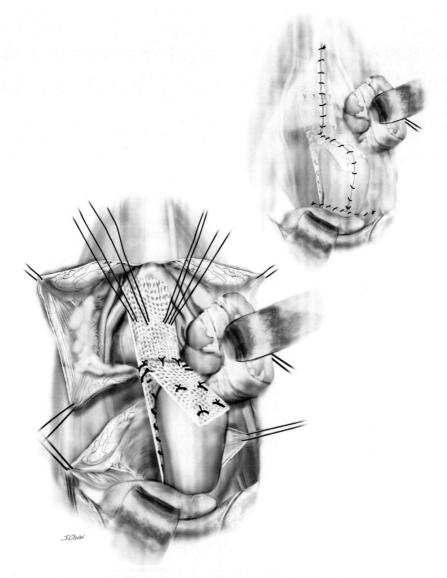

图 41-20   应用两块网片悬吊阴道与骶骨，前一片网片固定到阴道前壁的上段并向下延伸得更远，后一片网片固定到阴道后壁。将两块网片缝合在一起并固定在骶岬上。插图中所示的是缝合关闭后腹膜、将网片覆盖

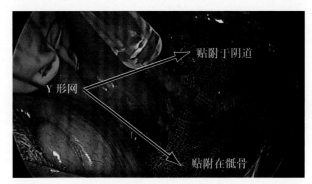

图 41-21   Y形网已被附着于阴道前后壁、骶骨纵行韧带。请注意，网片通过这种方式固定在于骶骨上，从阴道延伸至骶骨的网片桥部的张力最小。最终步骤为关闭显露网片的腹膜

二、腹腔镜下骶骨阴道固定术

腹腔镜下骶骨阴道固定术的手术步骤如下。

1. 套管的放置：图 41-22 和图 41-23 阐述了前腹壁血管走行、套管的推荐位置，以及腹腔镜手术所需设备。在直视下将 10 mm 的套管置于脐下，在腹腔镜下置入另外 3 个套管。

（1）将一个 10 mm 的套管放置在腹部左下象限距中线约 2 cm 处，在髂前上棘的上部和腹壁下血管的一侧。该套管主要为缝针及网片所用通道，也可用 5 mm 套管替代。

（2）将一个 5 mm 套管置于脐旁 6 cm、腹壁下动脉一侧。

（3）将另一 5 mm 套管放置在右下象限，其位置与左下象限套管相似。

2. 患者取头低足高仰卧位，以利于肠管离开盆腔（图 41-5）。

3. 分离盆腔内粘连。值得一提的是，全子宫切除术后高达 25% 的患者存在显著的盆腔粘连，行盆腔粘连松解术至少需要 45 分钟。

4. 子宫切除后，阴道或直肠内（必要时）放置探针或端端吻合筛选器（图 41-24）。阴道探针的牵拉作用可帮助阴道与肠管、膀胱分离。

5. 用无损伤钳打开前方的膀胱腹膜反折，用剪刀将膀胱与阴道锐性分离，直至膀胱三角区水平，此时膀胱不再容易从阴道前方游离（图 41-25）。

6. 分离阴道后壁时，尽量将阴道内探针前屈，采用无损伤钳及剪刀打开直肠阴道间隙及腹膜。

7. 在腹腔镜下用剪刀打开骶骨周围腹膜，图 41-26 为腹腔镜视野下网片固定前的骶岬。

8. 如前面在开放手术中所述，将一 Y 形网片或两个独立网片（图 41-27）的一端分别缝合固定在阴道前后壁，另一端固定在骶骨纵行韧带上（图 41-28 和图 41-29）。

9. 关闭网片前方的腹膜（图 41-30）。

三、改良宫颈骶骨固定术

当阴道子宫脱垂患者无保留子宫意愿时，术者建议行保留子宫颈次全子宫切除而非全子宫切除，因为保留子宫颈可能有助于降低网片侵蚀发生率，并且为网片固定提供了理想的平台。在采用该术式前，术者须确保没有子宫或子宫颈病变。无须拉长子宫颈，除非术者要从子宫颈远端进行截断。在子宫颈截断前，阴道前后壁均能移动，而向上牵拉子宫体即可帮助显露手术平面。将子宫颈截断后，使用抓钳夹住子宫颈残端。采用可延展的或 Breisky-Navratil 扩张器显露阴道前、后穹隆。另一有效工具为 Colpo 探针阴道穹隆测绘器（Apple 医学，Marlborough，Mass），不仅可帮助膀胱、直肠与阴道的分离，而且可为网片固定提供稳定的平面。子宫颈应在内口水平下方截断。不必反复缝合子宫颈残端，但必须在网片放置前彻底止血。

网片臂固定于阴道前、后壁和子宫颈的方法同前所述（图 41-31）。

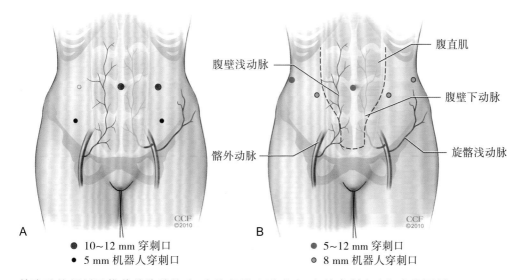

图 41-22　前腹壁的解剖及推荐的腹腔镜（A）和机器人手术（B）的穿刺点（经允许再版：Walters MD, Karram MM: Urogynecology and Reconstructive Pelvic Surgery, 4th ed. Philadelphia, Elsevier, 2014.）

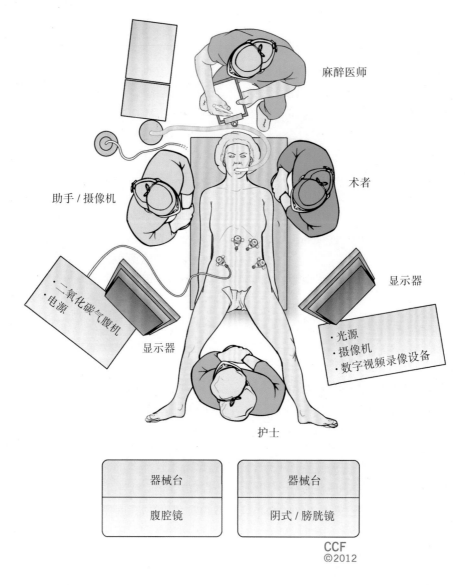

图 41-23　腹腔镜手术室的布局（引自 Cleveland Clinic Foundation, with permission.）

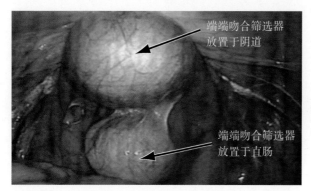

图 41-24　腹腔镜视角下的盆腔。端端吻合引导棒放置于阴道内，以便于阴道与腹膜分离（图片来源：Dr. Beri Ridgeway）

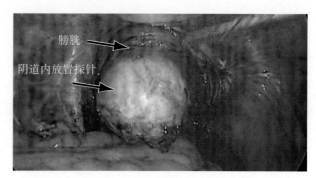

图 41-25　锐性分离阴道前壁与前腹膜及膀胱（图片来源：Dr. Beri Ridgeway）

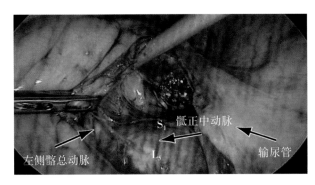

图 41-26　腹腔镜视野下的骶岬，其前方腹膜已被打开（图片来源：Dr. Beri Ridgeway）

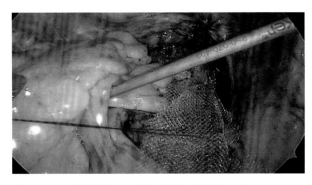

图 41-28　网片臂初步固定于骶骨（图片来源：Dr. Beri Ridgeway）

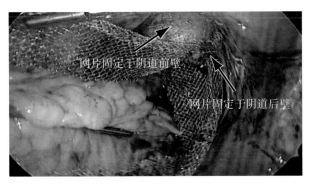

图 41-27　腹腔镜视野下网片的两部分，分别固定于阴道前、后壁（图片来源：Dr. Beri Ridgeway）

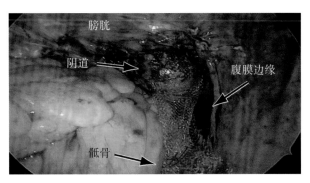

图 41-29　网片最终固定于骶骨（图片来源：Dr. Beri Ridgeway）

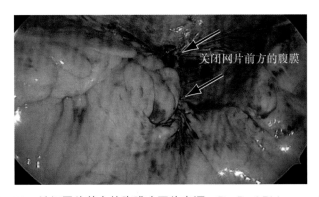

图 41-30　关闭网片前方的腹膜（图片来源：Dr. Beri Ridgeway）

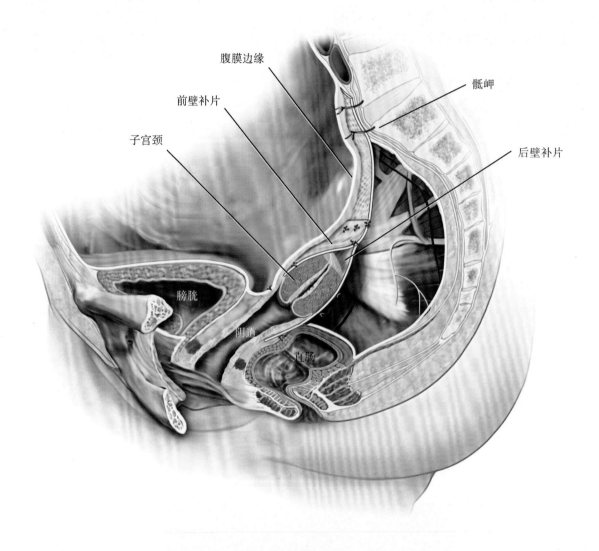

腹膜边缘

骶岬

前壁补片

后壁补片

子宫颈

膀胱

阴道

直肠

图 41-31　子宫脱垂行次全子宫切除术后的骶骨宫颈固定术（经允许再版：Karram MM, Maher CF: Surgical Management of Pelvic Organ Prolapse: Female Pelvic Surgery Video Atlas Series. Philadelphia, Saunders, 2012）

四、经腹骶骨阴道固定术

对于子宫阴道脱垂患者，无生育要求但有强烈保留子宫的意愿时，可选择双重补片固定术。网片臂穿过子宫阔韧带，分别将补片固定于前、后两侧。补片臂可缝合于阴道后壁或直接缝合于骶岬上（图 41-32 和图 41-33）。

对于手术失败或复发性脱垂患者来说，大多数是由于网片固定到阴道或子宫颈不充分所致。因此，

如前面所强调的确保后方补片很好地延伸固定于阴道后壁，前方补片固定于阴道前壁的上方部位。图 41-34 显示一例阴道穹窿脱垂复发患者，此前曾采用永久性补片行经腹骶骨阴道固定术。反复探查后发现，其之前的补片已完全从阴道上脱离下来（图 41-34）。将此补片完全从腹膜上分离下来，一直达骶骨水平（图 41-34B）。重新采用新型合成补片进行骶骨阴道固定术，并加强补片固定于阴道时的操作技术。

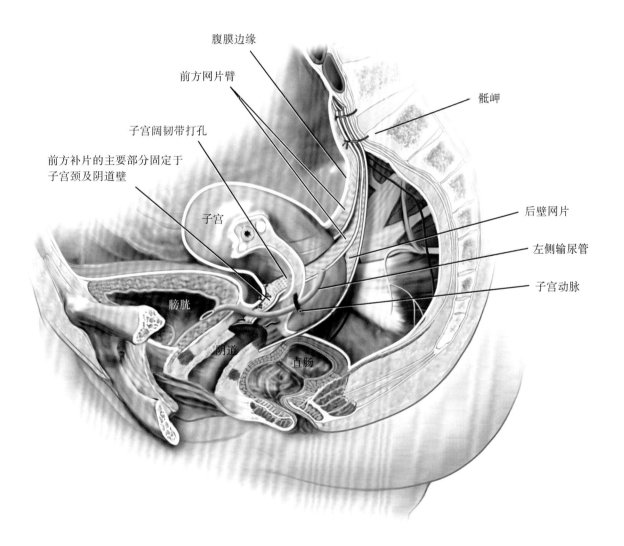

图 41-32　双重补片的骶骨阴道固定术（经允许再版：Karram MM, Maher CF: Surgical Management of Pelvic Organ Prolapse: Female Pelvic Surgery Video Atlas Series. Philadelphia, Saunders, 2012）

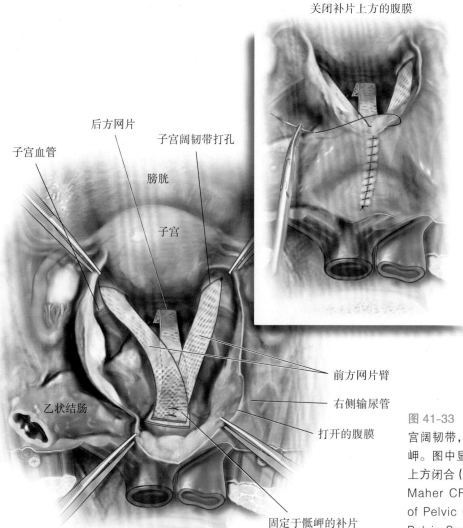

关闭补片上方的腹膜

子宫血管

后方网片

子宫阔韧带打孔

膀胱

子宫

前方网片臂

右侧输尿管

打开的腹膜

乙状结肠

固定于骶岬的补片

图41-33　前方网片的两个臂穿过子宫阔韧带，与后方补片一起固定于骶岬。图中显示的腹膜后间隙将在网片上方闭合（经允许再版：Karram MM, Maher CF: Surgical Management of Pelvic Organ Prolapse: Female Pelvic Surgery Video Atlas Series. Philadelphia, Saunders, 2012）

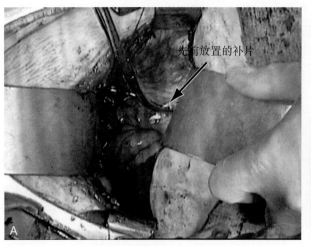

先前放置的补片

A

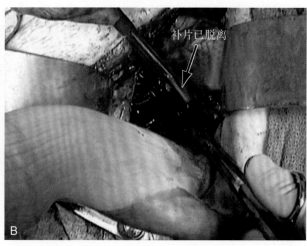

补片已脱离

B

图41-34　一例复发性脱垂患者，此前曾行经腹骶骨阴道固定术。A. 经反复探查，发现此前放置的补片已完全与阴道脱离；B. 将脱离的补片与周围组织完全分离

（梁斯晨　译　王建六　校）